GERENCIAMENTO EM SERVIÇOS DE SAÚDE E ENFERMAGEM

Adja Havreluk Paiva de Souza | Alexandre Pazetto Balsanelli
Camila Azevedo | Carmen Elizabeth Kalinowski
Elaine Cristina Salzedas Muniz | Elena Bohomol
Fernanda Ribeiro de Araujo Oliveira | Geisa Colebrusco de Souza Gonçalves
Guilherme dos Santos Zimmermann | Ilna Rocha
Isabel Cristina Kowal Olm Cunha | Larissa S. F. Esteves
Lúcia Giunta | Luciola D'Emery Siqueira | Luiza Hiromi Tanaka
Magaly Cecília Franchini Reichert | Patricia Bover Draganov
Rosana Rodrigues Figueira Fogliano | Rosane Cristina Piedade Tamada
Vanessa Ribeiro Neves

GERENCIAMENTO EM SERVIÇOS DE SAÚDE E ENFERMAGEM

Coordenadoras:
Elena Bohomol e Lúcia Giunta

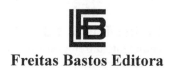

Freitas Bastos Editora

Copyright © 2022 by Adja Havreluk Paiva de Souza, Alexandre Pazetto Balsanelli, Camila Azevedo, Carmen Elizabeth Kalinowski, Elaine Cristina Salzedas Muniz, Elena Bohomol, Fernanda Ribeiro de Araujo Oliveira, Geisa Colebrusco de Souza Gonçalves, Guilherme dos Santos Zimmermann, Ilna Rocha, Isabel Cristina Kowal Olm Cunha, Larissa S. F. Esteves, Lúcia Giunta, Luciola D'Emery Siqueira, Luiza Hiromi Tanaka, Magaly Cecília Franchini Reichert, Patricia Bover Draganov, Rosana Rodrigues Figueira Fogliano, Rosane Cristina Piedade Tamada e Vanessa Ribeiro Neves

Todos os direitos reservados e protegidos pela Lei 9.610, de 19.2.1998.
É proibida a reprodução total ou parcial, por quaisquer meios, bem como a produção de apostilas, sem autorização prévia, por escrito, da Editora.

Direitos exclusivos da edição e distribuição em língua portuguesa:

Maria Augusta Delgado Livraria, Distribuidora e Editora

Editor: *Isaac D. Abulafia*

Diagramação e Capa: *Julianne P. Costa*

Dados Internacionais de Catalogação na Publicação (CIP) de acordo com ISBD

G367	Gerenciamento em Serviços de Saúde e Enfermagem / Adja Havreluk Paiva de Souza ... [et al.] ; coordenado por Elena Bohomol, Lúcia Giunta. - Rio de Janeiro : Freitas Bastos, 2022.
	602 p. ; 15,5cm x 23cm.
	Inclui bibliografia.
	ISBN: 978-65-5675-104-7
	1. Enfermagem. 2. Saúde. I. Souza, Adja Havreluk Paiva de. II. Balsanelli, Alexandre Pazetto. III. Azevedo, Camila. IV. Kalinowski, Carmen Elizabeth. V. Muniz, Elaine Cristina Salzedas. VI. Bohomol, Elena. VII. Oliveira, Fernanda Ribeiro de Araujo. VIII. Gonçalves, Geisa Colebrusco de Souza. IX. Zimmermann, Guilherme dos Santos. X. Rocha, Ilna. XI. Cunha, Isabel Cristina Kowal Olm. XII. Esteves, Larissa S. F. XIII. Giunta, Lúcia. Siqueira, Luciola D'Emery. XV. Tanaka, Luiza Hiromi. XVI. Reichert, Magaly Cecília Franchini. XVII. Draganov, Patricia Bover. XVIII. Fogliano, Rosana Rodrigues Figueira. XIX. Tamada, Rosane Cristina Piedade. XX. Neves, Vanessa Ribeiro. XXI. Título.
2022-802	CDD 610.73
	CDU 616.08

Elaborado por Vagner Rodolfo da Silva – CRB-8/9410

Índices para catálogo sistemático:
1. Enfermagem 610.73
2. Enfermagem 616.08

Freitas Bastos Editora
atendimento@freitasbastos.com
www.freitasbastos.com

AUTORES

Adja Havreluk Paiva de Souza
Enfermeira. Especialista em Enfermagem em Emergência. Mestre pelo Programa de Pós-Graduação em Enfermagem da Escola Paulista de Enfermagem da Universidade Federal de São Paulo (EPE/ UNIFESP).

Alexandre Pazetto Balsanelli
Enfermeiro, doutor em ciências e docente do Departamento de Administração em Serviços de Saúde e Enfermagem (DASSE) da Escola Paulista de Enfermagem da Universidade Federal de São Paulo.

Camila Azevedo
Enfermeira. Especialista em Docência com ampla atuação na área de educação. Mestre em Ciências da Saúde pela UNIFESP. Atua no grupo Eleva Educação no desenvolvimento de Competências Socioemocionais de Alunos do Ensino Fundamental II.

Carmen Elizabeth Kalinowski
Enfermeira. Professora Associada da Universidade Federal do Paraná (UFPR). Doutora em Ciências pela EPE/ UNIFESP. Pesquisadora do Grupo de Pesquisa em Políticas, Gestão e Práticas em Saúde da UFPR) e do Grupo de Estudos e Pesquisa em Administração em Saúde e Gerenciamento de Enfermagem (GEPAG) da UNIFESP.

Elaine Cristina Salzedas Muniz
Enfermeira. Mestre em Saúde e Envelhecimento pela Faculdade de Medicina de Marília. Doutoranda do PPG Enfermagem da EPE/ UNIFESP.

Elena Bohomol
Enfermeira. Professora Associada e Livre-Docente da EPE/ UNIFESP. Linha de Pesquisa em Gestão, Gerenciamento e Educação com foco em Qualidade e Segurança do Paciente.

Fernanda Ribeiro de Araujo Oliveira
Enfermeira. Mestre em Ciências pela EPE/ UNIFESP.Gestora de Educação Corporativa do Hospital do Grupo de Apoio ao Adolescente e à Criança com Câncer (GRAACC).

Geisa Colebrusco de Souza Gonçalves
Enfermeira. Doutora em Ciências. Docente do DASSE - EPE/ UNIFESP. Experiência no ensino e na pesquisa na área de Gerenciamento em Enfermagem.

Guilherme dos Santos Zimmermann
Enfermeiro. Especialista em Engenharia da Qualidade pela Escola Politécnica da Universidade de São Paulo (USP). Mestre em Ciências EPE/ UNIFESP. Doutorando do PPG da EPE/ UNIFESP. Coordenador de Produtos no departamento de Inteligência de Dados e Negócios do Hospital Alemão Oswaldo Cruz.

Ilna Rocha
Enfermeira. Especialista em Gerenciamento dos Serviços de Enfermagem pela EPE/ UNIFESP. Especialista em Enfermagem em Terapia Intensiva pelo Hospital Israelita Albert Einstein (HIAE). Especialista em Enfermagem em Cardiologia pelo Hospital Beneficência Portuguesa (HBP). Mestranda em Ciências pela EPE/ UNIFESP. Atua na área de Hemodinâmica e Cardiologia Intervencionista do Hospital São Paulo da UNIFESP - HU/ UNIFESP.

Isabel Cristina Kowal Olm Cunha
Enfermeira. Doutora em Saúde Pública e Administração Hospitalar. Professora Associada Livre-Docente Aposentada do DASSE EPE/ UNIFESP. Editora Chefe da Revista Enfermagem em Foco do Conselho Federal de Enfermagem (COFEN).

Larissa S. F. Esteves
Enfermeira. Doutora em Ciências pela EPE/ UNIFESP. Docente e Coordenadora do Curso de Enfermagem UNOESTE, Presidente Prudente/ SP.

Lúcia Giunta
Enfermeira. Especialista em Gerenciamento em Enfermagem e Enfermagem Oncológica pela FEHIAE. Especialista em Inovações em Tecnologias em Educação pela Universidade Anhembi Morumbi (UAM). Doutora em Ciências pela EPE/ UNIFESP. Docente do DASSE - EPE/ UNIFESP. Coordenadora do Curso de Graduação da EPE/ Unifesp.

Luciola D'Emery Siqueira
Enfermeira. Doutora em Enfermagem pela Escola de Enfermagem da USP (EEUSP). Servidora técnica administrativa em educação (TAE) e atua na EPE/ UNIFESP.

Luiza Hiromi Tanaka
Enfermeira. Pós-doutora pela EPE/ UNIFESP. Atuou na coordenação do setor de educação continuada e assistencial da diretoria de enfermagem do HU/ UNIFESP. Professora Afiliada Aposentada da EPE/ UNIFESP.

Magaly Cecília Franchini Reichert
Enfermeira. Doutora em Ciências pela EPE/ UNIFESP. Docente Adjunta do DASSE - EPE/UNIFESP.

Patricia Bover Draganov
Enfermeira. Arquiteta e Urbanista. Especialista em Gerenciamento de Serviços de Enfermagem pela EPE/ UNIFESP. Mestre e Doutora em ciências pela EPE/ UNIFESP. Docente Adjunta do DASSE - EPE/ UNIFESP.

Rosana Rodrigues Figueira Fogliano
Enfermeira. Mestre em Enfermagem pela EPE/ UNIFESP. Doutoranda em Ciências pela EPE/ UNIFESP. Servidora TAE e atua no DASSE - EPE/ UNIFESP.

Rosane Cristina Piedade Tamada
Administradora pública e assessora de gabinete da Reitoria da UNIFESP. Doutora em Ciências pela EPE/ UNIFESP.

Vanessa Ribeiro Neves
Enfermeira. Doutora em Ciências pela EPE/ UNIFESP. Docente Adjunta do DASSE - EPE/ UNIFESP. Coordenadora de Atenção à Saúde de Estudantes (PRAE/ UNIFESP). Membro do GEPAGda EPE/ UNIFESP.

PREFÁCIO

Maria Cristina Sanna

É extraordinário o volume de conhecimento científico que se acumulou nos últimos dois séculos sobre Saúde e sobre Enfermagem mais especificamente. Essa constatação é tanto mais surpreendente quando se considera que o trabalho da Enfermagem é um dos mais antigos do mundo (afinal, alguém deve ter cuidado de Adão no transoperatório da retirada de costela) mas só muito recentemente, considerando-se a História da Humanidade, passou a ser encarado como um componente da cadeia econômica de produção e comercialização de bens e serviços.

De fato, por muito tempo, a atividade de cuidar do outro viveu dias ensombrecidos, guardada no ambiente doméstico, ou praticada nos espaços dos templos e próximo das clausuras, como forma de expiação de culpas ou de glorificação do divino, sem a conotação de atividade puramente humana, voltada para a necessidade essencial de sobrevivência, desejável e passível de circulação no mercado de trocas. Por conta disso, por muito tempo, não logrou merecer atenção suficiente para ser regularmente ensinada, fiscalizada, comercializada e investigada, o que a manteve apoiada principalmente na tradição e protagonizada por atores sociais de pouca relevância.

Na época em que as *servants* cuidavam dos doentes em domicílio, o pagamento pelos serviços era frequentemente feito na base do escambo, ou em troca de alimentação e hospedagem, o que se perpetuaria por séculos (DINGWALL, RAFFERTY E WEBSTER, 1991). Apenas quando o trabalho da Enfermagem passou a ser percebido como capaz de recuperar os corpos para o trabalho, e não quaisquer corpos, mas aqueles capazes de realizar trabalhos específicos, como os dos operários e dos soldados, é que seu valor, junto com o valor da força de trabalho que ajudava a restaurar, começou a ter relevância. A Enfermagem passou a experimentar, então, o investimento no estudo de melhores práticas de cuidar e, concomitantemente, de Administrar em Enfermagem.

Muito se fala na profissionalização da Enfermagem ocorrida após a intervenção de Florence Nightingale (FN). Sem que se tire o mérito deste ícone da profissão, é importante ressaltar o que os estudiosos da História bem sabem – que transformações sociais não são obra de uma só pessoa. Os movimentos sociais vão se encaminhando de uma determinada forma e algumas pessoas, por sua ação de liderança e por estarem no lugar certo e na hora certa, acabam catalisando forças ou captando para si o simbolismo de forças presentes na sociedade e passam assim para a História. Foi precisamente o que aconteceu com FN e, ao contrário do que se costuma dizer, sua maior atuação foi na organização dos Serviços de Enfermagem e dos Serviços de Saúde de uma maneira mais abrangente, e não do cuidado em si, em que pese ter enunciado até uma Teoria de Enfermagem ainda válida. Prova disso é que sua produção científica, sob a forma de cartas, relatórios, notas e escritos das mais variadas formas, versaram muito mais sobre a Administração de Hospitais que sobre a Assistência de Enfermagem.

No Brasil, a profissionalização da Enfermagem veio mais tarde que no velho continente, e tanto a formação escolar como a regulação do exercício percorreram um longo caminho até ser objeto de legislação que lhes desse norte e reconhecimento social que garantisse sobrevivência à atividade profissional. Isso se deu paulatinamente, enquanto se instalavam os hospitais e demais agências prestadoras de serviços de saúde, tanto públicos quanto privados, e se aperfeiçoava o arcabouço institucional de planejamento e fiscalização de políticas de assistência à saúde.

Por muito tempo, o cuidar de pacientes enfermos nas instituições se assemelhava ao cuidado maternal ou piedoso, da caridade, que objetivava prover algum conforto para o corpo e oferecer alento para a alma, mais que qualquer outro tratamento. Nesse contexto, não cabia pensar em Modelos Assistenciais e Gerenciais ou na Gestão do Cuidado, como se pode ler nos capítulos da Seção Dois deste livro. Que dirá se falar de Instrumentos Organizacionais.

As instituições que abrigavam os doentes, que lá permaneciam por longos períodos, como os hospitais, eram administradas como o eram os conventos. A gestão no campo da saúde coletiva por sua vez, cuja atuação era bastante restrita até o meio do século XX, era centrada nos modelos de intervenção naquela época praticados, baseados em campanhas, com ações muito bem delimitadas e de curta duração.

Como se pode depreender do que aparece nos textos sobre o tema nos capítulos correspondentes, muita coisa mudou desde então. A intervenção em saúde mudou, os hospitais passaram a atender indivíduos de todas as classes sociais, se tornaram lugar de cura e numerosos procedimentos diagnósticos e terapêuticos passaram a ser praticados nesse ambiente. O tempo de permanência do doente diminuiu, sua família passou a integrar o ambiente hospitalar e vários novos profissionais de saúde vieram a integrar o rol de profissionais envolvidos na assistência. Os demais espaços destinados à assistência à saúde também passaram a comportar uma série de ações diagnósticas e terapêuticas e toda essa mudança trouxe o desafio de organizar e harmonizar diferentes processos de trabalho e insumos necessários para que estes ocorressem, o que colocou a Enfermagem no centro da questão gerencial.

Na Seção Um se pode aprender mais sobre o Processo de Trabalho do Enfermeiro e sobre o Processo Administrativo e ter uma ideia do desafio que foi, para essa categoria de profissionais, enfrentar as modificações constantes no ambiente de trabalho decorrentes das rápidas transformações que a tecnologia assistencial, e a consequente demanda gerencial, representaram, principalmente se considerado que a Enfermagem, pelo seu caráter de presença cativa e ordenadora, foi sempre a referência para a organização dos ambientes de cuidado.

A variedade e quantidade de artefatos empregados para prestar a assistência também foi outro desafio a ser enfrentado. De um cuidado caritativo para um cuidado terapêutico de alta densidade tecnológica, a transformação foi bem grande. Para enfrentá-lo foi preciso se apropriar de conhecimentos do campo da Economia, da Administração, da Contabilidade e da Engenharia, dentre outros. Na Seção Três se pode apreciar como esses conhecimentos estão hoje incorporados ao trabalho da Enfermagem, que teve que se haver com o gerenciamento de recursos materiais e financeiros para dar conta dessa complexidade.

De uma situação em que a força de trabalho em enfermagem habitava o hospital e seu salário mensal era o suficiente para comprar um chuveiro elétrico nos anos 1940 (BERLOFI, 2014), evoluiu-se para complexas relações trabalhistas, em que entidades de classe, cada vez mais combativas, asseguram conquistas que impactam na quantidade e diversidade de componentes da equipe de enfermagem em cada tipo de serviço de saúde, o que obriga ao estudo de intrincados cálculos para o dimensionamento desse pessoal, como se pode ler no capítulo correspondente.

A esse propósito registre-se que a participação política da Enfermagem, tratada em capítulo específico, só fez crescer desde a profissionalização e não menos candente, no ambiente intrainstitucional, é a demanda por competências gerenciais relacionais, como Liderança, Trabalho em Equipe e Resolução de Conflitos/Negociação, tratadas na Seção Quatro. Considerando que Enfermagem, como dizia Wanda Horta (HORTA, 1979), "é gente que cuida de gente", nada mais apropriado que o investimento no preparo para lidar com essa gente, algo que foi negligenciado por muito tempo. Por isso a necessidade de se aprender sobre Teorias de Administração, como se pode ver na Seção Um.

Quando a força de trabalho era pouco qualificada, residia nos hospitais, podia ser recrutada com facilidade e não era sujeita a regulação e fiscalização, permanecia a política do "quem tem poder manda e quem tem juízo obedece" mas, tudo mudou e a necessidade de saber administrar a força de trabalho a que hoje se chama "time de colaboradores" ficou mais evidente.

Nessa direção, a Seção Oito se dedica a tratar de Aspectos Éticos e Competências Socioemocionais, que não se aplicam somente à relação entre trabalhadores, mas estão também a elas vinculadas.

Ainda sobre Gestão de Pessoas, a Seção Sete aborda a Educação Permanente e a Gestão de Carreira, esforços voltados para a atenção ao desenvolvimento do indivíduo enquanto profissional e enquanto pessoa, não só visando a produtividade em benefício da instituição que o emprega, mas a qualificação da força de trabalho em Enfermagem de uma maneira geral e o bem comum de maneira mais abrangente.

O gerenciamento de Recursos Físicos mereceu capítulo específico em que desenhos arquitetônicos antigos e mapas conceituais ultramodernos coabitam para mostrar que há interessante conexão entre a história e o presente; afinal, a Enfermagem sempre esteve envolvida com a administração do espaço e este sempre teve implicações viscerais com o seu fazer assistencial.

Igualmente os Recursos de Informação foram objeto de atenção de capítulo específico e quanta transformação houve da era de registro em papel para a era digital. Não é só o meio que mudou, também a mensagem, os mensageiros, os conteúdos, os padrões de acesso e o alcance e as implicações éticas e legais se modificaram bastante. Inclua-se ainda o modo como se comunicam profissionais, usuários dos serviços de saúde e seus familiares e agregados, fornecedores de insumos, autoridades sanitárias, meios de comunicação de massa, enfim, uma verdadeira revolução ocorreu nesse campo, que ainda permanece em constante mudança, em função da rápida transformação tecnológica, como se pode aprender no capítulo 29, entre outras novidades que ele aborda.

Frente a essa complexidade e ao investimento de insumos que esta demanda, cresceu muito a preocupação com a avaliação de resultados, o que valorizou iniciativas como a atribuição de selos de qualidade condicionada à auditoria de processos e resultados. Isso resultou na necessidade do desenvolvimento de Indicadores Assistenciais e Gerenciais. As Seções Cinco e Seis tratam desses assuntos e mostram a trajetória e preocupação com a Qualidade dos Serviços, a busca de certificação externa, a padronização de processos e procedimentos e o passo seguinte, que abrangeu as políticas de segurança do paciente.

Por fim, o capítulo sobre empreendedorismo deixa entrever uma possibilidade de exercício autônomo da profissão e ensina sobre as demandas gerenciais que daí derivam, numa oportuna chamada para a expansão dos campos de atuação profissional.

Como se pode ver, é sobre o conhecimento disponível contemplado com olhar arguto e atualizado do conteúdo de Administrar em Enfermagem que versa o presente livro. Produto do esforço resultante da reunião de pesquisadores sobre os processos de trabalho Administrar em Enfermagem e Administrar em Saúde, o conjunto de textos que compõem esta obra percorre diversas facetas desses processos, abarcando amplitude e profundidade necessárias à preparação, atualização e aperfeiçoamento de profissionais que se dedicam a eles.

Em cada capítulo se pode revisitar conceitos, aprender novos métodos e acompanhar avaliações abalizadas ora sobre a gestão de recursos, ora sobre a gestão de processos, ora sobre as competências necessárias para fazê-lo. Esse conjunto arranjado de maneira didática convida o leitor ao aprofundamento do estudo e à reflexão que mobilizam para a ação de melhora do funcionamento dos Serviços de Enfermagem e de Saúde.

Conhecidas por sua *expertise* no processo de trabalho assistir em Enfermagem, as professoras e alunas da Escola Paulista de Enfermagem, acompanhadas das enfermeiras formadas por ela, têm produção substancial de pesquisas e publicação exuberante de livros sobre esse tema. No meu tempo de faculdade, por serem reconhecidas por isso, e secretamente invejadas, se dizia que eram as meninas chatas que sabiam até o rodapé dos livros de Fisiologia. Pois as meninas cresceram e são uma referência incontestável no cuidado clínico ao paciente gravemente enfermo.

Já sobre o processo de trabalho Administrar em Enfermagem, embora a produção científica seja consistente, a publicação de livros texto pela mesma instituição, tão necessários ao ensino e à orientação da prática, tem sido mais modesta, deixando a ideia de que havia uma dívida para com a comunidade de trabalhadores de enfermagem. Era como se houvesse algo a ser enunciado e que não o fora, pairando certa curiosidade sobre como se declarariam sobre o tema. Pois, agora, não resta mais qualquer dúvida. O que havia a dizer está dito e bem dito. É só conferir nas próximas páginas.

REFERÊNCIAS

BERLOFI, L.M. Caracterização e organização da Força de Trabalho do Hospital Alemão Oswaldo Cruz no contexto da Segunda Guerra Mundial (Dissertação) São Paulo: Universidade Federal de São Paulo; 2014.

DINGWALL, R.; RAFFERTY, A.M.; WEBSTER, C. An Introduction to the Social History of Nursing. London: Billing & Sons, 1991.

HORTA, W.A. Processo de Enfermagem. EPU, São Paulo, 1979.

APRESENTAÇÃO

Isabel Cristina Kowal Olm Cunha

A Administração como ciência tem seu foco nas pessoas, fazendo com que, nas organizações, estas sejam direcionadas a colaborarem com seu trabalho para a execução dos objetivos e metas da empresa.

Apesar dos conceitos da Administração existirem desde a época antiga, quando filósofos já os discutiam, foi somente a partir da Revolução Industrial, no início do século XX, que ela passou a ser vista como fundamental para as necessidades complexas das organizações.

Entende-se que, **administrar** é aplicar o conhecimento das técnicas de gestão para planejar, organizar, liderar, executar e controlar processos de trabalho em uma empresa, seja ela uma indústria, um restaurante ou um serviço de saúde. Para obter melhores resultados a menores custos se faz necessário integrar diversas áreas da organização compreendendo-a como um sistema de relações processuais em que por meio da tomada de decisão sobre recursos diversos busca-se prever e prover serviços de qualidade.

Na área da saúde, precisamente da enfermagem, o(a) enfermeiro(a) é o líder que articula todos os processos para obter o melhor resultado da assistência com foco no paciente. Na última década, tem se observado que o gestor de enfermagem tem ampliado sua atuação além dos serviços de enfermagem, desempenhado importante papel nas organizações de saúde. Cabe aqui ressaltar que a gestão é um dos cinco processos de trabalho do Enfermeiro e que como todos os demais, tem como foco a qualidade da assistência à saúde.

Considerando a qualidade da assistência à saúde, o Enfermeiro e sua equipe mobilizam recursos para a prestação da assistência de enfermagem. Esses recursos envolvem as pessoas (recursos humanos), o *ambiente* (recursos físicos), os *insumos* (recursos materiais), as *informações e tecnologias* (recursos de informação) e as *decisões e conflitos* (recursos políticos).

Neste contexto, utilizam-se os conhecimentos da ciência da Administração para, associados à ciência da Enfermagem, oferecer aos enfermeiros ferramentas para a Gestão de Enfermagem competente e atuante. Assim, é importante o estudo da Administração/Gestão aplicada à Enfermagem, buscando aperfeiçoar os instrumentos para a prática diária.

SUMÁRIO

PREFÁCIO IX
APRESENTAÇÃO XV

SEÇÃO 1 ▪ ADMINISTRAÇÃO EM ENFERMAGEM
CAPÍTULO 1 - TEORIA GERAL DA ADMINISTRAÇÃO 3
CAPÍTULO 2 - PROCESSOS DE TRABALHO DA ENFERMAGEM 24
CAPÍTULO 3 - PROCESSO ADMINISTRATIVO 41
   MATERIAL SUPLEMENTAR 3A - FORMULÁRIO PARA
   ANÁLISE SWOT 62
CAPÍTULO 4 - MODELOS ASSISTENCIAIS DE ENFERMAGEM 63

SEÇÃO 2 ▪ GESTÃO ESTRATÉGICA DE ENFERMAGEM
CAPÍTULO 5 - MODELOS GERENCIAIS 81
CAPÍTULO 6 - INSTRUMENTOS ORGANIZACIONAIS 103
CAPÍTULO 7 - GESTÃO NO CUIDADO NA SAÚDE COLETIVA 125

SEÇÃO 3 ▪ GERENCIAMENTO DE RECURSOS
CAPÍTULO 8 - RECURSOS FÍSICOS 149
   MATERIAL SUPLEMENTAR 8A - RECURSOS FÍSICOS 169
CAPÍTULO 9 - RECURSOS FINANCEIROS 172
CAPÍTULO 10 - GESTÃO DE RECURSOS MATERIAIS 185
   MATERIAL SUPLEMENTAR 10A - RECURSOS MATERIAIS 198
CAPÍTULO 11 - DIMENSIONAMENTO DE RECURSOS
HUMANOS EM ENFERMAGEM 200
   MATERIAL SUPLEMENTAR 11A - INSTRUMENTOS SCP 269
   MATERIAL SUPLEMENTAR 11B - MODELO DE ESPELHO
   SEMANAL PADRÃO 299
   MATERIAL SUPLEMENTAR 11C - CME 301
CAPÍTULO 12 - RECURSOS DA INFORMAÇÃO 304
   MATERIAL SUPLEMENTAR 12A - RECURSOS DE
   INFORMAÇÃO 314
   MATERIAL SUPLEMENTAR 12B - ROTEIRO DA VISITA DE
   ENFERMAGEM 315
CAPÍTULO 13 - RECURSOS POLÍTICOS 319

SEÇÃO 4 ▪ COMPETÊNCIAS GERENCIAIS
CAPÍTULO 14 - LIDERANÇA 329
CAPÍTULO 15 - TRABALHO EM EQUIPE 340
CAPÍTULO 16 - TOMADA DE DECISÃO 352
CAPÍTULO 17 - EMPREENDEDORISMO... 366
CAPÍTULO 18 - RESOLUÇÃO DE CONFLITOS E NEGOCIAÇÃO .. 379

SEÇÃO 5 ▪ GERENCIAMENTO DE PROCESSOS ASSISTENCIAIS
CAPÍTULO 19 - PROTOCOLOS ASSISTENCIAIS GERENCIADOS.. 401
CAPÍTULO 20 - INDICADORES ASSISTENCIAIS E GERENCIAIS... 409
CAPÍTULO 21 - COMUNICAÇÃO ESTRUTURADA 424

SEÇÃO 6 ▪ QUALIDADE E SEGURANÇA DO PACIENTE
CAPÍTULO 22 - AVALIAÇÃO DE QUALIDADE DOS SERVIÇOS DE SAÚDE.. 441
CAPÍTULO 23 - FERRAMENTAS DA QUALIDADE............................ 458
CAPÍTULO 24 - NÚCLEO DE SEGURANÇA DO PACIENTE............ 473

SEÇÃO 7 ▪ DESENVOLVIMENTO DE PESSOAS
CAPÍTULO 25 - EDUCAÇÃO PERMANENTE 493
CAPÍTULO 26 - GESTÃO DE CARREIRA EM ENFERMAGEM.......... 506

SEÇÃO 8 ▪ TENDÊNCIAS NA GESTÃO
CAPÍTULO 27 - ASPECTOS ÉTICOS NA PRÁTICA GERENCIAL DA ENFERMAGEM 523
CAPÍTULO 28 - COMPETÊNCIAS SOCIOEMOCIONAIS 543
CAPÍTULO 29 - INTELIGÊNCIA ARTIFICIAL E SERVIÇOS DE SAÚDE.. 554

GLOSSÁRIO.. 581

SEÇÃO 1
ADMINISTRAÇÃO EM ENFERMAGEM

CAPÍTULO 1
TEORIA GERAL DA ADMINISTRAÇÃO

Isabel Cristina Kowal Olm Cunha
Larissa S. F. Esteves
Rosane Cristina Piedade Tamada
Patricia Bover Draganov

OBJETIVOS
Após completar esse capítulo, você será capaz de:
- Conhecer os principais enfoques na Teoria Geral da Administração
- Identificar as principais teorias administrativas e suas peculiaridades
- Compreender as implicações para a área da saúde e Enfermagem

INTRODUÇÃO

A palavra Administração vem do latim, *ad* – que significa direção, tendência para, e *minister* – que significa subordinação ou obediência, ou seja, quem realiza uma função sob comando de outra ou presta serviço a outro. Hoje é compreendida como o processo de planejar, organizar, dirigir e controlar o uso de recursos com a finalidade de alcançar os objetivos das organizações (CHIAVENATO, 2014).

Desde os primórdios da humanidade já se praticavam atos administrativos com o objetivo de resolver problemas do cotidiano e de manejo de recursos que a própria existência oferece às pessoas, famílias, comunidades, organizações e para a sociedade geral. A administração se sustenta na lógica de resolver problemas, do presente e do futuro, que suscita a necessidade de tomar decisões (MAXIMIANO, 2018).

As palavras Administração, Gestão e Gerenciamento muitas vezes são utilizadas como sinônimos apesar de terem significados distintos.

A história da administração enquanto ciência é recente, tem pouco mais de cem anos, mas foi fortemente influenciada pelos filósofos gregos como

Platão e Aristóteles, que já naqueles tempos (429 a.C. – 322 a.C.) se preocupavam e discutiam assuntos como democracia e administração de negócios públicos, organização do Estado, dentre outros. Muitas culturas e regiões no mundo todo contribuíram, desde a idade média, para o desenvolvimento filosófico do saber administrativo, que também foi fortemente influenciada pela igreja católica e pelas organizações militares (CHIAVENATO, 2014; CHIAVENATO, 2016; ARAGÃO et al, 2016).

Mas foi com a Revolução Industrial, a partir do início do século XX, que as organizações se tornaram mais complexas para atender às necessidades da população e desta forma foi necessário adotar os novos conhecimentos administrativos, que estavam sendo formulados para enfrentar a concorrência, na tentativa constante de ofertar produtos e serviços, com qualidade e menores custos. Foi neste contexto que a Administração passou a ser vista como de fundamental importância para a vida e para as organizações contemporâneas (ARAGÃO et al, 2016).

A Revolução Industrial transformou a ordem política, econômica e social da época e introduziu um novo modelo de produção que incluiu o trabalho coletivo, a compra e venda da força de trabalho e por consequência, a preocupação com a racionalização do trabalho. Avanços tecnológicos e a modernização dos meios de produção foram necessários para dar conta desta nova realidade. No entanto, estes avanços e o desenvolvimento do conhecimento humano, por si mesmos, não produzirão efeitos se a qualidade da administração a ser usada nas organizações não permitir uma boa aplicação dos recursos disponíveis, humanos e materiais (CARVALHO, 2008).

TEORIAS ADMINISTRATIVAS

A Teoria Geral da Administração (TGA) é o estudo da administração de uma maneira geral. As teorias (ou ideias) da administração são conhecimentos organizados e produzidos pela prática das organizações, que por meio de uma representação abstrata do que se percebe, se explica a realidade. A TGA trata sobre as diversas formas em que a administração foi sendo implementada nas organizações, ao longo do tempo, com base nas necessidades do momento, ou seja, na época em que foram criadas (MAXIMIANO, 2018).

Chiavenato (2014, 2016), importante autor da área de Administração, discute as principais teorias do pensamento administrativo, e elenca seis variáveis a serem consideradas em cada teoria: **tarefas**, **estrutura**, **pessoas**, **ambiente**, **tecnologia** e **competitividade**. Cada uma dessas variáveis suscitou, em seu tempo, o desenvolvimento de uma diferente teoria administrativa, marcando a evolução no pensamento administrativo, conforme destacado no Quadro 1:

Quadro 1 – Principais Teorias Administrativas e seus Enfoques

ÊNFASE	TEORIAS ADMINISTRATIVAS	PRINCIPAIS ENFOQUES
Tarefas	Administração Científica - 1903	Racionalização do trabalho no nível operacional
Estrutura	Teoria Clássica - 1916 Teoria Neoclássica - 1954	Organização formal Princípios gerais da Administração Funções do administrador
	Teoria Burocrática - 1909	Organização formal burocrática Racionalidade organizacional
	Teoria estruturalista - 1947 (Tentativa de conciliar as teses propostas pela teoria Clássica e pela teoria das Relações Humanas)	Múltipla abordagem: • Organização formal e informal • Análise intraorganizacional e análise interorganizacional
Pessoas	Teoria das Relações Humanas -1932	Organização informal Motivação, liderança, comunicação e dinâmica de grupo
	Teoria do Comportamento organizacional - 1957	Estilos de administração Teoria das decisões Integração dos objetivos organizacionais e individuais
	Teoria do Desenvolvimento organizacional - 1962	Mudança organizacional planejada Abordagem de sistema aberto
Ambiente	Teoria Estruturalista -1947	Análise intraorganizacional e análise ambiental Abordagem de sistema aberto
	Teoria da Contingência - 1972	Análise ambiental (imperativo ambiental) Abordagem de sistema aberto
Tecnologia	Teoria da Contingência - 1972	Administração da tecnologia (imperativo tecnológico)

Fonte: CHIAVENATO, 2014.

O estudo dessas teorias possibilita ao gestor uma visão da administração como ciência, envolvendo-a com aspectos do relacionamento humano, das estruturas organizacionais, dos comportamentos dos colaboradores, da visão sistêmica, contingencial, dentre outras. Quando se estuda TGA, conhecemos informações que, tratadas de maneira conjunta, podem auxiliar no processo de gestão atual das organizações, fornecendo o respaldo teórico necessário para decisões gerenciais responsáveis e efetivas. Abordaremos nos tópicos seguintes abordagens da Administração clássica, humanística, ambiental, tecnológica e novas possibilidades, destacando as principais Teorias em cada divisão.

ABORDAGEM CLÁSSICA DA ADMINISTRAÇÃO

A abordagem clássica da Administração dominou o panorama administrativo das organizações nas quatro primeiras décadas do século XX. A escola clássica tem esse nome não apenas porque seus integrantes criaram as primeiras soluções, mas também e principalmente porque essas soluções são atemporais e perenes. Até hoje as soluções da escola clássica são usadas na administração das organizações (MAXIMIANO, 2018).

Ela engloba duas correntes: a Escola de Administração Científica e a Teoria Clássica ou Fisiologista da Administração. Apesar de possuírem orientações opostas, elas se complementam. Enquanto na primeira, o foco é nas **tarefas**, a segunda tem ênfase na **estrutura**. Sua origem remonta às consequências da Revolução Industrial, que trouxe o crescimento acelerado e desorganizado das empresas e a necessidade de aumentar a produção de bens, reduzindo a imprevisão, melhorando a eficiência e aumentando a competitividade (CHIAVENATO, 2014). Assim, neste tópico são apresentadas as Teorias Científica, Clássica, Neoclássica, da Burocracia e a Estruturalista.

TEORIA CIENTÍFICA

Frederick Winslow Taylor foi o fundador da Administração Científica e da moderna TGA. Em suas pesquisas, se preocupou com os níveis operacionais (chão de fábrica), com o aumento da produtividade por meio da racionalização do trabalho, utilizando métodos científicos. Outros objetivos foram descobrir a melhor maneira de executar as tarefas, reduzir os desperdícios, facilitar a supervisão, utilizar as ferramentas adequadas e buscar a melhor disposição das máquinas (CHIAVENATO, 2014).

A crítica à Teoria Científica recai sobre ideia da alta especificidade na eficácia dos processos de trabalho, em que não passaria de uma técnica na qual o operário trabalharia cada vez mais e ganharia cada vez menos. Esse desvio ajudou a divulgar a imagem da administração científica como proposta fria e calculista, que enxergava os seres humanos como meras peças do processo produtivo (MAXIMIANO, 2018).

TEORIA CLÁSSICA

O engenheiro francês **Henri Fayol** foi outro grande pensador e um dos fundadores da Teoria Clássica da Administração. Em 1916, publicou o livro "Administração Geral e industrial" (*Administration Industrialle et Générale*) divulgando suas ideias, que estavam voltadas, ao contrário de Taylor (chão da fábrica), para a alta administração da empresa exigindo de quem a comandasse conhecimentos gerenciais. Fayol definiu ainda que o ato de administrar é composto de cinco atos ou funções administrativas, que devem ter uma sequência lógica – planejar, organizar, comandar, coordenar e controlar – fazendo parte exclusivamente da função do gestor (CHIAVENATO, 2014).

Críticas frequentes à abordagem clássica da administração apontam para a visão da empresa como um sistema fechado, ou seja, de não manter relações com o meio em que se encontrava, de ter desenvolvido princípios que buscavam explorar os trabalhadores e de chefias com obsessão pelo comando. Contudo, positivamente, a partir de Taylor e Fayol, esta abordagem trouxe conhecimentos para as teorias posteriormente desenvolvidas, principalmente em seus aspectos mais estruturais. As ideias desses autores representaram um avanço na forma de encarar a participação do trabalhador no processo produtivo e algumas das suas conclusões continuam viáveis e com aplicabilidade no processo de produção atual (CARVALHO, 2008).

TEORIA NEOCLÁSSICA

A Teoria Neoclássica consistiu na reformulação da Teoria Clássica, a qual necessitou uma atualização e ampliação, para atender à necessidade da nova ordem econômica e do tamanho das organizações. Deu-se ênfase na prática administrativa, entendendo a Administração como sendo orientar, dirigir e controlar os esforços de um grupo de indivíduos para um objetivo comum e é com base nestes objetivos e dos resultados que a organização deve ser dimensionada, estruturada e orientada, como meio de avaliar seu desempenho. A Administração por Objetivos (APO) é produto da Teoria Neoclássica e foi idealizada por **Peter Drucker** (CHIAVENATO, 2014, 2016; SANTOS E FRANCO, 2018).

Uma das características da Teoria Neoclássica, herança dos autores clássicos, é a formação das organizações que são compostas de níveis hierárquicos ou níveis funcionais, geralmente estabelecidos por um organograma, com ênfase nas funções e nas tarefas.

TEORIA DA BUROCRACIA

A Teoria da Burocracia surgiu na década de 1940, como resposta às críticas das teorias organizacionais existentes, especialmente a Teoria Clássica, com seu excesso de mecanicismo, e a Teoria das Relações Humanas, sociológica e por vezes, utópica demais. Essa teoria está fundamentada nas pesquisas desenvolvidas pelo sociólogo alemão **Max Weber** (1864-1920). A burocracia é uma forma de organização fundamentada na racionalidade, na adequação dos meios aos propósitos da organização, com a finalidade de se obter a máxima eficiência, e previsibilidade do sistema (CARVALHO, 2008; SANTOS E FRANCO, 2018).

Nessa teoria, as organizações são formais ou burocráticas e apresentam um sistema social como conjunto de funções oficializadas. Possuem ainda três características: **formalidade** – sistema de normas com autoridade definida pela lei; **impessoalidade** – nenhuma pessoa é subserviente à outra e a obediência é devida aos cargos; **profissionalismo** – significa que a burocracia é formada por funcionários com uma carreira profissional e meios de subsistência para eles (MAXIMIANO, 2018).

Como as demais teorias administrativas, a da burocracia também recebe críticas que começam pelo patrimonialismo e segue pelo excesso de regras, regulamentos, formalismo expresso pela rígida hierarquia; individualismo, uma resistência a incorporação de mudanças, relacionamento impessoal e excesso de autoridade, muitas vezes provocando dificuldade no atendimento a clientes e conflitos com o público (MAXIMIANO, 2018).

TEORIA ESTRUTURALISTA

A Teoria Estruturalista foi criada a partir de um desdobramento da Teoria da Burocracia e como fruto da oposição entre a Teoria Tradicional e a Teoria das Relações Humanas, da necessidade que a organização seja vista como uma grande e complexa unidade social, da influência do estruturalismo nas ciências sociais e dos novos conceitos de estrutura (MAXIMIANO, 2018).

Esta teoria tem como objetivo principal o estudo das organizações, fundamentalmente na estrutura interna e na interação com outras organizações. Ao longo do tempo as organizações evoluíram através de um processo de 4 etapas (Quadro 2):

Quadro 2 – Etapas da evolução das organizações segundo Teoria Estruturalista.

1. Da natureza: os elementos naturais constituíram a única base de subsistência da humanidade.
2. Do trabalho: os elementos naturais passam a ser transformados pelo trabalho, que por sua vez passam a condicionar as formas de organização social.
3. Do capital: etapa que prevalece sobre a natureza e o trabalho e torna-se fator básico da sociedade.
4. Da organização: a natureza, o trabalho e o capital se rendem à organização, que mesmo rudimentar, mantém o predomínio por ter caráter independente e por utilizar os outros fatores etapas para realização de seus objetivos.

Fonte: Baseado em CHIAVENATO, 2014.

Este mesmo autor também ressalta que a análise das organizações, sob a ótica estruturalista, é feita a partir de uma abordagem múltipla e envolve os seguintes aspectos: organização formal e informal – como ponto de equilíbrio entre os clássicos mecanicistas (formais) e sócio-humanistas (informais); recompensas materiais e sociais; diferentes enfoques da organização – as organizações segundo modelo racional e modelo do sistema natural; níveis da organização – institucional (mais elevado), gerencial (intermediário) e técnico ou operacional (mais baixo); diversidade de organizações e por fim, análise Interorganizacional.

ABORDAGEM HUMANISTA OU DAS RELAÇÕES HUMANAS

Também conhecida como Escola Humanística da Administração, surgiu nos Estados Unidos como uma oposição à Teoria Clássica da Administração. As ideias apareceram em um contexto histórico marcado pela superprodução, na qual muitas verdades até então aceitas e não contestadas foram questionadas. Neste período há o fortalecimento dos sindicatos e a ampliação dos conflitos sociais devido às práticas da racionalização do trabalho. Nesta teoria a chave para o aumento da produtividade nas empresas está na satisfação de seus empregados, ou seja, nas pessoas, e não mais na tarefa. Com isso, o foco passou dos aspectos técnicos e mecanicistas para os psicológicos e sociológicos. Destacam-se as Teorias das Relações Humanas, Comportamental e do Desenvolvimento Organizacional (CHIAVENATO, 2014).

TEORIA DAS RELAÇÕES HUMANAS

Em 1924, **George Elton Mayo** coordenou uma pesquisa patrocinada por uma indústria de lâmpadas, em uma fábrica de Hawthorne, cidade de Chicago, Estados Unidos, com o objetivo de verificar a correlação entre produtividade e iluminação do local de trabalho, dentro dos princípios da Administração Científica. Ao final da pesquisa comprovou que a correlação pretendida não existia, pois, os operários reagiam às experiências de acordo com suas suposições pessoais, ou seja, houve a sobreposição do fator psicológico ao fator fisiológico. Tal experimento demonstrou que entre os fatores mais importantes para o desempenho individual estão as relações com os colegas e os administradores e os pesquisadores passaram a se fixar no estudo das Relações Humanas (MAXIMIANO, 2018; ARAGÃO et al, 2016).

Como todos os estudos, a Teoria das Relações Humanas também sofreu críticas severas: negação do conflito entre empresa e trabalhadores, restrição de variáveis que foram analisadas, concepções utópicas do trabalhador, operário feliz e integrado ao trabalho, nem sempre existe, ênfase excessiva nos grupos informais, sendo a integração grupal foi supervalorizada, dentre outros. Além disso, a crítica também recai no que tange a visão distorcida dos interesses entre operários e patrões, que manipulavam os trabalhadores em favor dos propósitos gerenciais, pois apesar de as teorias defenderem os direitos e melhorias dos operários, as ideias não foram aplicadas na prática (ARAGÃO et al, 2016; FERREIRA, REIS E PEREIRA, 2002).

TEORIA COMPORTAMENTAL

Também conhecida como Teoria Behaviorista, a Teoria Comportamental é um desdobramento da Teoria das Relações Humanas, entende que o indivíduo é dotado de sentimentos e percepções e a do Comportamento Humano, além de reconhecer esses aspectos, situa o indivíduo como agente de seu próprio progresso na medida em que o entende como participativo, e não como mero espectador da realidade que o cerca (RIBEIRO, 2016).

Neste contexto é dada ênfase à motivação como meio para melhorar a qualidade de vida dentro das organizações, a partir do conhecimento das necessidades humanas.

Nesta Teoria destacaram-se os estudos sobre motivação organizacional, de **Abraham Maslow** (1908-1970), que trouxe as Necessidades Humanas Básicas organizadas em níveis, numa hierarquia de importância e de influência: fisiológicas (mais baixas na hierarquia piramidal), de segurança, sociais, de estima e de autorrealização (mais elevadas na hierarquia) (MAXIMIANO, 2018; ARAGÃO et al, 2016).

Outro teórico que se destaca nesse período é **McGregor**, devido à formulação de dois conjuntos de suposições a respeito da natureza humana, quais sejam: a Teoria X (apresenta uma visão essencialmente negativa das pessoas) e a Teoria Y (destaca uma visão positiva das pessoas) (CARVALHO, 2008; SANTOS E FRANCO, 2018).

Para ambas as escolas os indivíduos são proativos, agem racionalmente e defendem sua participação nas situações que requeiram alternativas e soluções. A autoridade, aqui, é entendida como a relação entre os chefes e respectivos empregados, amparada na confiança e na possibilidade de prêmios, por um lado, e no receio de decepcionar, por outro (RIBEIRO, 2016).

De forma geral, algumas críticas gerais do Movimento são a formulação teórica abstrata da organização, pouca atenção às ciências do comportamento e o perigo do uso acrítico das analogias, estudiosos afirmam que, na verdade, não se trata de uma nova teoria aplicada à administração, mas um método de estudo (ARAGÃO et al, 2016).

TEORIA DO DESENVOLVIMENTO ORGANIZACIONAL

A partir da Teoria Comportamental, foi desenvolvida uma abordagem moderna e democrática de desenvolvimento planejado para as organizações que recebeu o nome de "Desenvolvimento Organizacional" (DO). Desenvolvimento organizacional é um esforço integrado de mudança planejada e que envolve a organização como um todo. É um programa orientado para a melhora dos processos de resolução de problemas e de renovação de uma organização, por meio de práticas de administração colaborativas e com o uso de teoria e da ciência do comportamento organizacional (CHIAVENATO, 2014).

As características do DO são ter um foco em toda a organização, de modo que as partes não estejam isoladas; que todos sejam agentes de mudança e se desenvolvam por meio de experiências; ênfase na solução de problemas por meio de processos grupais com base em evidências, abordagens democráticas e no desenvolvimento das equipes.

ABORDAGEM AMBIENTAL E TECNOLOGIA

A estrutura organizacional das empresas depende da tecnologia que se modifica a cada momento e do ambiente, uma vez que este mais estável requer uma estrutura mais rígida, enquanto um mais dinâmico requer uma estrutura mais flexível. Abordaremos as Teorias dos Sistemas e a Contingencial.

TEORIA DOS SISTEMAS

A abordagem sistêmica, ou Teoria dos Sistemas, foi idealizada por **Karl Ludwig Von Bertalanffy**. Essa teoria encara a organização como um conjunto de unidades internas e externas, integradas em um todo funcionalmente indivisível. Portanto, nessa abordagem, a organização é visualizada como um sistema aberto e dinâmico de insumo-produto (SANTOS E FRANCO, 2018).

Sistema é um todo complexo ou organizado. É um conjunto de partes ou elementos que formam um todo unitário ou complexo. Um conjunto de partes que interagem e funcionam como todo sistema. Uma ideia importante resultante do enfoque sistêmico é a definição da organização como sistema: uma organização é um sistema composto de elementos ou componentes interdependentes (MAXIMIANO, 2018).

Esta teoria se baseia nas premissas de que os sistemas são compostos de subsistemas (moléculas – célula – órgão), que os sistemas são abertos (meio ambiente constituído de sistemas) e que as funções de um sistema dependem de sua estrutura (CARVALHO, 2008).

TEORIA DA CONTINGÊNCIA (OU SITUACIONAL)

A palavra contingência significa algo incerto ou eventual, que pode suceder ou não, dependendo das circunstâncias (PRIBERAM, 2020). Ou seja, não existe uma única maneira ou modelo para atingir os objetivos. Tudo é relativo e depende de cada situação.

A Teoria da Contingência é resultado dos estudos de **Joan Woodward**. Conforme essa autora, não existe uma única forma correta de montar a estrutura organizacional, sendo que há várias alternativas de estruturação organizacional que se adaptam de forma melhor ou pior a cada organização, dependendo das peculiaridades de cada caso (SANTOS E FRANCO, 2018). Sendo assim, esta Teoria está diretamente ligada à abordagem sistêmica, que traduz a organização como um sistema aberto e influenciado por forças internas e externas.

Uma característica importante desta teoria é que ela incorpora conceitos de várias teorias anteriores, ressaltando que nada é absoluto e que existe uma continuação entre teorias aparentemente opostas. Esta teoria mostra que existem várias opções de alternativas à disposição do administrador e que após seu diagnóstico da situação organizacional, poderá fazer a abordagem que achar conveniente (FERREIRA, REIS E PEREIRA, 2002).

Para a escola contingencial a escolha da estrutura organizacional depende da situação do ambiente. O ambiente varia dos extremos de estabilidade até turbulência, com a estrutura variando da forma mecânica até a forma orgânica. Assim, o ambiente estável favorece a estrutura mecânica e rígida e o ambiente turbulento favorece a estrutura orgânica e flexível (ARAGÃO et al, 2016).

As críticas ao movimento recaem sobre alguns autores que levam ao extremo a influência do ambiente nas práticas administrativas, sugerindo que não há escolha e o papel do administrador é passivo ao ambiente (ARAGÃO et al, 2016).

Detalhamentos de cada uma das teorias descritas até aqui poderão ser consultadas na Tabela 1.

Tabela 1. Atributos das Teorias Administrativas aplicadas aos Serviços de Saúde e Enfermagem

Atributo/ Teoria	Científica	Clássica	Burocrática	Relações Humanas	Comportamental	Sistemas	Contingencial ou Situacional
Origem	Uso dos métodos da ciência	Visão europeia da ciência	Ética protestante e influência da sociologia weberiana	Pragmatismo de Dewey e desenvolvimento das Ciências Sociais	Desenvolvimento da psicologia organizacional	Integração entre as ciências naturais e sociais	Estudos sobre estruturas organizacionais
Teóricos	Taylor, Ford, Gantt, Gilbreth, Emerson	Fayol, Urwick, Gulick, Mooney	Weber, Merton, Selznick	Mayo, Follet, Dubin, Tannenbaum, Lewin	McGregor, Simon, Agyris, Likert, Bennis, Schein, Sayles, Maslow	Bertanfly, Katz, Kahn, Kast, Rosenzweig, Hicks, Burns	Chandler, Burns, Stalker, Thompson, Lawrence, Lorch, Woodward
Objeto	A tarefa	A estrutura	A estrutura	As pessoas	As pessoas e o ambiente	O ambiente	O ambiente e a tecnologia
Preocupação	Evitar perdas e aumentar a produtividade	Noção do todo e eficiência das partes	Equacionar múltiplas variáveis em organizações complexas	Conhecer, manipular e controlar a organização informal	Conciliar os aspectos emocionais do trabalhador com os interesses da empresa	compreender as relações internas e externas da empresa e responder às mudanças	relação funcional entre o ambiente e a técnica administrativa
Objetivo	Domar o "*homo economicus*"	Gerir funções básicas da empresa	Racionalizar os processos de trabalho	Manipular o "homem social"	Motivar para obter maior produtividade	obter a estabilidade da empresa e garantir a sua sobrevivência	encontrar a melhor solução para a organização num dado momento

Atributo/ Teoria	Científica	Clássica	Burocrática	Relações Humanas	Comportamental	Sistemas	Contingencial ou Situacional
Meios	Estudo de tempo e movimentos, fadiga, divisão de trabalho e especialização, desenho de cargos e tarefas, incentivos salariais e prêmios por produção, condições físicas de trabalho, padronização, supervisão funcional	Previsão, organização, comando, coordenação e controle	Interpretação única, uniformidade, continuidade, confiabilidade, constância, estabilidade	Dinâmica de grupo, recompensas e sansões sociais, ênfase nos aspectos emocionais * TDO: processos grupais com base em evidências, abordagens democráticas e no desenvolvimento das equipes	Sociograma, enriquecimento das tarefas, liderança situacional, ênfase na cooperação interpessoal, autoavaliação de desempenho	Estudo da cultura e clima organizacional, apreensão da dinâmica do sistema e abordagem sociotécnica	Análise de estratégias de negócio e alocação de recursos para atender o cliente

Atributo/ Teoria	Científica	Clássica	Burocrática	Relações Humanas	Comportamental	Sistemas	Contingencial ou Situacional
Princípios	Planejamento, preparo, controle, execução, eficiência, intensificação, economicidade, produtividade	Divisão do trabalho, autoridade e responsabilidade, unidade de comando, unidade de direção, centralização, hierarquia ou cadeia escalar *Teoria Neoclássica: Administração por Objetivos (APO)	Formalidade, impessoalidade, hierarquia, meritocracia, padronização, previsibilidade e precisão *Teoria estruturalista e a organização como grande e complexa unidade social	Ciclo motivacional, a produtividade depende da integração social. O comportamento do indivíduo depende do grupo. Grupos informais se superpõem a grupos formais *Teoria do desenvolvimento organizacional (TDO) baseada em práticas de administração colaborativas	Reconhecimento de necessidades humanas, valorização do trabalho e trabalhador, liderança situacional, descentralização	Comportamento probabilístico e não determinístico das organizações, organização como partes de uma sociedade maior e constituída de partes menores, independência das partes, homeostase, fronteiras e limites	Nada é absoluto, tudo é relativo, estruturas organizacionais são mutáveis, organizações têm diferentes graus de integração/ diferenciação, homogeneidade/ heterogeneidade, estabilidade/ instabilidade, tecnologia condiciona o tipo de empresa e estrutura

TEORIA GERAL DA ADMINISTRAÇÃO 15

Atributo/ Teoria	Científica	Clássica	Burocrática	Relações Humanas	Comportamental	Sistemas	Contingencial ou Situacional
Influência na Enfermagem	Divisão de tarefas, padronização de procedimentos, escalas de trabalho e assistência fragmentada	Estrutura hierarquizada, subordinação das pessoas e dos serviços, normas e rotinas	Apego às regras, valorização de manuais de procedimentos, conformismo e despersonalização, profissionalização da administração, centralização na tomada de decisões, multiplicação da informação escrita	Atenção aos líderes, estudos sobre comunicação, tentativas de estimular a motivação	Valorização de estilos de chefia compatíveis com o tamanho, atividade e tipo de empresa (Hospital e teoria X, por exemplo), estudo do processo de tomada de decisões, esforços para acessar motivação, por meio da introdução da participação e da educação continuada	Enfermagem como subsistema do sistema hospital e este como parte do sistema de saúde. Dá subsídio para gestão de processos e ferramentas aplicadas a qualidade	A cultura organizacional, os valores dos líderes e a complexidade da situação permitem a escolha, pelo líder, de diferentes estilos de liderança, ou seja, nenhum estilo de liderança é ideal para todas as situações. Os determinantes fundamentais do estilo de liderança devem incluir tanto a natureza da situação, quanto a capacitação do gerente e as habilidades da equipe

Fonte: Adaptado de material didático desenvolvido para uso em aula pela Dra. Maria Cristina Sanna

NOVAS ABORDAGENS DA ADMINISTRAÇÃO

A ideia do movimento contemporâneo advém da década de 1980 que envolve o fim do mundo socialista liderado pela União Soviética, ideologia neoliberal do mundo capitalista de desregulamentação dos mercados, intensa e ampla aplicação da tecnologia com a microeletrônica e reestruturação dos mercados e das empresas. Também acontecem a globalização e a disseminação do uso da Internet (ARAGÃO et al, 2016).

Já a década de 1990 marca o surgimento da Era da Informação, resultado dos impactos provocados pelo desenvolvimento tecnológico e pela tecnologia da informação (TI). O capital financeiro dá lugar ao capital intelectual e o conhecimento passa a ser o recurso mais valioso das organizações (MAXIMIANO, 2018).

Neste contexto, a velocidade das mudanças e os desafios do mundo globalizado demandam uma urgente adaptabilidade das organizações como condição para sobreviverem diante da competitividade nos negócios. Surge, desta forma, uma nova lógica das organizações que alteraram seus processos de trabalho demandando estruturas mais horizontalizadas, maior participação da equipe e a consolidação do capital intelectual do corpo de colaboradores como o maior bem. Seguindo esta tendência, a Teoria Administrativa também passa por uma profunda transformação e algumas abordagens podem sinalizar caminhos futuros.

GESTÃO DO CONHECIMENTO E CAPITAL INTELECTUAL

A gestão do conhecimento é um processo integrado com o objetivo de criar, organizar, disseminar e intensificar o conhecimento para melhorar o desempenho global da organização e o sucesso está garantido para aquela que consegue aplicar e rentabilizar seu conhecimento. Assim sendo, a gestão das organizações depende cada vez mais de conhecimentos para garantir a orientação estratégica e seu desempenho (NAPOLITANO, 2020).

Nesse momento em que o capital intelectual tem maior influência sobre o desempenho organizacional do que o capital financeiro, surgem conceitos relacionados à gestão do conhecimento e à aprendizagem organizacional (ARAGÃO et al, 2016). Destaca que o conhecimento é um ativo intangível e sendo assim não é mensurável, nem aparece nos demonstrativos contábeis. Na verdade, o capital intelectual das organizações seria a soma dos ativos de conhecimento (o capital humano – dos colaboradores, o capital estrutural – da organização e o capital de relacionamento – dos clientes), que são considerados a base para o funcionamento eficaz dos recursos humanos (pessoas) e não-humanos (equipamentos, finanças, tecnologia) de uma organização (STEWART, 1998).

Desta maneira, as organizações bem-sucedidas utilizam indicadores para monitorar seus ativos intangíveis, pois o valor deles supera e muito o valor dos seus ativos tangíveis. Elas perceberam que é mais importante gerir pessoas, pois elas detêm o conhecimento.

ORGANIZAÇÕES DE APRENDIZAGEM

O conhecimento não pode ficar "parado", aguardando oportunidades. Por isso, o aprendizado e o desenvolvimento devem ser realizados nas atividades do dia a dia de trabalho, quando o que se aprende é colocado em prática. Desta forma, o processo de aprendizagem deve ser contínuo e abranger todos os colaboradores da organização, pois se defende que o questionamento e a mudança dos padrões de ações e formas de comportamento nas organizações fomentam a inovação (ARAGÃO et al, 2016).

As organizações de aprendizagem são aquelas que aprendem por meio de seus membros, pois o conhecimento depende da aprendizagem que é um dos mecanismos para transformar aptidões em competências. Define-se aprendizagem como mudança estável do comportamento, por meio do desenvolvimento das aptidões, que resulta na aquisição de conhecimentos, aprimoramento de habilidades e formação ou mudança de atitudes (MAXIMIANO, 2018).

Peter Senge propõe cinco disciplinas que formam um conjunto de práticas para a aprendizagem nas organizações:
1. Domínio pessoal – relacionada com a tomada de consciência e desenvolvimento da capacidade para obter aquilo que desejamos.
2. Modelos mentais – diz respeito aos valores, preconceitos, pressupostos e expectativas que determinam a forma como as pessoas pensam e se comportam.
3. Visão compartilhada – envolve a formulação de uma visão convincente para criar compromisso entre um grupo de indivíduos, para prever o futuro de um problema ou até de uma organização.
4. Aprendizagem em equipe – envolve equipes trabalhando juntas para revisar situações e ganhar entendimento mútuo dos objetivos que esperam atingir.
5. Pensamento sistêmico – ajuda os membros da equipe a reconhecerem os fatores interconectados e as diversas forças que influenciam e impactam os eventos.

SUSTENTABILIDADE – ÉTICA E RESPONSABILIDADE SOCIAL

Neste século XXI, ainda não se pode apontar novas teorias que tenham sido testadas, todavia existem alguns direcionamentos que podem orientar as organizações em relação às suas práticas. São elas a sustentabilidade, a ética e a responsabilidade social (CHIAVENATO, 2014).

Uma organização é sustentável quando olha para si mesma, para a comunidade e para o meio ambiente com o objetivo de ter longevidade. Atualmente, as organizações têm sido instadas a desenvolver ações sustentáveis em suas cadeias de produção, sob a pena de serem deixadas de lado pela população em geral, no que diz respeito a suas vendas (MAXIMIANO, 2018).

A ética preocupa-se com o comportamento, é uma obrigação de considerar não só o bem-estar pessoal, mas o das outras pessoas também, e esta preocupação deve ser externalizada nas ações e estar presente em tudo o que a empresa faz. Vemos com muita frequência boicotes a empresas cujas ações são questionáveis ou não transparentes, ou que sejam eticamente questionáveis (MAXIMIANO, 2018).

Já responsabilidade social é o grau de obrigações assumidas pelas organizações por meio de ações que protejam e melhorem o bem-estar da sociedade enquanto procura atingir seus interesses. Ações de impacto para a comunidade interna e externa, as valorizações destas ações na equipe de colaboradores, bem como a divulgação para o público em geral, têm sido exemplos destas (ARAGÃO et al, 2016).

Entretanto, a interpretação de valores éticos pode ser absoluta ou relativa. O comportamento ético relativo sustenta-se na lógica em que as normas de conduta dependem da situação, que podem ser eficazes ou válidas numa situação e inúteis em outras. Já o comportamento ético absoluto defende que as normas de conduta são válidas em todas as situações. Certo é certo e errado é errado, seja qual for a circunstância. Tais pressupostos sustentam o fazer moral e ético nas organizações (MAXIMIANO, 2018).

AS INFLUÊNCIAS PARA O SETOR DA SAÚDE E ENFERMAGEM

Organizações de saúde, independentemente do tamanho, são sempre complexas. Seus processos são padronizados por regras impostas tanto pelo governo, quanto pelos compradores de serviços e representantes de categorias de trabalhadores. A sua mão de obra é altamente especializada e qualificada. Diante disso, estão presentes profissionais de diferentes áreas no mesmo ambiente de trabalho (médicos, enfermeiros, nutricionistas, farmacêuticos, fisioterapeutas, entre outros) o que leva a interesses nem sempre convergentes. Gerenciar uma organização de saúde pressupõe o entendimento de toda essa complexidade (LORENZETTI et al, 2014).

A estrutura organizacional dos hospitais segue ainda nos dias de hoje as diretrizes estabelecidas por organogramas clássicos, com estruturas hierarquizadas verticais, fragmentação das responsabilidades, formalização das relações de trabalho, pautando-se nas lógicas de autoridade legal, herdados da teoria burocrática. No entanto, atualmente, muitos pesquisadores têm desenvolvido estudos em busca de novos rumos para a gestão e organização do trabalho em saúde utilizando teorias administrativas mais atuais como a estruturalista, a contingencial e outras, bem como têm apontado as dificuldades para promover mudanças no modelo de gestão, em especial nos hospitais públicos brasileiros (MATOS E PIRES, 2006).

As autoras acima também observam que a adoção de modelos mais democráticos e participativos implica em 'mexer em esquemas de poder'. Qualquer mudança na estrutura de gestão destas organizações implica em negociações com os diversos segmentos para que se concretize. Infelizmente os modelos clássicos de gerenciamento influenciaram a administração de recursos humanos em saúde. A descentralização promovida pela implantação do Sistema Único de Saúde (SUS), no Brasil, as mudanças no modelo assistencial, o uso intensivo de tecnologia de ponta, a flexibilização das relações de trabalho e outros exigem um gerenciamento voltado para a realidade atual (MATOS E PIRES, 2006).

Na Enfermagem não é diferente. Como herança da teoria da administração científica, presente até os dias atuais, destaca-se: a ênfase no "como fazer", a divisão do trabalho em tarefas, a excessiva preocupação com manuais de procedimentos, rotinas, normas, escalas diárias de distribuição de tarefas, fragmentação da assistência, dentre outros. Destaca-se na equipe a preocupação em cumprir a tarefa e o desempenho é avaliado pelo quantitativo de procedimentos realizados. Técnicos e auxiliares cuidam da assistência direta e a enfermeira assume a supervisão e o controle do processo de trabalho (MATOS E PIRES, 2006).

Influenciada pelo movimento das relações humanas surge a discussão acerca da importância da liderança e da comunicação na formação do enfermeiro para qualificar o seu trabalho com o pessoal de enfermagem. Mais recentemente nota-se a influência de outras teorias da administração, mas ainda não são suficientemente significativas e não representam mudanças maiores na organização dos serviços de enfermagem. É necessária a incorporação de novos conhecimentos e habilidades, sintonizados a uma prática administrativa mais aberta, mais flexível e participativa (GALVÃO, TREVISAN E SAWADA, 1998).

O grande desafio, porém, é que o ensino da administração nos cursos de enfermagem se perpetua, predominantemente, voltado para as velhas teorias administrativas, preparando enfermeiro com fragilidades para a intervenção na realidade e com poucos subsídios para o desenvolvimento de uma gerência inovadora e centrada na aquisição de competências (FERRAZ, GOMES E MISHIMA, 2004).

Matos e Pires complementam que no debate atual sobre a necessidade de mudança na gestão e organização do trabalho na enfermagem destacam-se contribuições teóricas e práticas envolvendo a defesa e implementação dos chamados "cuidados integrais"; o envolvimento da equipe de enfermagem, bem como do usuário e família no planejamento e avaliação da assistência; a gestão participativa dos serviços de enfermagem; o trabalho em equipe; a orientações sobre como administrar. O leitor deve, ainda, levar em conta que, se determinado estilo de gestão pode fazer sucesso em uma organização, pode não acontecer o mesmo em outra. Cada organização é única, e está inserida num determinado contexto, tem sua própria história e cultura. Sendo assim, a teoria só é válida quando aprendemos a interpretá-la e aplicá-la na prática de trabalho.

PARA REFLEXÃO

- As teorias administrativas buscam explicar como se desenvolveu ao longo do tempo o trabalho, por meio dos principais enfoques feitos pelos teoristas: nas tarefas, na estrutura, nas pessoas, no ambiente e na tecnologia. Qual o impacto das teorias administrativas contemporâneas para a Enfermagem em seus processos de trabalho?

REFERÊNCIAS

ARAGÃO, J.E.O.S.; ESCRIVÃO FILHO, E.; DONATO, A.M. Introdução à administração: desenvolvimento histórico, educação e perspectivas profissionais. Editora Atlas SA. 1a ed. 2016.

CARVALHO, L.M.G. Introdução à Teoria Geral da Administração: Caderno Pedagógico para o curso Técnico em Administração. Maringá, PR: Universidade Estadual de Maringá, 2008. [Internet]. Disponível em: http://www.gestaoescolar.diaadia.pr.gov.br/arquivos/File/producoes_pde/md_lucia_maria_gadelha_carvalho.pdf. Acesso em: 01 jul. 2020.

CHIAVENATO, I. Introdução à Teoria Geral da Administração. Editora Manole. 4a ed. compacta. 2014.

CHIAVENATO, I. Fundamentos de administração: planejamento, organização, direção e controle para incrementar competitividade e sustentabilidade. Rio de Janeiro: Elsevier, 2016.

FERRAZ, C.A., GOMES, E.L.R. MISHIMA, S.M. O desafio teórico-prático da gestão dos serviços de saúde. Rev. Bras. Enferm. v. 57, n. 4, p. 395-400, 2004. DOI. https://doi.org/10.1590/S0034-71672004000400002. Acesso em: 03 jul. 2020.

FERREIRA, A.; REIS, A.; PEREIRA, M. Gestão Empresarial: de Taylor aos nossos dias: Evolução e Tendências da Moderna Administração de Empresas. São Paulo: Thomson Learning, 2002.

GALVAO, C.M.; TREVISAN, M.A.; SAWADA, N.O. A liderança do enfermeiro no século XXI: algumas considerações. Rev. Esc. Enf. USP. v. 32, n. 4, p. 302-6, 1998. DOI: https:// doi.org/10.1590/S0080-62341998000400003>Acesso em: 03 jul. 2020.

LORENZETTI, J. et al. Gestão em saúde no brasil: diálogo com gestores públicos e privados. Texto Contexto Enferm. v. 23, n. 2, p. 417-25, 2014. DOI: https://doi.org/10.1590/0104-07072014000290013>Acesso em: 03 jul. 2020.

MATOS, E.; PIRES, D. Teorias administrativas e organização do trabalho: de Taylor aos dias atuais, influências no setor saúde e na enfermagem. Texto Contexto Enferm. v. 15, n. 3, p. 508-14, 2006. DOI. https://doi.org/10.1590/S0104-07072006000300017>Acesso em: 03 jul. 2020.

NAPOLITANO, D.M.R. et al. Estudo sobre as relações entre gerenciamento de riscos em projetos, gestão do conhecimento e tomada de decisões. Navus: Revista de Gestão e Tecnologia. 2020; 10:01-20. DOI http://dx.doi.org/10.22279/navus.2020.v10.p01-20.105622

PRIBERAM. Dicionário Priberam da língua portuguesa. [Internet]. Disponível em: https://dicionario.priberam.org/. > Acesso em: 03 jul. 2020.

RIBEIRO A.L. Teorias da Administração. São Paulo: Saraiva. 3a ed. 2016.

SANTOS, A.M.; FRANCO, S.A.M. A Administração e o Surgimento da gestão de pessoas. Revista Visão: Gestão Organizacional. 2018; 7(2):182-91.DOI: https://doi.org/10.33362/visao.v7i2.1900.

SENGE, P.M. A Quinta Disciplina: Arte e Prática da Organização que Aprende. São Paulo: Best Seller. 10a Ed. 2002.

STEWART, T.A. Capital Intelectual – A nova vantagem competitiva das empresas. Rio de Janeiro: Campus Ltda. 1998.

TAMADA, R.C.P.; BARRETO, M.F.S.; CUNHA, I.C.K.O. Modelos de Gestão em Saúde: Novas Tendências, Responsabilidades e Desafios. In: Congresso OnLine Administração – Convibra, 10, 2013, São Paulo. Anais. São Paulo: Instituto Pantex de Pesquisa, 2013. Disponível em: http://www.convibra.com.br/upload/paper/2013/38/2013_38_7937.

CAPÍTULO 2
PROCESSOS DE TRABALHO DA ENFERMAGEM

Geisa Colebrusco de Souza Gonçalves
Vanessa Ribeiro Neves

OBJETIVOS

Após completar esse capítulo, você será capaz de:
- Compreender os conceitos de trabalho, processo de trabalho, processo de trabalho do enfermeiro e da enfermagem
- Identificar os diferentes tipos de processos de trabalho da enfermagem: assistir, administrar/gerenciar, ensinar, pesquisar e participar politicamente
- Reconhecer os elementos contidos nos processos de trabalho da enfermagem e suas relações: agentes, objetos, materiais, instrumentos e finalidades

INTRODUÇÃO

O trabalho pode ser compreendido como um processo, cujos elementos constituintes – agente, objeto, materiais, instrumentos e finalidade – são apreciados em interação. Essa forma de análise do trabalho é oriunda das investigações de Karl Marx acerca da estrutura econômica e política das sociedades capitalistas (MARX, 2013).

Foi a partir dos estudos de Marx que, no Brasil, pesquisadores como Ricardo Bruno Mendes-Gonçalves se debruçaram para fazer análises do trabalho na área da saúde, especificamente sobre o trabalho médico, com extensão às outras profissões da área da saúde, e suas implicações sócio-históricas. Cabe salientar que a análise a partir dessa ótica considera as diferenças sociais na forma como o trabalho se configura na área da saúde, ou seja, é preciso compreender o trabalho para além de sua definição de atividade humana e analisá-lo também como forma de exploração, que constitui o sistema econômico na sociedade capitalista. Não escapa à regra, na concepção marxista que o trabalhador da área da saúde existe para que cumpra o objetivo de expansão dos valores existentes, ao invés de voltar-se para as necessidades de desenvolvimento do trabalhador (MARX, 2013).

Neste capítulo serão apresentados o trabalho como atividade humana, o processo de trabalho em saúde e o processo de trabalho na enfermagem, bem como seus elementos constitutivos e sua contextualização no modo de produção capitalista. Cabe ressaltar que o trabalho em saúde e de enfermagem é considerado como produção em serviço, permeada pela relação entre formação educacional e estratificação social e a determinação entre trabalho e formas de consumo, correlação que ocorre nas sociedades contemporâneas (SOUZA, MENDES E CHAVES, 2020). Mas, para melhor apropriação do tema, num primeiro momento vamos tomar em consideração o processo de trabalho como independente da forma social determinada, conforme Marx (2013) propôs em sua obra e, posteriormente, as interferências na classe trabalhadora da enfermagem na contemporaneidade.

TRABALHO E PROCESSO DE TRABALHO

Segundo a concepção marxista de trabalho, o processo de trabalho, como uma relação do espaço microssocial, pode ser reconhecido a partir de uma concepção de trabalho mais ampla e de elementos o que constituem: **a atividade orientada a uma finalidade** (teleologia – o próprio trabalho), **o objeto de trabalho** (aquilo que será transformado pelo **agente**) e **os seus meios** (os instrumentos que serão interpostos para alcançar a transformação do objeto) (MARX, 2013).

Quando nos referimos ao **objeto** de trabalho podemos dizer que são elementos existentes na natureza ou que são provenientes de trabalho anterior, denominados matéria-prima. Nesse sentido, considera-se que poucos trabalhos são realizados a partir da utilização de matéria-prima obtida diretamente da natureza e, majoritariamente, os objetos de trabalho foram produzidos em processos anteriores. Por fim, os meios de trabalho são todos os **instrumentos** que o trabalhador coloca entre si mesmo e o objeto a ser transformado, é o que lhe serve de elo entre a atividade e o objeto, e pode ser considerado a extensão de sua mão (MARX, 2013).

O trabalho é definido como uma atividade inerente à existência do ser humano. Uma atividade de apropriação e transformação da natureza numa relação de via dupla – enquanto o homem transforma a natureza, ele também é transformado. Assim, o trabalho tem como finalidade a satisfação de uma necessidade. Essa necessidade não é somente natural, mas social e historicamente construída[1]. Nas palavras de Marx: o homem, "a fim de se apropriar da matéria natural de uma forma útil para sua própria vida, ele põe em movimento as forças naturais pertencentes a sua corporeidade: seus braços e pernas, cabeça e mãos" (MARX, 2013, p. 326-27).

Para melhor compreender esses conceitos vamos estabelecer uma comparação entre os elementos do processo de trabalho e o seriado "Vikings", dirigido por Hirst, em 2014. Na referida série, *Floki* é o personagem responsável pela construção de barcos, o construtor de barcos é o agente do processo de trabalho. Ele retirava diretamente da natureza os objetos que seriam transformados (a madeira de árvores, convertidas em tábuas para a construção do barco, cipó para fazer cordas, couro de animais para fazer suportes e assentos). Na construção do barco, ele utilizava alguns instrumentos que haviam sido feitos em processos de trabalho anteriores, como por exemplo, machado, faca, pedaços de metais, tecidos, couro curtido. A atividade tinha como finalidade a construção de barcos para sanar a necessidade de um grupo específico, os *vikings*, era utilizado para navegar, descobrir e conquistar novos territórios (HIRST, 2014).

Contudo, essa necessidade não era individual apenas, era também circunscrita ao contexto em que acontecia – *Floki* construía barcos para satisfazer à sua própria necessidade (naquela organização social esse era seu ofício, o que lhe dava sustento pessoal e familiar, além do seu reconhecimento como importante e necessário), mas também satisfazer às necessidades coletivas (os "*Vikings*" demandavam a construção de barcos para navegar). Trata-se de um processo sócio-histórico, visto que hoje, por exemplo, caso alguém queira navegar não precisaria construir sua própria embarcação, bastaria comprá-la pronta ou, até mesmo comprar uma passagem e navegar num barco que ofereça esse serviço de deslocamento.

O homem modifica seus meios de trabalho ao longo do tempo e isso é importante para reconhecer que as diferenças não estão no que se produz, como no exemplo acima o barco, mas a maneira como ocorre a produção. No caso da série, de forma bastante artesanal, apenas um trabalhador detém todo o processo de trabalho; na atualidade, são utilizados outros meios de trabalho, além do processo ser realizado em várias etapas diferentes, cada trabalhador é designado para cumprir etapas específicas, a fim de que o produto final, o barco, seja obtido. Assim, para Marx (2013) as épocas econômicas se diferenciam mais pela forma como se produz e os meios de trabalho utilizados do que pelo produto final.

Compreende-se como processo de trabalho, portanto, todas as suas etapas, desde a idealização do produto a ser alcançado, como um projeto, até o resultado final, o produto ou a produção de um serviço. Cabe destacar que, em todo o processo, o trabalhador emprega tanto energias intelectuais (conhecimento) como mecânicas (força física) para a transformação do objeto. Isso significa que os meios do processo de trabalho não são somente instrumentos materiais, mas podem ser fruto de trabalho intelectual e de processos de trabalho anteriores, como dito anteriormente.

Outra característica do trabalho humano é a antevisão do produto, ou seja, uma intencionalidade para que seja materializado aquilo que existia no imaginário do trabalhador. Essa forma de trabalho difere do mundo animal, pois até mesmo a aranha que poderia ser comparada à um tecelão por executar operações que se assemelham à desse trabalhador ao construir sua teia, se distingue desse porque não ter o raciocínio do produto que pretende alcançar, ou seja, o trabalhador tem idealmente estabelecido um resultado a ser alcançado (MARX, 2013).

Assim, ao utilizar meios e instrumentos adequados, o homem opera a transformação do objeto do trabalho a partir da concepção de um resultado previamente estabelecido (finalidade). O processo de trabalho se extingue no produto, ou seja, quando se alcança o resultado final (MARX, 2013).

TRABALHO E PROCESSO DE TRABALHO EM SAÚDE

Como dito anteriormente, a contemplação do trabalho em saúde a partir do referencial teórico marxista permite analisá-lo sob duas óticas, como trabalho, independentemente de sua forma social, e também a partir da estrutura social atual, ou seja, na sociedade capitalista. O fio histórico das práticas de saúde torna-se um importante aliado na compreensão dessas duas perspectivas.

Atento ao sentido do trabalho na saúde pela perspectiva materialista, autores passaram a discutir saúde como valor concreto para o ser humano e precisavam, desse modo, esvaecer uma característica imbricada nas profissões ligadas às práticas de saúde e cuidado (do médico, da enfermagem), a "aura de neutralidade" e seu caráter de sacrifício, caritativo, sacerdotal. Assim, o trabalho nesse campo precisava ser compreendido como "elementos estruturados historicamente no âmbito de interesses de sujeitos concretos, temporal e geograficamente localizados, que os construíram segundo possibilidades material e ideologicamente delimitadas" (AYRES, 2015, p. 906). Por meio dessa apropriação crítica, a prática em saúde passou a ser vista como trabalho, distanciando-se de ação de benevolência e caridade, e portanto, compreendido no contexto dos limites práticos e das implicações políticas no campo da saúde e modo de produção social (AYRES, 2015). Nas primeiras análises do processo de trabalho em saúde e enfermagem destacou-se a necessidade de que o cuidado deveria ser visto como trabalho, submetido às leis sociais de atendimento de necessidades e carecimentos, exercido numa realidade concreta e histórica (ROCHA; LIMA, 2017).

Assim, dos estudos do trabalho em saúde para atendimento das necessidades humanas destacaram dois modelos de cuidado que se cunharam a partir do século XIX, o clínico e o epidemiológico. O modelo clínico, também conhecido como modelo biomédico, passou a conceber doença como uma alteração conferida ao morfológico e/ou funcional, percebida no corpo biológico individual, ou seja, há uma cisão entre o fenômeno social e a doença/corpo doente. O outro modelo, o epidemiológico, reconhece que saúde e doença são fenômenos coletivos, sem ignorar vinculações das dimensões do indivíduo com o aspecto coletivo (MENDES-GONÇALVES, 1994).

A partir desses modelos de cuidado em saúde, instrumentos de trabalho foram desenvolvidos para atender às necessidades de saúde que apresentavam, tanto na dimensão individual, no modelo clínico, como na dimensão coletiva, no modelo epidemiológico. Cada um dos modelos assumiu formas de cuidado diferentes, com instrumentos de trabalho característicos. No modelo clínico, a partir da transformação dos hospitais como ambiente de tratamento e cura, muitos instrumentos de trabalho foram incorporados ao longo do tempo, baseados nas ciências fundamentais que embasam procedimentos de diagnóstico, prescrição e cuidado. Já no modelo epidemiológico, pautado na compreensão da doença como fenômeno coletivo, foram incorporados ao processo de trabalho instrumentos como o saneamento básico, padrões de higiene, quarentena e isolamento social, estatísticas de morbimortalidade, entre outros (MENDES-GONÇALVES, 1992; 1994; FOUCAULT, 2009).

Nas transformações sociais do contexto capitalista, destaca-se a transformação do hospital num ambiente de cura e reabilitação, emergido após a revolução industrial. Foi neste contexto que passou a se reconhecer a necessidade de controlar a disseminação de doenças que ocasionavam a perda de homens, que eram a força de trabalho necessária para a produção em escala industrial. Anteriormente a esse período, as práticas de saúde/cuidado eram realizadas por médicos e religiosos que se apropriaram de todos os momentos do processo de trabalho em saúde, pois faziam o "diagnóstico" e colocavam em prática a terapêutica indicada, no ambiente doméstico. Com a transformação na forma de produção (em larga escala, em série e com apropriação da força de trabalho) tem-se a origem do hospital moderno e, consequentemente, a necessidade de congregar outros trabalhos ao trabalho do médico para subsidiar a execução e a infraestrutura necessária à prática de recuperação, desdobrando-se na institucionalização da enfermagem e de outras profissões da área da saúde (MENDES-GONÇALVES, 1992).

O hospital como um local de tratamento e cura demandou em quantidade trabalhadores que pudessem estruturar o funcionamento do mesmo. Essa perspectiva constituiu a primeira extensão do trabalho da medicina como um trabalho coletivo, sendo que a enfermagem foi um dos mais importantes trabalhos estabelecidos logo ao nascimento do hospital. O trabalho da enfermagem estava, sobretudo, relacionado a tarefas mais manuais e de cuidado direto do plano terapêutico e de funções complementares e organização para que o processo de cuidado fosse alcançado. Nessa institucionalização, o trabalho médico garantiu para si a essência "mais intelectual" do trabalho em saúde, como fazer o diagnóstico e elaborar a prescrição, além de técnicas mais complexas, e, portanto, consolidou a profissão como dominante e determinante do processo de cuidado hospitalar (MENDES-GONÇALVES, 1992).

Cabe relembrar que anterior ao desenvolvimento do hospital moderno, no século XVIII, o hospital era considerado um lugar para morrer, local de acolhimento para marginais e moribundos que tinham apenas esse recurso no final de suas vidas. Ou seja, sua finalidade era assistir aos miseráveis que necessitavam dos últimos cuidados. Não havia estrutura ou reconhecimento do hospital como uma instituição médica de terapêutica e cura, como existe nos dias atuais. A prática de cuidado no século XVIII, nos hospitais, era realizada por religiosas e pessoas sem formação para tal, atribuindo ao cuidado uma característica caritativa e benevolência, que permitiria aos que a praticavam alcançar a salvação eterna (ALMEIDA; ROCHA, 1997).

Na sua constituição o trabalho em saúde se desprendeu mais facilmente da concepção de trabalho como uma atividade produtiva por apresentar ações distintas, consideradas mais nobres, missionárias, livres das injunções materiais, e por não produzirem bens materiais. Em muitas análises, as profissões da área da saúde são consideradas como dissociadas do mundo do trabalho e esse desprendimento lhe confere uma característica única, acima e além do mundo do trabalho, enobrecendo a como atividade de dedicação, sacerdócio, angelical e também de autonomia (MENDES-GONÇALVES, 1992; ALMEIDA; ROCHA, 1997).

Na área da saúde é preciso considerar ainda que, como um campo multidisciplinar e multiprofissional, ocorre o entrelaçamento de diferentes processos de trabalho que têm nas necessidades de saúde a base comum para a execução de diversos grupos profissionais (PEDUZZI et al., 2020). Além disso, há ao menos duas concepções antagônicas quanto ao campo da saúde, uma defendida como consumo e a outra como direito social, essa última preconizada pelos princípios do sistema de saúde brasileiro, o Sistema Único de Saúde (SUS) (SOUZA; MENDES; CHAVES, 2020). As contradições existentes no campo da saúde não dizem respeito apenas à forma de acesso, coloca em xeque outra dimensão antagônica, o modelo médico (ou melhor dizendo, a hegemonia biomédica), fundamentada na hegemonia da clínica e do cuidado individual, em contraste às práticas de cuidado coletivo (epidemiologia), considerando a determinação social do processo saúde doença, cujas dimensões ambientais, sociais e culturais impactam nas condições e modos de vida da população, e consequentemente nas necessidades de saúde (TEIXEIRA, 2017).

Por conseguinte, a finalidade do processo de trabalho em saúde é o atendimento das necessidades apresentadas pelos usuários que buscam o serviço de saúde. Essas necessidades de saúde não são naturais e fixas, mas variam de acordo com as mudanças ocorridas no contexto social, econômico e histórico (MENDES-GONÇALVES, 1992; 1994) e podem ser apreendidas individual ou coletivamente, a depender dos instrumentos, meios e saberes e resultados esperados.

PROCESSO DE TRABALHO DA ENFERMAGEM

Conforme discorrido previamente, num primeiro momento, analisaremos o trabalho de enfermagem com distanciamento deste em relação ao modo de produção, e posteriormente vamos analisá-lo para compreender, além dos elementos que o constitui, a especificidade da enfermagem como uma prática social, no modo de produção capitalista, e, consequentemente a nítida divisão técnica e social existente na profissão, dessa forma, além da separação entre momentos de concepção (intelectual) e execução (manual). No trabalho da enfermagem há diferentes categorias dentro da mesma composição profissional, enfermeiros, técnicos e auxiliares de enfermagem. Na área da saúde, a enfermagem foi uma das profissões que desde sua gênese, desponta de forma dividida em categorias, contudo, cabe lembrar que não é a única (MELO, 1986; PEDUZZI; ANSELMI, 2002).

Assim como em outras áreas da saúde, a compreensão do trabalho da enfermagem como um processo requer a retomada de sua análise a partir da teoria marxista, considerando que a concepção de trabalho se dá como transformação do objeto, pelo ser humano, a partir da adoção dos instrumentos apropriados para atingir a finalidade previamente estabelecida (MENDES-GONÇALVES, 2017). Por conseguinte, a enfermagem tem nas necessidades de saúde dos usuários a possibilidade de imprimir a transformação "do objeto", esse nem sempre circunscrito ao corpo biológico, dada a peculiaridade do objeto de trabalho em saúde ser algo imaterial. Retomaremos adiante, os diferentes elementos que podem estar presentes nos diferentes processos de trabalho da enfermagem: objetos, agentes, materiais/instrumentos, e finalidades.

No Brasil, a análise da enfermagem como trabalho a partir do referencial marxista teve início na década de 1980 com desenvolvimento de muitas pesquisas fundamentadas nessa forma de compreensão, como Processo de Trabalho em Saúde e Organização Tecnológica do Processo de Trabalho em Saúde (ROCHA; LIMA, 2017).

Para adequada discussão sobre o tema, retomaremos brevemente a gênese da prática da enfermagem na modernidade, com sua precursora mais reconhecida, Florence Nightingale, na segunda metade do século XIX, na Inglaterra. As transformações sociais que dizem respeito também à reorganização dos hospitais, no período de consolidação inicial do capitalismo, tiveram como elemento propulsor a preocupação para com a força de trabalho e para com os soldados, pois esses defendiam os interesses dos seus respectivos países (FOUCAULT, 2009; GOMES et al., 1997).

Ao reelaborar a prática de cuidado como trabalho, F. Nightingale deu início à dissociação do cuidado como trabalho doméstico e religioso ao qual esteve ligado, essa dissociação de cuidado como uma prática eminentemente doméstica, vai possibilitar à enfermagem a construção fundamental de uma identidade enquanto grupo profissional no contexto social (LOPES, 2001).

Nessa perspectiva, Nightingale estruturou a prática da profissão de forma ampliada, no qual o cuidado não se detinha apenas à intervenção direta ao doente, mas também com ações que incluíam o controle e a higiene do meio ambiente onde esses se encontravam para sua recuperação e cura. Essa reordenação do cuidado para com o doente e com o ambiente, distancia-se do cuidado caritativo e doméstico, e pôde atribuir ao trabalho de enfermagem uma dimensão técnica e científica, que resultou na inserção da enfermagem como uma profissão do campo da saúde, campo ao qual se manteve externo até o processo de sua institucionalização (GOMES et al., 1997; LOPES, 2001).

A institucionalização da enfermagem ocorreu, sobretudo, por meio da utilização de instrumentos de trabalho que tinham como finalidade a organização do ambiente em função do cuidado que seria realizado pelos agentes de enfermagem e do trabalho do médico. Como dito anteriormente, havia uma preocupação tanto para com o espaço de cura como para as atividades de cuidado direto para recuperação dos doentes (ALMEIDA; ROCHA, 1986).

Ao retornar à Inglaterra após sua participação na Guerra da Crimeia nos hospitais de campanha, Nightingale intensificou a preocupação de ações voltadas para a organização e administração dos hospitais, bem como deu início à formação de mulheres para o cuidado de enfermagem (GOMES et al., 1997).

Nesse sentido, afirma-se que a enfermagem moderna se consolida a partir da divisão técnica-social do trabalho, técnica porque entre *nurses* e *lady-nurses* há divisão de atividades que são específicas, e social porque eram desde sua gênese de extratos sociais diferentes. Essa divisão técnica e social é característica presente até os dias atuais na forma como se estruturam as categorias profissionais, inclusive no Brasil. *Nightingale* legitimou a hierarquia já existente no trabalho de enfermagem e de saúde (MELO, 1986; ALMEIDA; ROCHA, 1986).

Como consequência da estruturação da profissão em diferentes categorias profissionais, ocorre também, no processo de trabalho de enfermagem, como dito anteriormente, a divisão de momentos de trabalho intelectual (concepção) e manual (execução), no qual os enfermeiros vão se apropriar do gerenciamento e da elaboração do plano de cuidados, enquanto que os técnicos e auxiliares de enfermagem se responsabilizavam pela execução do cuidado direto (MELO, 1986; MATOS; PIRES, 2006; PIRES 2006a, PIRES 2006b).

Ainda, no tocante ao processo de trabalho de enfermagem, cabe pensar que ele é composto por várias dimensões, com predomínio da assistencial e gerencial (FELLI; PEDUZZI; LEONELLO, 2016), embora se reconheça que não são os únicos. Para Sanna (2007), é possível distinguir ao menos cinco processos de trabalho distintos na enfermagem: "administrar", "assistir", "ensinar", "pesquisar" e "participar politicamente". Esses diferentes processos de trabalho podem coexistir em determinadas circunstâncias e instituições, mas também podem ser tomados como processos de trabalho distintos, a depender da prática do profissional da enfermagem e na medida em que é possível reconhecer neles elementos constitutivos próprios, ou seja, quais são os seus respectivos objetos, meios e instrumentos, atividades e agentes que o executam (SANNA, 2007; FELLI; PEDUZZI; LEONELLO, 2016).

Os **agentes do processo de trabalho na enfermagem** correspondem às diferentes categorias profissionais que têm se estruturado ao longo do período. Os agentes do processo de trabalho são os que ao fazer intervenções nos objetos de trabalho são capazes de alterá-lo, transformando-o ao mesmo tempo em que modifica a si mesmo (MARX, 2013). Por essa razão, há uma distinção entre processo de trabalho do enfermeiro e processo de trabalho da enfermagem, porque nem todos os agentes poderão executar todos esses processos, cabendo, por exemplo, privativamente, ao agente enfermeiro a organização, direção e planejamento dos serviços da assistência de Enfermagem (BRASIL, 1987). Na atualidade, no Brasil, os agentes do processo de trabalho de enfermagem são os enfermeiros, técnicos e auxiliares de enfermagem, mas ao longo do desenvolvimento da profissão já existiram outros, como os atendentes de enfermagem.

Os **materiais ou instrumentos** da enfermagem não são apenas aqueles concretos e palpáveis, podem ser de ordem intelectual. Como bem exemplificado por Sanna (2007) ao aplicar uma injeção intramuscular, os profissionais de enfermagem empregam instrumentos materiais, a seringa e a agulha, mas também ao executar o procedimento recruta conhecimentos sobre anatomia, fisiologia, farmacologia, humanização, ética, comunicação, entre outros.

A **finalidade** do processo de trabalho da enfermagem, ou seja, a teleologia implícita na ação, é atender as necessidades humanas sentidas pelos usuários, mas também aquelas identificadas por meio do conhecimento profissional. Reconhece-se que embora elas possam não ser explícitas ou diretamente atendidas, visto que a necessidade a ser atendida requer outros processos de trabalho. A título de exemplo, para fazer um curativo, a enfermagem irá utilizar materiais esterilizados provenientes de um trabalho realizado previamente por outros agentes da enfermagem na Central de Material e Esterilização (CME). Assim, a finalidade do trabalho da enfermagem na CME não será o atendimento imediato de necessidades de saúde como o cuidado com a ferida e realização do curativo, mas prover o material esterilizado para que a atividade-fim ocorra (SANNA, 2007). Outra característica do trabalho em saúde é que muitos agentes (profissionais de saúde) podem compartilhar as mesmas finalidades, sobretudo pela complexidade do objeto de trabalho em saúde (as necessidades humanas), o que irá diferenciar são as responsabilidades e os limites das diferentes atuações profissionais (PEDUZZI et al., 2020), e por essa razão é dito que o trabalho em saúde é o entrelaçamento de diferentes processos de trabalho.

E, por fim, o resultado ou produto oriundo do processo de trabalho em enfermagem pode ser um bem tangível, material, como a elaboração de um material educativo para o cuidado, mas pode majoritariamente é considerado imaterial, quando não há concretamente algo produzido, mas ser percebido no momento em que o objeto (as necessidades de saúde) foi transformado. Assim, uma gestante em trabalho de parto apresenta necessidades de saúde que irão ser sanadas no momento do nascimento do bebê, ao mesmo tempo em que apresentará novas necessidades que serão tomadas em consideração pelos agentes para a sua transformação, como o cuidado com o binômio e o puerpério (SANNA, 2007).

Cabe destacar que a enfermagem se encontra inserida no terceiro setor, na produção de serviços. Os atributos que são reconhecidos na prestação de serviços são a intangibilidade, o consumo simultâneo, ou seja, no momento em que é produzido ele é consumido e a impossibilidade de ser estocado. Isso é presente quando o trabalho está associado ao processo em si e não à elaboração de um produto, ou seja, a sua produção ocorre simultaneamente ao seu consumo e finaliza assim que a demanda que o gerou é atendida (MEIRELLES, 2006).

Em geral, o resultado do processo de trabalho em saúde e da enfermagem, considerando sua particularidade, de inserção no setor serviço, é ter um resultado final imaterial de atendimento das necessidades de saúde (LAZZARATO; NEGRI, 2001).

Retomemos a ideia de que na enfermagem é possível, para fins analíticos, considerar que existem diferentes processos de trabalho, que podem ser existentes numa única atuação profissional ou serem exclusivos. Trata-se de cinco processos de trabalho: assistir, administrar/gerenciar, ensinar, pesquisar e participar politicamente (SANNA, 2007) ou dois processos de trabalho: assistir e gerenciar, com os demais imbricados nesses dois processos nucleares (FELLI; PEDUZZI; LEONELLO, 2016).

O processo de trabalho assistencial tem como objeto as necessidades de cuidado de enfermagem de indivíduos e coletivo. A finalidade é o atendimento dessas necessidades, quer seja de promoção da saúde, prevenção de doenças ou de recuperação. Nesse sentido, os agentes desse processo de trabalho podem ser enfermeiros, técnicos e auxiliares de enfermagem, mas recaem sobretudo, para os trabalhadores de nível médio a execução de cuidado direto (PEDUZZI; ANSELMI, 2002; FELLI; PEDUZZI; LEONELLO, 2016). Cabe destacar que as necessidades de saúde não se restringem ao corpo biológico, podem ser de ordem psicológica, social, espiritual. Além disso, o cuidado pode ser realizado por qualquer pessoa, com a mesma finalidade (uma mãe que cuida de um filho), embora essa não estará assistindo por meio do processo de trabalho de Enfermagem, porque esse demanda formação específica, domínio de conhecimento, técnicas, instrumentos e habilidades que são específicos das categorias profissionais (SANNA, 2007).

No processo de trabalho administrar/gerenciar, o objeto de trabalho é a organização do trabalho da enfermagem, tanto na perspectiva de organização dos agentes (equipe de enfermagem) por meio de escalas, dimensionamento de pessoal, gestão dos conflitos, como no ambiente para que o cuidado seja realizado por eles, tomando em consideração a organização dos recursos físicos, materiais e de informação. Nesse sentido, a finalidade imediata desse processo de trabalho da enfermagem é a organização do serviço, da equipe, da assistência, ou seja, a coordenação para viabilizar o processo de trabalho assistir em enfermagem, para que o atendimento das necessidades dos usuários dos serviços, por meio da assistência de enfermagem, seja possível de executar (SANNA, 2007; FELLI; PEDUZZI; LEONELLO, 2016).

Destaca-se que o processo de trabalho gerenciar/administrar é específico de um único agente das três categorias profissionais da enfermagem, o enfermeiro, garantido pelo código de ética e legislação profissional (BRASIL, 1987). Os instrumentos utilizados para a transformação do objeto são materiais e imateriais, como planilhas, computadores, sistemas de informação, comunicação, tomada de decisão, estratégias para gestão de conflitos, dimensionamento de pessoal de enfermagem, escala de serviços, além de conhecimentos e habilidades específicas sobre como e quando usar cada um dos instrumentos (SANNA, 2007; FELLI; PEDUZZI; LEONELLO, 2016).

O processo de trabalho, ensinar em Enfermagem, pode ser tomado como um processo de trabalho específico dos profissionais da área que atuam no ensino, seja de graduação, pós-graduação ou de cursos técnicos de enfermagem. O objeto do trabalho é a formação desses indivíduos que desejam obter diplomação ou a transformação desses indivíduos de leigos a profissionais, de pessoas sem qualificação à pessoas qualificadas e certificadas para exercer legalmente uma prática profissional dentro daquele contexto social. Os instrumentos materiais ou imateriais utilizados são provenientes de outras áreas além da enfermagem, como por exemplo, da educação. Assim, os conhecimentos da enfermagem atrelados a métodos e técnicas de ensino são colocados em ação para formar, capacitar e aperfeiçoar pessoas para o exercício profissional (SANNA, 2007).

Cabe salientar que o processo de trabalho ensinar pode ser tomado como uma parte do processo de trabalho assistencial ou gerencial, quando esse tem como finalidade, respectivamente, a educação em saúde ou a educação em serviço para com os trabalhadores, e conforme apontado anteriormente, como processo de trabalho específico quando se refere ao ensino formal: graduação em enfermagem, especialização em várias áreas de atuação, curso técnico de enfermagem. Ou seja, um mesmo profissional pode fazer educação em saúde ou educação continuada concomitantemente aos processos de trabalho assistencial ou gerencial, ou podem tomar o ensino como processo de trabalho exclusivo ou predominante (por exemplo, o processo de trabalho do professor de enfermagem).

No processo de trabalho pesquisar, o agente do processo de trabalho é o enfermeiro, que tem a pesquisa como um dos pilares de sua formação profissional. O objeto do trabalho é a epistemologia da enfermagem, ou seja, a formação do conhecimento e do saber científico da enfermagem. Para tanto, os agentes empregam métodos e técnicas de investigação científica cuja finalidade é a descoberta de evidências científicas mais recentes e com melhores resultados em relação a todos os processos de trabalho da enfermagem: assistir, gerenciar, ensinar e pesquisar em enfermagem e também o participar politicamente (SANNA, 2007).

Cabe destacar que, como profissão que se apropria de conhecimentos, sobretudo por meio de pesquisas aplicadas, de áreas biológicas e das ciências humanas os métodos de pesquisa são variados: quantitativos e qualitativos, de pesquisa clínica a pesquisa social, portanto, há uma pluralidade de perspectivas teóricas da qual a enfermagem se apropria e a qual acrescenta novos conhecimentos. Os produtos resultantes desse processo são novos conhecimentos ou reconhecimento de lacunas do saber da profissão que engendram novas pesquisas, por meio do processo de trabalho pesquisar em enfermagem, revelando o caráter cíclico e inacabado do conhecimento (SANNA, 2007). Podemos considerar que o processo de trabalho pesquisar é o processo de produção do conhecimento, de construção de novas práticas, saberes, que qualificam e diferenciam a prática profissional.

Estabelece-se uma distinção entre a finalidade do processo de trabalho pesquisar e assistir, posto que estão intimamente ligados e se retroalimentam. O objetivo do processo de trabalho pesquisar é a produção de conhecimento, enquanto que o objetivo do processo de trabalho assistir é atender as necessidades de saúde, de modo que altere o estado vital dos indivíduos e coletivos, com alcance de melhores condições do estado de saúde, com base em conhecimentos científicos, esses mutáveis, à medida que as pesquisas na área da enfermagem avançam.

Ainda, em relação ao processo de trabalho pesquisar, salienta-se que no cotidiano da prática profissional da enfermagem, é bem provável que os enfermeiros, técnicos e auxiliares de enfermagem utilizem procedimentos racionais para formular hipóteses ou identificar problemas e obter, por meio de observações, evidências empíricas, além de propor soluções a partir do emprego de diferentes técnicas, com soluções intuitivas. Esse tipo de pesquisa, embora construída com argumentos válidos e procedimentos racionais, trata-se de um dos instrumentos para a prática assistencial, diferentemente do processo de trabalho pesquisar que, como resultado final, apresenta um conhecimento teórico (ROCHA; LIMA, 2017).

O processo de trabalho participar politicamente refere-se a uma dimensão que invariavelmente será desenvolvida em outros processos de trabalho, ou seja, permeia todos os outros processos, posto que somos seres políticos. Ainda assim, é possível que nem sempre o profissional de enfermagem perceba que faça parte do seu cotidiano:

> Há aqueles que se dizem apolíticos, pois declaram trabalhar sem professar crenças, servir a ideologias ou fazer proselitismo. Este é um engano frequente. Participar politicamente não significa necessariamente filiar-se a um órgão de classe, organizações que se dedicam à defesa dos direitos civis ou a um partido político. Todo julgamento moral e atitude que lhe corresponda é uma forma de participação política, sem o que não é possível estar no mundo em sociedade (SANNA, 2007, p. 223).

Todos nós, para vivermos em sociedade, somos seres políticos, por mais que isso possa causar estranheza, sobretudo para aqueles que dizem "não gostar e não se envolver em política". Não existe um conceito único e exclusivo para política, havendo uma multiplicidade de formas de expressão. Política se refere à vida na pólis (cidade, local onde as pessoas vivem em coletividade), à vida em unidade comum, suas regras de organização, seus objetivos e as decisões que recaem sobre todos esses pontos (DALLARI, 2017). De forma conceitual ampla, Dallari (2017, p. 10) define a política como "conjugação das ações de indivíduos e grupos humanos, dirigindo-as a um fim comum", que pode ser tanto a organização social para atendimento da necessidade natural do ser humano de conviver coletivamente, como também as ações humanas, que possibilitam formas de organização, funcionamento e alcance dos objetivos de uma sociedade.

Quando os trabalhadores de enfermagem se organizam para protestar em relação à precarização das condições de trabalho, eles estão agindo politicamente e direcionando reivindicações que, caso atendidas, beneficiarão todos os profissionais que formam aquele coletivo. Aqueles que decidem por não aderir ao movimento reivindicatório, também estão agindo politicamente, em concordância com o *status quo*, ou seja, aceitando o que lhe é oferecido. Assim, podem aceitar condições de trabalho desfavoráveis, que tenham como consequência a necessidade de dupla ou tripla jornada para sustento individual ou familiar. Podem aceitar contratos de trabalhos precários, e nesse sentido, há uma pactuação do trabalhador que os interesses das grandes corporações e instituições (e, portanto, do capital) estão acima dos interesses dos profissionais, de saúde dos indivíduos, das famílias, a serem cuidados. Em síntese, essa é a sua forma de participação política, isentar-se e aceitar o que está posto (SANNA, 2007).

Em suma, a participação política não precisa ser, necessariamente, dirigida ou vinculada a uma entidade político partidária (DALLARI, 2017), basta considerar que os profissionais de enfermagem são atores sociais que se relacionam com outros atores sociais e, desse modo, permitem e pactuam a mínima organização, funcionamento e objetivos das práticas, seja essa participação de forma direta ou indiretamente.

Os instrumentos do processo de trabalho participar politicamente não são exclusivos deste processo de trabalho ou da enfermagem, é possível utilizá-los em outros processos e também por outros profissionais: o posicionamento, a votação, a argumentação, a negociação, o diálogo, a pressão política, as manifestações públicas e até o rompimento de um contrato previamente estabelecido, são exemplos dos instrumentos utilizados pelos agentes implicados em transformações decorrentes do coletivo de enfermagem (SANNA, 2007).

Os produtos desse processo de trabalho, em geral, tentam alcançar melhores condições de trabalho, organização profissional e reconhecimento social, sobretudo pela garantia dos direitos e deveres trabalhistas estabelecidos, além do alcance das demandas do coletivo profissional ainda não garantidos, como é o caso da jornada de trabalho, do piso salarial e de outras condições de trabalho digno e seguro (SANNA, 2007).

CONSIDERAÇÕES FINAIS

Compreender que existem diferentes processos de trabalho na enfermagem nos permite analisar sua inserção na sociedade e, como questão nuclear a forma de organização e valorização profissional no modo de produção capitalista, sua inserção no mundo do trabalho e de todos os interesses que atravessam os períodos sócio-históricos. Isso explica em partes as heterogeneidades de condições de trabalho dentro da enfermagem e desta em relação a outros trabalhos na área da saúde.

É preciso considerar a enfermagem e seu desenvolvimento contextualizada às transformações sociais, políticas e econômicas da sociedade. A enfermagem enquanto trabalho não é uma prática amorfa, destituída de interesses e empírica que possa ser reduzida socialmente como prática caritativa de abnegação e doação.

Cabe aos estudantes e aos profissionais de saúde alcançar o desenvolvimento de pensamento crítico e reflexivo das condições de trabalho da enfermagem, amparado pelos aspectos históricos, social e econômico que acompanham o processo de profissionalização da enfermagem e o avanço de suas práticas, tendo em consideração que a enfermagem é uma das profissões da área da saúde que detém o maior contingente e compartilha com outros grupos profissionais a responsabilidade no atendimento das necessidades de saúde de indivíduos e famílias.

Algumas características são comuns a todos os profissionais, menor reconhecimento social e remuneração em relação a outros grupos profissionais, pelos aspectos históricos imbricados no desenvolvimento dessas profissões, mas existem aspectos que são heterogêneos dentro da própria profissão e que se relacionam ao processo de trabalho predominante que executa (assistencial, administrativo/gerencial, ensino, pesquisa, participação política), aos regimes de trabalho (estatutários, celetistas, pessoa jurídica), aos tipos de gestão (pública, privada, organização social de saúde), aos tipos de serviços (hospitalar, atenção básica, centro de atenção psicossocial, ambulatório, ensino, pesquisa, indústria), à localização geográfica (regiões brasileiras, regiões metropolitanas, interior do país, exterior).

Analisar a enfermagem a partir da teoria marxista permite compreendê-la e valorizá-la como profissão, que se coloca como necessária e única dentro da nossa sociedade e se distancia do aspecto "angelical" e caritativo relacionado à gênese das práticas de cuidado.

PARA REFLEXÃO

Ao reconhecer os cinco processos de trabalho da profissão da enfermagem reflita:

No cotidiano de trabalho de um enfermeiro assistencial no contexto hospitalar, quais outros processos de trabalho que ele exerce além do processo de trabalho assistir?

Quais processos de trabalho em enfermagem são exclusivos do enfermeiro?

Quais processos de trabalho os técnicos de enfermagem exercem conjuntamente com o enfermeiro?

Por que é importante para os enfermeiros compreenderem a enfermagem enquanto trabalho, que se distancia das práticas caritativas e benevolentes?

REFERÊNCIAS

ALMEIDA, Maria Cecília Puntel de, ROCHA, Juan Stuardo Yazlle. O saber de enfermagem e sua dimensão prática. São Paulo: Cortez, 1986.

ALMEIDA, Maria Cecília Puntel de, ROCHA, Semiramis Melani de Melo. Considerações sobre a enfermagem enquanto trabalho. In: O trabalho de enfermagem. ALMEIDA, Maria Cecília Puntel de; ROCHA, Semíramis Melani de Melo (Orgs.). São Paulo: Cortez, 1997. p. 15-26.

AYRES, José Ricardo de Carvalho Mesquita. Ricardo Bruno: história, processos sociais e práticas de saúde. Ciência e saúde coletiva. v. 20, n. 3, p. 905-912, mar. 2015.

BRASIL. Decreto n. 94.406/87. Regulamenta a Lei nº 7.498, de 25 de junho de 1986, que dispõe sobre o exercício da Enfermagem, e dá outras providências. In: Conselho Federal de Enfermagem (COFEN). Brasília, 1987.

DALLARI, Dalmo de Abreu. O que é participação política. São Paulo: Brasiliense, 2017.

FELLI, Vanda Elisa Andres, PEDUZZI, Marina, LEONELLO, Valéria Marli. O trabalho gerencial em enfermagem. In: KURCGANT Paulina (Org.). Gerenciamento em enfermagem. 3 ed. Rio de Janeiro: Guanabara Koogan, 2016. p. 21-32.

FOUCAULT, Michel. O nascimento do hospital. In: Microfísica do Poder. 27ª reimp. Rio de Janeiro: Edições Graal, 2009.

GOMES, Elizabeth Laus Ribas, ANSELMI, Maria Luiza, MISHIMA, Silvana Martins, VILLA, Tereza Cristina Scatena, ALMEIDA, Maria Cecilia Puntel de, PINTO, Ione Carvalho. Dimensão histórica da gênese e incorporação do saber administrativo na enfermagem. In: O trabalho de enfermagem. ALMEIDA, Maria Cecília Puntel de; ROCHA, Semíramis Melani de Melo (Orgs.). São Paulo: Cortez, 1997.

HIRST, Michael. (Temporada 2). *Vikings* [seriado]. Direção: Michael Hirst. Prime Video. Episódios da segunda temporada da série exibida pela Netflix. 2014.

LAZZARATO, Maurizio, NEGRI, Antonio. Trabalho imaterial: formas de vida e produção de subjetividade. Rio de Janeiro: DP&A Editora, 2001.

LOPES, Noémia Mendes. Recomposição profissional da enfermagem. Coimbra: Quarteto editora, 2001.

MARX, Karl. O capital. Crítica da economia política. Livro I: O processo de produção capital. Tradução: ENDERLE, Rubens. São Paulo: editora Boitempo, 2013.

MATOS, Eliane, PIRES, Denise Elvira. Teorias administrativas e organização do trabalho: de Taylor aos dias atuais, influências no setor saúde e na enfermagem. Texto Contexto Enferm. v. 15. n. 3, p. 508-14, set. 2006.

MEIRELLES, Dimária e Silva. O conceito de serviço. Revista de Economia Política. v. 26 n. 1, p. 119-36, jan-mar. 2006.

MELO, Cristina. Divisão social do trabalho e enfermagem. São Paulo: Cortez, 1986.

MENDES-GONÇALVES, Ricardo Bruno. Prática de saúde: processo de trabalho e necessidades. In: AYRES, José Ricardo de Carvalho Mesquita; SANTOS, Liliana (orgs.). Ricardo Bruno Mendes-Gonçalves: saúde, sociedade e história. São Paulo-Porto Alegre: Hucitec Editora da Rede Unida, 2017. p. 298-374.

MENDES-GONÇALVES, Ricardo Bruno. Práticas de saúde: processos de trabalho e necessidades. São Paulo: Caderno CEFOR, 1992.

MENDES-GONÇALVES, Ricardo Bruno. Tecnologia e organização social das práticas de saúde: características tecnológicas de processo de trabalho na rede estadual de centros de saúde de São Paulo. São Paulo: Hucitec-ABRASCO; 1994.

PEDUZZI, Marina, ANSELMI, Maria Luiza. O processo de trabalho de enfermagem: a cisão entre o planejamento e execução do cuidado. Revista Brasileira de Enfermagem. v. 55. n. 4, p. 392-8. 2002.

PEDUZZI, Marina, AGRELI, Heloise Lima Fernandes, SILVA, Jaqueline Alcântara Marcelino da, SOUZA, Helton Saragor. Trabalho em equipe: uma revisita ao conceito e a seus desdobramentos no trabalho interprofissional. Trab. educ. saúde. v, 18. N. suppl. p. 1-20. Mar. 2020.

PIRES, Denise Elvira. Divisão social do trabalho. In: Escola Politécnica de Saúde Joaquim Venâncio. Estação de trabalho Observatório de técnicos em saúde. Dicionário da educação profissional em saúde. Rio de Janeiro: Fiocruz, 2006a. p. 87-92.

PIRES, Denise Elvira. Divisão técnica do trabalho em saúde. In: Escola Politécnica de Saúde Joaquim Venâncio. Estação de trabalho Observatório de técnicos em saúde. Dicionário da educação profissional em saúde. Rio de Janeiro: Fiocruz, 2006b. p. 92-7.

ROCHA, Semiramis Melani de Melo, LIMA, Regina Aparecida Garcia de. Contribuições de Ricardo Bruno para compreender a prática e a pesquisa em enfermagem. In: Ricardo Bruno Mendes-Gonçalves: saúde, sociedade e história. São Paulo-Porto Alegre: Hucitec Editora da Rede Unida, 2017. p. 282-297.

SANNA, Maria Cristina. Os processos de trabalho em Enfermagem. Rev. bras. enferm. v. 60. n. 2. p. 221-224. Abr. 2007.

SOUZA, Helton Saragor, MENDES, Aquilas Mendes, CHAVES, Alessandro Rodrigues. Trabalhadores da enfermagem: conquista da formalização, "dureza" do trabalho e dilemas da ação coletiva. Ciência e saúde coletiva. v. 25. n. 1. p. 113-122. Jan. 2020.

TEIXEIRA, Carmen. Crise, crítica e esperança na construção da coerência entre pensamento e vida: a atualidade da reflexão de Ricardo Bruno Mendes-Gonçalves sobre "razão e planejamento" de Edmundo Gallo. In: Ricardo Bruno Mendes-Gonçalves: saúde, sociedade e história. São Paulo-Porto Alegre: Hucitec Editora da Rede Unida, 2017. p. 417-426.

CAPÍTULO 3
PROCESSO ADMINISTRATIVO

Lúcia Giunta

OBJETIVOS
Após completar esse capítulo, você será capaz de:
- Definir processo administrativo
- Diferenciar as funções administrativas
- Descrever as características do processo administrativo nos diferentes níveis organizacionais
- Compreender o processo administrativo no enfoque da gestão do cuidado

INTRODUÇÃO
Florence Nightingale (1992) em seu livro *"Notes on Nursing"* afirmou que:

"Todos os resultados de uma boa enfermagem [...] podem ser perdidos ou completamente anulados por uma falha... por não saber como gerenciar que aquilo que você faz quando está lá deve ser feito quando você não está lá." (NIGHTINGALE 1992, p. 20)

De fato, como destacado por Florence há mais de um século, o gerenciamento de enfermagem pode ser entendido como:

[...] a arte de realizar o trabalho, pelo gerente de enfermagem, por meio da e com a equipe de enfermagem. É um esforço cooperativo, que visa oferecer atendimento de alta qualidade ao paciente". (CLEMENT, 2015 p. 9)

Nos dias de hoje, em que as organizações de saúde são extremamente heterogêneas e diversificadas, com múltiplos atores participando de complexos processos assistenciais, os gestores dos serviços de enfermagem e os enfermeiros precisam, mais do que nunca, apropriar-se das competências gerenciais, derivadas da ciência da Administração, tanto quanto das competências clínicas, próprias dos saberes da Enfermagem, a fim de conduzirem a assistência de forma segura e com qualidade, para o alcance dos melhores resultados para o paciente, seus familiares, suas equipes e para a instituição. Gerenciar é fazer com que os processos aconteçam da maneira certa, para alcance de resultados de excelência, com o melhor uso dos recursos.

Desenvolver competências gerenciais é imprescindível para a gestão do cuidado, não cabe mais ao enfermeiro assistencial, ou gestor de um serviço, limitar-se a realizar suas atividades clínicas e supervisionar tarefas rotineiras, sem que se tenha uma visão sistêmica do papel fundamental que a Enfermagem desempenha nos resultados para o paciente e para a organização, de forma a explorar todo potencial que a profissão possui de transformar o sistema de prestação de cuidados em saúde, por meio da criação de ambientes de cuidados mais acessíveis, de alta qualidade e orientados para criação de valor para os pacientes (IOM, 2011).

Nesta perspectiva, este capítulo se propõe a discutir as funções do processo administrativo, com enfoque no Planejar, a fim de auxiliar o enfermeiro a refletir sobre sua prática e empenhar-se para a promoção de uma cultura organizacional mais integrada, colaborativa, focada na qualidade dos resultados e fundamentada na gestão do cuidado.

O PROCESSO ADMINISTRATIVO

Processos são fluxos de atividades ou eventos, uma sequência de procedimentos organizados e interligados com um propósito definido, ao fim dos quais são obtidos os resultados. É uma forma sistematizada de realizar diferentes atividades a fim de se obter o resultado desejado (CHIAVENATO, 2016).

O processo administrativo, em sua definição clássica, é um conjunto de ações que se relacionam de forma interdependente, com o objetivo de transformar insumos obtidos do meio externo – ambiente, em produtos, sejam eles bens, serviços ou informações (CHIAVENATO, 2016; SILVA, 2015).

A administração, por ser uma forma processual de conduzir atividades com a finalidade de alcançar resultados, se vale das funções administrativas – planejar, organizar, dirigir e controlar para realizar tais atividades e a estas funções se dá o nome de processo administrativo. Cada uma delas tem escopo e foco distintos, porém são convergentes no objetivo de alcançar os resultados pretendidos por uma dada organização (CHIAVENATO, 2016).

O papel do administrador é exercer estas funções administrativas (Figura 1), empregando os recursos da organização, de forma eficaz e eficiente, sejam eles humanos, materiais, financeiros, informações ou tecnológicos para alcançar os resultados desejados. Assim, o administrador planeja, organiza, lidera pessoas, controla processos e o trabalho da organização para atingir seus objetivos (CHIAVENATO, 2016).

FUNÇÕES ADMINISTRATIVAS

Figura 1 – Funções Administrativas

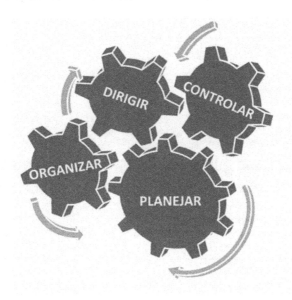

Fonte: Autoria própria.

Planejar envolve a definição dos objetivos e dos meios – recursos e atividades necessárias para sua consecução. Fundamenta-se no campo das ideias, conceitos e perspectivas para definição de prioridades das ações futuras (CLEMENT, 2015; CHIAVENATO, 2016).

Organizar ocupa-se dos afazeres e deveres para consecução dos resultados. Compreende desenhar os fluxos de trabalho, estabelecer as responsabilidades, estruturar e constituir os recursos e as relações entre as áreas, departamento ou unidades e suas respectivas funções (CLEMENT, 2015; CHIAVENATO, 2016).

Dirigir trata das questões relativas às pessoas, formas de comunicação, liderança, negociação, motivação e influência para conduzir ao engajamento – comportamentos desejáveis e necessários para obtenção dos resultados e alcance dos objetivos (CLEMENT, 2015; CHIAVENATO, 2016).

Controlar foca nos resultados, na monitoração dos processos e atividades a fim de corrigir discrepâncias indesejáveis na execução do planejamento e assegurar a orientação dos processos no sentido dos objetivos estabelecidos (CLEMENT, 2015; CHIAVENATO, 2016).

Figura 2 – Funções Administrativas, escopo de atuação e foco.

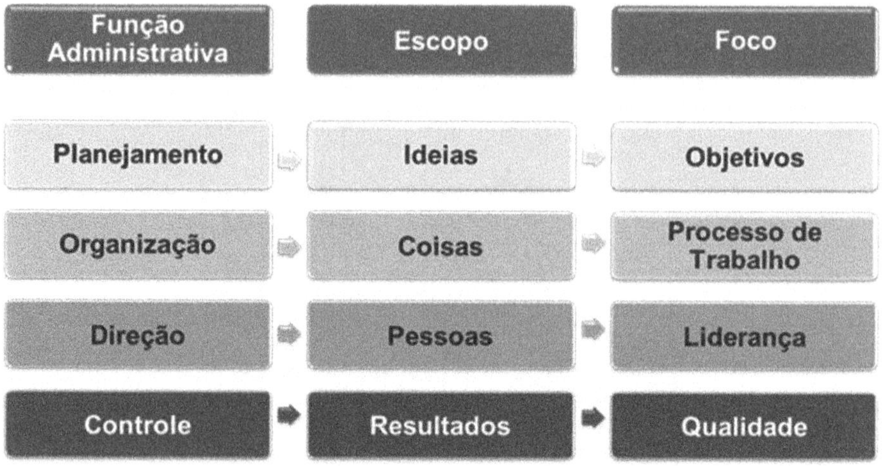

Função Administrativa	Escopo	Foco
Planejamento	Ideias	Objetivos
Organização	Coisas	Processo de Trabalho
Direção	Pessoas	Liderança
Controle	Resultados	Qualidade

Fonte: Adaptado de CHIAVENATO, 2016

NÍVEIS DECISÓRIOS

Nas organizações de qualquer natureza, incluindo os serviços de saúde, há três níveis de decisão e o processo administrativo e suas funções assumem características próprias de cada nível decisório. Os níveis de decisão são (CHIAVENATO, 2016):

Estratégico: envolve toda a organização e as decisões relativas aos objetivos e relações entre a empresa e o ambiente externo. Neste nível são definidos a missão, visão e valores; as metas e os recursos necessários para atingi-las, incluindo quais produtos ou serviços serão oferecidos, para quais mercados e público; se analisam os possíveis cenários futuros e quais as forças e limitações da instituição, a fim de se realizar o planejamento estratégico, em que se definem as políticas e diretrizes institucionais – nível de direção.

Tático: refere-se às questões internas da organização, nas diferentes áreas, departamentos ou unidades, as decisões relacionam-se à alocação e divisão dos recursos, a partir da interpretação do planejamento estratégico e sua tradução para o nível intermediário, ou departamental – nível de gerência.

Operacional: envolve o dia a dia da organização, as decisões referem-se ao desenho e atribuições dos cargos e funções, planos, meios e procedimentos para execução das atividades produtivas – nível de supervisão.

Independentemente dos níveis de decisão, as funções administrativas devem ser convergentes para o objetivo final, que é o desempenho mais eficaz, eficiente e sustentável que permita o alcance dos resultados.

O PLANEJAMENTO ESTRATÉGICO

Etapa inicial do processo administrativo, o planejamento estratégico é o pilar sobre o qual as demais funções se apoiam e são desenvolvidas. Planejar é definir os caminhos futuros, as metas e resultados pretendidos, bem como os meios e recursos para alcançá-los, mediante análises de situações atuais e suas possíveis consequências futuras, favoráveis ou negativas, evitando a simples resolução de problemas à medida que apresentem no dia a dia da organização (CHIAVENATO, 2016).

Nesta perspectiva, é importante conhecer o papel da definição da Missão, Visão e Valores da organização, pois a partir destas concepções é que se organiza o planejamento estratégico das instituições, independentemente de sua natureza e área de atuação.

- A *Missão* é a razão da existência de uma organização, o motivo pelo qual ela foi criada – seu propósito fundamental. Traz em seu bojo a filosofia, valores e crenças, ou seja, o que a instituição considera importante e qual sua contribuição para a sociedade. A Missão traduz o porquê de a organização existir, o que produz e para quem. É sua identidade e sofre poucas alterações ao longo do tempo (CLEMENT, 2015; CHIAVENATO, 2016; OLIVEIRA, 2018; OLIVEIRA, 2019; MARQUIS E HUSTON, 2015).

- A *Visão* expressa a imagem que a instituição tem a respeito de si mesma – como quer ser reconhecida, e do seu futuro – qual patamar deseja atingir. A Visão, por expressar um estado almejado e a ser alcançado no futuro, pode sofrer alterações após ser atingida ou conforme a conjuntura ou circunstância em que a organização se encontra. Em geral, traduz o que a empresa deseja se tornar, aonde quer chegar. Como instrumento de alinhamento e comunicação deve ser inspiradora, por apontar a direção em que os recursos e os esforços de todos os seus integrantes devem ser investidos (CLEMENT, 2015; CHIAVENATO, 2016; OLIVEIRA, 2018; OLIVEIRA, 2019; MARQUIS E HUSTON, 2015).

- Os *Valores* representam os princípios básicos que norteiam a conduta ética, a responsabilidade social e respostas às necessidades do ambiente em que a instituição se insere. São os alicerces que guiam e sustentam o comportamento, as atitudes e decisões dos colaboradores, independentemente do nível em que estão inseridos, ou seja, desde o nível estratégico até o operacional. São fundamentos dos quais não se abre mão, quaisquer que sejam os desafios para realizar a Missão e alcançar a Visão (CLEMENT, 2015; CHIAVENATO, 2016; OLIVEIRA, 2018; OLIVEIRA, 2019; MARQUIS E HUSTON, 2015).

Uma vez definidos a Missão, a Visão e os Valores de uma instituição, as demais etapas são (CLEMENT, 2015; CHIAVENATO, 2016; OLIVEIRA, 2018; OLIVEIRA, 2019; MARQUIS E HUSTON, 2015):

- **Analisar o ambiente interno e externo da organização – qual a situação atual?**
  Reunir e analisar informações sobre o ambiente externo e interno da organização é fundamental para que se conheçam as oportunidades, os desafios, potenciais dificuldades, concorrentes ou ameaças, os recursos necessários e disponíveis que podem favorecer ou restringir o alcance dos objetivos pretendidos.
  Do ponto de vista do ambiente externo, é preciso analisar fatores relacionados à:
    ◊ mudanças tecnológicas com potencial de impacto sobre os processos de produção ou serviços ofertados;
    ◊ questões políticas, econômicas, fiscais e legais que podem intervir sobre os processos internos da organização, tais como preços de bens ou insumos; impostos; meio ambiente; salários; segurança no trabalho;
    ◊ características ou tendências demográficas e sociais, que podem influenciar o comportamento da população e afetar os resultados da organização;
  A análise do ambiente interno, permite que a organização avalie suas competências, estrutura, processos, recursos e cultura, identificando suas forças e potenciais fragilidades, de forma a traçar as alternativas e estratégias a implementar (CLEMENT, 2015; CHIAVENATO, 2016; OLIVEIRA, 2018; OLIVEIRA, 2019; MARQUIS E HUSTON, 2015).

- **Estabelecer objetivos – para aonde ir?**
  Ao definir seus objetivos, a organização indica o que pretende alcançar no futuro, especificando o que deverá ser feito para o cumprimento da Missão e o alcance da Visão. Se bem construídos, os objetivos apresentam como características: específicos, precisos, realísticos, desafiadores e mensuráveis; ter prazos para realização; alinhamento com a Missão e Visão. Os objetivos estratégicos são amplos e abrangentes e se desdobrarão nos demais níveis decisórios, assim, as diversas áreas ou departamentos, que se encontram no nível tático, além das pessoas que ocupam os diferentes cargos e funções e estão no nível operacional, também construirão seus próprios objetivos e planos, alinhados e in-

ter-relacionados com os estratégicos, de forma a contribuir para o alcance da Visão (CLEMENT, 2015; CHIAVENATO, 2016; OLIVEIRA, 2018; OLIVEIRA, 2019; MARQUIS E HUSTON, 2015).

- **Identificar as alternativas de ação – quais são os caminhos possíveis?**
Sempre tomando como base a Missão e a Visão e a partir da análise do ambiente interno e externo, diferentes cenários e opções devem ser avaliados, antes de se decidir por um curso de ação. As organizações podem adotar estratégias mais agressivas ou competitivas, tendo em vista alterar a forma como está situada e atua no seu segmento, ou estratégias mais passivas ou defensivas, no caso de manter/defender a posição em que se encontra no mercado (CLEMENT, 2015; CHIAVENATO, 2016; OLIVEIRA, 2018; OLIVEIRA, 2019; MARQUIS E HUSTON, 2015).

- **Elaborar o planejamento – o que fazer?**
É a definição das estratégias, políticas e diretrizes que direcionarão as ações da empresa num horizonte temporal de longo prazo que, em geral, é de cinco anos ou mais, pois considera a organização como um todo (CLEMENT, 2015; CHIAVENATO, 2016; OLIVEIRA, 2018; OLIVEIRA, 2019; MARQUIS E HUSTON, 2015).

- **Estruturar os planos para a execução – como fazer?**
Nesta fase são definidos e elaborados os projetos, programas e planos de ação, interligados nos três níveis decisórios – estratégico, tático e operacional, pois o envolvimento e engajamento das pessoas nos três níveis é fundamental para alinhar os recursos institucionais e o alcance dos resultados esperados. A comunicação interna deve ser clara e abrangente, de forma a explicitar a estratégia, os objetivos e o que é esperado dos colaboradores, ou seja, como contribuirão para os resultados. Isto pode incluir ações de treinamento e desenvolvimento, estímulo à participação e reforço constante da estratégia (CLEMENT, 2015; CHIAVENATO, 2016; OLIVEIRA, 2018; OLIVEIRA, 2019; MARQUIS E HUSTON, 2015).

- **Acompanhar e avaliar os resultados – o que foi feito?**
Os projetos e planos de ação desdobram as diretrizes estratégicas e os objetivos em metas mensuráveis, com ações definidas, responsáveis, indicadores e cronograma do tempo previsto para que as entregas sejam realizadas. Os indicadores e resultados devem ser acompanhados

continuamente e eventuais ações corretivas devem ser tomadas de imediato, para que não se percam de vista a estratégia, diretrizes e objetivos (CLEMENT, 2015; CHIAVENATO, 2016; OLIVEIRA, 2018; OLIVEIRA, 2019; MARQUIS E HUSTON, 2015).

Figura 3 – Planejamento Estratégico

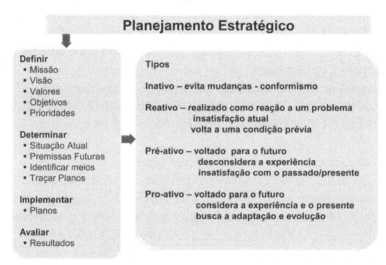

Fonte: Adaptado de MARQUIS & HUSTON (2015)

PLANEJAMENTO – ANÁLISE SWOT

Uma das ferramentas gerenciais utilizadas no planejamento estratégico é a Matriz SWOT, para análise de cenário sobre o ambiente interno e externo de uma organização e propicia a base para o planejamento estratégico. O acrônimo **SWOT**, em inglês, é formado pelas primeiras letras das palavras *Strengths*, *Weaknesses*, *Opportunities* e *Threats*, em português também é conhecida por **FOFA** – **F**orças, **F**raquezas, **O**portunidades e **A**meaças (CHIAVENATO, 2016; OLIVEIRA, 2018; OLIVEIRA, 2019; MARQUIS E HUSTON, 2015; DE SORDI, 2018; ANDRADE, 2016; OLIVEIRA, 2019).

Trata-se de uma matriz de dupla entrada que possibilita a realização de um inventário dos quatro aspectos que influenciam de forma positiva ou negativa uma organização. As Forças e Fraquezas são os aspectos do ambiente interno da organização. Oportunidades e Ameaças estão relacionadas ao ambiente externo.

- **Forças** – Refere-se às competências mais fortes da organização, que estão sob sua influência e podem ser modeladas. Um exercício de

identificação destas competências pode ser feito respondendo às questões abaixo:
◊ O que a organização faz melhor?
◊ O que a organização tem de melhor está sob sua liderança?
◊ Quais os recursos disponíveis?
◊ O que a organização tem ou faz melhor do que os concorrentes?
◊ O que fideliza seus clientes?
Estas respostas representam as "vantagens competitivas" e uma força é tanto mais importante quanto maior for a vantagem que possibilita (CHIAVENATO, 2016; OLIVEIRA, 2018; OLIVEIRA, 2019; MARQUIS E HUSTON, 2015; DE SORDI, 2018; ANDRADE, 2016; OLIVEIRA, 2019).

- **Fraquezas** – Refere-se às competências que não geram vantagem competitiva, mesmo estando sob sua influência. As questões a formular são:
    ◊ A equipe está capacitada para as atividades exigidas para o cargo?
    ◊ O que / onde podemos melhorar?
    ◊ O que leva os clientes a buscar outras empresas?
    ◊ Quais as limitações no desempenho dos colaboradores?
    ◊ Por que os clientes não voltam?
    Estas respostas facilitarão a compreensão, análise e mensuração das fraquezas da organização. Pode ser possível, inclusive, reverter uma fraqueza em vantagem competitiva (CHIAVENATO, 2016; OLIVEIRA, 2018; OLIVEIRA, 2019; MARQUIS E HUSTON, 2015; DE SORDI, 2018; ANDRADE, 2016; OLIVEIRA, 2019).

- **Oportunidades** – Refere-se às forças e situações externas à organização e que influenciam positivamente seu desempenho. Não estão sob controle da empresa. As potenciais fontes de oportunidades são (CHIAVENATO, 2016; OLIVEIRA, 2018; OLIVEIRA, 2019; MARQUIS E HUSTON, 2015; DE SORDI, 2018; ANDRADE, 2016; OLIVEIRA, 2019):
    ◊ Nova conjuntura econômica [ex.: inclusão de nova faixa de consumidores]
    ◊ Mudança no comportamento / demografia das famílias [ex.: aumento ou diminuição do número de filhos; da população idosa]
    ◊ Aumento da renda / crédito
    ◊ Medidas / ações governamentais: redução de impostos [ex.: redução de impostos ou tarifas públicas / investimento em infraestrutura].

- **Ameaças** – São forças externas não influenciadas pela organização, ou seja, não estão sob seu controle e a impactam negativamente. As potenciais ameaças podem ser (CHIAVENATO, 2016; OLIVEIRA, 2018; OLIVEIRA, 2019; MARQUIS E HUSTON, 2015; DE SORDI, 2018; ANDRADE, 2016; OLIVEIRA, 2019):
  ◊ Novas conjunturas econômicas – mudanças na política econômica / no câmbio / desvalorização da moeda / inflação
  ◊ Impossibilidade de repassar aumento de custos para o consumidor final – redução das margens de lucro
  ◊ Entrada de um novo competidor no mercado
  ◊ Falta de mão de obra qualificada
  ◊ Restrições ao crédito
  Podem ser consideradas desafios que devem ser monitorados pelos gestores, ao se configurar num risco.

Figura 4 – Matriz de Análise SWOT

FORÇAS	AMEAÇAS
CAPITALIZAR	IDENTIFICAR
Onde concentrar ações para que as forças e potencialidades explorem as oportunidades, de modo a alcançar o que planejamos?	Onde concentrar ações para superar as fragilidades e reduzir os riscos que nos tornam vulneráveis?
FRAQUEZAS	**OPORTUNIDADES**
FORTALECER	INVESTIR
Onde concentrar ações para superar as fragilidades que nos impedem de explorar as oportunidades?	Onde concentrar ações para que as forças e potencialidades neutralizem/reduzam as ameaças?

Fonte: Autoria própria.

A partir das análises realizadas uma lista de estratégias pode ser desenvolvida e a seleção das prioritárias deverá se basear (CHIAVENATO, 2016; OLIVEIRA, 2018; OLIVEIRA, 2019; MARQUIS E HUSTON, 2015; DE SORDI, 2018; ANDRADE, 2016; OLIVEIRA, 2019):
- nos pontos fortes da organização
- em sua consistência com as declarações organizacionais e as metas estratégicas da organização
- em corrigir as fraquezas

- em aproveitar as oportunidades externas e combater as ameaças externas
- assegurar que as metas estratégicas sejam alcançadas

PROCESSO ADMINISTRATIVO E GESTÃO DO CUIDADO

Na gestão do cuidado não é diferente, o papel do enfermeiro ou do gestor do serviço de enfermagem é processual e complexo, na medida em que planeja, organiza, lidera, coordena e monitora os resultados do trabalho de suas equipes, ocupando-se, portanto, diretamente dos recursos humanos, recursos físicos, materiais, financeiros e, ainda, processos organizacionais correlatos que influenciam nos resultados para o paciente (CLEMENT, 2015). Destacando que cabe, privativamente ao enfermeiro (COFEN, 1986; COFEN, 1987):

> "[...] a) direção do órgão de enfermagem integrante da estrutura básica da instituição de saúde, pública e privada, e chefia de serviço e de unidade de enfermagem;
> b) organização e direção dos serviços de enfermagem e de suas atividades técnicas e auxiliares nas empresas prestadoras desses serviços;
> c) planejamento, organização, coordenação, execução e avaliação dos serviços da assistência de enfermagem [...]
> [...] II - como integrante da equipe de saúde:
> a) participação no planejamento, execução e avaliação da programação de saúde;
> b) participação na elaboração, execução e avaliação dos planos assistenciais de saúde; [...]"

Assim, para realizar as atividades previstas na legislação profissional (COFEN, 1986; COFEN, 1987) e possibilitar maior participação da Enfermagem nas diferentes instâncias decisórias, os processos de trabalho do enfermeiro (SANNA, 2007) requerem o processo administrativo e suas funções para gerenciar o ambiente em que a assistência se desenvolve – os serviços de saúde (CHIAVENATO, 2016) nos seus diferentes níveis de complexidade – primário, secundário ou terciário. Portanto, no âmbito operacional o processo Assistir, (SANNA, 2007), exercido por meio do Processo de Enfermagem que sustenta o pensamento crítico e a tomada de decisões na prática clínica (BARROS, 2015), reconhecendo, ainda, que para um cuidado de alta qualidade é preciso que o Serviço de Enfermagem esteja alinhado às melhores práticas, e que os enfermeiros e gestores devem integrar os processos Pesquisar e Ensinar (SANNA, 2007), além dos processos Administrar, Participar Politicamente (SANNA, 2007), particularmente nos níveis decisórios estratégico e tático – idealmente planejando, organizando e conduzindo, junto com as equipes, programas de desenvolvimento profissional, pesquisas, auditorias, monitoramento de indicadores de qualidade e segurança do paciente, além de projetos de melhoria contínua.

O gerenciamento em Enfermagem, portanto, é o processo de trabalhar com os membros da enfermagem para atingir os objetivos organizacionais. É a coordenação e integração de recursos de enfermagem, aplicando o processo de gestão, a fim de realizar cuidados e serviços, metas e objetivos. O gerenciamento bem-sucedido de enfermagem deve usar funções gerenciais: planejar, organizar, dirigir e controlar de forma inter-relacionada para resolver o problema.

> **Leitura Recomendada**
> Gonçalves JEL. As empresas são grandes coleções de processos. RAE [Internet], 2000; [Acesso 2020 Set 29]; 40(1):6-19. Disponível em: http://dx.doi.org/10.1590/S0034-75902000000100002
> Gonçalves JEL. Processo, que Processo? RAE [Internet], 2000; [Acesso 2020 Set 29]; 40(4):8-19. Disponível em: http://dx.doi.org/10.1590/S0034-75902000000400002
> Bittar OJNV. Gestão de processos e certificação para qualidade em saúde. Rev. Assoc. Med. Bras. [Internet]. 2000; [Acesso 2020 Set 29]; 46(1):70-76. Disponível em: https://doi.org/10.1590/S0104-42302000000100011

CASO – PLANEJAMENTO EM ENFERMAGEM

Considerando um serviço de enfermagem de um hospital público universitário que tem como Missão, Visão e Valores:

- **Missão**

"Como um hospital público universitário, estamos comprometidos com a prestação de serviços e o ensino e a formação de profissionais de saúde em todas as especialidades médicas e cirúrgicas em um ambiente seguro, moderno e centrado no paciente. Esforçamo-nos para alcançar a excelência no atendimento de nossos pacientes e formação de nossos estudantes, independentemente de suas diferenças culturais, étnicas ou sociais".

- **Visão**

"Tornar-se o local de escolha nacionalmente reconhecido para serviços de saúde de qualidade para o SUS até o ano 2025".

- **Valores**
    ◊ Priorização da segurança e satisfação do paciente
    ◊ Transparência nas comunicações com nossos clientes
    ◊ Aderência às regras profissionais de ética e confidencialidade
    ◊ Excelência e melhoria contínua
    ◊ Cuidado compassivo
    ◊ Respeito aos colaboradores
    ◊ Prática baseada em evidências
    ◊ Promover educação e treinamento contínuos

Em seu planejamento estratégico, a instituição estabeleceu objetivos estratégicos relacionados à área assistencial:

1. **Alcançar uma cultura de qualidade e segurança que produz resultados superiores de atendimento ao paciente e níveis de satisfação do cliente**
    a. Contratar uma consultoria para avaliação diagnóstica da estrutura, processos e resultados
    b. Criação de um escritório de qualidade para implementação do projeto de certificação
    c. Ser acreditado por uma entidade de acreditação reconhecida internacionalmente
    d. Realizar pesquisa anual de satisfação do cliente
    e. Realizar pesquisa de clima organizacional e de cultura de segurança e qualidade

2. **Melhorar a retenção e recrutamento de colaboradores**
    a. Desenvolver lideranças
    b. Desenvolver e reter talentos
    c. Implantar plano de carreira
    d. Reduzir a rotatividade de pessoal

3. **Adotar tecnologia mais atual**
   a. Substituir gradualmente os prontuários em papel por prontuários eletrônicos até atingir a automação máxima possível do processo de atendimento clínico
   b. Implantação gradual de sistema eletrônico de conferência, administração e checagem de medicamentos

4. **Adotar práticas baseadas em evidências**
   a. Criação de um comitê dedicado para supervisionar e revisar a integração da PBE na prática clínica em todos os departamentos
   b. Realizar cursos de capacitação dos profissionais para a PBE
   c. Disponibilização de uma biblioteca eletrônica médica com acesso a sites e bancos de dados profissionais
   d. Adotar protocolos baseados em evidências para os processos críticos mais frequentes e de maior risco

A diretora de enfermagem, tomando por base as estratégias da instituição, reuniu representações de todas as unidades e suas lideranças, a fim de realizar a análise SWOT dos serviços de enfermagem e fez os seguintes questionamentos à equipe:

- **S** – *Strengths*: forças – quais as forças que podem ser identificadas relacionadas ao papel do enfermeiro na unidade, que facilitam o gerenciamento da assistência?
- **W** – *Weaknesses*: fraquezas – as fraquezas podem ser identificadas relacionadas ao papel do enfermeiro na unidade, que dificultam o gerenciamento da assistência?
- **O** – *Opportunities*: oportunidades – quais as oportunidades futuras existem para exercício das atividades do enfermeiro, com o adequado gerenciamento da assistência?
- **T** – *Threats*: ameaças – quais as ameaças potenciais para o adequado o gerenciamento da assistência pelo enfermeiro?
- O que pode ser feito para melhorar o gerenciamento da assistência nas áreas analisadas?

A partir das análises realizadas e tendo em vista os objetivos institucionais previamente descritos, a equipe de enfermagem elaborou o planejamento para o serviço, conforme descrito nas Tabelas 1 a 4:

Tabela 1. Alcançar uma cultura de qualidade e segurança que produz Tabela 1. Alcançar uma cultura de qualidade e segurança que produz resultados superiores de atendimento ao paciente e níveis de satisfação do cliente

DIRETRIZ	DESCRIÇÃO	OBJETIVOS	PLANOS DE AÇÃO	INDICADOR de RESULTADO
Obter certificação de qualidade de classe mundial de Enfermagem	Ser acreditado por uma entidade de acreditação em enfermagem reconhecida internacionalmente	• Criação de uma Comissão de Qualidade para implementação do projeto de certificação em enfermagem	• Participar da pesquisa de clima organizacional e de cultura de segurança e qualidade • Realizar avaliação diagnóstica • Submeter-se ao processo de acreditação	• Certificação obtida em até 3 anos

Aumentar a Satisfação do Paciente & Família + Equipe Médica e Multidisciplinar	Aumentar a satisfação do paciente e família por meio da rapidez do atendimento, atenção individualizada, cordialidade e compromisso com o resultado
	
	Aumentar a satisfação da equipe médica / equipe multidisciplinar por meio da melhoria da comunicação e relacionamento com a equipe de enfermagem
		• Aumentar os índices de satisfação, reduzir o número de queixas
		• Aumentar os índices de satisfação, reduzir o número de queixas
			• Elaborar programas de treinamento com foco na Humanização e Cortesia do Atendimento
			• Analisar e divulgar resultados da pesquisa de satisfação do cliente – anual
				• Aumentar para 80% a satisfação do paciente e família com a assistência de enfermagem
				  • Queixas/1.000 saídas
				  • Elogios/1.000 saídas
				• Índice de satisfação das equipes médica /multidisciplinar com a assistência de enfermagem
				  • Pesquisa de clima

Tabela 2. Melhorar a retenção e recrutamento de colaboradores

DIRETRIZ	DESCRIÇÃO	OBJETIVOS	PLANOS DE AÇÃO	INDICADOR de RESULTADO
Desenvolver Lideranças	Alinhar o interesse de desenvolvimento pessoal dos Enfermeiros aos interesses Institucionais da Diretoria de Enfermagem	• Elaborar Projetos de desenvolvimento de lideranças	• Programa de Desenvolvimento de Lideranças	• Total de Cursos de Capacitação Ofertados • Número de Enfermeiros inscritos nos cursos ofertados
Desenvolver e Reter Talentos Implantar Plano de Carreira	Desenvolver política e elaborar projeto para identificação, desenvolvimento e retenção de talentos em potencial	• Elaborar e implantar um programa que promova as competências desejadas, com valorização das dimensões técnica-científica e atitudinal • Elaborar e propor Plano de Carreira em Y • Aumentar a proporção de Enfermeiros/Técnicos	• Programa de Participação em Treinamentos e Cursos de Capacitação para profissionais de enfermagem • Programa de Mestrado Profissiona	• Taxa de rotatividade de enfermagem ≤ 10% • Número de Enfermeiros inscritos no Programa de Mestrado Profissional / Número de Enfermeiros concluintes • Atingir 60% de Enfermeiro na proporção de Enfermeiros/Técnicos de • 100% de Enfermeiros especialistas nas áreas de atuação prioritárias – UTI, Pronto Atendimento e Centro Cirúrgico

PROCESSO ADMINISTRATIVO 57

DIRETRIZ	DESCRIÇÃO	OBJETIVOS	PLANOS DE AÇÃO	INDICADOR de RESULTADO
Melhorar a Satisfação da Equipe de Enfermagem com o Ambiente de Trabalho	Promoção da satisfação da equipe de enfermagem no ambiente de trabalho	• Melhoria das condições de trabalho, incluindo relacionamentos; infraestrutura e reconhecimento profissional	• Realizar pesquisa de Clima para Identificar pontos críticos e elaborar planos de melhoria • Promover um ambiente profissional com comunicação clara e horizontal • Fortalecer papel do Enfermeiro na liderança da equipe • Estimular a prática colaborativa, a clareza de papeis e responsabilidades profissionais	• Redução de 50% de queixas da equipe sobre ambiente de trabalho • 80% de satisfação das equipes médica / multidisciplinar com a assistência de enfermagem

Tabela 3. Adotar tecnologia mais atual

DIRETRIZ	DESCRIÇÃO	OBJETIVOS	PLANOS DE AÇÃO	INDICADOR de RESULTADO
Atingir a automação do processo de atendimento clínico	Substituir gradualmente os prontuários em papel por prontuários eletrônicos Aumentar a segurança do processo de medicamentos	• Implantação gradual de sistema de prontuário eletrônico • Implantação de sistema de conferência, administração e checagem de medicamentos	• Treinamento dos profissionais no uso do sistema de prontuário eletrônico • Treinamento dos farmacêuticos e profissionais de enfermagem no uso do sistema de conferência, administração e checagem de medicamentos	• 100% dos profissionais treinados • Redução de 50% dos erros de medicação
Melhorar o Resultado Operacional	Reduzir os custos das unidades por meio da racionalização do uso de materiais; equipamentos e horas extras	• Reduzir Horas extras • Revisar e adequar os estoques de material de uso comum das unidades e reduzir o desperdício de materiais	• Plano de redução de horas extras • Adequação de recursos humanos de enfermagem (dimensionamento de pessoal) • Estabelecer e divulgar critérios para folgas, férias e horas extras • Programa de racionalização de materiais e suprimentos das unidades • Adequação do suprimento de materiais e equipamentos das unidades	• Redução de 50% nas Horas Extras Contratadas • 80% conformidade entre quadro dimensionado e quadro ativo • 80% adesão aos critérios estabelecidos

PROCESSO ADMINISTRATIVO 59

Tabela 4. Adotar práticas baseadas em evidências

DIRETRIZ	DESCRIÇÃO	OBJETIVOS	PLANOS DE AÇÃO	INDICADOR de RESULTADO

Atingir a Eficiência de Processos e Excelência Assistencial Baseada em Evidências Científicas	Criar e sustentar condições que assegurem, ao longo do tempo, por meio da coordenação dos processos internos para o alcance da excelência assistencial, baseada em evidências científicas
	
	Identificar e Revisar Processos Críticos
		• Alcançar a Excelência Assistencial Baseada em Evidências Científicas, com foco na adesão às Metas de Segurança do Paciente
		• Aumentar a eficiência dos processos de comunicação, agilizando a solução dos problemas e solicitações dos pacientes
		• Definição e implantação de padrões de prática de enfermagem nas diferentes unidades
		• Adotar protocolos baseados em evidências para os processos críticos mais frequentes e de maior risco
			• Revisão dos Procedimentos e Protocolos de Cuidados de Enfermagem
			• Programa de Auditoria de Adesão às Metas de Segurança do Paciente
			• Realizar cursos de capacitação dos enfermeiros para a PBE
			• Integrar a adesão dos Enfermeiros aos protocolos de prática clínica em seus processos de avaliação
			• Definição e implantação de padrões de prática de enfermagem nas diferentes unidades
			• Programa de Práticas Avançadas de Enfermagem
			• Redesenho dos processos e rotinas de enfermagem de rotinas para atividades cotidianas
			• Gerenciamento de leitos
				• 80% de adesão às Metas de Segurança do Paciente / Indicadores de prática clínica
				  ○ Infecção hospitalar
				  ○ Integridade da pele
				  ○ Flebite
				  ○ PAVM
				  ○ Queda
				• 80% dos Enfermeiros capacitados em PBE
				• 80% de adesão aos padrões de prática estabelecidos nos protocolos
				• 100% processos revisados
				• 100% de procedimentos e protocolos revisados

Nota: cada plano de ação deverá ser detalhado com responsáveis, áreas envolvidas, recursos necessários, ações, prazos e monitoramento dos indicadores.

Após o planejamento ser elaborado e aprovado pela instituição, deve ser amplamente divulgado para todos os profissionais do serviço de enfermagem. É preciso que seja compreendido, tenha sentido, ou seja, ofereça um propósito para que os profissionais se engajem e o executem, desdobrando os objetivos e planos de ação até o nível operacional.

O acompanhamento dos resultados, por meio dos indicadores (ver capítulo 20) é fundamental para que eventuais desvios ou obstáculos sejam prontamente corrigidos e superados.

A Figura 5 sintetiza o processo do planejamento.

Figura 5 – Elaboração e acompanhamento do planejamento

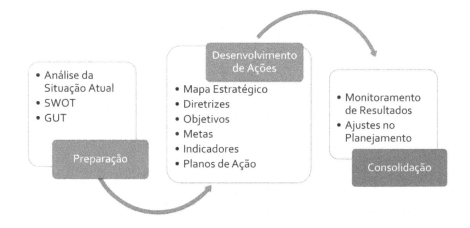

Fonte: Autoria própria.

Nota: nas seções Gerenciamento de Recursos, Competências Gerenciais, Gerenciamento de Processos Assistenciais e Qualidade e Segurança do Paciente podem ser encontrados outros recursos úteis para o planejamento.

REFERÊNCIAS

ANDRADE, A.R. Planejamento Estratégico: formulação, implementação, controle. Editora Atlas S.A. 2a ed. 2016.

BARROS, A.L.B.L. et al. Processo de Enfermagem: guia para a prática. Conselho Regional de Enfermagem de São Paulo: Coren-SP, 2015. [Internet]. Disponível em: <https://portal.coren-sp.gov.br/publicacoes/livros/> Acesso 30 de junho de 2020.

CHIAVENATO, I. Fundamentos de administração: planejamento, organização, direção e controle para incrementar competitividade e sustentabilidade. Rio de Janeiro: Elsevier, 2016.

CHIAVENATO I. Fundamentos de administração: planejamento, organização, direção e controle para incrementar competitividade e sustentabilidade. Rio de Janeiro: Elsevier, 2016.

CLEMENT, I.; PHIL, M. Management of Nursing Services and Education. E-Book (p. 9); Elsevier Ciências da Saúde. Edição do Kindle. Reed Elsevier India Pvt. Ltd. 2nd ed. 2015.

COFEN. Conselho Federal de Enfermagem. Lei nº 7.498, de 25 de junho de 1986, *Dispõe sobre a regulamentação do exercício da Enfermagem e dá outras providências*. In: Conselho Federal de Enfermagem. [texto na internet]. Brasília, DF: 1986. Disponível em: http://www.cofen.gov.br/lei-n-749886-de-25-de-junho-de-1986_4161.html. Acesso em 19 de junho de 2020.

COFEN. Conselho Federal de Enfermagem. Decreto nº 94.406, de 08 de junho de 1987, *Regulamenta a Lei no 7.498, de 25 de junho de 1986, que dispõe sobre o exercício da Enfermagem, e dá outras providências*. In: Conselho Federal de Enfermagem. [texto na internet]. Brasília, DF: 1987. Disponível em: http://www.cofen.gov.br/decreto-n-9440687_4173.html. Acesso em 19 de junho de 2020.

DE SORDI, J.O. Gestão por Processos: uma abordagem da moderna administração. 5a ed. São Paulo: Saraiva Educação, 2018.

IOM (Institute of Medicine). The Future of Nursing: Leading Change, Advancing Health. Washington, DC: The National Academies Press. 2011.

MARQUIS, B.L.; HUSTON, C.J. Administração e liderança em enfermagem: teoria e prática [recurso eletrônico] 8. ed. – Porto Alegre : Artmed, 2015. e-PUB.

NIGHTINGALE, F. Notes on Nursing: what it is, and what it is not. Commemorative Edition. J.B. Lippincott Company. Philadelphia. 1992.

OLIVEIRA, D.P.R. de. Administração: evolução do pensamento administrativo, instrumentos e aplicações práticas. São Paulo: Atlas, 2019.

OLIVEIRA, D.P.R. de. Planejamento Estratégico: conceitos, metodologias e práticas. 34a ed. São Paulo: Atlas, 2018.

OLIVEIRA, S.M.K. DE. Fundamentos de Administração Hospitalar e Saúde. Porto Alegre: SAGAH, 2019.

SANNA, M.C. Os Processos de Trabalho na Enfermagem. Rev Bras Enferm, Brasília, 2007;60(2):221-224.

SILVA, L.C. da. Gestão e Melhoria de Processos: conceitos, técnicas e ferramentas. Brasport Livros e Multimídia Ltda. 2015.

CAPÍTULO 3
MATERIAL COMPLEMENTAR 3A

Análise SWOT	
Setor Analisado:	
Data:	Participantes:
Pontos Fortes	Pontos Fracos
Oportunidades	Ameaças

CAPÍTULO 4
MODELOS ASSISTENCIAIS DE ENFERMAGEM

Lúcia Giunta
Geisa Colebrusco de Souza Gonçalves

OBJETIVOS
Após completar esse capítulo, você será capaz de:
- Conceituar Modelos Assistenciais de Enfermagem
- Diferenciar Modelos de Prestação de Cuidados e Modelo de Prática Profissional
- Descrever as características dos Modelos de Prestação de Cuidados mais conhecidos
- Identificar os elementos que compõem um Modelo de Prática Profissional
- Discutir as variáveis condicionantes para escolha de um Modelo de Prestação de Cuidados

INTRODUÇÃO

Uma teoria é uma estrutura criativa e rigorosa de ideias que projeta a visão de um fenômeno de modo sistemático, direcionado e estruturado. Caracteriza-se por uma organizada abstração da realidade com propósito definido, compondo um conjunto de estruturas que descrevem, explicam ou predizem relações entre conceitos selecionados e organizados (KUHN, 1970).

Um paradigma é um padrão aceito e seguido pelos pesquisadores, e consequentemente pela sociedade, durante certo tempo, como referencial teórico que represente um padrão de modelos a ser seguido e dentro do qual as teorias e suas hipóteses são testadas, avaliadas ou revisadas (HORTA E CASTELLANOS, 1979).

Paradigmas e teorias, trazem em seu bojo uma filosofia, ou seja, uma determinada visão de mundo, de crenças e valores sobre o seu entorno e respectivos objetos de estudos, neste caso os processos de ensino-aprendizagem, que se traduzem por conceitos e modelos conceituais – uma ideia ou imagem mental e quadros de referência, podem explicar ou representar como uma dada teoria compreende o fenômeno estudado. Mudanças e novas tendências trazem consigo transformações no campo do conhecimento a que se relaciona o paradigma vigente, determinando sua ruptura e sua substituição por um novo quadro teórico explicativo (HORTA E CASTELLANOS, 1979).

Modelos são proposições, abstrações, concepções ou representações de fenômenos, a fim de explicitar ou favorecer a compreensão de um determinado assunto ou tema (PEARSON et al, 2005).

Nos serviços de saúde a expressão "Modelo Assistencial" pode assumir diferentes concepções, abrangência e significados. Envolve as políticas e os fundamentos teórico-filosófico que o sustentam, a forma de estruturação, organização e gestão de uma proposta de intervenções sobre demandas de saúde de uma dada sociedade, bem como os recursos, financiamento e tecnologias necessários (PAIM, 2013; TEIXEIRA et al, 1998; PAIM, 2003).

O SUS – Sistema Único de Saúde é um modelo de prestação de assistência sistêmica à saúde, de abrangência nacional, em diferentes níveis de assistência e serviços, com proposta de gestão descentralizada nos três níveis governamentais, federal, estadual e municipal (PAIM, 2013; TEIXEIRA et al, 1998). Assim, cada país estrutura seu sistema de saúde, a partir de um modelo contextualizado.

A finalidade deste capítulo é discutir Modelo Assistencial na perspectiva da estrutura e organização da prestação de cuidados de enfermagem, enfocando os elementos que compõem os serviços de enfermagem e como se organizam para a assistência, sem, contudo, desconsiderar que estão inseridos em um contexto mais amplo e conformados pelos aspectos sociais, políticos e econômicos que influenciarão na configuração desses serviços e de suas práticas profissionais.

MODELOS DE ENFERMAGEM

Modelos de Enfermagem (*Nursing Models*) ou Modelos de Cuidados são construções teóricas que expressam a concepção da Enfermagem como ciência, bem como os fundamentos teóricos e filosóficos que conformam a prática profissional e a assistência prestada (PEARSON et al, 2005).

Os Modelos de Enfermagem se sustentam nas Teorias de Enfermagem, nas diferentes concepções sobre a pessoa, o ambiente, a saúde e a própria enfermagem, que expressam as crenças, os valores e o conhecimento intrínseco à essa profissão. Norteiam o estabelecimento dos objetivos e a própria prestação de cuidados na prática profissional e compreendem desde a definição da infraestrutura necessária, destinação dos recursos, atribuição de responsabilidades e determinação do conjunto de competências demandadas para o alcance das metas e nível de qualidade estabelecidos (PEARSON et al, 2005; AGGLETON E CHALMERS, 2000; BLACK, 2014).

Apesar de sua relevância, os Modelos Assistenciais de Enfermagem podem não estar explícitos no dia a dia dos profissionais, ou nos Serviços de Enfermagem, muito embora tenham grande influência sobre a forma como os cuidados sejam prestados.

No Brasil a formação dos enfermeiros é orientada pelas Diretrizes Curriculares Nacionais do Curso de Graduação em Enfermagem e pelas Legislações do Exercício Profissional, entretanto, os currículos e modos de formação são distintos entre as diferentes instituições de ensino, sejam elas privadas ou públicas. Isso configura situações distintas nas concepções sobre o que é e o que faz a Enfermagem, consequentemente suas condutas, práticas e atitudes, costumes e maneiras de cuidar resultantes, são igualmente diversas, ainda que igualmente se proponham a alcançar a excelência do cuidado (PEARSON et al, 2005; AGGLETON E CHALMERS, 2000; BLACK, 2014; HOFFART E WOODS, 1996).

Conquanto tais aspectos e construções teórico-epistemológicos nem sempre sejam percebidos nos ambientes de prática profissional, por parte dos próprios enfermeiros e suas equipes, eles estão presentes, são relevantes e explicitá-los trazem vantagens que incluem, por exemplo (BLACK, 2014; HOFFART E WOODS, 1996):

- Conformidade na elaboração do plano e continuidade dos cuidados ao paciente, favorecendo o engajamento de todos os profissionais de enfermagem envolvidos na assistência, no alcance dos objetivos e qualidade do cuidado prestado;
- Oferece uma visão unificada do sentido do trabalho realizado pela equipe de enfermagem, o que contribui para o direcionamento das ações realizadas para alcance de objetivos comuns consensados pela equipe e para mitigar conflitos;
- Concorre para dar mais visibilidade das ações e colaboração da enfermagem nos resultados dos pacientes, para todos os membros da equipe multidisciplinar;
- Orienta e fundamenta a estruturação do próprio serviço de enfermagem, desde as políticas e diretrizes para a prática profissional, bem como a tomada de decisão nas questões referentes à Enfermagem.

HOFFART E WOODS (1996) propõe que para alcance dos melhores resultados, pela Enfermagem, é preciso que toda a equipe compartilhe de uma visão unificada dos componentes do que denomina Modelo de Prática Profissional (Figura 1), sistema composto por estrutura, processos e valores que dará aos enfermeiros o amparo e o domínio sobre sua prática naquele contexto em que é exercida.

Figura 1. Elementos do Modelo de Prática Profissional.

Abordagem Gerencial

Sistema de Prestação de Cuidados ao Paciente

Remuneração e Reconhecimento

Valores Profissionais

Relações Profissionais

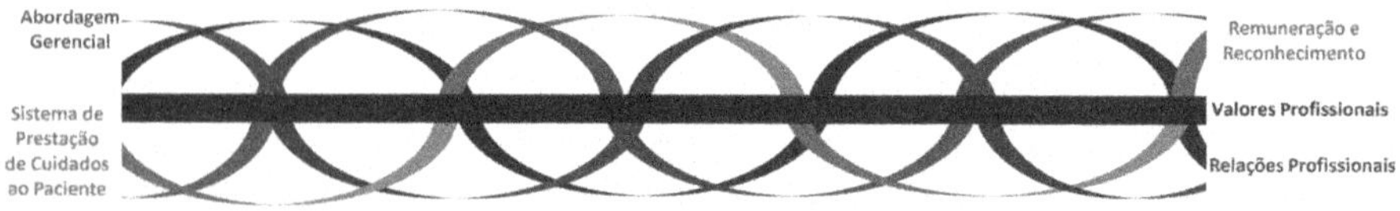

Fonte: Autoria própria, com base em Hoffart, Woods.

Componentes de um Modelo de Prática Profissional (HOFFART E WOODS, 1996):

- **Valores Profissionais:** refere-se ao acervo de crenças ou convicções compartilhado pelos integrantes de uma profissão, como preceitos ético-legais, direitos humanos, autonomia, responsabilidade e autoridade profissionais, dentre outros (BRASIL, 2001; COFEN, 2018; HOFFART E WOODS, 1996). Os valores constituem o cerne de um Modelo de Prática Profissional, são os elementos de coesão dos demais componentes, pois definem como os enfermeiros se relacionam com todos no ambiente de prática: pacientes, familiares e outros profissionais, com justiça, confiança, compromisso e responsabilidade (Figura 1).
- **Relações Profissionais:** ao estabelecer as formas de interação e comunicação entre os profissionais de enfermagem e com todos os atores do ambiente de prática, sejam pacientes, familiares e demais profissionais das equipes de saúde, fundamentam-se nas concepções e nos princípios a respeito dos objetivos e competências da enfermagem e dos valores que professa, como civilidade, comunicação efetiva, cooperação e trabalho em equipe (HOFFART E WOODS, 1996).
- **Sistema de Prestação de Cuidados da Enfermagem:** refere-se à estruturação e organização para provisão dos cuidados de enfermagem. É a maneira como um serviço de enfermagem se organiza para definir papeis, atribuir responsabilidades e autoridade sobre a assistência aos pacientes e familiares. Expressa, em última análise, a visão da Enfermagem em um determinado serviço e idealmente, visa instituir um relacionamento terapêutico entre os profissionais da equipe com os pacientes e familiares, porquanto os mais bem estruturados são os que se configuram na centralidade do cuidado ao paciente, respeitando suas demandas, preferências e valores. No Brasil, também é conhecido como Modelo Assistencial de Enfermagem, ou Modelo de Cuidados aos Pacientes (HOFFART E WOODS, 1996; SHIREY, 2008; TRAN et al, 2010; ERIKSON E DITOMASSI, 2011; FERNANDEZ et al, 2012; SULLIVAN, 2012).
- **Abordagem de Gestão:** refere-se ao Modelo de Gestão e estabelece o arcabouço e o processo para tomada de decisões nas diversas instâncias, unidades ou ambientes em que os profissionais exercem sua

prática e no que concerne aos processos institucionais. Ao longo de sua história, a estruturação dos serviços de enfermagem tem configurado e estabelecido essas relações de forma bastante hierárquica e burocrática, ao subdividir-se em distintos níveis focados em cargos e funções, como diretoria, gerência, supervisão, coordenação e outros. Essa conformação limita a tomada de decisão, inclusive as de cuidados diretos ao paciente, aos escalões superiores (BRASIL, 2001). Entretanto, as conformações mais recentes, preconizam que sejam mais participativas e descentralizadas, incluindo valores como autonomia, autoridade com responsabilidade, compromisso e desenvolvimento profissional, de forma a promover a satisfação e controle dos enfermeiros sobre sua prática (HOFFART E WOODS, 1996; SHIREY, 2008; TRAN et al, 2010; ERIKSON E DITOMASSI, 2011; FERNANDEZ et al, 2012; SULLIVAN, 2012).

- **Estratégias de Remuneração e Reconhecimento:** relaciona-se aos critérios, parâmetros e processos pelos quais os enfermeiros são remunerados, reconhecidos e recompensados pelo trabalho que realizam e valor agregado aos resultados para os pacientes, instituição e profissão. Esse componente trata da discussão de outras estratégias que não se limitam aos aspectos pecuniários, ou seja, remuneração financeira pelo cargo ou função ocupada e tradicionalmente utilizada. Em uma concepção mais ampla, abrange caracterizar e pôr em prática formas de retribuição financeira e gratificação que se coadunem para favorecer a melhoria contínua de resultados e da produtividade, levando em conta o desempenho individual dos profissionais, a atuação da e na equipe e, ainda, na perspectiva do reconhecimento social do trabalho da enfermagem. Estabelecer esses parâmetros de reconhecimento e remuneração, distinguindo-os em relação ao mérito, avaliado por meio dos resultados, objetivos alcançados, melhoria da qualidade assistencial, evolução profissional – individual e de equipes, pode ser uma maneira de incentivar e consolidar o Modelo escolhido, legitimando-o e dando visibilidade à coesão e coerência entre todos os componentes do Modelo de Prática Profissional (HOFFART E WOODS, 1996).

Um ponto a destacar é a importância de se alinhar e tornar visível a integração dos componentes do Modelo de Prática Profissional adotado pelo Serviço de Enfermagem, de forma que seja claramente identificado, aceito e permita a aglutinação dos profissionais em torno de objetivos comuns. Esses últimos, por sua vez, precisam estar alinhados à missão, visão, valores e metas organizacionais, de modo a prover um senso de unidade e direção, estimule a criação de um clima organizacional voltado para a aprendizagem contínua, autonomia, autoridade e responsabilidade sobre a prática (HOFFART E WOODS, 1996).

SISTEMAS DE PRESTAÇÃO DE CUIDADOS AO PACIENTE

A realização das ações de avaliação das demandas dos pacientes, diagnóstico de enfermagem, planejamento e execução do plano de cuidados, bem como avaliação dos resultados da assistência configuram o Processo de Enfermagem, que requer uma conformação estrutural que possibilite à equipe de enfermagem compor um conjunto de ações baseadas em competências para atender às demandas de cuidados dos pacientes (SULLIVAN, 2012; CHERRY E JACOB, 2014; PORTER-O'GRADY E MALLOCH, 2013).

A organização da assistência de enfermagem envolve definir a composição do chamado "*staff mix*", ou seja, a composição qualitativa e quantitativa de profissionais – enfermeiros e técnicos de enfermagem, considerando as demandas assistenciais da população atendida, as competências requeridas para atendê-las, os recursos necessários, métodos de comunicação, atribuições, responsabilidades e autoridade na tomada de decisões sobre os cuidados a serem prestados (Figura 2) (SULLIVAN, 2012; CHERRY E JACOB, 2014; PORTER-O'GRADY E MALLOCH, 2013). Assim, um Modelo ou Sistema de Prestação de Cuidados, se caracteriza como a forma pela qual a enfermagem, de forma independente como grupo profissional e colaborativa na perspectiva interprofissional, se organiza para prestar cuidados diretos a grupos de pacientes.

Essa organização é conhecida como Sistema de Prestação de Cuidados, Modelo de Prestação de Cuidados, Modelo de Cuidados ao Paciente, ou, ainda, Modelos Assistenciais de Enfermagem (PORTER-O'GRADY E MALLOCH, 2013).

Figura 2. Estrutura Organizada pelo Modelo de Prestação de Cuidados.

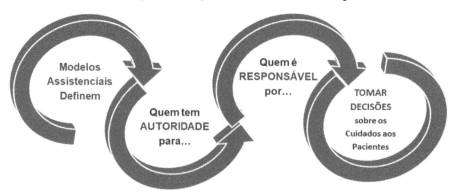

Fonte: Autoria própria

A concepção de um Serviço de Enfermagem e a forma como será organizado requer, portanto, que os elementos que o compõem sejam desenvolvidos, percebidos e legitimados institucionalmente e por todos os integrantes da equipe de enfermagem, de forma a direcionar a composição da força de trabalho, a autoridade e responsabilidade sobre a tomada de decisões sobre as intervenções de enfermagem (SULLIVAN, 2012; CHERRY E JACOB, 2014; PORTER-O'GRADY E MALLOCH, 2013).

O gerenciamento dos recursos humanos, portanto, requer que os Sistemas ou Modelos de Prestação de Cuidados sejam flexíveis e dinâmicos, considerando que o Sistema de Prestação de Cuidados, ou Modelo Assistencial escolhido fornecerá os princípios e os alicerces para importantes decisões gerenciais, como o dimensionamento de pessoal de enfermagem, qualificações profissionais requeridas, distribuição e alocação nas diversas unidades da instituição, bem como estratégias de educação em serviço (FAKIH et al, 2006; FUGULIN et al, 2012; IOM, 2011; PRENTICE et al, 2021).

Contudo, nem sempre os pressupostos que caracterizam um Modelo de Prática Profissional e um Sistema de Prestação de Cuidados adotados por um determinado serviço de enfermagem estão expressos, ou são considerados nos momentos de tomadas de decisões gerenciais, tais como a realização do dimensionamento e composição do quadro de pessoal de enfermagem, com implicações para o escopo de prática das diferentes categorias profissionais, a segurança e a qualidade da assistência prestada, a rotatividade e a satisfação profissional (PRENTICE et al, 2021; HAVAEI et al, 2019a; HAVAEI et al, 2019b).

Historicamente, diferentes modelos de organização do cuidado têm sido utilizados, entretanto, não há consenso na literatura sobre qual ofereceria melhores desfechos para o paciente, considerando segurança, qualidade e custo-efetividade (PRENTICE et al, 2021; HAVAEI et al, 2019a; HAVAEI et al, 2019b).

Os modelos tradicionalmente descritos na literatura se caracterizam, basicamente, pela forma como se compõe o quadro de profissionais e como são distribuídas as atividades de enfermagem, de acordo com sua formação, são eles (SULLIVAN, 2012; CHERRY E JACOB, 2014; PORTER-O'GRADY E MALLOCH, 2013):

- **Cuidado Integral ao Paciente (*Total Patient Care*):** originalmente, sucede às práticas implementadas por Florence Nightingale, caracterizado pela responsabilidade assumida por uma enfermeira sobre um grupo de pacientes. Nesse modelo, somente a enfermeira realiza todas as intervenções e atendimento de demandas de cuidado. Foi muito comum até o início da segunda grande guerra quando, devido à falta de número suficiente de enfermeiras outros modelos se originaram. Embora apontado como sendo o modelo que confere mais autonomia aos enfermeiros e melhores cuidados aos pacientes, por favorecer a continuidade da assistência, reduzir a fragmentação e, consequentemente, melhorar a comunicação entre os profissionais, também é o de maior custo para as organizações de saúde, além de consumir tempo dos enfermeiros em atividades simples que poderiam ser realizadas por profissionais de formação técnica. Atualmente, esse modelo tem sido valorizado em ambientes de assistência a pacientes mais complexos e críticos, que demandam competências de prática avançada e instituições que enfatizam o cuidado centrado no paciente. Na realidade brasileira também se convencionou denominar como cuidado integral, ainda que equivocadamente, uma forma de organização do trabalho, no qual o profissional de enfermagem (auxiliar ou técnico de enfermagem) presta todos os cuidados (ações e intervenções alinhados à sua formação) a um paciente ou vários pacientes, de forma a se distinguir do cuidado realizado por tarefas e fragmentado, reconhecido como modelo funcional, apresentado a seguir (MATOS E PIRES, 2002):

- **Enfermagem Funcional:** implementado durante a segunda guerra mundial, em função da indisponibilidade de enfermeiros, caracteriza-se pela atribuição e divisão de tarefas entre os membros da equipe de enfermagem, de acordo com sua qualificação profissional. Nesse modelo os profissionais de nível técnico e auxiliar são em maior número e a realização dos cuidados organiza-se de forma similar a uma linha de produção industrial, ou seja, com base na complexidade da tarefa e na habilidade para realizá-la. A cada profissional atribui-se a responsabilidade de realização de um determinado tipo de cuidado ou procedimentos para todos os pacientes na unidade, tais como medicação, higiene, realização de exames, sinais vitais, curativos, entre outros. Aos enfermeiros, cujo número é reduzido na composição da equipe, compete realizar a supervisão dos técnicos e auxiliares de enfermagem, o planejamento e a coordenação dos cuidados (SULLIVAN, 2012; CHERRY E JACOB, 2014; PORTER-O'GRADY E MALLOCH, 2013; FAKIH et al, 2006; FUGULIN et al, 2012; IOM, 2011; PRENTICE et al, 2021). Potenciais vantagens associadas a esse modelo são consideradas, como a redução do custo com pessoal de enfermagem, a realização de maior número de tarefas em menor tempo decorrente da repetição das tarefas que levaria a um melhor desempenho. Entretanto, a assistência de enfermagem é fragmentada e há um distanciamento entre a concepção e a execução, resultando em alienação acerca da assistência prestada (MATOS E PIRES, 2002), além de menor satisfação do paciente e dos profissionais, além de mais riscos à menor qualidade da assistência e problemas relacionados à saúde dos trabalhadores (PRENTICE et al, 2021).

- **Enfermagem de Time ou Modular:** um dos modelos mais comuns, originou-se na década de 1950 e traz em sua concepção uma organização colaborativa que procura evitar a fragmentação e as desvantagens do modelo funcional, uma vez que um grupo de profissionais com diferentes qualificações e competências dividem a responsabilidade pelos cuidados de diversos pacientes, sob a coordenação e supervisão do enfermeiro. Nesse modelo o enfermeiro lidera um grupo de profissionais de nível técnico ou auxiliar, que realizam as intervenções de seu escopo profissional, delegadas pelo enfermeiro. Ao enfermeiro compete realizar o processo de enfermagem, incluindo a educação do paciente e família, comunicação com os demais membros da equipe interprofissional e a gestão do ambiente de trabalho. Em uma mesma unidade é possível ter mais de um time prestando os cuidados, a depender das características e número de pacientes. Potenciais inconvenientes desse modelo decorrem de falta de liderança do enfermeiro em compor times que atuem efetivamente integrados e cooperativos; divergências nas atribuições delegadas aos membros do time, ou de falhas na comunicação que comprometam a continuidade do cuidado (SULLIVAN, 2012; CHERRY E JACOB, 2014; PORTER-O'GRADY E MALLOCH, 2013).

- *Primary Nursing:* proposto nos anos de 1960 por Mary Manthey (1980), tem como focos principais o cuidado centrado no paciente e a aproximação do enfermeiro da assistência direta ao paciente. Nesse modelo o chamado "Enfermeiro Primário (ou Principal)" responde pela realização do processo de enfermagem em todas as suas fases e pela coordenação dos cuidados contínuos aos pacientes sob sua responsabilidade, ao longo de todo tempo de permanência na instituição, sendo auxiliado pelos demais profissionais da equipe de enfermagem. Nesse modelo a autonomia e responsabilidade pela tomada de decisões e pela delegação de intervenções relativas aos cuidados é claramente alocada nesse enfermeiro. Esse modelo também compreende a figura do "Enfermeiro Associado", que consiste no profissional que dá continuidade ao plano elaborado pelo Enfermeiro Principal, ou responde pelas eventuais modificações que se fizerem necessárias, bem como garantir a documentação e a comunicação dessas alterações ocorridas na ausência do Enfermeiro Principal. Os benefícios relacionados a esse modelo incluem melhoria na continuidade do cuidado; descentralização das decisões assistenciais com mais autonomia e satisfação do enfermeiro e dos pacientes. Entretanto, requer do enfermeiro habilidades de trabalho em equipe, comunicação efetiva e bom relacionamento interpessoal. Dentre as desvantagens, o custo com o quadro de pessoal é apontado como uma limitação, uma vez que requer maior número de enfermeiros (SULLIVAN, 2012; CHERRY E JACOB, 2014; PORTER-O'GRADY E MALLOCH, 2013; MANTEHY, 1980; MANTHEY, 1991).

- **Prática Compartilhada:** caracteriza-se por ser uma adaptação proposta por Manthey (1991), baseada no *Primary Nursing*, com o objetivo de reduzir o custo e aprimorar o desempenho do enfermeiro, que realiza todo o processo de enfermagem e executa as intervenções de enfermagem em parceria com os demais profissionais, de acordo com o escopo de suas qualificações. Desta forma, as tarefas menos complexas são delegadas pelo enfermeiro aos técnicos e auxiliares de enfermagem, tarefas mais críticas são realizadas pelo enfermeiro. Esse modelo também possibilita o compartilhamento da autoridade e responsabilidade pelos cuidados com enfermeiros recém-admitidos ou recém-formados, de acordo com suas competências e possibilita sua evolução. Aspectos críticos derivam de modificações no modelo que, em função de contenção de custos, pode reduzir o número de enfermeiros e aumentar o pessoal de nível médio e técnico, com sobrecarga do enfermeiro e risco à qualidade e segurança da assistência (SULLIVAN, 2012; CHERRY E JACOB, 2014; PORTER-O'GRADY E MALLOCH, 2013).

Além destas, outras propostas têm sido testadas tais como:

- **Gerenciamento de Caso (*Case Management*):** nesse modelo o enfermeiro é responsável pela coordenação e gestão dos cuidados de pacientes reunidos em diagnósticos agrupados, fundamentado em protocolos clínicos e parâmetros predefinidos de qualidade, intervenções, recursos, tempo e metas a serem atingidos (SULLIVAN, 2012; CHERRY E JACOB, 2014; PORTER-O'GRADY E MALLOCH, 2013).

- **Cuidado Centrado no Paciente:** configura-se como uma abordagem que se propõe a desenhar todo o processo assistencial tendo o paciente e a família como referência principal, com o objetivo de garantir que participem ativamente na tomada de decisões sobre os cuidados e condutas. Oferece uma estrutura que permite a descentralização, amplia as responsabilidades das equipes, favorece a efetividade da qualidade da assistência e se propõe a reduzir custos e otimizar os processos de apoio. Nesta perspectiva, pode integrar diferentes sistemas de prestação de cuidados, tais como o *Primary Nursing*, ou o de Time, por exemplo (SULLIVAN, 2012; CHERRY E JACOB, 2014; PORTER-O'GRADY E MALLOCH, 2013).

- **Enfermagem Holística:** assim como o cuidado centrado no paciente pode ser considerado como um valor e uma diretriz assumida pelo profissional em qualquer modelo de prática. A enfermagem holística segue essa mesma premissa, aspira o cuidado em sua completude, em consideração às necessidades da pessoa em sua totalidade (corpo, mente e espírito). Outros autores propõem a adoção do nome de enfermagem integrativa (ou cuidado integrativo) e ainda, pode ser considerada semelhante à proposta de Ciência do Cuidado Unitário de Jean Watson (DOMINGO-OSLE E DOMINGO, 2020).

- **Modelo Sinérgico** *(Synergy Model):* desenvolvido em 1996, inicialmente como um modelo para programas de certificação da prática de enfermagem pela *American Association of Critical-Care Nurses (AACCN)*, tem como premissa o alinhamento das necessidades do paciente que direcionam as competências fundamentais do enfermeiro para a assistência, ou seja, o alinhamento entre demandas e competências resultam a sinergia, permitindo melhores resultados. O modelo estabelece oito características dos pacientes e oito competências do enfermeiro:
    ◊ Características dos Pacientes: resiliência, vulnerabilidade, estabilidade, complexidade, recursos disponíveis, participação no cuidado, participação na tomada de decisão e previsibilidade.
    ◊ Competências do Enfermeiro: julgamento clínico, investigação clínica, práticas de cuidado, resposta à diversidade, advocacia e agência moral, facilitação da aprendizagem, colaboração e pensamento sistêmico.

O pressuposto é que embora cada indivíduo, família, unidade e sistema sejam únicos e diversos em sua capacidade de saúde e vulnerabilidade à doença, todos têm demandas e necessidades similares e as experimentam em uma ampla faixa do processo saúde-doença, sendo mais graves e complexas de acordo com sua criticidade o que faz com que cada um traga um conjunto único de demandas de cuidado. Da mesma forma, as múltiplas dimensões da prática de enfermagem também são variáveis e embora todas as competências sejam essenciais, podem assumir diferentes níveis de importância a depender das características apresentadas pelos pacientes. Em síntese, o cuidado de enfermagem resulta da integração dos conhecimentos, habilidades, experiências e atitudes requeridas para o atendimento das necessidades do paciente e família (AACCN, 2000; NANI et al, 2021).

CONSIDERAÇÕES FINAIS

Sistemas de Prestação de Cuidados e Modelos Assistenciais são dinâmicos e evoluíram ao longo do tempo, não há consenso na literatura sobre a superioridade de um em detrimento de outros. Face às constantes pressões sofridas pelos serviços de saúde, resultantes do aumento dos custos, avanços da tecnologia, melhoria da qualidade e segurança, cronicidade dos processos de adoecimento, criticidade de pacientes, distribuição regional e global desigual dos profissionais qualificados, entre outros fatores, a organização e gerenciamento dos cuidados de enfermagem também se modificaram e novos modelos assistenciais, são propostos para adaptar-se a essa realidade. Melhores resultados de enfermagem para os pacientes, com qualidade e segurança, dependem de diversos fatores relacionados ao ambiente de trabalho e à forma como se organiza a estrutura de prestação de assistência, o que implica definir quais são as demandas, quais são as competências necessárias para atendê-las, qual a composição necessária – quantitativa e qualitativa da equipe, bem como a linha de autoridade e responsabilidade sobre as decisões assistenciais (HOFFART E WOODS, 1996; SHIREY, 2008; TRAN et al, 2010; ERIKSON E DITOMASSI, 2011; FERNANDEZ et al, 2012; SULLIVAN, 2012; CHERRY E JACOB, 2014; PORTER-O'GRADY E MOLLOCH, 2013; PRENTICE et al, 2021; HAVAEI et al, 2019a; HAVAEI et al, 2019b; MATOS E PIRES, 2002).

PARA REFLEXÃO

Considerando o que foi discutido neste capítulo:
- Quais fatores que determinariam a escolha de um Modelo Assistencial para organização do cuidado de enfermagem?
- Quais as relações entre um determinado Modelo Assistencial e a qualidade do cuidado?
- Quais fatores impactam na forma como se prestam os cuidados de enfermagem?
- Na condição de paciente, o que é importante para você? O que você acredita que favorece o melhor cuidado?

REFERÊNCIAS

AACCN. American Association of Critical-Care Nurses. Appendix C: the synergy model. In: *Standards for Acute and Critical Care Nursing Practice*. Aliso Viejo, CA: American Association of Critical-Care Nurses; 2000: 47-55. Disponível em: https://www.aacn.org/nursing-excellence/aacn-standards/synergy-model. Acesso em 26 março 2022.

AGGLETON, P.; CHALMERS, H. Nursing Models and Nursing Practice. 2 ed. New York: Palgrave Macmillan; 2000. 224 p.

BLACK, B.P. Professional Nursing: concepts & challenges. 7 th ed. St Louis: Saunders; 2014. 400 p.

BRASIL. Ministério da Educação. Resolução CNE/CES nº 3, de 7 de novembro de 2001. Institui Diretrizes Curriculares Nacionais do Curso de Graduação em Enfermagem [Internet]. Brasília (DF): MEC; 2001. Disponível em: http://portal.mec.gov.br/cne/arquivos/pdf/CES03.pdf Acesso em 22 março 2022.

CHERRY, B.; JACOB, S.R. Contemporary Nursing: issues, trends, & management. 6 ed. Maryland: Elsevier-Mosby; 2014. 544 p.

COFEN. Conselho Federal de Enfermagem. Código de Ética e Principais Legislações para o Exercício da Enfermagem [Internet]. Brasília (DF): COFEN; 2018. Disponível em: https://portal.coren-sp.gov.br/wp-content/uploads/2018/11/Codigo-de-etica.pdf. Acesso em 22 março 2022.

COFEN: Conselho Federal de Enfermagem [BR]. Resolução nº 0564/2017. Aprova o novo Código de Ética dos Profissionais de Enfermagem [Internet]. Brasília (DF):COFEN; 2017 Disponível em: http://www.cofen.gov.br/resolucao-cofen-no-5642017_59145.html. Acesso em 26 março 2022.

DOMINGO-OSLE, M.; DOMINGO, R. Nursing and spirituality: A discussion paper on intertwining metaparadigms. J Nurs Manag.v. 28, p. 1268-74, 2020. Disponível em: https://doi.org/10.1111/jonm.13076

ERICKSON, J.I.; DITOMASSI, M. Professional practice model: strategies for translating models into practice. Nurs Clin N Am. v. 46, n. 1, p. 35-44. 2011

FAKIH, F.T.; CARMAGNANI, M.I.S.; CUNHA; I.C.K.O. Dimensionamento de pessoal de enfermagem em um hospital de ensino. Rev Bras Enferm. v. 59, n.(2):183-17, 2006. Disponível em: doi:10.1590/S0034-71672006000200012.

FERNANDEZ, R. et al.. Models of care in nursing: a systematic review. Int J Evid Based Healthc. v. 10, n. 4, p. 324-37, 2012. Disponível em : doi:10.1111/j.1744-1609.2012.00287.x.

FUGULIN, F.M.T. et al. Tempo de assistência de enfermagem em Unidade de Terapia Intensiva: avaliação dos parâmetros propostos pela Resolução COFEN no 293/04. Rev Latino am Enferm. v.20, n. 2, p. 1-9, 2012.

HAVAEI, F.; MACPHEE, M.; DAHINTEN V.S. The effect of nursing care delivery models on quality and safety outcomes of care: a cross-sectional survey study of medical-surgical nurses. J Adv Nurs. v.75, n. 10, p. 2144-55, 2019a. Disponível em: DOI: https://doi.org/10.1111/jan.13997

HAVAEI, F.; DAHINTEN, V.S.; MACPHEE, M. Effect of nursing care delivery models on registered nurse outcomes. v. 13, n. 5, p: 1-10, 2019 SAGE Open Nursing. Disponível em: DOI: *https://doi.org/10.1177/2377960819869088*

HOFFART, N.; WOODS, C.Q. Elements of a Nursing Professional Practice Model. J Prof Nurs. v. 12, n. 6, p. 354–64, 1996. Disponível em: doi:10.1016/S8755-7223(96)80083-4.

IOM: INSTITUTE OF MEDICINE. The Future of Nursing: Leading Change, Advancing Health. Washington (DC): The National Academies; 2011. doi:10.17226/12956.

HORTA, W.A.; CASTELLANOS, B.E.P. Processo de Enfermagem. São Paulo: EPU; 1979.

KUNH, T.S. A estrutura das revoluções científicas. 4a ed. São Paulo: Editora Perspectiva, 1970. 324 p.

MATOS, E.; PIRES, D.E.P. A organização do trabalho da enfermagem na perspectiva dos trabalhadores de um hospital escola. Texto & Contexto Enferm. v. 11, n. 1, p. 187-205, 2002.

MANTHEY, M. A prática de Primary Nursing (Enfermeira Principal), Minneapolis: Creative Nursing Management, 1980.

MANTHEY, M. Delivery systems and practice models: a dynamic balance. Nurs Manage. v. 22, n. 1, p: 28-30, 1991. Disponível em: doi: 10.1097/00006247-199101000-00010.

NANIA, T. et al. The state of the evidence about the Sinergy Model for patient care. *International nursing review*. v. 68, n. 1, p. 78-89, 2021. Disponível em: https://doi.org/10.1111/inr.12629

PAIM, J.S. Modelos de Atenção à Saúde no Brasil. In: GIOVANELA L, et. al. (ed.). Políticas e Sistema de Saúde no Brasil. Rio de Janeiro: Fiocruz; 2013. p. 459-92.

PAIM, J.S. Modelos de Atenção e Vigilância. In: ROUQUARYOL, M.Z.; ALMEIDA FILHO. N. Epidemiologia & Saúde. 6 ed. Rio de Janeiro: Medsi; 2003. p. 567-86.

PAIM, J.S. Modelos assistenciais: reformulando o pensamento e incorporando a proteção e promoção da saúde [Internet]. Brasília: ANVISA, ISC-UFBA; 2001 [cited 2022 Mar 26]. Disponível em: http://repositorio.ufba.br/ri/handle/ri/6168.

PEARSON A. et al. Nursing models for practice. 3rd rev. ed. Oxford: Butterworth Heinemann; 2005. 268 p.

PRENTICE, D.; MOORE, J.; DESAI, Y. Nursing care delivery models and outcomes: a literature review. Nurs Forum. v. 56, n. 4, p. 971-79, 2021. Disponível em: DOI: https://doi.org/10.1111/nuf.12640

PORTER-O'GRADY, T.; MALLOCH, K. Leadership in Nursing Practice: changing the landscape of health care. Burlington (MA): Jones & Bartlett Learning; 2013; 588 p.

TEIXEIRA, C.F.; PAIM, J.S.; VILASBÔAS, A.L. SUS, modelos assistenciais e vigilância da saúde. Inf Epidemiol SUS.v. 7, n. 2, p: 7-28, 1998.

TRAN, D.T.; et. al. A shared care model vs. a patient allocation model of nursing care delivery: comparing nursing staff satisfaction and stress outcomes. Int J Nurs Pract. 2010;v.16, n. 2, p: 148-58, 2010. Disponível em: doi:10.1111/j.1440-172x.2010.01823.x.

SHIREY, M.R. Nursing Practice Models for Acute and Critical Care: overview of caredelivery models. Crit Care Nurs Clin N Am. v. 20, n. 4, p: 365-73, 2008. Disponível em: doi: https://doi.org/10.1016/j.ccell.2008.08.014.

SULLIVAN, E.J. Effective Leadership and Management in Nursing. 8 ed. New Jersey: Prentice Hall; 2012. 368 p.

SEÇÃO 2
GESTÃO ESTRATÉGICA DE ENFERMAGEM

CAPÍTULO 5
MODELOS GERENCIAIS

Geisa Colebrusco de Souza Gonçalves
Luciola D'Emery Siqueira

OBJETIVOS
Após completar esse capítulo, você será capaz de:
- Diferenciar os diferentes níveis de gestão: macro, meso e micro
- Compreender os diferentes modelos de gestão da administração pública e a influência no campo da saúde
- Caracterizar a influência das teorias gerais da administração nos modelos gerenciais no campo da saúde e da enfermagem
- Descrever os diferentes modelos gerenciais, suas características e a influência no processo de trabalho gerencial do enfermeiro

INTRODUÇÃO

A área da saúde se caracteriza por peculiaridades como demanda de mão de obra cada vez mais qualificada e especializada mesmo com a crescente incorporação tecnológica, cujo objeto de trabalho é o atendimento em saúde de indivíduos e população. Nesse sentido, há uma busca incessante, do ponto de vista da gestão e da gerência, para responder às necessidades de saúde, sócio e historicamente apresentadas pelos indivíduos, seja por meio da formulação de políticas públicas de saúde, seja pela organização de instituições e até mesmo das práticas e processos de cuidado desenvolvidos dentro dessas instituições.

O processo de trabalho do enfermeiro se caracteriza por dimensões que podem ser específicas ou majoritárias, mas, em geral, coexistem num mesmo "fazer": assistir, gerenciar, pesquisar, ensinar e participar politicamente (SANNA, 2007). O processo de trabalho gerencial, na área da saúde e da enfermagem deve ser considerado como atividade meio, e tem por finalidade dar condições e subsídios para que a atividade final ocorra: o cuidado.

A partir dessa perspectiva, para a discussão do tema dos modelos gerenciais, faz se necessário apresentar alguns conceitos que auxiliarão o leitor a sistematizar a compreensão sobre o tema. É preciso ainda esclarecer que existem várias perspectivas de interpretação desse tema, e não há homogeneidade nas abordagens. Essa forma de sistematizar os conceitos e acúmulo teórico foi uma escolha dentre outras possíveis pelas autoras. Destaca-se ainda, que em relação ao tema aqui discutido, a literatura disponível de modelos de gestão / modelos gerenciais é, sobretudo voltada para a intervenção em detrimento da investigação, o que dificulta e restringe a incorporação de evidências científicas nas práticas gerenciais (PAIM; TEIXEIRA, 2006).

A gestão em saúde pertence, portanto, a uma área bastante complexa, pois conforme referido por Paim e Teixeira (2006) nos processos decisórios desta área, alguns momentos faltam conhecimentos prévios para tomar decisões que são necessárias, em outros momentos, os conhecimentos são claros, possíveis e suficientes, mas as decisões são adiadas, e, ainda, mais desafiador, em outros momentos as decisões precisam ser tomadas imediatamente, mesmo diante de escassas evidências e conhecimentos para tal. Complementam, os referidos autores, que a complexidade da gestão em saúde se dá também porque as decisões, ou os elementos que são tomados como prioridade para as tomadas de decisões na gestão em saúde nunca são ou serão exclusivamente baseadas em evidências científicas, mas atravessadas por outros valores e interpretações dos conhecimentos existentes na área: como político, ideológico, financeiro, entre outros. Ressalta-se, portanto, o campo da saúde como também um campo de disputas, sobretudo quando se coloca no horizonte a gestão em saúde.

Os marcos teóricos explorados neste capítulo, parte da compreensão de que política de saúde é definida como a resposta social de uma instituição, como o próprio Estado, seja pela adoção de ações ou pela omissão delas para enfrentamento das condições e necessidades de saúde dos indivíduos e da população, ou ações que implicam nos determinantes intrínsecos a essas condições (saneamento básico, educação, trabalho, entre outros), e a gestão definida como os meios que possibilitam materializar os princípios que regem essa política: gestão de sistemas, das redes e serviços de saúde, gestão da qualidade, gestão estratégica, gestão dos recursos orçamentários e financeiros e de gestão de pessoas, tanto para a prática como para a formação desses profissionais (PAIM; TEIXEIRA, 2006).

Cabe explicitar ao leitor se existe diferença entre os conceitos, gestão, gerência e administração, essa diferenciação será necessária para discutir dois tópicos importantes neste capítulo: modelos de gestão e modelos gerenciais. Esses termos em muitas publicações aparecem como sinônimos, aqui, faremos a diferenciação com base nos níveis de gestão proposto por Garcia (2001) e Tobar (2002):

Segundo os autores é possível distinguir três níveis de gestão no setor saúde, **a macrogestão** também reconhecida como gestão pública que abarca a intervenção do Estado por meio das políticas públicas de saúde e não somente desta, mas que tem enfoque a produção do bem-estar social, seja com ações voltadas para o estilo de vida, meio ambiente, gestão de pessoas, serviços de saúde além de determinar a alocação dos recursos orçamentários da União para a organização do sistema de saúde nessa perspectiva macroestrutural (GARCIA, 2001; TOBAR, 2002). Neste nível de gestão no contexto brasileiro, o Sistema Único de Saúde (SUS) e o Ministério da Saúde (MS), por meio de suas portarias, regulamentações estabelecem as diretrizes que nortearão as práticas gerenciais dos serviços e as práticas assistenciais em saúde em qualquer natureza jurídica (pública ou privada).

A **mesogestão**, também conhecida por gestão organizacional, envolve as instituições de saúde, serviços de saúde em geral como hospitais, unidades básicas de saúde, seguradoras, laboratórios, clínicas etc. Essas instituições, com certo grau de autonomia que lhes é conferida estabelecem objetivos, missão, visão, valores de acordo com suas características e apresentam como principal desafio gerencial a coordenação das pessoas envolvidas no processo de cuidado, visto que a gestão de pessoas é o cerne da atividade gerencial neste nível (GARCIA, 2001; TOBAR, 2002).

O último nível de gestão, a **microgestão**, pode ser reconhecida também como gestão do micro espaço e gestão da clínica, é definida como as práticas de coordenação dos processos de trabalho desenvolvidos no micro espaço, ou seja, nas instituições, poderiam ser definidas como o gerenciamento do local de trabalho, onde ocorrem as práticas da atividade fim em saúde, de cuidado direto e indireto, seja num setor hospitalar, na equipe de Estratégia de Saúde da Família (ESF), um centro cirúrgico. Todos esses são espaços de tomadas de decisão gerenciais e permitem aos profissionais de saúde alocar recursos materiais e pessoais diariamente para as condutas diagnósticas e terapêuticas com graus de autonomia individuais e relativas, dentro do espaço organizacional (GARCIA, 2001; TOBAR, 2002).

A partir desses conceitos apresentados, fica evidente que modelos de gestão ou modelos gerenciais são construções teóricas para organização e definição de prioridades para a tomada de decisão dos diferentes níveis decisórios. No macro, chamaremos de modelos de gestão, no micro espaço, modelos gerenciais. Comparativamente, pode-se considerar que uma ferramenta é para o trabalhador a extensão de suas mãos enquanto que o modelo seria a extensão da sua mente. Assim, de forma geral e a partir do conceito tradicional da "Escola Clássica da Administração", a gerência é responsável por tomar decisões que irão impactar na produção de bens e serviços, buscando no horizonte sua maximização (TOBAR, 2002). Em suma, os modelos de gestão são formados por um conjunto de concepções filosóficas e ideias administrativas que fundamentam a tomada de decisão e consequentemente a operacionalização das práticas gerenciais nas organizações, carregam em si as premissas a respeito da realidade em um dado momento social (BEJARANO et al., 2009), sem deixar de considerar que se trata de um campo de disputas político-ideológicas.

MODELOS DE GESTÃO

Muitos aspectos precisam ser tomados em conta para a tomada de decisão gerencial, visto a dinamicidade dos contextos sociais e de saúde, os critérios estabelecidos passaram ao longo do tempo por preocupações logísticas, econômicas, contábeis, estatísticas, e foram nas últimas décadas incorporando outros aspectos, originários da sociologia, antropologia, ciências políticas e da psicologia. Ou seja, ao longo dos anos, as abordagens gerenciais foram sofrendo modificações, de critérios mais quantitativos para adentrar aos aspectos das relações humanas e posteriormente de uma perspectiva mais sistêmica, do todo integrado (TOBAR, 2002).

Essas mudanças também podem ser compreendidas pelas mudanças numa linha histórica das diferentes correntes/teorias administrativas. Nesse sentido, num primeiro momento, perguntava-se como era possível dividir o trabalho para produzir mais, e então surgiu uma outra preocupação, como se organizar para produzir mais e melhor? Depois percebeu-se que havia uma outra pergunta a ser respondida: como se adaptar num ambiente de constantes mudanças? e depois, uma preocupação da organização no todo, de forma sistêmica (TOBAR, 2002).

Em resumo, é possível distinguir duas grandes correntes presentes nos modelos de gestão: a corrente clássica e amparado pela lógica racional e os novos modelos de gestão, que se ancoram em correntes contemporâneas com preocupações sociais. Alguns autores apontam que não houve uma ruptura ou mudança revolucionária, mas inovações incrementais a partir das teorias clássicas da administração, visto que grande parte do postulado pela gerência científica de Taylor, a gerência Burocrática de Weber e a Administração Científica de Fayol ainda estão presentes na realidade de uma grande parte das organizações (BEJARANO et al., 2009), inclusive nas do setor saúde.

Nesse sentido, no campo da saúde, numa perspectiva macroestrutural, os modelos de gestão amparados pela lógica racional, como o próprio nome sugere, ancorou-se na racionalidade economicista, e os critérios estabelecidos para as tomadas de decisões tinham como base a administração científica-burocrática (SANTOS et al., 2001).

Os novos modelos de gestão, também chamados de modelo histórico-social ou modelos emergentes, são modelos mais contemporâneos, que, em geral, tentam se afastar da administração clássica taylorista/fordista, e são provenientes da administração japonesa, da gestão participativa, gestão holística, gestão do conhecimento, entre outros (SANTOS et al., 2001)[1].

Para dar continuidade a essa discussão iremos discorrer sobre esses três níveis de gestão separados aqui para melhor compreensão, contudo, estão

---
[1] Para saber mais sobre as Teorias Gerais da Administração consulte o Capítulo 1 deste Livro.

intimamente relacionados, sobretudo ao relembrar que a gestão da saúde no Brasil, proposta pela legislação é de responsabilidade e competência das três esferas governamentais, por meio da Comissão Intergestores Tripartite (BRASIL, 1990; BRASIL, 2011) além de como já referido, a gerência dos diversos serviços de saúde de diferentes naturezas jurídicas.

No plano macroestrutural, da gestão do sistema de saúde brasileiro, é possível analisar as ações em saúde na perspectiva da administração pública geral, como política de desenvolvimento nacional.

Paula (2005) denomina dois modelos diferentes da gestão pública[2], modelo gerencial e modelo societal. A autora analisa esses dois modelos a partir de seis categorias definidas por: 1. Origem; 2. Projeto político; 3. Dimensões estruturais em destaque na gestão; 4. Organização administrativa do Estado; 5. Abertura das instituições à participação social e 6. Abordagem de gestão. Os dois modelos são analisados pela autora na perspectiva de construções paradigmáticas, ou seja, são resultados de um contexto sócio-histórico-político e estão, portanto, à mercê das diversas influências que resultam da participação dos atores sociais e instituições envolvidas.

A **administração pública gerencial** constituiu-se no Brasil durante a década de 1990, época marcada pelo baixo crescimento econômico e parcos progressos sociais. Foi baseada na cultura do empreendedorismo, de forma a garantir o máximo controle, a máxima eficiência e a competitividade de mercado e refletiam os aspectos do capitalismo flexível (PAULA, 2005).

Nesta perspectiva a autora discorre as atividades estatais a partir de uma dicotomia entre atividades exclusivas do Estado, como a formulação de legislação e regulamentação das atividades, proposta de políticas públicas a partir dos núcleos estratégicos e atividades não exclusivas do Estado, aquelas que são permeadas por interferências: serviços de caráter competitivo, auxiliares/apoio e de caráter social (coloquemos neste tipo de atividade aquelas que estão no setor saúde, na educação, e na assistência social) e científicos. As atividades não exclusivas do Estado podem ser prestadas tanto pela iniciativa privada como por organizações sociais que estão alocadas no setor público não-estatal (PAULA, 2005).

Atividades auxiliares/apoio, como limpeza, vigilância, transporte seriam submetidas à licitação pública e contratadas por meio de processos de terceirização. Nesse período, houve aproximações para transformar a Burocracia do Estado numa perspectiva gerencial, com adoção de práticas e ferramentas de gestão privada no setor público Estatal (PAULA, 2005).

Nas décadas seguintes a **administração pública societal** manifestou-se por experiências alternativas à gestão pública gerencialista, com possibilidade de maior controle e participação social nas atividades do Estado, a partir da inclusão dos Conselhos Gestores e do Orçamento Participativo. Movi-

---

2 Numa perspectiva de gestão mais ampla e não especificada como área da saúde.

mento com raízes no processo de redemocratização do país, com participação dos movimentos sociais e das organizações não governamentais, tinha como cerne a reivindicação da cidadania e do engajamento da sociedade civil na condução e nos processos decisórios da vida pública, com questionamento da ideia de público como sinônimo de Estatal (PAULA, 2005). Passou a ser central a implementação de um modelo de gestão que permitisse a participação e protagonismo da sociedade civil nos espaços decisórios, na formulação e implementação das ações públicas.

Houve, portanto, defesa da esfera pública não-Estatal, formada por organizações que pudessem participar dos processos deliberativos e de negociação, nos níveis locais, regionais, nacionais e internacionais. Nessa perspectiva, novas configurações de cogestão e participação dos cidadãos nas decisões públicas foram delineadas por meio de Fóruns Temáticos e Conselhos Gestores (PAULA, 2005).

Assim, em resumo a esses dois modelos, a ênfase recaiu sobretudo acerca das dimensões econômica e financeira além de institucional e administrativa, e posteriormente, houve destaque para as dimensões sociais e políticas principalmente pela abertura para a participação social nos espaços de gestão pública (PAULA, 2005).

Nas últimas décadas houve, portanto, incorporação crescente de mudanças tanto nas organizações privadas como nas públicas para rever seus modelos de gestão, seja motivada pela competitividade do mercado como para aumentar sua capacidade de cumprir a missão: prestar serviços com maior qualidade para a sociedade (SANTOS et al., 2001). No que tange o setor público, não é de hoje a hesitação acerca da adoção de modelos de gestão do setor privado na área da saúde, sem a devida adequação do mesmo, sobretudo porque na área da saúde o trabalho se caracteriza tanto pela lógica das normas e protocolos como a partir da imprevisibilidade e da singularidade, com variáveis que interferem nas condutas e nos procedimentos conforme adaptação ao contexto no qual ocorre (CAMPOS, 2018), e ainda, como proposta pelas leis orgânicas, a saúde é um direito de todos e dever do Estado, o que se distancia da competitividade de mercado.

No que tange a área da saúde especificamente o SUS, que pode ser considerado como uma política pública amalgamada nos diferentes níveis de gestão, por ser de responsabilidade dos três entes federativos, é dependente dos seus atores sociais para efetivação. Ao longo dos seus trinta anos, o SUS, considerado ainda em construção, convive diariamente com desafios ainda não vencidos, ou seja, decisões da gestão que precisam encarar os interesses e agendas conflitantes, o SUS é palco de disputas políticas e ideológicas, dependente da prioridade dos diferentes Governos Nacionais que assumem o poder em consolidá-lo como um Sistema de Saúde Universal, da dualidade do investimento do Estado e a suplementação do setor privado, por meio de incentivos e transferências de gestão (LIMA; CARVALHO; COELI, 2018).

Nessa perspectiva a Gestão Participativa no SUS pode ser considerada mais como um processo em evolução contínua nos serviços de saúde e nos espaços decisórios (e uma conquista do movimento social), do que uma prática disruptiva de substituição radical dos conhecimentos gerenciais, e vem se consolidando na administração pública societal (SANTOS et al., 2001; PAULA, 2005), e mais recentemente se esvaece num contexto que tem sido descrito como de crise política e ameaçam a perda dos direitos sociais que foram aos poucos sendo conquistados a partir de 1988 com a promulgação da Constituição Federal (LIMA; CARVALHO; COELI, 2018).

Conforme apontado, há uma relação entre as diretrizes que são estabelecidas no nível macro e que irão permear as ações gerenciais nos níveis meso e de micro gestão. A gerência é considerada um importante instrumento para a efetivação das políticas de saúde e consequentemente os gerentes e os trabalhadores inseridos nos processos de trabalho da atividade fim são os tradutores desses modelos de gestão. Desse modo, o que está em jogo e interessam os usuários dos serviços de saúde é a humanização, o acesso, a qualidade do cuidado que ele irá receber no contato com o serviço e com o profissional de saúde. Tudo aquilo que provê esse encontro são meios, meios que permitem alcançar a finalidade de cuidado e de vida das pessoas (CAMPOS, 2018).

Apenas para tornar mais clara essa ideia, destacamos a Política Nacional de Educação Permanente em Saúde (PNEPS). A educação permanente é tema polissêmico, mas aqui discutiremos da perspectiva de uma das estratégias de gestão de pessoas para a educação e o desenvolvimento para e no trabalho pelos próprios trabalhadores (BRASIL, 2017). Assim, tanto a gestão como os trabalhadores dos serviços de saúde são corresponsáveis para buscar soluções para o enfrentamento dos problemas, numa atitude de problematização e negociação a fim de melhorar o atendimento às necessidades de saúde da população e qualidade assistencial (PINTO, 2016; BRASIL, 2017).

Destaca-se que nesta perspectiva de gestão, que segue à lógica do modelo societal ou histórico social citado por Paula Paula (2005) e Santos et al. (2001) na qual há uma preocupação de buscar soluções e alternativas para a condução dos problemas que aparecem na imprevisibilidade decorrente do processo de trabalho em saúde, a partir de formas colaborativas de responder às contradições e tensões do cotidiano dos serviços além da corresponsabilização pelos resultados obtidos.

Vale também destacar no plano da macrogestão que a Política Nacional de Participação Social (PNPS) teve como objetivo aprofundar e aperfeiçoar a participação social como método de cogestão, com vistas a garantir instâncias permanentes de diálogo e de participação civil na elaboração, implementação e no acompanhamento das políticas públicas (BRASIL, 2014).

Nesse sentido, essas duas políticas nacionais na saúde, PNEPS e PNPS têm consonâncias com a lógica da gestão democrática e participativa incluindo o controle social em saúde, preocupa-se com um modelo de gestão público mais sensível e atento às necessidades dos cidadãos brasileiros, em consideração também ao interesse público não-estatal (PAULA, 2005), com ampliação das possibilidades de controle e participação social, pelos cidadãos, mas também pelos próprios profissionais que atuam nos serviços de saúde.

Outro exemplo apresentado aqui diz respeito à experiência de Souza (2009) na perspectiva da convergência de ações entre os três níveis de gestão. O autor discorre sobre as prioridades que direcionaram as decisões como gestor público em saúde. Na sua experiência, a partir das diretrizes oriundas do nível macro (políticas públicas), a alocação de recursos financeiros no município (micro) voltou-se para a expansão da Estratégia de Saúde da Família (ESF) e do Serviço de Atendimento Móvel de Urgência (SAMU) e na participação social, com implantação dos Conselhos Locais em todas as Unidades de Saúde além da realização de Conferências de Saúde. No nível local, diversos setores dos serviços de saúde foram envolvidos: áreas técnicas, administrativas, financeira, e a participação social, exigiu a criação de instâncias internas de Coordenação de Atenção e Promoção da Saúde, Coordenação Administrativa e da Coordenação de Desenvolvimento de Recursos Humanos e uma Assessoria Especial de Gestão Participativa. Ainda, diversas ações e redesenho do processo de trabalho foram implementados no cuidado: planejamento, programação, elaboração de normas e rotinas, disposição dos recursos materiais, financeiros e de pessoas para a efetivação da política macro instituída no município. É no micro espaço que a participação social está presente na tessitura do processo de trabalho, sendo este um espaço de permanente negociação com os trabalhadores e usuários dos serviços de saúde.

MODELOS GERENCIAIS DA ENFERMAGEM

Até o momento, discorremos neste capítulo, em grande parte, sobre os modelos de gestão, modelos que organizam e definem as prioridades que nortearão a tomada de decisão dos gestores. Na perspectiva até o momento apresentada, há possibilidades de enxergar a definição de modelos de gestão em qualquer área, entre elas, o destaque para a área da saúde. Mas e o que são os modelos gerenciais na saúde e enfermagem? Quais as diferenças e particularidades?

A enfermagem, enquanto profissão triangula suas decisões pautadas em diferentes valores e elementos oriundos das políticas públicas em saúde, dos valores institucionais que norteiam as práticas gerenciais dentro dos serviços de saúde e ainda um componente que se refere à esfera do próprio sujeito que define as prioridades para a tomada de decisão, limitada à sua autonomia individual, essa sempre relativa aos demais componentes citados. Dessa forma, a autonomia do enfermeiro será sempre relativa porque é conformada pela subjetividade do indivíduo, pelo desenvolvimento técnico e científico profissional (e, portanto, individual), pela estrutura jurídica que regula a prática profissional (coletivamente), das políticas públicas de saúde que envolvem a formação e a prática naquele contexto.

A enfermagem tem assumido historicamente a gestão das equipes, de serviços de enfermagem e de saúde com predomínio na esfera de micro gestão. Ou seja, o enfermeiro tem majoritariamente assumido papel de executor de políticas de saúde (sejam elas institucionais ou gerais, aplicadas a todos os contextos) nos serviços e na coordenação do trabalho da equipe de enfermagem, porém, entende-se que o profissional tem qualificação de assumir posições decisórias e de proposições no nível da Macrogestão, ampliando sua participação no sistema de saúde e na definição de políticas públicas (CHAVES, TANAKA, 2012).

Para retomar ao contexto da enfermagem, vamos decompor o conceito de modelo, que se trata de uma representação simbólica, seja em palavras, diagramas, figuras ou gráficos acerca de uma experiência empírica (CHINN; KRAMER, 2018). Assim, os modelos gerenciais, como definido anteriormente, podem ser considerados como um esquema, uma extensão da mente, que irá representar a ordenação das ações, das prioridades e dos fluxos no processo de trabalho gerencial do enfermeiro. Em outras palavras, o modelo será a representação da sequência ordenada e racional de prioridades nas suas decisões (GARCIA, 2001; TOBAR, 2002).

Nesse sentido, partimos da compreensão que sempre existirá um modelo gerencial, por mais explícito ou implícito que esteja, toda organização/gestor/gerente e serviço de enfermagem possuirá um modelo gerencial, que em menor ou maior grau torna explicita as prioridades que elenca na tomada de decisão. Ou seja, o modelo gerencial adotado pela instituição de saúde pode ser mais ou menos visível, mais ou menos racional, mais ou menos perceptível, mas sempre existirá. Definir o modelo gerencial envolve definir quais são as prioridades, as principais decisões tomadas, como elas são tomadas, quem as toma e quando são tomadas (TOBAR, 2002).

Como resposta a novos desafios que se apresentam nas práticas gerenciais de enfermagem, novos modelos gerenciais, ao longo do tempo, têm emergido das experiências empíricas e muitos têm se focado na produtividade. É importante salientar que mesmo na área da saúde e da enfermagem, os modelos gerenciais não se desenvolveram exclusivamente e sem influência externa, mas com forte interferência de outras áreas do conhecimento, como a administração, por exemplo, e também localizada no bojo de um processo social e histórico mais amplo. Em outras palavras, quando o trabalho de enfermagem foi submetido ao modo de produção capitalista ele deixa de ser apenas concebido como processo metabólico e orgânico de atendimento das necessidades humanas (de cuidado, cura, reabilitação que independe do modo de produção), mas passa a ser também uma atividade de multiplicação de valor, cuja finalidade maior é a criação e ampliação de riquezas (SILVA, FERREIRA, 2021).

Assim, nos primórdios da enfermagem moderna, retomemos a história de Florence Nightingale. A gênese da enfermagem moderna, na metade do século XIX, na Inglaterra, evidenciou as mudanças sociais necessárias para a transformação das práticas de saúde da época (GOMES et al., 1997), que contemplavam à reorganização dos hospitais durante a consolidação do capitalismo, como apreensão para com a força de trabalho visto que essa era fundamental para o novo modo de produção de riquezas (GOMES et al., 1997; FOUCAULT, 2009).

Nessa época a enfermagem se dissociou do trabalho doméstico, passou a responsabilizar-se pela reorganização administrativa dos hospitais, transformando-se em local para restabelecimento e cura (FOUCAULT, 2009). Na ocasião da Guerra da Crimeia, nos hospitais de Scutari, passou a organizar a infraestrutura dos hospitais, com ações de cuidado direto ao paciente, mas também com ações para o ambiente, infraestrutura, alimentação, higiene, roupas, equipamentos, gerenciamento de resíduos. À época, as condições nos hospitais eram deploráveis e não havia clareza e tampouco ações sistematizadas de gerenciamento desses locais. Foi neste contexto que F.N. propôs ações que modificaram as taxas de mortalidade dos soldados feridos na guerra (ARAVIND; CHUNG, 2010).

No retorno à Inglaterra, desde sua gênese, a enfermagem foi conformada por duas principais formações, as nurses, que eram responsáveis pelo cuidado direto aos doentes, e as *lady nurses*, que desenvolviam as atividades de gerência, supervisão e liderança do contingente de enfermagem (GOMES et al., 1997). Florence Nightingale legitimou para a profissão da enfermagem a hierarquia e disciplina proveniente das instituições religiosas e da militarização, com a separação do processo de trabalho em manual-intelectual, gerência e assistência.

Cabe destacar que a gerência de enfermagem se consolidou numa perspectiva de mudança social que correspondeu também à direção dos hospitais, que passou a substituir figuras religiosas ou filantrópicas sem qualquer qualificação gerencial para dominação e direção por gerentes e administradores com mentalidade empresarial (WAGNER, 1980).

Nessa perspectiva, os modelos de gerência da enfermagem passaram a consolidar uma forma de divisão técnica e social já iminente na sociedade. Com a produção de cuidado feito em diferentes e numerosas operações, executadas por diferentes trabalhadores (GOMES et al., 1997) cujo foco passou a ser de um cuidado doméstico, caritativo e religioso para um cuidado preocupado com os interesses econômicos. Cabe lembrar também, que ao estabelecer relações institucionais ao hospital (de cuidado com o ambiente e não só com o doente) a enfermagem colocou-se numa relação de dependência institucional, diferentemente de outras profissões (como a médica, por exemplo) que se constituiu com certa autonomia institucional (LOPES, 2001).

Ao retomar ao cerne do processo de trabalho administrar ou gerenciar da enfermagem destaca-se que sua principal finalidade é a organização dos serviços para atendimento das necessidades do paciente, mas também ações de cuidado para com o trabalhador e para com a instituição (SANNA, 2007). Constituindo como uma atividade meio, uma atividade que dará subsídios para que o cuidado direto seja possível, mas sem descuidar da preocupação econômica.

Conforme temos apresentado, a enfermagem se constitui como profissão atrelada às transformações sociais presentes à época, e nessa perspectiva também é possível discorrer e diferenciar modelos gerenciais, na saúde e na enfermagem, a partir das Teorias Gerais da Administração (TGA) no contexto pós-revolução industrial, visto que conforme apresentado, o hospital (e por consequência, os serviços de saúde) passou a ser considerado na perspectiva de uma organização empresarial.

A administração enquanto ciência é constituída por diferentes teorias e a partir de diferentes áreas, teorias que são traduzidas como abstrações e explicações a partir de uma realidade concreta, e objetiva descrever características que explicam o arranjo e o funcionamento de determinadas organizações (TRIGUEIRO; MARQUES, 2014). Dessa forma, os modelos de gestão, e, consequentemente, os modelos gerenciais apresentam-se a partir de um conjunto de doutrinas e técnicas identificadas nas experiências das organizações, associadas a uma base histórica social e cultural (MAXIMIANO, 2018).

Importante destacar que diferentes áreas do conhecimento contribuíram para o campo da Administração, esse construído com base interdisciplinar, como por exemplo, a Engenharia teve fortes implicações e contribuições para as Teorias da Administração Científica e Clássica, a Ciência Política contribuiu para a origem da Teoria Burocrática, a Psicologia e Sociologia para a conformação das Teorias das Relações Humanas, Comportamental e a Biologia e a Ecologia para os construtos das Teorias Sistêmica e Estruturalista (TRIGUEIRO; MARQUES, 2014).

As Teorias Gerais da Administração aparecem atreladas à discussão de modelos gerenciais particularmente reapresentadas aqui pelos valores e formas de tomar decisões, a lógica de prioridades, o que cada uma dessas teorias elencava como cerne do papel da gerência e contextualizá-las ao campo no qual se insere este texto, a gerência em saúde e de enfermagem. Relembra-se a ideia de que as teorias clássicas da administração, composta pela científica, clássica e burocrática foram assim denominadas pela perenidade de suas ideias, presentes até os dias atuais nas organizações (MAXIMIANO, 2018), incluindo as de saúde.

O modelo gerencial a partir da **Teoria da Administração Científica**, cunhado por Frederick W. Taylor e aplicado por Henry Ford na indústria automotiva, tinha como finalidade alcançar a máxima produtividade, por meio de métodos e sistemas racionalizados realizados pelos mais aptos, a partir da intensa fragmentação das atividades, dividindo atividades complexas em partes menores com hierarquização do trabalho (MATOS; PIRES, 2006; MAXIMIANO, 2018).

Na área da saúde, essa teoria também cunhada como gerência taylorista-fordista influenciou fortemente as instituições. Na enfermagem, destaca-se principalmente adoção de métodos positivistas, racionais e metódicos para lidar com os problemas administrativos que visavam alcançar a máxima produtividade, consolidação da dissociação entre concepção e execução do cuidado, o enfermeiro concebe o plano de cuidado e os técnicos e auxiliares de enfermagem executam-no, cujo desdobramento é a alienação do trabalhador em relação ao processo assistencial (MATOS; PIRES, 2006; MAXIMIANO, 2018). No trabalho de enfermagem, na medida em que os serviços hospitalares foram sendo subordinados ao capital, estratégias gerenciais foram sendo implementadas com vistas ao aumento da mais-valia, com aumento das jornadas de trabalho, divisão técnica, aplicação do modelo taylorista-fordista, contratação de pessoal não qualificado para a manutenção, funções administrativas e secretariado para racionalizar o trabalho das enfermeiras e consequentemente economizar com a mão de obra (WAGNER, 1980).

O modelo gerencial originado da **Teoria Clássica**, de Henry Fayol é uma extensão e complementação das propostas do modelo taylorista-fordista, com a racionalização da estrutura administrativa e estabelecendo os princípios da "boa administração" a partir da clássica visão das funções do administrador: planejamento, organização, coordenação, comando e controle. Substitui a abordagem analítica por uma abordagem sintética, global e universal, com racionalização na hierarquia administrativa, cujo foco está nas operações e funções da direção da organização (MATOS; PIRES, 2006; MAXIMIANO, 2018). Nessa perspectiva a gerência de enfermagem se consolidou a partir de estrutura hierarquizada e demandou conhecimentos específico para tal atividade.

A **Teoria Burocrática** de Max Weber também se estende a partir de muitos aspectos originados em Taylor e Fayol, mas amplia a abordagem da racionalidade e eficiência em princípios de especialização funcional, hierarquia, autoridade, regras, regulamentos, normas e rotinas. As relações humanas dentro da organização são consideradas impessoais e a seleção para determinado cargo baseado na competência técnica (MATOS; PIRES, 2006; MAXIMIANO, 2018). A saúde e a enfermagem foram também influenciadas por essa teoria sendo o modelo gerencial burocrático aquele que se ancora em normas, regras, rotinas preestabelecidas, valorização do conhecimento técnico-científico especializado, e desconsideração dos aspectos pessoais e humanos, característico das relações de cuidado (GOMES et al., 1997). Destaca-se desta teoria o direito e os deveres dos cargos, sobretudo os de chefia, além da promoção e seleção com base na competência técnica, muito comum na enfermagem, que via no "bom enfermeiro assistencial" o potencial coordenador e gerente da unidade. Nesse período ganha espaço na assistência à enfermagem funcional, com fortes características das linhas de montagem fordistas, fragmentação de grandes atividades em pequenas tarefas, estudos de tempos e movimentos, aumento do ritmo de trabalho (MATOS; PIRES, 2006).

A enfermagem herda da teoria weberiana a excessiva burocratização dos processos gerenciais. Há necessidade de adoção de muitos instrumentos gerenciais e documentação de todos os contatos com as áreas de apoio da instituição.

Os processos gerenciais na saúde e na enfermagem, sobretudo no contexto hospitalar, ainda carregam traços dessas teorias clássicas da administração já citadas. As funções gerenciais, nessa perspectiva, focalizam as metas institucionais, a solução de problemas de outros profissionais que atuam na unidade/setor e nesse sentido, as necessidades de assistência do paciente perdem sua centralidade (LEAL et al., 2019).

Na década de 1930 surge a **Teoria das Relações Humanas**, proposta por Elton Mayo, essa teoria tenta romper com as suas antecessoras, com críticas à Teoria da Administração Científica e a Teoria Clássica, contudo, não se contrapõe a elas. O foco da administração se desloca para as inter-relações com incentivos psicossociais, e inclusão do trabalhador, ainda que de forma restrita, nas decisões que envolvem a tarefa executada (MATOS; PIRES, 2006; MAXIMIANO, 2018). Nessa perspectiva aposta na produtividade e nos objetivos da organização por meio da motivação do trabalhador, embora coloque como uma prioridade o envolvimento do trabalhador nas decisões organizacionais essa participação é bastante superficial e restrita.

Da teoria das relações humanas a gerência em enfermagem herda a preocupação com a importância da comunicação e dos estilos de liderança, do trabalho em equipe para organização do trabalho e do contingente de enfermagem. Assim, as premissas básicas de relações humanas entre os trabalhadores, comunicação, liderança, equipe são, portanto, as bases teóricas da gerência nesta teoria, sugerindo que o grupo de trabalho no qual as pessoas passam a maior parte do tempo, precisam estar altamente motivadas, acreditar na legitimidade dos objetivos e valores de seu grupo, a fim de obter reconhecimento, apoio e segurança (YUEN, 1993).

Já a **Teoria Estruturalista**, aproxima-se conceitualmente da teoria das relações humanas e inaugura a visão de que as organizações são sistemas abertos, com o avanço de reconhecer que o conflito é inerente às relações dentro da organização (MATOS; PIRES, 2006; MAXIMIANO, 2018). Na perspectiva da teoria estruturalista, problemas observados na prática da enfermagem como poucas aspirações profissionais e comprometimento, baixa motivação e autoestima, *Burnout* e alta rotatividade no ambiente de trabalho são decorrentes de variáveis estruturais básicas presentes nas organizações de saúde. Assim, a consequência da falta de oportunidade seria a baixa motivação, pouco comprometimento e consequentemente insatisfação e desligamento, bem como uma ausência de poder suscita líderes ineficazes e estilos de gestão centralizadores, ditatoriais e baseados em regras. Quando esses problemas comportamentais são encarados apenas ao nível individual (profissional), o nível estrutural (organização) permanece inalterado e os problemas persistem (CHANDLER, 2012).

A **Teoria Comportamentalista** cujas principais teoristas são Herbert Simon Maslow e Frederick Herzberg, mas não somente esses, enfatiza, como o próprio nome diz, a abordagem comportamental e a ciências do comportamento, e preocupa-se mais com os processos do que com a estrutura organizacional. Compreende que as soluções devem ser democráticas e flexíveis e amplia a valorização da motivação humana e do comportamento (MATOS; PIRES, 2006; MAXIMIANO, 2018).

A teoria comportamentalista de Herzberg apresenta como principal conceito a diferença entre dois fatores: motivação e higiene. A motivação inclui conquistas, reconhecimento, o próprio trabalho, responsabilidade e possibilidade de crescimento e o fator higiene inclui políticas e administração da instituição, relacionamento com as chefias, relações interpessoais, condições de trabalho e remuneração. Esses dois fatores afetam a satisfação no trabalho e subdividem-se em dois conjuntos de categorias: os fatores de higiene estão relacionados com a necessidade de evitar aborrecimentos enquanto que os fatores de motivação levam à satisfação no trabalho por considerar que o indivíduo tem necessidade de crescimento e realização. Enquanto os fatores de motivação permitem alcançar atitudes positivas, os fatores de higiene rodeiam e sustentam o trabalho a ser feito (HERZBERG, 2003).

Por outro lado, a Teoria das Necessidades Humanas ou Pirâmide de Maslow, aplicado em várias áreas do conhecimento, administração, ciências sociais, educação, psicologia e enfermagem (com forte influência em algumas teorias de enfermagem, como a de Wanda Aguiar Horta) é utilizada como um modelo para a compreensão das necessidades dos indivíduos. Embora se discuta se Maslow criou um modelo ou um meio para explicar a motivação, a pirâmide proposta pelo autor permite visualizar a hipótese de que as necessidades humanas são hierarquizadas na forma de uma pirâmide, dividida em cinco níveis, na qual a parte inferior é compreendida pelo nível mais elementar e fisiológico como comida, água, sono, repouso e têm se a premissa de que a menos que essas necessidades elementares à sobrevivência de um indivíduo tenham sido atendidas, os demais níveis na pirâmide não são tão relevantes, e passam a ser requeridos e necessários: segurança, social e pertencimento, estima e realização, sequencialmente, à medida que os anteriores são atendidos (BENSON; DUNDIS, 2003).

Dessa forma, os modelos gerenciais na enfermagem, com base na teoria comportamental, focam na avaliação de desempenho como um importante instrumento da gestão de pessoas, na possibilidade de promoção contínua, de estabilidade no emprego, de valorização dos trabalhadores da equipe de enfermagem e inclusão destes nos processos decisórios. A gerência de enfermagem nesta perspectiva tem como horizonte identificar quais fatores podem causar satisfação no trabalho ou sua insatisfação na perspectiva de os profissionais da enfermagem alcançarem a autoestima e autorrealização, em outras palavras, sentirem-se seguros, necessários e estimados (BENSON; DUNDIS, 2003).

A **Teoria dos Sistemas**, amplamente creditada ao biólogo austríaco Karl Ludwig Von Bertalanffy, a partir da década de 1920, mas com proeminência mais de 30 anos depois, busca encontrar na realidade empírica a aplicação das formulações teórico-conceituais (MATOS; PIRES, 2006; ANDERSON, 2016; MAXIMIANO, 2018). Conhecido pela Teoria Geral de Sistemas, estabeleceu o conceito de que sistemas não podem ser reduzidos a apenas a uma série de partes funcionando isoladamente, mas que, para entender um sistema em sua completude, deve-se entender as inter-relações entre suas partes. Entre as décadas de 1980 e 1990, a gestão começou a aplicar a Teoria de sistemas amplamente, com a compreensão de que a maioria dos indivíduos se esforça para fazer um bom trabalho, mas são atravessados por diversas influências. Nessa perspectiva, ao analisar um problema não se deve focar apenas em falhas individuais, mas no contexto que possibilita que esse problema aconteça. Assim, os princípios básicos da Teoria de Sistemas parecem bastante intuitivos para os profissionais de saúde e enfermagem, sobretudo a pensar os órgãos e o corpo humano. E na perspectiva gerencial, tem sido amplamente defendido que as melhorias em saúde devem ser sistêmicas e, portanto, extrapola as partes individuais (serviços) (ANDERSON, 2016).

Na gestão em enfermagem a aplicação da Teoria de Sistemas, a título de exemplo, na gestão de risco, agrupa os eventos adversos para detectar padrões e falhas comuns, e embora não se deva ignorar os fatores individuais, é preciso esforços para implementar ações de melhoria em todos os ambientes e níveis organizacionais para que evitem a sua recorrência (ANDERSON, 2016). Ou seja, o erro de um profissional pode ser parte de um problema maior e sistêmico, como falta de uma cultura de segurança. O modelo gerencial nesta perspectiva foca na análise das causas e estabelece relações mais amplas como formação, contexto histórico e social da profissão etc.

A **Teoria do Desenvolvimento Organizacional** (DO) caracterizada pela valorização do crescimento e desenvolvimento organizacional na perspectiva de mudanças estratégicas, modelos diagnósticos e de intervenção voltadas tanto para a estrutura como para o comportamento a fim de melhorar a eficiência e a eficácia organizacional (MATOS; PIRES, 2006; MAXIMIANO, 2018).

Um dos autores mais proeminentes dessa teoria é Beckhard, que define o DO como um esforço planejado, por meio de ações coordenadas que envolvem diagnóstico e desenvolvimento de um plano estratégico para aperfeiçoamento por meio da aplicação de recursos para implementá-lo. Esse plano é aplicado a toda organização e coordenado pelos níveis gerenciais mais altos da instituição a fim de aumentar a eficiência e a sustentabilidade organizacional, com base na ciência comportamental (HESKETH, 1977). Os modelos gerenciais incorporam a ideia de que as organizações atuam num cenário de permanente mudança, a partir de três ativos intangíveis: o conhecimento (evidências científicas mais atualizadas), a competência (capacidade de atender aos padrões de qualidade) e os relacionamentos (estabelecer as melhores relações para acesso aos melhores recursos) (HUFFINGTON; COLE; BRUNNING, 2018). Ou seja, o modelo gerencial valoriza a presença de pessoal qualificado, competente e com boas relações (internas e externas) para alcançar melhor efetividade diante de um cenário incerto.

Embora o Planejamento Estratégico Situacional (PES) proposto por Carlos Matus tenha surgido no âmbito mais geral foi adaptado e utilizado na área da saúde e da enfermagem e pode ser aplicado como uma ferramenta de DO. Esta abordagem parte do reconhecimento da complexidade e da incerteza que caracterizam os processos de saúde mais sistêmicos nos quais os problemas se apresentam não-estruturados e existem diferentes atores sociais que compartilham o poder, em outras palavras, nenhum ator social detém o controle total das variáveis que estão em jogo e nenhuma ação isolada é capaz de dar conta de todo o problema. Embora o PES tenha sido proposto num contexto mais amplo (gestão), o seu formato permite a aplicação nos níveis gerenciais locais (ARTMANN, 2000).

Por fim, a última teoria discorrida neste capítulo é a **Teoria Contingencial**, compreendida como opção viável para a dinamicidade dos ambientes organizacionais, cujas características são a flexibilidade, descentralização e desburocratização, associada à participação do trabalhador (MATOS; PIRES, 2006; MAXIMIANO, 2018).

A ideia central desta teoria é que não existe uma única e melhor maneira de melhorar, mas é preciso fazer uma análise da relação entre o funcionamento e o desempenho da organização. Ou seja, o desempenho organizacional não é um produto apenas da estrutura organizacional ou dos processos que os constitui, mas concebido como um produto do ajuste entre o funcionamento da organização e um conjunto de fatores de contingência. Por exemplo, na gestão de uma equipe de saúde da atenção primária com base na teoria contingencial que não existe uma única e melhor forma de organização da equipe a partir dos fatores contingenciais (tamanho da equipe, funções, tarefas, tempo de atuação etc.), mas existem várias formas de operacionalizações possíveis de equipes multiprofissionais com diferentes articulações dos recursos disponíveis, considerando os contextos e objetivos da equipe (CONTANDRIOPOULOS, PERROUX, DUHOUX, 2018).

Outro exemplo de uma abordagem contingencial na área da saúde e enfermaOutro exemplo da abordagem contingencial (dependente da situação) na área da saúde e enfermagem pode ser compreendida a partir do paradigma biomédico, no qual o médico é o profissional tido como o principal tomador de decisão clínica, nessa perspectiva, centralizar as informações para capacitar os médicos a tomar as melhores decisões dos pacientes são práticas alinhadas ao modelo existente. Por outro lado, pode ser necessário adotar uma prática disruptiva (e contingencial) na medida em que coloquem outro profissional, como o enfermeiro, responsável por essa atividade que institucional e originalmente são realizadas por médicos. A implementação de decisões clínicas conduzidas por enfermeiro, anteriormente realizadas por médicos, diverge do status quo institucional e sob algumas circunstâncias, pode fazer sentido ampliar a autonomia e o escopo profissional (BATTILANA; CASCIARO, 2012; CONTANDRIOPOULOS, PERROUX, DUHOUX, 2018). Essa perspectiva é constantemente adotada em cenários nos quais há ausência de determinado profissional para atividades assistencial.

No que se refere aos modelos gerenciais na área da saúde, em síntese, considera-se que se trata de um campo heterogêneo, com incorporação de ideias que foram trazidas de outros segmentos industriais, embora passe por mudanças constantes, é possível identificar momentos históricos que são considerados de práticas gerenciais hegemônicas (MATOS; PIRES, 2006).

Nesse sentido, apesar da heterogeneidade existente entre serviços de saúde e de enfermagem e consequentemente modelos que são utilizados de forma mais explícita ou tácita, é possível fazer uma categorização histórica entre modelos gerenciais de enfermagem mais racionais, no qual o papel do gerente concentra-se em tomar decisões para a maximização na produção de bens e serviços, cujo foco prioritário está no quantitativo de procedimentos realizados e momentos históricos de novas abordagens gerenciais, que têm como premissas formas mais democráticas de gestão de recursos, descentralização dos processos decisórios, maior participação do trabalhador e relações mais horizontais. Destaca-se que na conformação das teorias gerais da administração e nos contextos em que elas influenciaram (como o caso da saúde), poucas práticas gerenciais foram disruptivas e substituíram por completo as já existentes, e, por essa razão, ainda nos dias atuais é possível ver várias características presentes no cotidiano das organizações.

CONSIDERAÇÕES FINAIS

Modelos de gestão ou modelos gerenciais são definidos como construções teóricas para organizar e definir as prioridades que nortearão o processo de tomada de decisão na gestão de recursos nos diferentes níveis, como o macro, o meso e a micro gestão em saúde.

Em geral, para cada um desses níveis é possível deter o olhar e diferenciá-los, como apresentado neste capítulo, a partir de modelos diferentes da gestão pública no qual uma das áreas estratégicas é o campo da saúde (mas que existem outras áreas como a educação, seguridade social, saneamento básico etc.).

Quando se analisa a gestão e gerência na área da saúde e da enfermagem é preciso considerar as múltiplas influências que essa atividade vem sofrendo ao longo do tempo, da administração tradicional quando adentraram às organizações de saúde, "administração" antes feita por religiosos e pessoas sem qualificação para tal atividade, para uma prática mais empresarial. A influência do modo de produção capitalista no delineamento dos processos e das práticas profissionais. Embora as práticas de saúde possam ser tomadas como um campo específico, foi consolidada por meio de práticas administrativas gerais como as que ocorreram em diferentes campos de produção de bens e serviços.

Reforça-se, ainda que o profissional de saúde e de enfermagem não saiba descrever qual o modelo gerencial que embasa o processo de tomada de decisão na sua instituição, esse existe, seja mais ou menos explícito, mais ou menos racional, mais ou menos participativo, mais ou menos tradicional, mais ou menos contemporâneo.

PARA REFLEXÃO

Considerando o que foi discutido neste capítulo:

Você consegue estabelecer como cada nível de gestão influencia os demais níveis na área da saúde? (Por exemplo, como uma política pública influencia o atendimento no serviço de saúde?)

Como as teorias gerais da administração influenciam a administração pública em geral? E na área da saúde?

Como que o modelo de administração pública societal influenciou a macroestrutura do sistema de saúde brasileiro?

REFERÊNCIAS

ANDERSON, Brett R. Improving health care by embracing Systems Theory. JTCVS. v. 152, n. 2, p. 593-594, AUG, 2016. Doi: https://doi.org/10.1016/j.jtcvs.2016.03.029.

ARAVIND, Maya, CHUNG, Kevin C. Evidence-based medicine and hospital reform: tracing origins back to Florence Nightingale. Plast Reconstr Surg. v. 125, n. 1, p. 403-409, Jan, 2010. Doi: 10.1097/PRS.0b013e3181c2bb89.

ARTMANN, Elizabeth. O Planejamento Estratégico Situacional no Nível Local: um instrumento a favor da visão multissetorial. In: Centro de Tecnologia, Trabalho e Cidadania – Oficina Social. Desenvolvimento local (Cadernos da Oficina Social 3). Rio de Janeiro: Oficina Social, 2000.

BATTILANA, Julie; CASCIARO, Tiziana. Change Agents, Networks, and Institutions: A Contingency Theory of Organizational Change. Academy of Management Journal. v. 55, n 22, p. 381-398. 2012. Doi:10.5465/amj.2009.0891.

BEJARANO, Viviane Carvalho; PILATTI, Luiz Alberto; FRANCISCO, Antônio Carlos; OLIVEIRA, Antonella Carvalho. A Evolução das Teorias Administrativas à luz da sociologia de Norbert Elias. IX Simpósio Internacional Processo Civilizador. Tecnologia e Civilização. Ponta Grossa. Paraná. Brasil. 2009. Disponível em: http://www.uel.br/grupo-estudo/processoscivilizadores/portugues/sitesanais/anais9/artigos/mesa_debates/art29.pdf. Acesso em 22 abr 2022.

BENSON, Suzanne G. DUNDIS, Stephen P. Understanding and motivating health care employees: integrating Maslow's hierarchy of needs, training and technology. Journal of Nursing Management. v. 11, n. 5, p. 315-320. 2003. Doi:10.1046/j.1365-2834.2003.00409.x.

BRASIL. Lei nº 8.080, de 19 de setembro de 1990. Lei Orgânica da Saúde. Dispõe sobre as condições para a promoção, proteção e recuperação da saúde, a organização e o funcionamento dos serviços correspondentes e dá outras providências. Brasília, set. 1990.

BRASIL. Decreto nº 8.243, de 23 de maio de 2014. Institui a Política Nacional de Participação Social – PNPS – e o Sistema Nacional de Participação Social – SNPS. Diário Oficial da União, p. 6-8. Poder Executivo, Brasília/DF, 26 maio 2014. Disponível em: https://legislacao.presidencia.gov.br/atos/?tipo=DEC&numero=8243&ano=2014&ato=96egXVE5UNVpWTd8c. Acesso em 22 abr 2022.

BRASIL. Presidência da República (BR), Casa Civil, Subchefia para Assuntos Jurídicos. Lei nº 12.466, de 24 de agosto de 2011. Acrescenta arts. 14-A e 14-B à Lei nº 8.080, de 19 de setembro de 1990, que "dispõe sobre as condições para a promoção, proteção e recuperação da saúde, a organização e o funcionamento dos serviços correspondentes e dá outras providências". Diário Oficial da União – DF. 2011.

BRASIL. Ministério da Saúde. Portaria N° 3.194, de 28 de novembro de 2017. Dispõe sobre o Programa para o Fortalecimento das Práticas de Educação Permanente em Saúde no Sistema Único de Saúde – PRO EPS-SUS. Disponível em: https://bvsms.saude.gov.br/bvs/saudelegis/gm/2017/prt3194_30_11_2017.html. Acesso em 22 abr 2022.

CAMPOS, Gastão Wagner de Souza. SUS: o que e como fazer? Ciência & Saúde Coletiva. v. 23, n. 6, p. 1707-1714. 2018. Doi.org/10.1590/1413-81232018236.05582018.

CHANDLER, Genevieve E. Succeeding in the first year of practice: heed the wisdom of novice nurses. J Nurses Staff Dev. v. 28, n. 3, p. 103-7. May-Jun, 2012. Doi: 10.1097/NND.0b013e31825514ee.

CHAVES, Lucieli Dias Pedreschi; TANAKA, Osvaldo Yoshimi. O enfermeiro e a avaliação na gestão de Sistemas de Saúde. Rev Esc Enferm USP. v. 46, n. 5, p. 1274-78. 2012.

CHINN, Peggy L.; KRAMER, Maedna K. Knowledge development in nursing: Theory and process. St. Louis, MO: Elsevier. 2018.

CONTANDRIOPOULOS, Damien; PERROUX, Mélanie; DUHOUX Arnaud. Formalisation and subordination: a contingency theory approach to optimising primary care teams. *BMJ Open*. v. 8, p. e025007. 2018. Doi: 10.1136/bmjopen-2018-025007.

FOUCAULT, Michel. O nascimento do hospital. In: Microfísica do Poder. 27ª reimp. Rio de Janeiro: Edições Graal, 2009.

GARCIA, Ginés González. Las reformas sanitarias y los modelos de gestión. Rev Panam Salud Publica/Pan Am J Public Health. v. 9, n. 6, p. 406-12.

GOMES, Elizabeth Laus Ribas, ANSELMI, Maria Luiza, MISHIMA, Silvana Martins, VILLA, Tereza Cristina Scatena, ALMEIDA, Maria Cecilia Puntel de, PINTO, Ione Carvalho. Dimensão histórica da gênese e incorporação do saber administrativo na enfermagem. In: O trabalho de enfermagem. ALMEIDA, Maria Cecília Puntel de; ROCHA, Semíramis Melani de Melo (Orgs.). São Paulo: Cortez, 1997.

HERZBERG, Frederick. One more time: How do you motivate employees? Boston – Massachusetts: Harvard Business Review. 2003.

HESKETH, José Luiz. Desenvolvimento organizacional: definições, objetivos e premissas. v. 29 n. 4, p. 31-46. 1977. Disponível em: https://bibliotecadigital.fgv.br/ojs/index.php/abpa/article/view/17849. Acesso em 22 abr. 2022.

HUFFINGTON, Clare; BRUNNING, Halina; COLE, Carol. A Manual of Organizational Development. The Psychology of Change. Ebook. London: Routledge Taylor & Francis Group. 2018. DOI: https://doi.org/10.4324/9780429471346.

LEAI, Laura Andrian; HENRIQUES, Silvia Helena; BRITO Lana Jocasta de Souza; CELESTINO, Lázaro Clarindo; IGNÁCIO, Daniela Sarreta, SILVA, Aline Teixeira. Modelos de atenção à saúde e sua relação com a gestão de enfermagem hospitalar. Rev enferm UERJ. v. 27, p. e43769. 2019. DOI: http://dx.doi.org/10.12957/reuerj.2019.43769.

LIMA, Luciana Dias; CARVALHO, Marília Sá; COELI, Cláudia Medina. Sistema Único de Saúde: 30 anos de avanços e desafios. Cad. Saúde Pública. v. 34, n. 7, p. e00117118. 2018.

LOPES, Noémia Mendes. Recomposição profissional da enfermagem. Coimbra: Quarteto editora, 2001.

MATOS, Eliane, PIRES, Denise Elvira. Teorias administrativas e organização do trabalho: de Taylor aos dias atuais, influências no setor saúde e na enfermagem. Texto Contexto Enferm. v. 15. n. 3, p. 508-14, set. 2006.

MAXIMIANO, Antônio Cesar Amaru. Teoria geral da administração: da revolução urbana à revolução digital. Editora Atlas S.A. 8ª ed. [Reimpr.]. 2018.

PAIM, Jairnilson Silva; TEIXEIRA, Carmen Fontes. Política, planejamento e gestão em saúde: balanço do estado da arte. Rev Saúde Pública. v. 40, n. esp. p. 73-78. 2006.

PAULA, Ana Paula Paes. Administração pública brasileira entre o gerencialismo e a gestão social. RAE. v. 45, n. 1. p. 36-49. 2005.

SANTOS, Antônio Raimundo; PACHECO, Fernando Flávio; PEREIRA, Heitor José; BASTOS JÚNIOR, Paulo Alberto. Gestão do Conhecimento como Modelo Empresarial. In: SANTOS, Antônio Raimundo; PACHECO, Fernando Flávio; PEREIRA, Heitor José; BASTOS JÚNIOR, Paulo Alberto (org). Gestão do conhecimento: uma experiência para o sucesso empresarial. Curitiba: Universitária Champagnat, 2001.

PINTO, Hêider Aurélio. Política Nacional de Educação Permanente em Saúde: aprender para transformar. In: GOMES, Luciano Bezerra; BARBOSA, Mirceli Goulart; FERLA, Alcindo Antônio (org.) A Educação Permanente em Saúde e as Redes Colaborativas: conexões para a produção de saberes e práticas. Porto Alegre: Rede UNIDA. 2016.

SANNA, Maria Cristina. Os processos de trabalho em Enfermagem. Rev. bras. enferm. v. 60. n. 2. p. 221-224. Abr. 2007.

SILVA Rodrigo Nogueira da; FERREIRA, Marcia de Assunção. Enfermagem e sociedade: evolução da Enfermagem e do capitalismo nos 200 anos de Florence Nightingale. Rev. lat.-am. enferm. v. 29, p. e3425. 2021. https://doi.org/10.1590/1518-8345.4482.3425.

SOUZA, Luis Eugenio Portela Fernandes de. O SUS necessário e o SUS possível: estratégias de gestão. Uma reflexão a partir de uma experiência concreta. Ciência & Saúde Coletiva. v. 14, n. 3, p. 911-918. 2009.

TOBAR, Federico. Modelos de Gestión en Salud. Buenos Aires. 2002.

TRIGUEIRO, Francisco Mirialdo Chaves; MARQUES, Neiva de Araujo. Teorias da Administração I. Florianópolis: Departamento de Ciências da Administração / UFSC; [Brasília]: CAPES: UAB, 2014. 3. ed. rev. ampliada.

WAGNER, D. The Proletarianization of Nursing in the United States, 1932–1946. *International Journal of Health Services*. v. 10, n. 2, p. 271-290. 1980. Doi:10.2190/JY5F-VFQC-Y699-CJ6E.

YUEN, F. Professional nursing development: a note on leadership and team. Journal of Nursing Management, v. 1, p. 69-73. 1993. https://doi.org/10.1111/j.1365-2834.1993.tb00187.x.

CAPÍTULO 6
INSTRUMENTOS ORGANIZACIONAIS

Geisa Colebrusco de Souza Gonçalves
Luciola D'Emery Siqueira

OBJETIVOS
Após completar esse capítulo, você será capaz de:
- Compreender a finalidade dos instrumentos organizacionais na gestão dos serviços de saúde e enfermagem
- Conhecer instrumentos organizacionais fundamentais para a prática do gerenciamento e do cuidado em enfermagem

INTRODUÇÃO
As instituições de saúde, sobretudo as hospitalares, são organizações complexas, que tem como atividade fim o cuidado em saúde. Nessa perspectiva, ao longo dos anos exibe uma perspectiva dual, compreender a saúde como aspecto inerente à vida e nessa perspectiva como direito, ou a saúde como um serviço empresarial que se assemelha a qualquer outro serviço oriundo do setor terciário e, portanto, um bem de consumo?

É fato que os hospitais modernos sofrem influências e ainda estão orientados para processos de racionalização das suas práticas, adota estratégias e instrumentos que regulamentam e controlam a vida organizacional, seja pela crescente busca pela qualidade do atendimento prestado, seja pela necessidade de racionalizar os gastos e de reduzir os custos crescentes em saúde, ou até mesmo, regulamentam pela documentação e garantia dos serviços prestados. Nesse sentido, os instrumentos organizacionais são incorporados nas práticas profissionais dentro das organizações de saúde com vistas a padronizar, reduzir as variações nos processos e procedimentos, nas áreas meio ou áreas fim, busca controlar a imprevisibilidade, mesmo que essa seja aspecto inerente ao cuidado em saúde.

O processo de racionalização no contexto das instituições de saúde é parte de uma lógica que visa a eficiência, que reduz o hospital como organização do setor serviços atuante no mercado de saúde, esse, cada vez mais competitivo, se vê na necessidade de ser administrado por estratégias e princípios racionais, oriundos da administração tradicional, que sejam técnicos, objetivos e eficientes (JAMRA; CECÍLIO; CORREIA, 2016).

Contudo, apesar de ser um campo complexo que aborda diferentes perspectivas, as organizações de saúde carregam muitas características da organização burocrática. Compreende-se que é impossível adotar puramente princípios da burocracia mecanicista, nesse sentido, ao discorrer neste capítulo sobre os instrumentos organizacionais é preciso salientar o paradoxo existente na área da saúde, na qual há dificuldades de estandardização do trabalho, dada a característica e complexidade da atividade fim, o cuidado, ao mesmo tempo, é necessário coordenar, padronizar as ações com vistas a garantir a qualidade e a segurança das práticas ali realizadas.

Posto essa relação paradoxal do cuidado em saúde, destacamos neste capítulo como os instrumentos organizacionais são fundamentais para que sejam padronizadas as diretrizes organizacionais que irão nortear o processo de trabalho da enfermagem.

A elaboração de instrumentos organizacionais deve ser compatível com os propósitos da instituição de saúde para que sejam definidos métodos e procedimentos "padrão ouro" ou estandardizados, indispensáveis para o gerenciamento do serviço e dos trabalhadores.

Além da atividade fim, de cuidado, a enfermagem deve estar atenta aos aspectos intrínsecos da instituição na qual se insere, destacamos que é preciso tomar em consideração:

- a instituição, qual a visão, a missão, os valores, o estatuto, o regimento interno, os objetivos e a sua estrutura organizacional;
- as áreas e os serviços da instituição, áreas meios e fins, seus funcionamentos operacionais, as relações existentes;
- as funções e as atribuições de cada área da instituição;
- os fluxos da informação da instituição, formulários e relatórios institucionais.

Dessa forma, muitos instrumentos organizacionais estão presentes na prática diária dentro das instituições de saúde, e nesse sentido, serão evidenciados os principais documentos existentes para o adequado funcionamento da instituição.

INSTRUMENTOS ORGANIZACIONAIS

No âmbito da saúde, os documentos formais de uma instituição, também denominados instrumentos organizacionais são ferramentas de trabalho indispensáveis para o funcionamento de um serviço, sobretudo para aqueles que têm como finalidade a prestação de cuidado, visto que esses instrumentos têm o intuito de organizar, padronizar, orientar e comunicar todo o funcionamento da instituição, desde as atividades mais simples e corriqueiras, até as mais complexas e esporádicas.

Apesar de reconhecermos a relevância do tema, um estudo com enfermeiros em hospital de ensino evidenciou que há valorização e reconhecimento da necessidade de criar e utilizar instrumentos que organizem a instituição, no entanto, os enfermeiros desconhecem os tipos de instrumentos organizacionais presentes na instituição, tampouco seus propósitos e seus objetivos (MATSUDA et al., 2010). Isso demonstra que apesar de sua importância, para além de tomar ciência da sua existência dentro do serviço é preciso envolver a equipe de enfermagem na discussão e elaboração desses instrumentos organizacionais, aproximando-os da produção coletiva e melhor adesão à sua utilização. Ou seja, não basta existir, é preciso estar incluído nas práticas da enfermagem.

ESTRUTURA ORGANIZACIONAL – ORGANOGRAMA

A estrutura organizacional para além da ordenação de estruturas físicas é o conjunto institucionalizado de responsabilidades, autoridades, decisões e de relações de cada uma das partes para com o todo, e que demonstra como as unidades organizacionais estabelecem comunicações dentro de uma organização (BRASIL, 2013), por meio dela, são definidos formalmente autoridade e responsabilidade, das pessoas, individualmente, ou, como parte de um coletivo. Trata-se de uma figura esquemática, com a ordenação e o agrupamento das atividades e dos recursos que visa atingir os objetivos e resultados estabelecidos (OLIVEIRA, 2013).

A estrutura organizacional compreende, portanto, o arcabouço de atividades da vida organizacional, das mais simples às mais complexas, responsabilidades, autoridades, comunicações e decisões de todas as unidades que compõem essa estrutura geral, suas respectivas funções e a relação dessas unidades com as demais unidades no âmbito da estrutura geral (OLIVEIRA, 2013).

Os hospitais que aparentemente lidam com uma única atividade fim, o cuidado em saúde, passaram, nas últimas décadas, a serem grandes e complexas organizações que detêm diferentes atividades e áreas, como por exemplo, áreas de diagnóstico e tratamento, internações e pronto atendimento específicos para determinadas doenças e acometimentos, e demandam atividades de áreas meios que lhes dão suporte: serviço hematológico, rouparia, nutrição, engenharia, financeiro e contábil, entre outras. O hospital é a representação de local primordial para a resolução de problemas de saúde da população, principalmente de recuperação de agravos. E, embora as organizações de saúde precisem de definições claras e objetivas de seu funcionamento, estudos da década de 1990 já apontavam a necessidade de superação da visão tradicional das organizações hospitalares, como estruturas voltadas apenas para atividades específicas, para modelos de gestão mais modernos, que considere a complexidade, a dinâmica e a diversidade de atividades que ocorrem na instituição (GONÇALVES, 1998).

> Considerando a complexidade do hospital como uma organização, qual o modelo ideal de sua estrutura? A melhor estrutura é aquela que consegue atender aos objetivos finais da organização, os objetivos das áreas e atividades meio, e que consegue de forma alinhada garantir o bom funcionamento (BRASIL, 2013).

Assim, em suma, de acordo com Martins e Marini (2010), a arquitetura organizacional adequada é aquela que proporciona alinhamento entre o propósito e os resultados da instituição, com os elementos que considera essenciais, apresentados no Quadro 1:

Quadro 1 – Elementos da Arquitetura Organizacional

ESTRUTURA	PROCESSOS	QUADRO DE PESSOAL	SISTEMAS DA INFORMAÇÃO
Arranjo hierárquico das unidades organizacionais.	Arcabouço das ações estruturadas que geram serviços e/ou produtos entregues aos usuários.	Coletivo de pessoas com competências necessárias para atuarem nos processos.	Conjunto de dados e recursos informacionais necessários à vida institucional.

Fonte: Autoria própria, com base em Martins e Marini (2010).

Diante disso, a estrutura organizacional dependerá da forma como enxergam o serviço, o modelo de gestão adotado, e consequentemente, como os instrumentos irão nortear as ações ou serviços, sejam de forma mais centralizada, ou mais democrática. Os serviços de saúde podem apresentar estruturas organizacionais mais rígidas, hierarquizadas e verticais, até estruturas mais fluidas, horizontais e flexibilizadas, em redes ou matriciais. Contudo, ainda na atualidade, a estrutura organizacional dos hospitais segue paradigmaticamente aos padrões clássicos, oriundos das teorias gerais da administração.

A representação gráfica da estrutura organizacional ocorre por meio do organograma, que apresenta, as divisões de trabalho, a autoridade e hierarquia, além dos relacionamentos entre unidades/setores/serviços. Existem vários tipos de organograma, alguns mais achatados, outros mais verticalizados e piramidal. De forma geral os organogramas apresentam as unidades que compõem a organização, as funções desenvolvidas, as vinculações e a interdependência entre as unidades (MAXIMIANO, 2018).

A construção de um organograma deve seguir alguns parâmetros, as unidades devem ser representadas por figuras geométricas. O polígono mais comumente utilizado é o retângulo, com tamanhos variados, maior nas estruturas superior, para o menor na sequência, e o tamanho também demonstra sua importância hierárquica, os de mesmo tamanho e alinhados, mesma importância e poder decisório. As unidades vinculadas devem estar posicionadas horizontalmente à via hierárquica da autoridade/órgão vinculado. As linhas de ligação, podem ser representadas de formas diferentes, como não há uma padronização e uniformidade, na elaboração de um organograma, pode-se lançar mão de legenda que explique as formas de comunicação entre as diferentes unidades (CURY, 2017).

A título de exemplo, na Figura 1, apresenta-se hipoteticamente um organograma de um Hospital. Nota-se que os retângulos representam as **unidades de trabalho** (que podem ser cargos e departamentos) e assinalam como as responsabilidades estão distribuídas dentro da organização, ou seja, a divisão do trabalho. **A autoridade e hierarquia** aparecem verticalmente, com níveis diferentes, trata-se da cadeia de comando. As unidades de trabalho com maior autoridade e autonomia aparecem no topo da estrutura, enquanto as que detêm menor autoridade aparecem na base da estrutura. A **comunicação** entre as unidades de trabalho aparece na forma de linhas que ligam os retângulos, demonstrando a interdependência entre os setores/serviços (MAXIMIANO, 2018).

Figura 1 – Organograma Hipotético de um Hospital

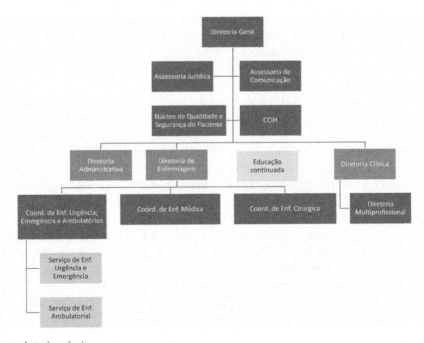

Fonte: Autoria própria.

A autoridade é o direito formal estabelecido para aquele cargo ou departamento para coordenar os recursos sob sua responsabilidade. No organograma é possível identificar dois tipos diferentes de autoridade: a **autoridade de linha** que define as relações entre chefes e subordinados (diretor para gerentes e esses para coordenadores), com a governabilidade de determinar atividades a serem cumpridas e a **autoridade de assessoria**: que são baseadas em atividades de aconselhamento, característica de funções de apoio como jurídica, comunicações, cerimonial, marketing entre outros (MAXIMIANO, 2018), conforme posto no exemplo acima.

Vejamos um exemplo, quando um profissional de saúde de uma instituição se envolve em alguma denúncia jurídica após um evento adverso que ocorreu enquanto desempenhava suas atividades laborais, a instituição pode oferecer, por meio de sua assessoria jurídica, apoio para que ele possa exercer seu direito de defesa. Bem como quando há uma situação calamitosa num determinado serviço, como a morte inesperada de um paciente ou grupo por falta de suprimento, o hospital, pode, por meio da assessoria de comunicação, emitir comunicado oficial esclarecendo os fatos, a partir de sua perspectiva.

Além da autoridade de linha e de assessoria, é possível ainda definir a **autoridade funcional**. Essa determina como os outros devem fazer ou executar uma atividade e independe das relações entre chefes e subordinados (MAXIMIANO, 2018). Como exemplo, podemos citar a Comissão de Controle de Infecção Hospitalar (CCIH) que pode determinar quais os tipos de antibióticos devem ser prescritos em detrimento de outros para o controle de infecções hospitalares, não se trata de um aconselhamento, mas sim de uma determinação elaborada a partir de um grupo de especialistas naquela área, ou o Núcleo da Qualidade e Segurança do Paciente, que pode determinar que todos os trabalhadores da instituição devem seguir normas específicas para identificação do paciente.

Ainda em relação à estrutura organizacional das unidades de trabalho, a hierarquia pode ser vista a partir da quantidade de **níveis hierárquicos** existentes (quanto mais níveis, mais hierárquica) ou pela **amplitude** (quantos trabalhadores estão vinculados àquela unidade de trabalho, maior sua amplitude (MAXIMIANO, 2018).

Os níveis de influência dentro de uma estrutura organizacional podem ser reconhecidos pelos tipos de planejamento a partir da figura triangular ou piramidal. O **nível estratégico**, responsável por elaborar as estratégias da organização, encontra-se no topo da pirâmide. O **nível tático**, que tem como responsabilidade elaborar o planejamento tático, encontra-se ao meio dessa figura, e o **nível operacional**, responsável pelo planejamento operacional encontra-se na base da estrutura piramidal (OLIVEIRA, 2013).

Os hospitais tradicionais também apresentam como característica em seus organogramas a **departamentalização**, divisão, sobretudo, orientada às diferentes especialidades médicas (departamento de clínica médica, clínica cirúrgica, pediatria, ginecologia e obstetrícia, entre outros), atendendo a um tipo específico de condição clínica ou orientada a grupos profissionais (departamento médico, de enfermagem, nutrição etc.). A departamentalização e a divisão do trabalho assentada na especialização funcional é herança da influência da Teoria Burocrática de Max Webber nas organizações, inclusive as de saúde e enfermagem (MATOS; PIRES, 2006).

Outro tipo de estrutura organizacional é a denominada **matricial**, que ganhou popularidade entre as décadas de 1970-1980, iniciado nas companhias privadas, em vários segmentos industriais. Essa abordagem tem como objetivo ajustar as atividades que ocorrem num ambiente cada vez mais complexo. No campo da administração seu objetivo é combinar a eficiência do design de unidades funcionais com a flexibilidade e capacidade de resposta de um design multinível (HATCH, 2012). Na área da saúde, essa forma de organização tem sido utilizada para organizar as práticas dos profissionais de saúde, sobretudo da atenção básica, para superar a fragmentação do cuidado referenciado entre áreas e especialidades, além de serviços (OLIVEIRA; CAMPOS, 2015). O nome matriciamento também aparece recorrentemente para definir a forma de organização dos profissionais do Núcleo Ampliado de Saúde da Família junto aos profissionais da Atenção Básica (BRASIL, 2017).

No caso deste capítulo, apesar de reconhecermos o uso em diferentes perspectivas, tomaremos a explicação do ponto de vista da administração da organização, das suas unidades funcionais.

Em geral, a estrutura organizacional matricial é representada de forma mais horizontal, na qual as unidades funcionais aparecem distribuídas em projetos da organização, como no exemplo da Figura 2.

Figura 2 – Representação Gráfica de uma Estrutura Organizacional Matricial

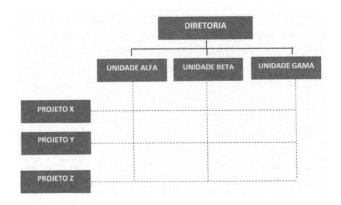

Fonte: Autoria própria

No caso de uma instituição de saúde que adote a estrutura organizacional matricial poderia num projeto proposto, de implantação de código de barras em pulseira de identificação do paciente, ser composto pelo setor financeiro (que avaliaria os custos), pelo setor de gestão da segurança (que avaliaria os riscos existentes), por profissionais da tecnologia da informação e comunicação (sobre os sistemas informatizados e as interfaces necessárias entre prescrição, dispensação, anotações etc.) e por profissionais assistenciais de diferentes áreas: medicina, enfermagem, farmácia, entre outros que sejam cruciais para que o projeto seja bem sucedido.

O nome matriciamento também aparece recorrentemente na área da saúde para definir a forma de organização dos profissionais do Núcleo Ampliado de Saúde da Família junto aos profissionais da Atenção Básica.

INSTRUMENTOS PARA A GESTÃO DE ENFERMAGEM

Para o adequado funcionamento de uma organização de saúde e de enfermagem é preciso considerar o desenvolvimento de instrumentos que fundamentalmente irão dar escopo aos processos básicos que compõem o processo administrativo: planejamento, direção, coordenação e controle de todas as atividades desenvolvidas no seu cotidiano, seja para organização dos recursos materiais, dos físicos, de informação e de pessoal (OLIVEIRA, 2013).

Na área da saúde, a elaboração de instrumentos organizacionais irão subsidiar essencialmente as atividades existentes nos diferentes processos de trabalho no qual a enfermagem se insere: assistencial, administrativo/gerencial, ensino, pesquisa e de participação política (SANNA, 2007). Embora se reconheça a primazia da utilização destes instrumentos nas práticas administrativas e gerenciais, esses não são exclusivos desta dimensão do processo de trabalho.

Cabe ainda salientar a importância desses instrumentos para a capacitação de profissionais para atuação dentro das organizações, seja pela contratação ou para mudanças de profissionais entre setores específicos. Para a elaboração de pesquisas, e para a prática assistencial, de cuidado direto.

A padronização da assistência é fundamental para garantir que a mesma seja prestada a partir das mais recentes diretrizes, baseadas em evidências científicas descritas e comprovadas na literatura, por meio de pesquisa, um dos processos de trabalho do enfermeiro (SANNA, 2007). O processo de trabalho pesquisar promove a elaboração, uso de protocolos e diretrizes assistenciais para orientar todos profissionais de saúde e de enfermagem a partir dos resultados alcançados.

Portanto, nos diversos cenários da assistência à saúde, cabe conhecer quais são os instrumentos organizacionais utilizados, suas principais características e finalidades e utilizá-los como bússola na execução de atividades profissionais alinhadas aos valores da instituição.

Existem diferentes tipos de instrumentos, que organizam diferentes ações no interior das instituições de saúde, seja de áreas técnicas, apoio, administrativas ou áreas assistenciais, das atividades meio às atividades fim, para os contratados, os parceiros e trabalhadores terceirizados. Assim, os instrumentos organizacionais mais comuns encontrados nos serviços de saúde estão apresentados no Quadro 2:

Quadro 2 – Tipos de Instrumentos Organizacionais e suas Finalidades

ESTATUTO	Instrumento constituído por um conjunto de leis, normas e princípios para nortear uma organização e seu funcionamento, seja na perspectiva macro como um país, sociedade ou uma instituição.
REGULAMENTO	Ato normativo de caráter estável, estabelecimento de regras, elaborado pelos níveis administrativos superiores (táticos), para regular, instruir o coletivo aos que deve ser cumprido. O regulamento amplia o estatuto, os direitos e deveres que caracterizam a organização.
REGIMENTO	Ato normativo para reger e dirigir, instrumento mais flexível, aprovado pela direção executiva, e apresenta quais são os objetivos, a política de funcionamento, estabelecimento das estruturas e das atribuições gerais, o coletivo de trabalhadores, impressos, rotinas, roteiros e relatórios. Conjunto de informações que define os direitos e os deveres da organização e daqueles que a compõe.
NORMA	Preceito obrigatório, reconhecido, que orienta uma conduta para a execução de uma atividade. Deve ser simples e direcionada à determinada situação. Contém informações do que e como fazer (padrões) recomendados por centros e entidades reconhecidas nacional e internacionalmente (Ministério da Saúde, Conselho Federal de Enfermagem, Associação Brasileira de Normas Técnicas, entre outras).
PROCEDIMENTO	Descrição detalhada e sequencial de forma objetiva de como fazer, pode ser considerada como sinônimo de técnica (passo a passo descritivo que inclui além das técnicas, os materiais, equipamentos e documentos necessários para completar a atividade).
ROTINA	Descrição sistemática do conjunto de atividades a serem realizadas. Descreve sistematicamente os componentes de uma atividade, na sequência de sua execução e os agentes envolvidos.
FLUXOGRAMA	Representação gráfica em etapas e caminhos possíveis de uma atividade que permite estabelecer um processo e suas possíveis sequências.
PROTOCOLO	Instrumento por meio do qual se apresenta diversos dados etapas e ações que direcionam uma atividade. São construídos com base em consensos legais, éticos, científicos e técnicos. Os protocolos de condutas clínicas são estabelecidos por sociedades de profissionais especializados em determinada área do conhecimento.

Fonte: Autoria própria em consulta ao dicionário Michaelis (versão *Online*).

A seguir, serão detalhados os instrumentos organizacionais de maior relevância que organizam as práticas nas organizações de saúde:

NORMAS

Agrupamento de todas as regras que são estabelecidas por uma organização para regular os procedimentos, a partir de um padrão, no cumprimento das atividades realizadas.

As normas devem estar fundamentadas nos princípios ético-legais, de forma clara e objetiva e serem divulgadas amplamente a todos aqueles que fazem parte da organização, trabalhadores, terceiros, usuários etc. As normas são elaboradas em consonância com características da organização de saúde e elas podem ser apresentadas ao coletivo isoladamente ou agrupadas às rotinas.

As normas são oriundas de diferentes fontes, podem ser internas à organização ou mais ampla, válida para todos os trabalhadores de determinada profissão (ou área da saúde). São exemplos de normas de enfermagem mais restrita à organização: jornada de trabalho dos profissionais de enfermagem com início dez minutos antes para a passagem de plantão; as roupas e vestimentas adequadas para a realização das atividades profissionais dentro da instituição (branco, roupa de área privativa, roupa comum, sapatos fechados); envio de amostras biológicas ao laboratório dentro do recipiente adequadamente lacrado; pedido de materiais e medicamentos apenas em determinado período por determinada via/sistema. Mas também pode ter um caráter mais amplo, de responsabilidade tanto do empregador como dos profissionais, que serve de guia para a prática profissional, em geral. A título de exemplo, a Norma Regulamentadora 32 (NR-32) (BRASIL, 2005) trata-se de uma legislação elaborada pelo Ministério do Trabalho e Emprego que estabelece normas e rotinas de medidas protetivas para segurança e saúde dos trabalhadores de saúde e devem ser seguidas em qualquer instituição (assistencial, empresarial, ensino, pesquisa, entre outras).

De modo geral, é possível elaborar e implementar uma norma, a partir da definição de alguns critérios. A Figura 3 apresenta um modelo para elaboração de uma norma, com a definição do tema, os responsáveis, a ação e as observações necessárias, a partir de material do Conselho Regional de Enfermagem de Sergipe (COREN-SERGIPE, 2017).

Figura 3 – Modelo para Elaboração de Normas e Rotinas Enfermagem

MODELO PADRÃO DE NORMAS E ROTINAS

(NÚMERO E TÍTULO DA NORMA E ROTINA)

NORMAS		
Descreve minunciosamente as normas relacionadas ao tema específico, de maneira objetiva e clara.		
ROTINA (não existe um número máximo de ações para cada rotina, contudo recomenda-se que seja feita de maneira exequível)		
Nº da ação	Agente	Ação	Notas
01	Determinar o responsável pela ação	Descreve a ação/tarefa a ser executada	Caso seja necessário, descrever observações e ressalvas.
02			
03			
04			

ASSINATURA E CARIMBO DO ENFERMEIRO
(nome completo, categoria e número de inscrição no COREN)

DATA DA ELABORAÇÃO DO DOCUMENTO

Fonte: Autoria própria com base no modelo proposto pelo Conselho Regional de Enfermagem de Sergipe (2017). Rotinas para Unidades de Saúde.

Leitura Recomendada

Acesse o Manual de Normas Rotinas e Procedimentos de Enfermagem – Atenção Básica pelo QR Code abaixo:

O enfermeiro, por coordenar a equipe de enfermagem, pode elaborar normas específicas para a sua equipe que dizem respeito à organização das práticas assistenciais na sua unidade ou plantão. Como exemplo, pode-se estabelecer como norma que as áreas de descompressão, ou conhecidas como sala de descanso da enfermagem não sejam utilizadas concomitantemente por mais de dois trabalhadores a fim de evitar problemas na consecução das atividades assistenciais.

ROTINAS

As rotinas podem ser traduzidas como instruções técnicas para efetivação de uma determinada tarefa ou do conjunto de tarefas que compõem o processo de trabalho de enfermagem. Assim, as rotinas são a descrição sistematizada de todos os passos para que uma pessoa consiga cumprir uma tarefa, e todas as micro tarefas que a envolve. Ou seja, como uma receita de bolo, descreve o passo a passo, contido nessa tarefa maior e aquelas que decorrem dessa.

São exemplos de rotinas relacionadas à assistência de enfermagem: registro dos atendimentos de enfermagem (neste caso, a tarefa menor pode ser anotação em sistema com descrição de como e onde acessá-lo ou em impresso); controle do carro de emergência (anotações); preparo da sala de vacina (desde a higienização até a montagem com recursos materiais); controle de imunobiológicos e temperatura de geladeiras e refrigeradores (e respectivas anotações); notificação de doenças e agravos transmissíveis. A Figura 4 apresenta um exemplo de Rotina de Admissão em uma instituição de saúde, de acordo com o Conselho Regional de Enfermagem de Goiás (2015).

Figura 4 – Rotina de Enfermagem – Admissão na Unidade/Setor

HOSPITAL/UNIDADE/SETOR/UNIDADE BÁSICA DE SAÚDE

Exemplo: Rotina de Admissão

AGENTE	AÇÃO	OBSERVAÇÃO
Técnico de enfermagem	✓ Prepara o quarto onde a criança ficará.	✓ Roupa de cama.
Enfermeiro ou técnico de enfermagem	✓ Recebe a criança, mãe ou responsável. ✓ Mostra a unidade à criança, mãe ou responsável. ✓ Orienta a criança, mãe ou responsável sobre as rotinas da unidade.	
Enfermeiro	✓ Realiza anamnese e exame físico da criança. ✓ Estabelece os diagnósticos de enfermagem. ✓ Prescreve os cuidados de enfermagem. ✓ Realiza os registros.	✓ No Prontuário do paciente (Resolução COFEN 564/2017, Art. 36).

Fonte: Atualizada pelas autoras. Conselho Regional de Enfermagem de Goiás (2015). Orientações para elaboração de documentos utilizados no gerenciamento e assistência de enfermagem.

A rotina não deve ser confundida com um procedimento, visto que esse deverá ser discriminado por meio do procedimento operacional padrão (POP). Nesse sentido, o enfermeiro pode ser responsável por delinear rotinas específicas do ambiente de cuidado, como exemplo, a rotina para organização e funcionamento da sala de vacina numa Unidade Básica de Saúde (UBS), ao definir as responsabilidades dos agentes, as ações necessárias antes (Registro diário de temperatura da rede de frio, limpeza das superfícies, estoque e prazos dos imunobiológicos, materiais de consumo para o dia, anotação do horário de abertura do imunobiológico), durante (usuário já atendido pelo serviço, primeiro atendimento, atrasos, orientações das próximas doses, registro na carteira de vacinação) e após (registro de sistemas das doses aplicadas, dos recursos materiais utilizados ao final de cada dia, limpeza concorrente, busca ativa de faltosos, entre outros) (SÃO PAULO, 2014).

PROCEDIMENTOS

O Procedimento Operacional Padrão (POP) é o alicerce que garante a padronização mínima das tarefas e das ações técnicas que representam em grande parte as atividades assistenciais de enfermagem. O POP descreve detalhadamente e de forma sequencial a técnica que será executada pelo profissional de enfermagem.

A importância na construção e elaboração destes instrumentos se justifica pela necessidade de uniformizar e padronizar todas as atividades relacionadas à assistência prestada, seja com base nos recursos disponíveis, nas características da clientela atendida naquele serviço ou unidade, e, sobretudo, com a garantia de representar a melhor e mais recente evidência científica descrita na literatura. Cabe salientar que na enfermagem, para a sua elaboração, é preciso considerar uma equipe interdisciplinar (várias áreas do conhecimento – enfermeiros generalistas, técnicos e auxiliares de enfermagem, enfermeiros com conhecimento em educação continuada, profissionais com expertise em infecção hospitalar, da Comissão de Controle de Infecção Hospitalar – CCIH). A construção coletiva desses instrumentos é necessária para melhor compreensão das facilidades e dificuldades que podem existir na sua implementação e execução.

Estudos apontam que a padronização dos cuidados de enfermagem por meio da utilização dos POPs e capacitação da equipe evidenciou que, tem potencial de ampliar a competência clínica dos profissionais para prestar uma assistência dentro dos padrões de segurança do paciente e em conformidade com aspectos técnico-científicos (SALES et al., 2018).

A construção do POP deve conter minimamente: o nome da Instituição ao qual pertence; o título do procedimento; a data da elaboração; data da última revisão e da próxima; o número do documento; quem serão os executantes (exemplo: só enfermeiros, equipe de enfermagem, equipe de saúde); os resultados esperados; os materiais necessários para sua execução; a descrição das atividades e a aprovação do POP (REDE EBSERH, 2022) pelas instâncias competentes. Um modelo de POP pode ser observado na Figura 5.

Figura 5 – Modelo para Elaboração de Procedimento Operacional Padrão (POP)

Logotipo de Instituição	Nome da Instituição	Setor	N. POP
Título do Procedimento a ser realizado		Data da elaboração: Data da implantação: Data da revisão:	
Executante			
Resultados esperados			
Materiais			
Descrição detalhada			
Elaborado por Responsável: Data:	Validado por Responsável: Data:	Validado por Responsável: Data:	
Referências			

Fonte: Empresa Brasileira de Serviços Hospitalares (EBSERH, 2022).

Leitura Recomendada
Acesse os Procedimentos Operacionais Padrão de um hospital universitário sob gestão da EBSERH pelo QR Code abaixo:

FLUXOGRAMA

O fluxograma é a representação esquemática e gráfica de diversos procedimentos ou de um procedimento, de norma ou de uma rotina específica.

São ferramentas bastante úteis dentro de uma organização porque representam graficamente o fluxo e a sequência de processos de trabalho. Ele permite uma visão completa do fluxo da atividade e muitos procedimentos que são descritos de forma narrativa, podem ser mais bem compreendidos nessa representação por fluxograma (OLIVEIRA, 2013).

O fluxograma é composto por partes, o **cabeçalho**, com o nome do processo que ele descreve, quem o elaborou e a data, o **corpo** do fluxograma, composto por símbolos e figuras específicas que devem ser compreendidas não só por aquele que o define, mas pelos usuários e leitores do mesmo (OLIVEIRA, 2013) e **explicações** necessárias: níveis de autoridade envolvidas, quantidades e a frequência. Na construção do corpo do fluxograma, os símbolos mais comumente apresentados são: a elipse, o retângulo e o losango[1]. É importante conhecer a simbologia de cada figura na construção de um fluxograma. Na Figura 6 há diferentes símbolos e seus significados.

Figura 6 – Simbologia para construção de fluxogramas

FLUXOGRAMA E SIMBOLOGIAS	
SÍMBOLO	SIGNIFICADO
	Operação/ Processo
	Decisão
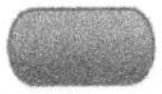	Terminal
	Documento/Documentos
	Conector de rotina/ Conector de página
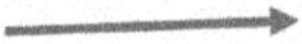	Sentido de circulação

Fonte: Autoria própria construída com base em Oliveira (2013).

Na área da saúde os fluxogramas são bastante úteis para visualizar e compreender um processo e o encadeamento das atividades que o compõem. Recentemente o Ministério da Saúde delineou um fluxograma para atendimento e detecção precoce de pessoas acometidas pela COVID-19 nas unidades de pronto atendimento (BRASIL, 2020). Esse fluxograma permite uma visualização rápida e objetiva a partir dos sinais e sintomas apresentados e das ações a serem desencadeadas pelos profissionais de saúde a depender de alguns critérios, esses critérios podem ser redefinidos à medida que as orientações baseadas em evidências científicas sejam atualizadas (iniciar tratamento medicamentoso a partir de qual dia dos sintomas, internação e recuperação domiciliar a depender dos sinais e sintomas apresentados, iso-

---

1 Para saber mais sobre fluxogramas leia o capítulo 23 – Ferramentas da Qualidade.

lamento social etc.), ou seja, deve haver adequação do fluxograma a partir do momento em que novas evidências sejam incorporadas diante de um fato antes desconhecido.

Há disponível na internet aplicativos e recursos online que auxiliam na construção de fluxogramas, como a ferramenta inserir formas do Microsoft Word®. Há também o Bizagi Modeler®, o Microsoft Visio®. Contudo, também é possível elaborar o fluxograma manualmente.

PROTOCOLOS

Os protocolos em saúde e enfermagem são documentos que visam dar fidelidade às diretrizes baseadas em evidências científicas. Em qualquer cenário da prática clínica de saúde, desde a atenção básica à especializada hospitalar, os protocolos devem ser pensados para manejo de uma condição clínica a partir de um problema/condição/agravo apresentado, dos mais comuns aos esporádicos, que pode ser de uso compartilhado por profissionais de diferentes formações (médicos, enfermeiros, técnicos de enfermagem, fisioterapeutas, entre outros), como é o caso do protocolo de atendimento à gestante, ou protocolo de sepse, exemplos aqui citados. Ou podem ser protocolos específicos e exclusivos de determinada profissão, como por exemplo, o protocolo de intubação.

Assim, um protocolo é compreendido por ser uma:

> descrição de uma situação específica de assistência/cuidado, que contém detalhes operacionais e especificações sobre o que se faz, quem faz e como se faz, conduzindo os profissionais nas decisões de assistência para a prevenção, recuperação ou reabilitação da saúde. Pode prever ações de avaliação/diagnóstica ou de cuidado/tratamento, como o uso de intervenções educacionais, de tratamentos com meios físicos, de intervenções emocionais, sociais e farmacológicas, que a enfermagem desempenha de maneira independente ou compartilhadas com outros profissionais da equipe de saúde. Um protocolo contém vários procedimentos (COREN SP, 2015, p. 11).

Na atenção básica, um dos locais de atuação do enfermeiro, há uma carência de protocolos relacionados às práticas de enfermagem que traduzam as melhores evidências científicas. Nesse sentido, os enfermeiros devem elaborar protocolos de atendimento de forma sistematizada, conforme orientações do Conselho Federal de Enfermagem (COFEN, 2018).

Os protocolos são recomendações estruturadas que orientam a tomada de decisão dos profissionais de saúde e/ou de usuários a respeito de condições clínicas específicas. Embora não seja consenso na literatura qual a melhor metodologia para a sua construção (CATUNDA et al., 2017), considera-se que deve conter as informações mínimas: origem (instituição/setor); objetivo; grupo de desenvolvimento; conflito de interesse; evidências científicas; revisão; fluxograma; indicador de resultado; validação dos profissionais que irão utilizá-lo; validação pelo usuário; limitação; plano de implementação (COFEN, 2018).

A utilização de protocolos na área da saúde é de extrema importância, pois apresenta maior segurança aos envolvidos, tanto aos profissionais como usuários, reduz as diferenças e variações nas atividades de cuidado, tem potencial para melhorar a qualidade dos serviços e procedimentos realizados pelos profissionais, permite orientar a tomada de decisão nas atividades assistenciais, facilita a incorporação de novas tecnologias e novas evidências científicas, além de permitir o uso racional dos recursos materiais e de pessoas, além de maior transparência em todas as etapas do processo de cuidado (COREN SP, 2015).

> **Leitura Recomendada**
> Acesse o Protocolo de enfermagem na atenção primária à saúde, módulo 1: saúde da mulher (COREN SP, 2019). Pelo QR Code abaixo:
>
>

Um dos protocolos bastante utilizados nos hospitais é o protocolo de sepse, que tem como objetivo o reconhecimento precoce de um grave problema de saúde pública, e tem sido utilizado pelos serviços de saúde para diminuir o tempo entre a detecção do quadro e o início do tratamento, e, consequentemente, aumentar a sobrevida dos pacientes acometidos. O protocolo de sepse permite que enfermeiros reconheçam os principais sinais e sintomas relacionados ao quadro clínico e possam desencadear o tratamento da sepse (delineado previamente pela instituição) quando o paciente atendido apresenta os critérios específicos definidos no protocolo. Esses protocolos geralmente incluem a anamnese e exame físico, realização de exames laboratoriais, coleta de hemoculturas e início de terapias de infusão antes mesmo da equipe médica chegar na unidade para prescrever ações e medicações no atendimento do paciente (MCVEIGH, 2019).

Nesse sentido, os enfermeiros como parte integrante da equipe interprofissional precisam ter clareza dos protocolos nos quais compartilham responsabilidades com outros profissionais, os protocolos precisam dar suporte e ser orientador de uma prática segura, a fim de garantir os melhores resultados clínicos do atendimento em saúde.

Cabe ainda ressaltar que os protocolos clínicos passam por processos específicos e estruturados e para além de sua criação, é preciso considerar etapas de disseminação e o uso adequado (atividades de educação continuada) por todos os profissionais.

GESTÃO DOS INSTRUMENTOS ORGANIZACIONAIS

Sabe-se que, na atualidade, ao falarmos de instrumentos organizacionais estamos ao mesmo tempo, tomando em consideração que esses, mesmo que existam em formato físico, tratam-se também de documentos de acesso digital. Assim, apesar de muitos desses instrumentos existirem em formato físico, sobretudo nas unidades em que são utilizados cotidianamente, como são os POPs na área da enfermagem, eles podem ser pensados como documentos eletrônicos, nos quais precisam de um equipamento para serem reproduzidos (computadores, *smartphones*, *tablets* etc.), equipamentos ao alcance dos profissionais.

Hoje em dia é comum acessar o arquivo em formato digital do organograma de um hospital, o regimento de um serviço de saúde, além de vários outros instrumentos que foram citados neste capítulo. Considerando essa premissa, o gerenciamento destes documentos, sejam em formatos físico ou digital, deve estar amparado e descrito na política institucional.

A responsabilidade pela gestão documental prevê para além da elaboração, a análise, a aprovação, a revisão periódica e quando for o caso, o arquivamento dos instrumentos que se tornaram obsoletos. Ou seja, é preciso que a instituição de saúde incorpore a sistematização da preservação documental dos instrumentos organizacionais. Preservar significa: "prover intervenções técnicas, científicas e políticas, de tal forma que a informação registrada em qualquer suporte material tenha permanência e durabilidade e possa ser acessada física e logicamente, de forma contínua e pelo maior tempo possível" (SILVA, 2008, p. 3).

Os instrumentos organizacionais utilizados nos serviços de saúde, precisam adequar-se e serem incorporados aos sistemas informatizados e serem congruentes às mudanças tecnológicas contemporâneas. Além disso, pelo caráter de incorporação de novos achados científicos, é necessário estabelecer prazos e periodicidade de revisão daqueles instrumentos, sobretudo aqueles que estão implicados diretamente na prática clínica.

> **Leitura Recomendada**
> Sobre a gestão de documentos, consulte normas específicas da *International Organization for Standardization* (ISO, 2015), da qual faz parte a Associação Brasileira de Normas Técnicas (ABNT).

CONSIDERAÇÕES FINAIS

Os instrumentos organizacionais são reconhecidos como documentos que visam padronizar as práticas dentro de uma organização, em diferentes perspectivas: técnica, ética e política. Os instrumentos organizacionais perpassam toda a instituição, seja nas atividades da área meio, em relação às regras e normas de convívio e de responsabilidades, ou das áreas fins para execução de técnicas e procedimentos de cuidado.

Na área da saúde, ganham relevância porque além de padronizar e uniformizar as práticas de todos os profissionais que atuam dentro da instituição, que pode ser de pequeno à grande porte, devem ser tradutores das melhores e mais recentes evidências científicas, e por essa razão, carecem de revisões periódicas descritas na política da organização.

PARA REFLEXÃO

- Imaginem como seria alcançar a prática profissional de enfermagem com excelência se não houvesse instrumentos norteadores de cada uma das ações executadas pelo contingente de profissionais? Já parou para pensar o quanto são inerentes ao cuidado em saúde?
- Imagine um procedimento comum aos enfermeiros, a sondagem vesical de demora, se não fosse descrito passo a passo, quais seriam as possíveis variações decorrentes do procedimento? Elas influenciariam na qualidade do cuidado?
- Quando um procedimento ou é realizado raramente ou surge um agravo raro dentro de uma instituição de saúde, como a equipe de enfermagem garantiria a sua execução e o cuidado se não houvesse POP ou protocolo que os descrevessem?

REFERÊNCIAS

BRASIL. Ministério da Educação. Estrutura Organizacional dos hospitais sob gestão da EBSERH: Diretrizes técnicas. 2013. Disponível em: https://www.gov.br/ebserh/pt-br/acesso-a-informacao/institucional/estrutura-organizacional/EBSERH_EstruturaOrganizacionaldosHUssobgestodaEBSERH.pdf. Acesso em: 27 abr 2022.

BRASIL. Ministério da Saúde. Fluxograma para atendimento e detecção precoce de COVID-19 em pronto atendimento UPA 24 horas e unidade hospitalar não definida como referência. Brasília. 2020.

BRASIL. Ministério da Saúde. Gabinete do Ministro. Portaria nº 2.436, de 21 de setembro de 2017. Aprova a Política Nacional de Atenção Básica, estabelecendo a revisão de diretrizes para a organização da Atenção Básica, no âmbito do Sistema Único de Saúde (SUS). Diário Oficial da República Federativa do Brasil, Poder Executivo, Brasília, DF, 22 set. 2017.

BRASIL. Ministério do Trabalho e Emprego. Portaria nº 485, de 11 de novembro de 2005. Norma Regulamentadora nº 32 – Segurança e saúde no trabalho em serviços de saúde. Brasília. 2005.

CATUNDA, Hellen Lívia Oliveira; BERNARDO, Elizian Braga Rodrigues; VASCONCELOS, Camila Teixeira Moreira; MOURA, Escolástica Rejane Ferreira; PINHEIRO, Ana Karina Bezerra; AQUINO, Priscila de Souza. Percurso metodológico em pesquisas de enfermagem para construção e validação de protocolos. Texto contexto – enferm. v. 26, n. 2, p. e00650016. 2017. http://dx.doi.org/10.1590/0104-07072017000650016.

COFEN. Conselho Federal de Enfermagem. Diretrizes para construção de protocolos de enfermagem na atenção primária à saúde pelos Conselhos Regionais. Brasil. Brasília. 2018.

COREN GOIÁS. Conselho Regional de Enfermagem de Goiás. Orientações para elaboração de documentos utilizados no gerenciamento e assistência de enfermagem. Regimento do serviço de enfermagem. Brasil. Goiânia. 2015.

COREN SÃO PAULO. Conselho Regional de Enfermagem de São Paulo. Guia para construção de protocolos assistenciais de enfermagem. Brasil. São Paulo. 2015.

COREN SÃO PAULO. Conselho Regional de Enfermagem de São Paulo. Protocolo de enfermagem na atenção primária à saúde, módulo 1: saúde da mulher. Brasil. São Paulo 2019.

COREN SERGIPE. Conselho Regional de Enfermagem de Sergipe. Normas e Rotinas. Brasil. Aracaju. 2017.

CURY, Antônio. Organização e Métodos - Uma visão holística. 9ª ed. São Paulo: Atlas; 2017.

EBSERH. Empresa Brasileira de Serviços Hospitalares. Procedimentos Operacionais Padrão de um hospital universitário sob gestão da EBSERH. Brasil: Ministério da Educação. Disponível em: https://www.gov.br/ebserh/pt-br/hospitais-universitarios/regiao-nordeste/hulw-ufpb/acesso-a-informacao/gestao-documental/pop-procedimento-operacional-padrao. Acesso em 27 abr 2022.

GONÇALVES, Ernesto Lima. Estrutura organizacional do hospital moderno. Revista de Administração de Empresas. v. 38, n. 1, p. 80-90. jan, 1998.

HATCH, Mary Jo. Organization Theory: Modern, Symbolic and Postmodern Perspectives. 3rd ed. Oxford: Oxford University Press; 2012.

ISO - *International Organization for Standardization* – ISO 9001:2015. Sistemas de Gestão da Qualidade – Requisitos. Associação Brasileira de Normas e Técnicas. Rio de Janeiro 2015.

JAMRA, Carolina Chaccur Abou; CECÍLIO, Luiz Carlos de Oliveira; CORREIA Tiago. Os médicos e a racionalização das práticas hospitalares: novos limites para a liberdade profissional? Saúde debate. v. 40, n.108, p. 86-94. Mar 2016.

MARTINS, Humberto Falcão; MARINI, Caio. (Re)modelando as estruturas organizacionais. In: Um guia de governança para resultados na administração pública. Publix Editora, 2010. p. 163-81. ISBN 978-85-63133-01-4.

MATOS, Eliane, PIRES, Denise Elvira. Teorias administrativas e organização do trabalho: de Taylor aos dias atuais, influências no setor saúde e na enfermagem. Texto Contexto Enferm. v. 15. n. 3, p. 508-14, set. 2006.

MATSUDA, Laura Misue; MEIRELES, Viviani Camboin; GOMES, Franna Vicente; SAALFELD, Silvia Maria dos Santos; MOLINA, Rosemeire Moreto. Instrumentos administrativos: percepção de enfermeiros de um hospital universitário. Cogitare Enfermagem. v. 15, n. 1, p. 2176-9133. Jan 2010. DOI: http://dx.doi.org/10.5380/ce.v15i1.17182.

MAXIMIANO, Antônio Cesar Amaru. Teoria geral da administração: da revolução urbana à revolução digital. Editora Atlas S.A. 8ª ed. [Reimpr.]. 2018.

MCVEIGH Sarah E. Sepsis Management in the Emergency Department. Nurs Clin N Am. v. 55, n. 1, p. 71-79. Dez, 2019. DOI:https://doi.org/10.1016/j.cnur.2019.10.009

MICHAELIS. Dicionário Brasileiro da Língua Portuguesa. Brasil: Editora Melhoramentos Ltda. 2021.

OLIVEIRA, Djalma de Pinho Rebouças. Sistemas, Organização E Métodos: Uma Abordagem Gerencial. 21ª ed. São Paulo: Atlas; 2013.

OLIVEIRA, Mônica Martins; CAMPOS, Gastão Wagner de Sousa. Matrix support and institutional support: analyzing their construction. Ciência e coletiva. v. 20, n. 1, p. 229-38. Jan, 2015. https://doi.org/10.1590/1413-81232014201.21152013

SALES, Camila Balsero; BERNARDES, Andrea; GABRIEL, Carmem Silvia; BRITO, Maria de Fátima Paiva; MOURA, André Almeida; ZANETTI, Ariane Cristina Barbosa. Protocolos Operacionais Padrão na prática profissional da enfermagem: utilização, fragilidades e potencialidades. Rev. Bras. Enferm. v. 71, n. 1, p. 126-134. fev, 2018.

SANNA, Maria Cristina. Os processos de trabalho em Enfermagem. Rev. bras. enferm. v. 60. n. 2. p. 221-224. Abr. 2007.

SÃO PAULO (CIDADE). Secretaria da Saúde. Manual técnico: normatização das rotinas e procedimentos de enfermagem nas Unidades Básicas de Saúde / Secretaria da Saúde, Coordenação da Atenção Básica. 2. ed. – São Paulo: SMS. 2014.

SILVA, Sérgio Conde de Albite. A preservação da informação arquivística governamental nas políticas públicas do Brasil. In: Anais do 9º Encontro Nacional de Pesquisa em Ciência da Informação. São Paulo, Brasil. 2008.

CAPÍTULO 7
GESTÃO DO CUIDADO NA SAÚDE COLETIVA

Geisa Colebrusco de Souza Gonçalves
Luciola D'Emery Siqueira

OBJETIVOS
Após completar esse capítulo, você será capaz de:
- Compreender a saúde coletiva enquanto campo da prática da saúde e suas especificidades
- Compreender a gestão do cuidado e o processo de organização das práticas em diferentes níveis de gestão
- Identificar as ferramentas e instrumentos para a gestão do cuidado que norteiam a prática assistencial

INTRODUÇÃO

Introduz-se este capítulo a partir de uma distinção e contextualização sobre o sistema de saúde brasileiro e o esclarecimento da saúde coletiva como um campo singular de saberes e práticas antes de entramos na gestão do cuidado neste local, a atenção primária à saúde, local privilegiado para a gestão de cuidado na perspectiva integral.

O objeto de trabalho da Saúde Coletiva são as necessidades de saúde de indivíduos e famílias, e, tem como finalidade a melhoria da qualidade de vida, do exercício da liberdade e da autonomia humana, contextualizada na família e comunidade. Ou seja, compreende-se o processo saúde-doença como expressão das condições de vida e reprodução humana, expressão dos modos de vida de indivíduos e famílias e de como os grupos sociais se inserem na sociedade (PEDUZZI, 2016).

Para compreender a gestão do cuidado na saúde coletiva, tomaremos como ponto de partida o conceito de saúde, cunhado pela Organização Mundial da Saúde (OMS) em 1947, como "um estado de completo bem-estar físico, mental e social e não apenas a ausência de doença ou enfermidade" (ORGANIZAÇÃO MUNDIAL DA SAÚDE, 2006).

Ao se considerar o aspecto social, a saúde passa a não ser campo específico do sistema de saúde, nesse sentido a "produção de saúde" é também dependente de outros setores sociais como a educação formal, a qualificação e o desenvolvimento profissional, que irá garantir formas de trabalho mais dignas e de seguridade social, (re)distribuição justa das riquezas, que impactará no acesso à moradia digna com requisitos mínimos fundamentais, como o acesso à água potável e ao saneamento básico (BRASIL, 2009). Dessa forma, a saúde coletiva se logra a partir de concepções amplas de saúde, principalmente se confunde com as formas de vida e reprodução humana, visto que o processo saúde-doença não se dá apenas num corpo biológico, mas num corpo social inserido em contextos diversos.

Nesse sentido, a saúde coletiva supera concepções biologicistas oriundas do modelo clínico, hegemônico nas práticas de saúde, e aborda a saúde a partir da perspectiva clínica-epidemiológica. Portanto, os princípios que norteiam a gestão do cuidado baseiam-se na junção do saber científico, da clínica, mas também da epidemiologia, sendo a saúde coletiva um campo de prática que desenvolve essa dupla abordagem. Ambas, clínica e epidemiológica tratam de corpos sociais, a clínica detém seu olhar para o sujeito individualmente e suas particularidades, enquanto a epidemiologia abordará o coletivo e busca fazer generalizações. Ainda, a saúde coletiva se estabelece a partir de práticas integradas para dialogar com as populações e suas respectivas necessidades de saúde (MENDES-GONÇALVES, 2017).

Assim, a partir da consideração de que as necessidades de saúde são amplas e complexas, inseridas num corpo social as práticas de cuidado extrapolam os serviços de saúde, e são consideradas como ações intersetoriais (saúde, trabalho, formação, seguridade social, entre outras).

A coordenação do cuidado em saúde na saúde coletiva tenta superar os processos tradicionais biomédicos com intensa fragmentação das ações profissionais, fragmentação dos serviços que compõem a rede de atenção, falta de sistemas de informação que subsidiem a gestão do cuidado de forma contínua e integral. Esses se configuram como velhos desafios que ainda precisam ser superados para alcance de uma atenção em saúde que atenda os princípios do Sistema Único de Saúde (SUS).

É nesse contexto que se propõe a clínica ampliada, como uma crítica à clínica oficial tradicional na qual prevalece ações que tratem apenas o aspecto biológico, trata-se, portanto, de ampliar o objeto de trabalho em saúde para além da enfermidade de um "sujeito concreto, que pensa e sente de maneiras específicas, que possui uma história de vida singular, que está inserido em determinado contexto social, constituído por sua família, seus amigos, seu trabalho, seu bairro etc." (BAETA; MELO, 2020, p. 2.290).

A partir do campo da saúde coletiva, iremos discorrer sobre diversas estratégias e tecnologias para a gestão do cuidado em saúde, que dizem respeito a diferentes níveis de gestão, conforme proposta conceitual de Garcia e Hortale (2001). Essa discussão estará na medida do possível, aos princípios do SUS e aos atributos essenciais e derivados da Atenção Primária à Saúde (STARFIELD, 2002).

Dessa forma, a gestão do cuidado pelo enfermeiro pode ser problematizada numa perspectiva macro ou microestrutural, se insere como parte do processo de trabalho do enfermeiro na medida em que, para gerir o cuidado (seja de um sistema de saúde, de um serviço, de uma unidade ou de um único usuário) demandará o uso de instrumentos materiais e não materiais para promover e integrar as práticas de cuidado, com vistas à integralidade do cuidado, articulação das ações, dos profissionais, das equipes e dos serviços de saúde. Independentemente dos níveis de gestão, cabe ao enfermeiro adotar um processo coerente e integrado para identificação das demandas e prioridades (diagnóstico), elaboração das propostas de ações (planejamento), acompanhamento e monitoramento das propostas e avaliação. Essa forma de identificar a gestão do cuidado pode ser feita com apoio de instrumento sistematizado de cuidado individual (como a Sistematização da Assistência de Enfermagem ou Projeto Terapêutico Singular) ou coletivo, na condução de um Macro Projeto, Planejamento Normativo ou Estratégico.

Nesse sentido, no nível da macrogestão, as políticas e diretrizes de organização do sistema de saúde, que expressam as prioridades governamentais nas últimas décadas tem se configurado pelo incentivo e adoção do modelo de cuidado comunitário e familiar por meio da equipe de Estratégia de Saúde da Família (ESF), bem como a estratégia de organizar os diferentes serviços em Redes de Atenção à Saúde (RAS), com entrada privilegiada pela Atenção Básica. Além disso, O SUS, em sua concepção a partir da Lei Orgânica nº 8.080 de 1990, com inclusão pela Lei nº 12.466, de 2011 divide a responsabilidade pelas ações em saúde com as outras esferas governamentais, compondo a Comissão Intergestores Tripartite (BRASIL, 1990; BRASIL, 2011). Nesse nível de gestão, destacam-se as plataformas de governo para a Saúde, Políticas Públicas, Programas e o Planejamento Estratégico Situacional.

No nível meso, se dá a definição de protocolos, organização dos serviços e das redes regionais, a organização de atendimento dos usuários nas linhas de cuidado prioritárias, organização de agendamento para acesso (estratégias de acolhimento, de atendimento da demanda espontânea como, por exemplo, o acesso avançado) e a efetividade (atendimento das necessidades de saúde pela equipe de referência (ESF), ou matriciamento ou encaminhamento para outros serviços) e por fim, no micro espaço, os instrumentos e estratégias que subsidiam a gestão da clínica na saúde coletiva, aqueles instrumentos que norteiam a operacionalização do cuidado pelos profissionais: Plano Terapêutico Singular, modelo Calgary de avaliação familiar, genograma e ecomapa.

DEFINIÇÃO DAS PRÁTICAS EM SAÚDE

Cabe iniciar essa discussão conceituando as práticas em saúde na perspectiva da saúde coletiva. Esse entendimento é fundamental para pensar a gestão do cuidado, visto que demandará coerência entre as ações e a compreensão da saúde de forma ampla.

Ayres destaca que o novo cenário epidemiológico que se apresenta, como a transição demográfica; aumento de mortes por causas externas, agravos e doenças crônicas; mudanças no modo de viver, trabalhar e se relacionar demandam uma nova forma de pensar e fazer saúde (AYRES, 2004). Demandam a reconstrução das práticas em saúde para que tenha sentido o encontro com o outro, e que essas necessidades apresentadas pelos usuários sejam analisadas numa perspectiva interdisciplinar, interprofissional e intersetorial. Diante disso, o cuidado assume a tradução de "acolher" a necessidade do outro, e considera o exercício a responsabilidade, a liberdade pelo tratamento (ANEAS; AYRES, 2011; AYRES, 2000). Para Ayres (2000):

> "Cuidar da saúde de alguém é mais que construir um objeto e intervir sobre ele. Para cuidar há que se considerar e construir projetos; há que se sustentar, ao longo do tempo, uma certa relação entre a matéria e o espírito, o corpo e a mente, moldados a partir de uma forma que o sujeito quer opor à dissolução, inerte e amorfa, de sua presença no mundo" (AYRES, 2000, p. 71).

Há, portanto, uma crítica aos modelos tecnicistas, esvaziados do sentido do encontro. Abordagens biomédicas e centradas no adoecimento do corpo, na lógica da queixa-conduta, que ficam descontextualizadas com as condições de produção e reprodução social e não dialogam na produção do cuidado em saúde. A produção de cuidado não pode ser reduzida à consulta, diagnóstico e exames, mas envolve a capacidade de acolher, de promoção de práticas de si, e não para o outro, um momento em que ambos se voltam para resolver e amenizar os sofrimentos conhecidos como problemas de saúde (CECCIM; MEHRY, 2009).

Nesta perspectiva, as práticas em saúde devem conceber o cuidado a partir da integralidade, que integrem ações de promoção, prevenção, tratamento e reabilitação. O princípio de integralidade também pressupõe a articulação da saúde por meio das práticas profissionais para a recomposição do ser humano e do cuidado fragmentado pelas especialidades da medicina como campo de atuação de diferentes profissionais, a articulação dos serviços de saúde e desses com outros espaços para ações intersetoriais, diferentes áreas que repercutem na saúde e nos modos de vida dos usuários e famílias.

Ainda, o cuidado pode ser explorado a partir de diferentes dimensões que se complementam e coexistem: societária, sistêmica, organizacional, profissional, familiar e individual (CECÍLIO, 2009).

Figura 1 – As dimensões do cuidado

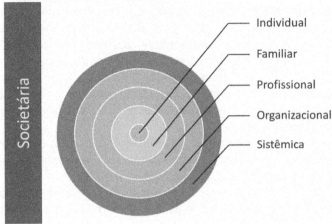

Fonte: Autoria própria com base na proposta das dimensões do cuidado de Cecílio (2009).

Nessa perspectiva, a gestão do cuidado não é exclusiva de uma única pessoa, instituição ou grupo profissional, ela é feita, em cada uma dessas dimensões, a partir de como cada uma delas considera a saúde.

Na **dimensão societária**, é preciso considerar como cada sociedade compreende o cuidado e com base em diferentes perspectivas: social, cultural, econômica, ética, justiça, direito, entre outras. Qual é o papel do Estado? Quais e como são definidas as políticas sociais? Quais são os atores sociais com governabilidade para defini-las? Essa dimensão diz respeito a como o Estado e a Sociedade Civil, com seus diferentes e heterogêneos projetos, vão conformar piores ou melhores condições de vida (e saúde) para a população (CECÍLIO, 2009).

Na **dimensão sistêmica**, é possível identificar como a gestão do cuidado é interpretada a partir das conexões formais e regulamentadas entre os serviços de saúde que conformam um sistema (público ou privado, ou ambos, integrado, articulado ou fragmentado). No que se refere a articulação dos serviços públicos brasileiro, diz respeito sobre como esses se estruturam para dar conta dos princípios do SUS: universalidade, integralidade e equidade. Trata-se, portanto, de um desafio para, nos aspectos operacionais, concretizar a proposta político-ideológica do SUS, pois pressupõe uma organização dos serviços, dos saberes profissionais instituídos sem desconsiderar as demais dimensões na gestão do cuidado (CECÍLIO, 2009; KALICHMAN; AYRES, 2016). Assim, os itinerários terapêuticos, as diversas portas de entradas do sistema, o desenho das redes de cuidado, a relação entre serviços públicos e privados e a autonomia dos usuários podem minimamente dar a real noção das diferentes matizes que compõem a gestão do cuidado e que escapam às definições estanques dos gestores acerca de como acessar o sistema de saúde (CECÍLIO, 2009).

A **dimensão organizacional** da gestão do cuidado é aquela operacionalizada dentro dos serviços de saúde, institucionalizada e paradigmática, marcada em maior ou menor grau pela divisão técnica e social do trabalho, fragmentação em diversas especialidades da medicina, racionalização dos processos, estratégias disciplinadoras, regras e condutas comuns ao coletivo, palco de disputas e assimetrias de poder (CECÍLIO, 2009). A instituição de saúde atua com governabilidade e autonomia para estruturar as suas práticas de saúde, alinhadas às demais dimensões citadas, mas também em consideração às suas particularidades.

A **dimensão profissional** é descrita como o momento de encontro entre profissional e usuário, permeado de subjetividades. As tecnologias aplicadas neste encontro, são materiais e não-materiais, sendo comum a distinção dos instrumentos (tecnologias duras), o saber técnico-científico que norteiam a prática (tecnologias leve-duras) e as relações estabelecidas entre os sujeitos (tecnologias leves), como por exemplo, a comunicação e o vínculo (FRANCO; MEHRY, 2012). É regida por três elementos: a competência técnica profissional, a sua postura ética e a capacidade de construir vínculo com o usuário (CECÍLIO, 2009).

Nessa dimensão da gestão do cuidado, o profissional pode lançar mão de instrumentos que lhe deem suporte à conduta clínica de forma mais ampliada ou mais restrita (biomédico).

A **dimensão familiar** na gestão do cuidado pode assumir diferentes conformações, a depender da fase da vida no qual o usuário se encontra, sua autonomia e cuidado de si. Quando há pouca autonomia ou limitações de autocuidado, pode recrutar o envolvimento do núcleo familiar (e até de outras relações de afeto) para atender as necessidades de cuidado (CECÍLIO, 2009) tensionando laços familiares nem sempre saudáveis.

Por fim, a **dimensão individual,** o cuidado de si, pode ser considerado por uma dupla lógica, elementos que determinam e definem seus espectros de possibilidades em função do lugar que ocupa na sociedade mas também é possível considerar sua autonomia de delinear caminhos individuais do cuidado de si, que podem amenizar essas determinações (CECÍLIO, 2009).

Assim, para concretização de ações de gestão do cuidado pelos profissionais de saúde e enfermagem, o uso de ferramentas, instrumentos, tecnologias devem tomar em consideração as diferentes dimensões citadas anteriormente.

Da perspectiva da saúde coletiva, há uma tentativa de superar o modelo assistencial hegemônico das práticas em saúde, centrado na lógica instrumental e prescritiva, com adoção majoritária das tecnologias duras. Ou seja, é necessário estabelecer uma lógica de cuidado que valorize a organização familiar, o conhecimento do território, a promoção da saúde e a prevenção de agravos, o compartilhamento de saberes, a partir do trabalho em equipe, compreendendo os limites e possibilidades do modo de levar a vida. Para isso, a gestão do cuidado prevê a valorização das tecnologias leves, comunicação, acolhimento, vínculo como fundamentais para o atendimento das necessidades dos usuários (FRANCO; MEHRY, 2012). É preciso superar as práticas profissionais engessadas em protocolos devido à complexidade do objeto e a imprevisibilidade do encontro entre usuários e profissionais de saúde.

No que se refere à gestão do cuidado na perspectiva macro, ou, conforme nomeia Cecílio, sistêmica, o modelo de atenção proposto nas últimas décadas na atenção primária prioriza o cuidado familiar, a partir da Política Nacional da Atenção Básica (PNAB), criada em 2006 e modificada nos anos de 2011 e 2017 (BRASIL, 2017). A organização das práticas orienta-se a partir de equipes de Estratégia Saúde da Família (ESF), entendida como uma inovação tecnológica não material na organização do trabalho em saúde (PIRES et al., 2019). A proposta em equipe de saúde da família veio substituir as práticas da APS brasileira tradicional com atendimentos pontuais e médico-centrado de especialidades médicas (pediatria, ginecologia, obstetrícia e clínica geral) (PORTELA, FEHN, DAL POZ, 2019).

Vale aqui fazer a contextualização entre Atenção Básica e Atenção Primária à Saúde (APS). No Brasil, foi cunhado o termo Atenção Básica, na tentativa de se contrapor à perspectiva assumida em alguns países e órgãos internacionais que limita a compreensão da atenção primária destinada à populações pobres. Portanto, a AB resgata o caráter universalista da Declaração de Alma-Ata de sistema universal e integral de atenção à saúde (CAMPO; PEREIRA, 2013). Essa reorientação das práticas de saúde no Brasil não desconsidera as definições de atributos essenciais: **acesso de primeiro contato**, acesso preferencial e ordenado a partir da AB, à **longitudinalidade**, atenção à saúde de forma contínua a partir do vínculo entre profissionais e usuários, a **coordenação**, integração e coordenação das ações tanto entre os profissionais da mesma equipe como dessa equipe com os outros níveis de atenção e a **integralidade** (STARFIELD, 2002).

Ainda, para fazer a gestão do cuidado em saúde na perspectiva macro é preciso levar em consideração as principais causas de morte e adoecimento daquele contexto, essas relacionadas aos determinantes sociais. A título de exemplo, nas últimas duas décadas, há prevalência de doenças cardio e cerebrovasculares (BRASIL, 2022). A gestão no cuidado precisa tomar em consideração, na elaboração de políticas públicas de saúde, de educação, de seguridade social e de trabalho, por exemplo, ações que promovam melhoria nesses índices.

REDES DE ATENÇÃO À SAÚDE

Apresentada a ESF como uma forma preferencial de organização das práticas de cuidado na AB, a outra proposta governamental se dá pela implementação de Redes de Atenção à Saúde (RAS), ou seja, a integralidade no atendimento das necessidades de saúde se daria pela organização de ações e de serviços de saúde, a partir da AB para outros níveis de atenção especializada. Dessa forma, a AB é definida como local privilegiado para ordenar e coordenar a gestão do cuidado, além de ser a porta de entrada prioritária na Rede (BRASIL, 2014a).

As Redes de Atenção à Saúde (RAS) são descritas como uma forma de organizar os serviços de saúde no SUS para dar conta do atendimento das necessidades de saúde de um coletivo, na perspectiva integral e resolutiva. A APS deve atuar como porta de entrada para o sistema de saúde e oferecer no seu próprio território resolutividade para a maioria das necessidades de saúde apresentadas pelos usuários, ser coordenadora do cuidado e reconhecer os caminhos percorridos por esses usuários e família quando as necessidades de saúde demandarem serviços especializados, por meio dos processos de referência e contrarreferência para os serviços secundários e terciários que integram a rede, ou ainda pelo apoio matricial de algumas equipes como o Núcleo Ampliado a Saúde da Família – NASF (BRASIL, 2014b).

Cabe salientar que a proposta de rede não é o simples encaminhamento por referência e contrarreferência para outros serviços, mas em situações em que o usuário necessite atendimento especializado será coordenado pela equipe de referência que é a responsável pelo cuidado contínuo e planejado junto ao usuário e família, haverá compartilhamento da responsabilidade da equipe de referência para a especialidade (BAETA; MELO, 2020).

Nesse sentido, a gestão do cuidado precisa oferecer mecanismos apropriados que deem conta tanto da lógica de acesso como de sua efetividade, bem como compreender o cuidado como ação contínua, na perspectiva longitudinal, se distanciando de processo fragmentado em serviços da rede de forma mecanicista, confundindo o usuário à uma peça automotiva que percorre uma linha de produção, recebendo em cada etapa parcelar, entre profissionais e serviços, atenção aos seus problemas de saúde (CAMPOS, 2018).

Embora a proposta em redes de atenção não seja recente, originada na década de 1920 com base no sistema de saúde inglês, a experiência brasileira tem se mostrado bastante heterogênea, os municípios brasileiros herdaram a tradicional assistência centrada em grandes hospitais e centros de saúde, o que emperra a adoção da proposta teórica de RAS (BRASIL, 2017).

Destaca-se que a mudança na lógica de acesso ao sistema de saúde pela APS se dá pelo potencial de resolubilidade de aproximadamente 80% dos problemas de saúde apresentados por uma determinada população adscrita. As ações ofertadas nesses serviços precisam incluir promoção à saúde, prevenção de doenças e recuperação dos agravos, além de coordenar e ordenar a atenção prestada para os outros níveis do sistema (STARFIELD, 2002). Pesquisa brasileira confirmou essa porcentagem na região metropolitana, na qual as ações na APS alcançaram a expressiva marca de 85% dos problemas de saúde da população (SERRA; RODRIGUES, 2010).

Nesse sentido, as políticas públicas para a organização do sistema de saúde nos últimos anos foram direcionadas para a melhoria do acesso, mas ainda é preciso melhorar sua efetividade. Ou seja, os usuários precisam ter para além do acesso às estruturas e aos processos de cuidado a garantia de que esse atendimento seja efetivo, no sentido de ter sua necessidade de saúde atendida (NORMAN, TESSER, 2015).

Há alguns pontos importantes para compreender as diferenças existentes entre a organização do sistema de saúde, os serviços de saúde em rede e a lógica tradicional, para superar o modelo fragmentado de gestão do cuidado em saúde. A articulação em rede propõe uma organização com forte protagonismo da APS que coaduna com os princípios político-ideológicos da saúde coletiva, conforme contribuições de Mendes (2011) adaptados e apresentados na Tabela 1:

Tabela 1. Diferenças e características dos serviços de saúde tradicional e em rede

CARACTERÍSTICA	SISTEMA TRADICIONAL	REDES DE ATENÇÃO À SAÚDE
Organização dos serviços	Hierárquica	Poliárquica
Coordenação da atenção	Inexistente	Feita a partir da APS
Comunicação entre os Componentes	Inexistente	Feita por sistemas logísticos eficazes
Foco das práticas de cuidado	Nas condições agudas e acesso do usuário por unidade de pronto atendimento	Nas condições agudas e crônicas por meio de uma RAS
Objetivos	Parciais, desordenados, nos diferentes serviços, resultados não mensuráveis	Alcance de melhores condições de saúde com acompanhamento dos resultados clínicos e econômicos
População	Vários indivíduos isolados	Pertencente a um território, compreendida por grupos heterogêneos, subgrupos (vulnerabilidades e riscos) e sob responsabilidade da RAS
Usuário do serviço de saúde	Paciente, recebe prescrições dos profissionais de saúde	Corresponsável pela própria saúde

CARACTERÍSTICA	SISTEMA TRADICIONAL	REDES DE ATENÇÃO À SAÚDE
Ação de cuidado no Sistema	Reativa aos episódios agudos, acionada quando há demanda espontânea das pessoas usuárias	Contínua, plano de cuidados do usuário, realizado conjuntamente por uma equipe interprofissional com participação do usuário
Ênfase das intervenções	Curativas e reabilitadoras a partir das condições estabelecidas	Por meio da promoção, prevenção, cura, reabilitação, com foco nos determinantes sociais do processo saúde-doença
Modelo de gestão	Gestão por estruturas isoladas sem conexão entre serviços (cada serviço, uma gerência, hospitalar, APS, ambulatórios especializados etc.)	Sistêmico, integração da gestão e organização dos serviços da APS considerado a partir de outros pontos da rede
Planejamento	Planejamento normativo desconsidera o diagnóstico situacional e definido pelos interesses dos prestadores	Planejamento estratégico a partir de necessidades e das respectivas condições de saúde da população
Ênfase do cuidado	Médico-centrado	Cuidado colaborativo realizada por equipes interprofissionais centrado no usuário e família
Participação social	Participação social inexistente, desconsiderada	Ativa, por meio de conselhos de saúde, governança em rede

Fonte: Autoria própria construído e adaptado de Mendes (2011).

Além da organização em RASs, entre os anos de 2011 e 2012 foram pactuadas a criação das redes temáticas, essas com linhas, ações e itinerários específicos a cada um dos agravos (BRASIL, 2013): Rede Cegonha, Rede de Urgência e Emergência, Rede de Atenção Psicossocial, Rede de Cuidados à Pessoa com Deficiência, Rede de Atenção à Saúde das Pessoas com Doenças

Crônicas. Esses desenhos podem ser criados e extintos a depender das características epidemiológicas da população.

Em síntese, a gestão sistêmica e societária, como pano de fundo e contextual dão suporte e diretrizes para estruturação de outras dimensões da gestão do cuidado organizacional, profissional, individual e familiar, essas dimensões estabelecem conexões diversas, produzindo uma complexa e ampla possibilidade de cuidado.

LINHAS DE CUIDADO

As Linhas de Cuidado são consideradas como uma forma de articulação de recursos e práticas produtores de saúde, entre unidades de atenção de uma região, orientados por diretrizes clínicas que atuam na gestão do cuidado de determinadas doenças e agravos, em resposta às necessidades epidemiológicas de maior prevalência no coletivo (BRASIL, 2018).

As linhas de cuidado prioritárias estabelecidas para atendimento na RAS são: doenças renocardiovasculares; diabetes; obesidade; doenças respiratórias crônicas; e câncer (de mama e colo de útero) (BRASIL, 2013).

Cabe assinalar que as linhas de cuidado não foram pensadas para reduzir os usuários a simples portadores de doenças, condições e agravos e a partir disso, desenhar um itinerário e conjunto específico de procedimentos e protocolos realizados nos serviços de saúde, mas garantir os fluxos assistenciais mínimos com ações de promoção, prevenção, cura, cuidado, reabilitação e paliativas relativas à determinada doença ou condição (MENDES, 2011).

Leitura Recomendada
Acesse a Linha de Cuidado Materno Infantil do estado de Santa Catarina (SANTA CATARINA, 2019), pelo QR Code:

Quanto à organização dos serviços de AB para a gestão do cuidado dos indivíduos, na perspectiva profissional e organizacional, apresentam-se abaixo algumas estratégias que dizem respeito à organização dos trabalhadores no atendimento dos usuários: acolhimento, atendimento da demanda espontânea e acesso avançado.

ACOLHIMENTO, DEMANDA ESPONTÂNEA E ACESSO AVANÇADO

Nas últimas duas décadas o Brasil reestruturou a partir de políticas públicas de saúde os serviços da APS e tem investido enfaticamente na mudança do escopo de atendimento nesse ponto do sistema para uma atenção voltada ao cuidado familiar, por meio da Estratégia de Saúde da Família (ESF). No bojo dessa mudança está, sobretudo, o anseio do aumento da cobertura e do acesso aos serviços de saúde bem como de maior resolubilidade neste nível de atenção. Sequencialmente, adotou a estratégia de ampliar as especialidades profissionais com a inclusão de especialistas inseridos no cuidado da APS, por meio do NASF (ALMEIDA; MEDINA, 2021).

Nessa perspectiva, o acolhimento é definido como um processo que perpassa todo o atendimento em qualquer nível de atenção à saúde, e se caracteriza como uma postura de escuta atenta para as necessidades de saúde dos usuários que não se restringe à visão biologicista e imediatista de triagem, ou seja, o acolhimento deve ser visto para além do atendimento inicial do usuário que se apresenta no serviço de saúde sem agendamento prévio. A prática de "acolher" deve ser de todos os trabalhadores dos serviços de saúde, mas destaca-se a enfermagem como protagonista nesse processo de escuta (BERNARDES; FORTUNA, 2017).

Apresentada a definição de acolhimento no seu amplo sentido, é preciso dizer que ainda assim, como porta de acesso preferencial e principal, os serviços de saúde da AB precisam definir um modelo de atendimento para dar conta da demanda espontânea dos usuários, ou seja, as condições agudas que uma determinada população adscrita no território apresenta e precisa adentrar ao serviço de saúde sem um agendamento prévio.

Em alguns serviços esse primeiro atendimento do usuário é chamado de triagem, acolhimento, agenda do dia, acesso avançado, entre outros. As singularidades e particularidades de cada serviço dependem muito de como ele se estrutura e compreende a saúde e também de como os profissionais irão desencadear ações a partir do momento em que o usuário adentra ao serviço.

Nesse sentido, discorre-se neste capítulo uma proposta que tem sido denominada de acesso avançado. Embora não faça parte de uma proposta nacional, diversas iniciativas em diferentes locais do Brasil têm proposto a organização da agenda das equipes por uma estratégia denominada acesso avançado, este, substitui o modelo tradicional de agendamento. O modelo tradicional é aquele em que todas as consultas médicas são pré-agendadas, sem espaço de atendimento da demanda espontânea, seja por dias na semana/mês específicos para as condições crônicas (diabetes, hipertensão, gestante, puericultura etc.) (TESSER; NORMAN; VIDAL, 2018).

O acesso avançado é uma das propostas de agenda aberta (ou acesso aberto) em que o usuário consegue atendimento oportuno, em geral, em até 48 horas na APS o que evita que o mesmo procure um serviço de pronto atendimento hospitalar, ou ainda, que se ausente da consulta que foi agendada com muito tempo de antecedência. Esse modelo de agendamento tem como proposta equilibrar a oferta de consultas com a demanda, permite maior flexibilidade no agendamento, elimina atrasos e melhora a satisfação do usuário, além de respeitar a lógica do atendimento longitudinal (ANSELL; GASH, 2008; TESSER; NORMAN; VIDAL, 2018).

Cabe destacar que o acesso avançado é apenas um modelo de agendamento de consulta médica que prioriza que esse usuário tenha no serviço de APS, sobretudo com o médico de família, o atendimento de sua necessidade imediata, não deve ser reduzido ao modelo de atendimento médico-centrado, mas a possibilidade de ter atenção breve ao problema/agravo apresentado.

Para finalizar, após perpassarmos a gestão do cuidado numa perspectiva macro, de como o sistema de saúde se organiza, uma perspectiva organizacional de atendimento, discorreremos a seguir sobre a gestão do cuidado na APS a partir das práticas dos profissionais, ou seja, os instrumentos e ferramentas que subsidiam e direcionam as decisões clínicas/cuidado. Existem inúmeros instrumentos que norteiam o cuidado como os protocolos baseados nas linhas de cuidado prioritárias, neste capítulo citaremos alguns instrumentos que extrapolam os protocolos e que são de responsabilidade compartilhada, da equipe interprofissional: o projeto terapêutico singular, o modelo Calgary de avaliação da família, genograma e ecomapa.

PROJETO TERAPÊUTICO SINGULAR

Na gestão do cuidado a partir da clínica ampliada, na proposta que segue esse capítulo é preciso pensar métodos e instrumentos que sejam coerentes ao referencial teórico de cuidado adotado. Nessa perspectiva, esses instrumentos são pensados não apenas para a gestão da clínica individual, mas desse indivíduo como parte de uma família e ambos inseridos num território social.

Assim, o projeto terapêutico individual, também denominado de projeto terapêutico singular – PTS (muito utilizado na gestão do cuidado em saúde mental) é uma estratégia de intervenção, ou, estratégia para a gestão do cuidado pensado a partir dos recursos da APS: a equipe de saúde, o território, o usuário e a família (BAETA; MELO, 2020), ou seja, há uma corresponsabilização entre profissionais para delineamento do cuidado que inclui a participação e a inclusão do usuário e da família. Ou seja, a cogestão do cuidado considera todas as dimensões presentes, e não há uma prescrição profissional, o PTS não é pensado para o usuário, mas é pensado junto com ele.

O projeto terapêutico singular tem como finalidade formular o diagnóstico do usuário (para além das necessidades biológicas de cuidado), avaliar os riscos e as vulnerabilidades ao qual está exposto e a partir disso traçar ações e responsabilidades por essas ações, sejam da equipe de referência ou dos profissionais de apoio matricial (CAMPOS, 1999). O PTS pressupõe uma criação coletiva, a partir de uma equipe interprofissional, com vistas a atender a complexidade do cuidado do usuário (BAETA; MELO, 2020).

Posto que o PTS é um instrumento para facilitar as ações de saúde de coprodução e cogestão do cuidado, sua operacionalização é descrita pelo Ministério da Saúde em quatro momentos. Antecede a esses momentos a contratualidade com o usuário, é preciso que ele tenha autonomia e responsabilize-se pelas construções juntamente aos profissionais de saúde (BRASIL, 2014b).

O primeiro momento é o **diagnóstico situacional** – quais são as necessidades (apresentadas pelo sujeito, percebidas pelos profissionais de saúde) avaliadas numa perspectiva integral, a partir de seus potenciais e vulnerabilidades considerando o contexto sócio-histórico e cultural, quais são suas redes de apoio social e familiar; o segundo momento do PTS é a **definição de metas** a curto, médio e longo prazo que serão construídas conjuntamente com o usuário, no qual ele é peça fundamental no processo decisório, é preciso estabelecer quais são as prioritárias e carecem de intervenção imediata, e aquelas que podem ser arroladas com mais tempo, sem perder de vista que há um cuidado para a crescente ampliação de sua autonomia; o terceiro momento é a **divisão de responsabilidades**, conforme apresentado, o usuário e família são corresponsáveis pelas ações propostas no PTS, e, em relação aos profissionais (equipe da ESF, do NASF ou outros) é desejável que aquele que tenha estabelecido maior vínculo com o usuário (definido como técnico de referência ou gestor do PTS) possa conduzir e acompanhar esse projeto, com esclarecimentos das ações pensadas e dos prazos estabelecidos; o quarto e último momento é denominado de **reavaliação,** ação sistematizada é desencadeada pelo gestor do PTS para acompanhamento e avaliação da evolução do caso, quais as metas, ações e pactuações que precisam ser revistas a partir dos resultados já alcançados (BRASIL, 2014b).

MODELO CALGARY DE AVALIAÇÃO DA FAMÍLIA, GENOGRAMA E ECOMAPA

O Modelo Calgary de Avaliação na Família (MCAF) é um instrumento proposto por Lorraine M. Wright e Maureen Leahey, da Universidade de Calgary, instituição canadense que propõe uma visão ampliada do sistema familiar, as relações internas e as relações externas, bem como são as fontes de fortalecimento e de fragilidades do indivíduo e sua família (WRIGHT; LEAHEY, 2012; SOUZA et al., 2017). A avaliação realizada pelo enfermeiro e profissionais de saúde permite identificar as necessidades de saúde e os possíveis caminhos de cuidado a partir de uma rede de apoio social.

Para a avaliação da família, os profissionais de saúde podem lançar mão de entrevistas semiestruturadas, e também outros dois instrumentos que permitem identificar o grupo familiar e sua relação com os equipamentos sociais, o genograma e o ecomapa, o primeiro é uma figura que representa o grupo familiar, e o segundo, representa as relações desta família com a sociedade (MCGOLDRICK; GERSON; PETRY, 2012; SOUZA et al., 2016).

O genograma e o ecomapa são ferramentas que auxiliam na interpretação e na explicitação da organização do indivíduo e suas relações familiares cujo foco é o cuidado. Parte da compreensão de que a família possui uma rede de relações que possam apoiar e dar sustentabilidade no enfrentamento dos processos de adoecimento como também pode ser uma fonte de resistência e dificuldades para adoção do plano terapêutico. As informações contidas no genograma e ecomapa são contextualizadas na perspectiva cultural, política, espiritual e socioeconômica, requer o entendimento das potencialidades e desgastes tanto individual como familiar (MCGOLDRICK; GERSON; PETRY, 2012; SOUZA et al., 2016).

A utilização do genograma, apesar de representar o momento atual, possibilita o conhecimento ao longo de várias gerações da família com informações que vão desde os aspectos genéticos aos comportamentais e culturais (WENDT; CREPALDO, 2008). Trata-se de um instrumento compartilhado por vários profissionais atuantes, em especial na APS, mas também em outros pontos do sistema de saúde, que permite coletar informações relevantes como os nascimentos e óbitos familiares e outras informações mais complexas das relações familiares. Esse diagrama apresenta a estrutura e o histórico da família, suas gerações e disposições na linhagem da geração (ascendência e descendência para pais e filhos) e horizontais para relações entre irmãos e as uniões (WRIGHT; LEAHEY, 2012).

A adoção desses instrumentos pela ESF é ampliada para além dos dados simples, enquanto o genograma possibilita identificar a conformação familiar e identificar as relações dentro dela, o ecomapa possibilita a compreensão das relações, ligações e interações dessa família com outras estruturas externas, como o território, as instituições religiosas, educativas, de saúde, associações, entre outras, permite identificar a rede de apoio para o plano terapêutico (WRIGHT; LEAHEY, 2012).

Assim, o ecomapa permite identificar quem são as pessoas da família e as instituições que estão presentes e conformam a rede de cuidados em saúde. Essa visualização no planejamento do cuidado é fundamental para atender as singularidades de cada núcleo familiar ao expor aqueles que indivíduos que apoiam e também são requisitados no cuidado, visto que esses nem sempre são indivíduos do núcleo familiar (MUSQUIM et al., 2013).

A análise das relações sociais por parte dos profissionais pode auxiliar na orientação para o tratamento, o profissional consegue visualizar as conexões existentes entre o usuário, família e a coletividade. Existe uma orientação para a construção do ecomapa enquanto figura visual ao apresentar o genograma da família localizado no centro, em um círculo e se estabelecem círculos ao redor que representam os indivíduos, as instituições e as associações. De forma geral, a representação gráfica explora as relações entre este indivíduo e sua família no contexto territorial e social, como um sistema (WRIGHT; LEAHEY, 2012).

CONSIDERAÇÕES FINAIS

Neste capítulo discutimos o cuidado a partir do referencial da saúde coletiva e contextualizamos a gestão do cuidado nessa perspectiva, que extrapola a compreensão do modelo biomédico, centrado no cuidado dos aspectos biológicos, visto a complexidade dos aspectos sociais que atravessam o processo saúde-doença e também coloca na centralidade da gestão do cuidado o indivíduo e família.

A gestão do cuidado poderia ser traduzida apenas como a gestão da clínica, caso fosse essa a interpretação teórica adotada, mas houve o compromisso de apresentá-la de forma ampliada e sistêmica, desde as normas e diretrizes da macrogestão com os princípios do SUS e atributos essenciais e derivados da APS, que vão desdobrar ações de organização dos serviços (formas de agendamento, formas de encaminhamento, formas de considerar a autonomia do sujeito) até o cuidado no micro espaço das práticas profissionais (no encontro entre usuários e profissionais de saúde). Nesse nível, foram apresentados instrumentos para a gestão do cuidado que extrapolam os protocolos (que, em geral, focam o processo biológico do problema de saúde e a gestão da clínica, com recortes do que são necessidades de saúde), mas que coadunam com a compreensão do usuário como indivíduo que se insere numa organização familiar e num dado território e contexto social, corresponsável pela condução do próprio cuidado.

REFERÊNCIAS

ALMEIDA, Erika Rodrigues de; MEDINA, Maria Guadalupe. A gênese do Núcleo de Apoio à Saúde da Família (NASF) na agenda da atenção primária à saúde brasileira. Cad Saúde Pública. v. 37, n. 10: e00310820, 2021. Disponível em: DOI:10.1590/0102-311X00310820. Acesso em: 29 abr 2022.

ANEAS, Tatiana de Vasconcellos; AYRES, José Ricardo de Carvalho Mesquita. Significados e sentidos das práticas de saúde: a ontologia fundamental e a reconstrução do cuidado em saúde. Interface (Botucatu). v. 15, n. 38, p. 651-62, 2011. Disponível em: DOI: 10.1590/S1414-32832011000300003. Acesso em: 29 abr 2022.

ANSELL, Chris; GASH, Allison. Collaborative governance in theory and practice. J Pub Adm Res Theor. v. 22, n. 4, p. 379-406, 2008. Disponível em: https://doi.org/10.1093/jopart/mum032. Acesso em: 29 abr 2022.

AYRES, José Ricardo de Carvalho Mesquita. Cuidado e reconstrução das práticas de Saúde. Interface (Botucatu). v. 8, n. 14, p. 73-92, 2004. Disponível em: DOI: https://doi.org/10.1590/S1414-32832004000100005. Acesso em: 29 abr 2022.

AYRES, José Ricardo de Carvalho Mesquita. Sujeito, intersubjetividade e práticas de saúde. Ciênc Saúde Coletiva. v. 6, n. 1, p. 63-72, 2001. Disponível em: https://doi.org/10.1590/S1413-81232001000100005. Acesso em 29 abr 2022.

BAETA, Sanny Rhemman; MELO, Walter. O apoio matricial e suas relações com a teoria da complexidade. Ciênc Saúde Coletiva. v. 25, n. 6, p. 2289-95, 2020. Disponível em: https://doi.org/10.1590/1413-81232020256.19912018. Acesso em 29 abr 2022.

BERNARDES, Andrea; FORTUNA, Cinira Magali. Para melhorar a gestão. [Depoimento]. Revide[S.l: s.n.], 2017.Disponível em:. Disponível em: https://www.revide.com.br/editorias/saude/para-melhorar-gestao-50/ Acesso em: 29 abr 2022.

BRASIL. Concepção e gestão da proteção social não contributiva no Brasil. Brasília: Ministério do Desenvolvimento Social e Combate à Fome, UNESCO, 2009. Disponível em: https://www.mds.gov.br/webarquivos/publicacao/assistencia_social/Livros/concepcao_gestao_protecaosocial.pdf. Acesso em 29 abr 2022.

BRASIL. Departamento de Análise em Saúde e Vigilância das Doenças Não Transmissíveis. Secretaria de Vigilância em Saúde. Painéis Saúde Brasil: mortalidade geral – Causas de óbito. 2022. Disponível em: http://svs.aids.gov.br/dantps/centrais-de-conteudos/paineis-de-monitoramento/saude-brasil/mortalidade-geral/. Acesso em: 28 de abr de 2022.

BRASIL. Lei nº 8.080, de 19 de setembro de 1990. Lei Orgânica da Saúde. Dispõe sobre as condições para a promoção, proteção e recuperação da saúde, a organização e o funcionamento dos serviços correspondentes e dá outras providências. Brasília, set. 1990. Disponível em: http://www.planalto.gov.br/ccivil_03/leis/l8080.htm. Acesso em: 29 abr 2022.

BRASIL. Ministério da Saúde, Conselho Nacional de Saúde. Resolução nº 588, de 12 de julho de 2018. Brasília, DF: Ministério da Saúde; 2018. Disponível em: https://www.in.gov.br/materia/-/asset_publisher/Kujrw0TZC2Mb/content/id/36469447/do1-2018-08-13-resolucao-n-588-de-12-de-julho-de-2018-36469431. Acesso em: 29 abr 2022.

BRASIL. Ministério da Saúde, Secretaria de Atenção à Saúde, Departamento de Atenção Básica. Diretrizes para o cuidado das pessoas com doenças crônicas nas redes de atenção à saúde e nas linhas de cuidado prioritárias. Brasília, DF: Ministério da Saúde; 2013. 28 p. il. Disponível em: https://bvsms.saude.gov.br/bvs/publicacoes/diretrizes%20_cuidado_pessoas%20_doencas_cronicas.pdf. Acesso em: 29 abr 2022.

BRASIL. Ministério da Saúde. PORTARIA Nº 2.436, DE 21 DE SETEMBRO DE 2017. Aprova a Política Nacional de Atenção Básica, estabelecendo a revisão de diretrizes para a organização da Atenção Básica, no âmbito do Sistema Único de Saúde (SUS). Disponível em: https://bvsms.saude.gov.br/bvs/saudelegis/gm/2017/prt2436_22_09_2017.html. Acesso em: 29 abr 2022.

BRASIL. Ministério da Saúde. Secretaria de Atenção à Saúde. Implantação das Redes de Atenção à Saúde e outras estratégias da SAS. Brasília, DF: Ministério da Saúde; 2014 a. 160 p. Disponível em: file:///C:/Users/Unifesp/Downloads/Livro_Implantao%20das%20Redes%20de%20Atencao%20a%20Saude%20e%20outras%20estrategias%20da%20SAS-2014.pdf. Acesso em 29 abr 2022.

BRASIL. Presidência da República (BR), Casa Civil, Subchefia para Assuntos Jurídicos. Lei nº 12.466, de 24 de agosto de 2011. Acrescenta arts. 14-A e 14-B à Lei nº 8.080, de 19 de setembro de 1990, que "dispõe sobre as condições para a promoção, proteção e recuperação da saúde, a organização e o funcionamento dos serviços correspondentes e dá outras providências", para dispor sobre as comissões intergestores do Sistema Único de Saúde (SUS), o Conselho Nacional de Secretários de Saúde (Conass), o Conselho Nacional de Secretarias Municipais de Saúde (Conasems) e suas respectivas composições, e dar outras providências [Internet]. Diário Oficial da União, DF. Aug. 25, 2011. Disponível em: http://www.planalto.gov.br/ccivil_03/_ato2011-2014/2011/lei/l12466.htm. Acesso em: 29 abr 2022.

BRASIL.Ministério da Saúde. Departamento de Atenção Básica. Cadernos de Atenção Básica: Núcleo de Apoio à Saúde da Família - Volume 1: ferramentas para a gestão e para o trabalho cotidiano [Internet]. Brasília: Ministério da Saúde; 2014 b (Caderno de Atenção Básica, nº 39). Disponível em: http://bvsms.saude.gov.br/bvs/publicacoes/nucleo_apoio_saude_familia_cab39.pdf. Acesso em: 29 abr 2022.

CAMPOS, Gastão Wagner de Souza. Equipes de referência e apoio especializado matricial: um ensaio sobre a reorganização do trabalho em saúde. Ciênc Saúde Coletiva. v. 4, n. 2, p. 393-403, 1999. Disponível em: DOI: 10.1590/S1413-81231999000200013.Acesso em: 29 abr 2022.

CAMPOS, Gastão Wagner de Souza. SUS: o que e como fazer? Ciênc Saúde Coletiva. v. 23, n. 6, p. 1707-14. 2018. Disponível em: DOI: 10.1590/1413-81232018236.05582018. Acesso em: 29 abr 2022.

CECCIM, Ricardo Burg; MERHY, Emerson Elias. Um agir micropolítico e pedagógico intenso: a humanização entre laços e perspectivas. Interface (Botucatu). v. 13, n. Suppl.1, p. 531-42, 2009. Disponível em: DOI: 10.1590/S1414-32832009000500006. Acesso em: 29 abr 2022.

CECILIO, Luiz Carlos de Oliveira. A morte de Ivan Ilitch, de Leon Tostói: elementos para se pensar as múltiplas dimensões da gestão do cuidado. Interface (Botucatu). v. 13, n. Suppl. 1, p. 545-55, 2009. Disponível em: DOI: 10.1590/S1414-32832009000500007. Acesso em: 22 abr 2022.

FRANCO, Túlio Batista; MERHY, Emerson Elias. Cartografias do Trabalho e Cuidado em Saúde. Tempus – Actas de Saúde Coletiva, v. 6, n. 2, p. 151-163, 30 abr. 2012. Disponível em: https://doi.org/10.18569/tempus.v6i2.1120. Acesso em: 29 abr 2022.

GARCIA, Marcia; HORTALE, Virginia Alonso. Políticas e gestão em saúde [Internet]. Rio de Janeiro: Escola de Governo de Saúde; 2001. Disponível em: http://www.ensp.fiocruz.br/portal-ensp/publicacoes/escola-de-governo/pdf/politicasgestao1.pdf Acesso em: 29 abr. 2021.

KALICHMAN, Artur Olhovetchi; AYRES, José Ricardo de Carvalho Mesquita. Integralidade e tecnologias de atenção à saúde: uma narrativa sobre contribuições conceituais à construção do princípio da integralidade no SUS. Cad Saúde Pública. v. 32, n. 8:e00183415, 2016. Disponível em: DOI: 10.1590/0102-311X00183415. Acesso em: 29 abr 2022.

McGOLDRICK, Monica; GERSON, Randy; PETRY Suely. Genogramas: avaliação e intervenção familiar. 3ª ed. Porto Alegre: Artmed; 2012.

MENDES, Eugênio Vilaça. As redes de atenção à saúde. Brasília, DF: Organização Pan-Americana da Saúde; 2011. Disponível em: https://www.paho.org/bra/index.php?option=com_docman&view=download&category_slug=servicos-saude-095&alias=1402-as-redes-atencao-a-saude-2a-edicao-2&Itemid=965. Acesso em: 29 abr 2022.

MENDES-GONÇALVES, Ricardo Bruno; AYRES, José Ricardo; SANTOS, Liliana. (Org.). Saúde, sociedade e história. 1. ed. – São Paulo: Hucitec; Porto Alegre: Rede Unida, 2017. 439 p.

MUSQUIM, Cleciene dos Anjos; ARAUJO, Laura Filomena Santos de; BELLATO, Roseny; DOLLINA, Janderléia Valéria. Genograma e ecomapa: desenhando itinerários terapêuticos de família em condição crônica. Rev Eletr Enferm. v. 15, n. 3, p. 654-64, 2013. Disponível em: DOI: https://doi.org/10.5216/ree.v15i3.17730. Acesso em: 29 abr 2022.

NORMAN, Armando Henrique; TESSER, Charles Dalcanale. Acesso ao cuidado na Estratégia Saúde da Família: equilíbrio entre demanda espontânea e prevenção/promoção da saúde. Saude Soc. v. 24, n. 1, p. 165-79, 2015. Disponível em: DOI: 10.1590/S0104-12902015000100013. Acesso em: 29 abr 2022.

OLIVEIRA, Maria Amélia de Campos; PEREIRA, Iara Cristina. Atributos essenciais da Atenção Primária e a estratégia saúde família. Rev Bras Enferm. v. 66, n. esp., p. 158-64, 2013. Disponível em: DOI: 10.1590/S0034-71672013000700020. Acesso em: 29 abr 2022.

ORGANIZAÇÃO MUNDIAL DA SAÚDE (OMS). Constituição da Organização Mundial da Saúde. Documentos básicos, suplemento da 45ª edição. Out 2006. Disponível em:https://pesquisa.bvsalud.org/portal/resource/pt/lis-22006. Acesso em: 29 abr 2022.

PEDUZZI, Marina. O SUS é interprofissional. Interface (Botucatu). v. 20, n. 56, p. 199-201. 2016. Disponível em: https://doi.org/10.1590/1807-57622015.0383. Acesso 29 abr 2022.

PIRES, Denise Elvira Pires; VANDRESEN, LARA; MACHADO, FRANCELE; MACHADO, Rosani Ramos; AMADIGI, Felipa Rafaela. Gestão em saúde na atenção primária: o que é tratado na literatura. Texto contexto – enferm., v. 28, e20160426, 2019. Disponível em: http://old.scielo.br/scielo.php?script=sci_arttext&d=S0104-07072019000100501&lng=en&nrm=iso>. https://doi.org/10.1590/1980-265x-tce-2016-0426. Acesso em 29 Abr. 2022.

PORTELA, Gustavo Zoio; FEHN. Amanda Cavada; DAL POZ, Mario Roberto. Recursos humanos em saúde: crise global e cooperação internacional. Cienc Saude Coletiva. v. 22, n. 7, 2017. Disponível em: https://doi.org/10.1590/1413-81232017227.02702017. Acesso em: 29 abr 2022.

SANTA CATARINA. Secretaria de Estado da Saúde, Superintendência de Planejamento e Gestão, Diretoria de Atenção Primária à Saúde. Linha de Cuidado Materno Infantil. Florianópolis. Santa Catarina [Internet]. Florianópolis, SC: Secretaria de Estado da Saúde; 2019. 41 p. Disponível em: https://www.saude.sc.gov.br/index.php/informacoes-gerais-documentos/redes-de-atencao-a-saude-2/rede-aten-a-saude-materna-e-infantil-rede-cegonha/16093-linha-de-cuidado-materno-infantil/file. Acesso em 29 abr 2022.

SERRA, Carlos Gonçalves; RODRIGUES, Paulo Henrique de Almeida. Avaliação da referência e contrarreferência no Programa Saúde da Família na Região Metropolitana do Rio de Janeiro (RJ, Brasil). Ciênc Saúde Coletiva. v. 15, n. 3, p. 3579-86, 2010. Disponível em: https://doi.org/10.1590/S1413-81232010000900033. Acesso em 29 abr 2022.

SOUZA, Itala Paris de; BELLATO, Roseney; ARAUJO, Laura Filomena dos Santos de; ALMEIDA, Carla Beatriz Barros de. Genograma e ecomapa como ferramentas para compreensão do cuidado familiar no adoecimento crônico de jovem. Texto Contex Enferm.v. 25, n. 4:e1530015, 2016. Disponível em: DOI:1590/0104-07072016001530015. Acesso em: 29 abr 2022.

SOUZA, Thais Cristina Flexa; MELO, Adriana Borges; COSTA, Carla Monique Lavareda; CARVALHO, Jacira Nunes. Modelo Calgary de avaliação familiar: Avaliação de famílias com indivíduos adoecidos de tuberculose. Enfermagem em Foco, [S.l.], v. 8, n. 1, p. 17-21, 2017. Disponível em: <http://revista.cofen.gov.br/index.php/enfermagem/article/view/927. DOI:https://doi.org/10.21675/2357-707X.2017.v8.n1.927. Acesso em: 29 abr. 2022.

STARFIELD, Bárbara. Atenção primária: equilíbrio entre necessidades de saúde, serviços e tecnologia. Brasília, DF: UNESCO: Ministério da Saúde, 2002. Disponível em: https://bvsms.saude.gov.br/bvs/publicacoes/atencao_primaria_p1.pdf. Acesso em: 29 abr 2022.

TESSER, Charles Dalcanale; NORMAN, Armando Henrique; VIDAL, Tiago Barra. Acesso ao cuidado na atenção primária à saúde brasileira: situação, problemas e estratégias de superação. Saude Debate. v. 42, n. Spe1, p. 361-78, 2018. Disponível em: DOI: 10.1590/0103-11042018S125. Acesso em: 29 abr 2022.

WENT, Nayane Carvalho; CREPALDI, Maria Aparecida. A utilização do genograma como instrumento de coleta de dados na pesquisa qualitativa. Psicol Reflex Crit. v. 21, n. 2, p. 302-10, 2008. Disponível em: DOI: 10.1590/S0102-79722008000200016. Acesso em: 29 abr 2022.

WRIGHT, Lorraine M.; LEAHEY Maureen. Nurses and families: a guide to assessment and intervention in family. 5th. ed. São Paulo: Roca; 2012.

SEÇÃO 3
GERENCIAMENTO DE RECURSOS

CAPÍTULO 8
RECURSOS FÍSICOS

Patricia Bover Draganov
Magaly Cecília Franchini Reichert

OBJETIVOS
Ao terminar a leitura deste capítulo, você deverá ser capaz de:
- Compreender as principais peculiaridades do desenho arquitetônico dos Estabelecimentos Assistenciais de Saúde
- Discutir as implicações dos recursos físicos para prevenção de infecções
- Refletir sobre a otimização dos espaços e as condições ambientais de conforto
- Refletir sobre e as relações de poder e a arquitetura no processo de trabalho do enfermeiro

INTRODUÇÃO

Pensar em recursos físicos nos remete a um espaço, um ambiente delimitado, a edificações que abrigam objetos, insumos, mobiliários, bens, outros itens diversos e pessoas que interagem nesses locais dependendo da finalidade a que foram projetados.

Recursos físicos destinados à saúde seguem o mesmo raciocínio, porém têm como atividade fim o cuidado em saúde e, portanto, necessitam ter dimensões que proporcionem a assistência com qualidade e segurança livre de riscos para os profissionais que prestam serviços, que são na maioria, os profissionais de saúde. Os estabelecimentos assistenciais de saúde (EAS)[1] são estruturas complicadas, com custo elevado, precisam ter projetos flexíveis para que possam se adaptar com celeridade às demandas de saúde emergentes e consequentemente às mudanças advindas do desenvolvimento tecnológico e das práticas dos diferentes profissionais que coabitam nessas edificações. Com estas especificações, reforçando a necessidade de garantir

---

1 A nomenclatura EAS foi adotada a partir da RDC nº 50 de 2002, sendo definida como: "qualquer edificação destinada à prestação de assistência à saúde à população, que demande o acesso de pacientes, em regime de internação ou não, qualquer que seja o seu nível de complexidade".

fluxos seguros e espaços eficazes, devem proporcionar ambientes humanizados, agradáveis e que busquem atender as necessidades individuais de cada usuário, interno e externo, incluindo as sensações advindas da temperatura, ruídos, iluminação, cores, sinalização visual e aspectos ergonômicos.

Segundo os teoristas da arquitetura, os edifícios de saúde são extremamente complexos a começar de sua conceituação, projeto, construção e funcionamento.

Neste contexto podemos afirmar que os espaços onde o cuidado à saúde é realizado interferem na qualidade e segurança dessa assistência, afetando a imagem da instituição, bem-estar, produtividade e viabilidade econômica (BITTAR, 1996).

Os recursos físicos são definidos como "espaços que compõem os setores e seus compartimentos em uma edificação, abrigando seus equipamentos e mobiliários". Quando destinados à saúde as múltiplas facetas despontam, evidenciando a complexidade das estruturas que têm seu grau máximo no hospital (BROSS, 1994).

Vamos entender um pouco da história dessas edificações, com seus protagonistas, entre eles alguns enfermeiros, a evolução da legislação sobre o tema e as constantes transformações e adaptações características dessas construções.

A HISTÓRIA DOS ESTABELECIMENTOS ASSISTENCIAIS DE SAÚDE (EAS)

A Idade Média caracterizou-se pela assistência prestada por religiosos ou populares com conhecimentos sobre cuidados em saúde típicos dessa época. A medicina de caráter oficial era aplicada em estabelecimentos religiosos como atividade secundária às obrigações de caráter religioso (BRASIL, 1944; FOUCAULT, 2015).

No século XVIII, em função principalmente das descobertas da microbiologia, o paradigma da assistência mudou completamente e passou a subordinar-se ao conhecimento sobre a doença e seus aspectos patológicos. O ambiente aflorou como uma variável importante para o processo assistencial e, em função disto surgiu o conceito de hospital terapêutico. Nesse contexto, as questões funcionais e espaciais tornaram-se tão protagonistas como aquelas relacionadas aos procedimentos e rotinas assistenciais motivando o aperfeiçoamento dos processos projetuais dos estabelecimentos assistenciais de saúde (FOUCAULT, 2015).

Uma das primeiras recomendações para a elaboração de projetos de EAS foi assinada pela Comissão da Academia de Ciências de Paris, o portfólio de trabalhos sobre arquitetura hospitalar, do médico Jacques-René Tenon[2], publicado em 1788, reuniu cinco relatórios em uma obra de nome "*Mémoires sur les hôpitaux de Paris*", em que sugeria a implementação de elementos arquitetônicos em função da qualidade da assistência prestada. Infelizmente, essas considerações só foram compreendidas e implementadas um século depois (MICHELIN, 1992).

No século XIX, em função da consolidação da arquitetura como um elemento terapêutico, surgiu o hospital especializado, que substituiu os hospitais com milhares de leitos e portadores de doenças contagiosas, feridos e mulheres grávidas em enfermarias contíguas, por novas propostas, em que a separação dos pacientes segundo suas patologias inspirava e a construção de hospitais com menor número de leitos. Neste sentido, o modelo pavilhonar surgiu como a solução arquitetônica ideal por favorecer a segregação dos pacientes e o uso dos elementos da natureza para compor a arquitetura hospitalar, tais como a ventilação, a iluminação, o posicionamento espacial, os fluxos, entre outras. Alguns hospitais foram considerados modelos referência da época e, como exemplo tem-se o Hospital Laribosière de Paris, projetado por Gauthier em 1839 com capacidade para 905 leitos dispostos em pavilhões com 32 leitos (BRASIL, 1944; FOUCAULT, 2015; MIQHELIN, 1992).

Também no século XIX, a icônica enfermeira Florence Nightingale aplicou os elementos arquitetônicos em sua prática durante a assistência de enfermos e reduziu drasticamente as taxas de mortalidade nos hospitais. Além disso, ela registrou no livro Notas sobre Hospitais, publicado em 1863, suas observações sobre o sistema pavilhonar, como e quanto os elementos arquitetônicos poderiam favorecer a prática assistencial. Nas suas anotações ela estabeleceu as bases e dimensões da "Enfermaria Nightingale", que era descrita como um salão longo e estreito com leitos dispostos perpendicularmente em relação às paredes perimetrais, um pé direito generoso e janelas altas entre os leitos de ambos os lados do salão que garantiam a ventilação cruzada e a iluminação natural. Além disso, as instalações sanitárias deveriam situar-se nas extremidades e receber ventilação nas três faces do bloco. O quarto de isolamento, o escritório da "enfermeira chefe", a sala de utilidades, a copa e o depósito deveriam ocupar o espaço intermeiário

---

2   Estudou medicina em Paris, publicou o *Mémoires sur les hôpitaux de Paris*, um relato conciso e detalhado dos hospitais franceses. Participou do comitê da Academia de Ciências, com cientistas famosos como Antoine-Laurent de Lavoisier (1743-1794), Coulomb (1736-1806) e Pierre-Simon Laplace (1749-1827). Propôs a reconstrução do Hôtel-Dieu, cujo projeto teve resistência e foi arquivado. Fonte. Brasil. Ministério da Educação e Saúde. Departamento Nacional de Saúde. Divisão de Organização Hospitalar. História e evolução dos hospitais. Rio de Janeiro: Ministério da Saúde; 1944. 588 p.

entre o salão e o corredor de ligação com outros pavilhões. Por fim, o posto de enfermagem deveria se situar no centro do salão, onde também ficava o sistema de calefação ou a lareira. A "enfermaria Nightingale" (Figura 1) protagonizou a anatomia do hospital do fim do século XIX (MIQUELIN, 1992; DRAGANOV E SANNA, 2017).

Figura 1. Enfermarias Nightingale

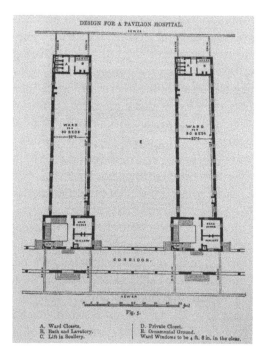

Fonte: NIGHTINGALE (1863)

No século XX, a América do Norte substituiu o modelo pavilhonar pelo monobloco vertical de concreto armado e com elevadores. Este novo modelo reduziu a dimensão das enfermarias, dos longos percursos impostos por elas e otimizou a infraestrutura e os processos de trabalho, gerando economia e qualidade dos serviços prestados (BRASIL, 1944; ALBANO E GAMA, 2019).

O Brasil foi o segundo país da América do Sul a construir uma edificação destinada exclusivamente a receber enfermos: o Hospital da Santa Cruz da Misericórdia de Santos, criado por Braz Cubas em 1543 e sob o comando de ordens religiosas. Este hospital pavilhonar e os que o sucederam foram parcialmente substituídos por monoblocos verticais somente no início do século XX, constituindo assim um modelo denominado híbrido, ou seja, com uma porção pavilhonar e outra de monobloco vertical (BRASIL, 1944; ALBANO E GAMA, 2019).

A legislação para construção de EAS foi enunciada somente no século XXI, precisamente na década de 1970 (DRAGANOV E SANNA, 2018).

> **Leitura Recomendada**
>
> Draganov PB, Sanna MCS. Desenhos arquitetônicos de hospitais descritos no livro "Notes on Hospitals" de Florence Nightingale. História da enfermagem: Revista eletrônica, Brasília, v. 8, n. 2, p. 94-105. 2017. Disponível em: http://here.abennacional.org.br/here/v8/n2/a04.pdf.
>
>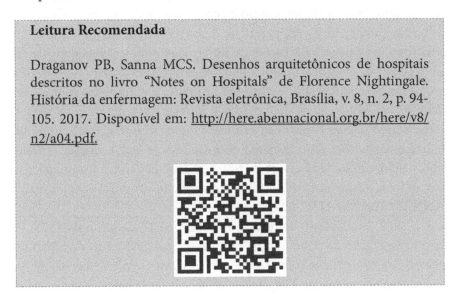

Construção de Estabelecimentos Assistenciais de Saúde e Normas Regulamentadoras no Brasil

As normas técnicas no Brasil foram influenciadas por articulações políticas, sociais e econômicas. A Linha do tempo: História das Normas para Construção de EAS foi construída para dar subsídio para a compreensão do texto a seguir. (Figura 2)

Figura 2 – Linha do tempo: História das Normas para Construção de EAS

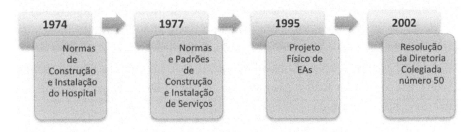

Fonte: Adaptado de DRAGANOV E SANNA, 2018.

A história das normas que subsidiaram a construção e reforma de EAS iniciou em 1974, com o documento de título *"Normas de Construção e Instalações do Hospital Geral"*. A referida norma foi estabelecida pela Coordenação de Assistência Médica e Hospitalar para prover a instalação adequada, o atendimento eficiente, seguro e econômico, mas era indicada apenas para o Hospital geral. Participaram do desenvolvimento desta norma a enfermeira, livre-docente da Escola de Enfermagem da Universidade de São Paulo (USP) e, na época, presidente da Associação Brasileira de Enfermagem Seção São Paulo, Dra. Circe Mello Ribeiro, a enfermeira Maria Consuelo Borges Matos, chefe do Serviço de Enfermagem do Hospital Infantil Darcy Vargas de São Paulo, a enfermeira Ondina Teixeira, também farmacêutica e consultora de planejamento hospitalar, e o enfermeiro Orlando Fabbri Neto, diretor do Serviço de Enfermagem da Clínica Psiquiátrica do Hospital das Clínicas da FMUSP participava do grupo (DRAGANOV E SANNA, 2018; SANNA, 2002).

Em 1977, fundamentada pela lei nº 6.229, de 17 de julho de 1975, sobre a organização do Sistema Nacional de Saúde (SNS) e os documentos: *"Normas de Construção e Instalações do Hospital Geral"*, *"Normas de Administração e Controle do Hospital"* e *"Avaliação do Hospital"*, compuseram as Normas e Padrões de Construção e Instalação de Serviços de Saúde ou Portaria do MS nº 400/77, que foi complementada em 1978, por um manual de terminologias (DRAGANOV E SANNA, 2018).

Em 1995, fundamentada na Portaria MS nº 1.884/94, surgiu a norma "Projetos Físicos de EAS" com alterações importantes sobre a normatização de espaços físicos de EAS (DRAGANOV E SANNA, 2018).

Em 1999, foi criada a Agência Nacional de Vigilância Sanitária (ANVISA) que tem como uma de suas atribuições regular e fiscalizar serviços de saúde e respectivos espaços de atendimento. Em 2000, foi promovido um estudo pela Gerência Geral em Tecnologia em Serviços de Saúde da ANVISA, que posteriormente se consolidou na Resolução de Diretoria Colegiada (RDC) nº 50, de 21 de fevereiro de 2002, publicada pela portaria GM/MS nº 554 de 19 de março de 2002 (DRAGANOV E SANNA, 2018; BRASIL, 2002).

A RDC 50, que dispõe sobre o Regulamento Técnico para Planejamento, Programação, Elaboração e Avaliação de Projetos de EAS, está estruturada em três partes (Figura 3):

Figura 3 – Estrutura das divisões da RDC 50

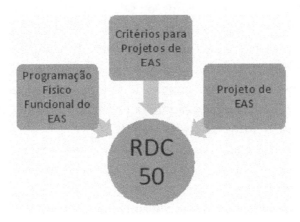

Fonte: Baseado em Brasil, 2002.

O conteúdo da RDC 50 abrange, além da estética hospitalar, também a qualidade da edificação em resposta às expectativas dos usuários, e atende à Constituição Federal, à Lei Orgânica da Saúde, à Lei 9.782/99 do Sistema Nacional de Vigilância Sanitária e às Normas Brasileiras da Associação Brasileira de Normas Técnicas (ABNT) (BRASIL, 2002).

A primeira parte da RDC 50 refere-se a projetos de EAS, específica e subsidia a elaboração de projetos físicos por meio de definições de terminologias, etapas de projetos, responsabilidades, como os desenhos e documentos devem ser apresentados, tipos, símbolos e siglas adotadas e avaliação dos projetos. A segunda parte da RDC 50 reúne os critérios para projetos de EAS voltados à circulação interna e externa, condições ambientais de conforto e de controle de infecção hospitalar, condições de segurança contra incêndio e instalações prediais ordinárias especiais. Sobre a terceira parte da RDC 50, ou Programação Físico Funcional, as atribuições e atividades desenvolvidas nos diversos tipos de EAS, compõem oito atividades funcionais: 1. Atendimento em regime ambulatorial e de hospital-dia, 2. Atendimento imediato, 3. Atendimento em regime de internação, 4. Apoio ao diagnóstico e terapia, 5. Apoio técnico, 6. Ensino e pesquisa, 7. Apoio administrativo e 8. Apoio logístico (BRASIL, 2002).

Cabe destacar, que dependendo da proposta de atuação do enfermeiro, existem outras ferramentas legais tanto estaduais como municipais que devem ser consultadas para subsidiar as ações, tais como normas e portarias que complementam a RDC 50.

LEITURA DE PROJETOS

Para a gestão de recursos físicos, ou seja, para planejar, programar, projetar e avaliar projetos físicos de EAS deve-se considerar o paciente como foco das ações assistenciais e a arquitetura como elemento terapêutico. O(A) enfermeiro(a) deve ter conhecimento técnico e científico, habilidades e atitudes nas áreas de arquitetura, projeto, decoração, legislação e denominação dos compartimentos. Sua atuação nesta está legalmente amparada pela lei 7.498/86, alínea "d" artigo 11 (ABEN, 1974).

Para viabilizar a atuação do(a) enfermeiro(a) nessa área torna-se fundamental conhecer as normas técnicas relativas ao código de obras. Além disso, conhecer os tipos de desenhos e respectivas simbologias que compõem o projeto arquitetônico e seu partido (elementos construtivos) é fundamental para dialogar nessa área (BRASIL, 2002).

A representação gráfica do desenho arquitetônico atende principalmente às normas NBR-6.492, que envolve a representação de projetos de arquitetura e a NBR-10.067, que se refere aos princípios gerais de representação em desenho técnico (ABNT, 1993; 1994).

As principais categorias do desenho de arquitetura são as plantas, os cortes e secções e as elevações, conforme descritas no Quadro 1, com base na Norma 6.492 (ABNT, 1993; 1994).

Quadro 1 – Terminologias do desenho arquitetônico e respectivos significados

Terminologia	Significado
Planta de situação	compreende o partido arquitetônico[3] como um todo, em seus múltiplos aspectos. Pode conter informações específicas em função do tipo e porte do programa, assim como para a finalidade a que se destina.
Planta de locação (ou implantação)	compreende o projeto como um todo, contendo, além do projeto de arquitetura, as informações necessárias dos projetos complementares, tais como movimento de terra, arruamento, redes hidráulica, elétrica e de drenagem.
Planta de edificação	Vista superior do plano secante horizontal, localizado a, aproximadamente, 1.50 m do piso em referência.
Corte	Plano secante vertical que divide a edificação em duas partes, seja no sentido longitudinal, seja no transversal.
Fachada	Representação gráfica de planos externos da edificação.
Elevações	Representação gráfica de planos internos ou de elementos da edificação.
Escala	Relação dimensional entre a representação de um objeto no desenho e suas dimensões reais.
Carimbo (ou quadro)	Legenda de titulação e numeração dos desenhos e contém: identificação da empresa e do profissional responsável pelo projeto; identificação do cliente, nome do projeto ou do empreendimento; título do desenho; indicação sequencial do projeto; escalas; data e autoria do desenho e do projeto.
Memorial justificativo	Texto que evidencia o atendimento às condições estabelecidas no programa de necessidades. Apresenta o partido arquitetônico adotado.

Fonte: Baseado na Norma NBR 6.492/1994.

O projeto de qualquer obra de construção, reconstrução, acréscimo e modificação de edificação, constará de variados desenhos reunidos no chamado projeto executivo, como o exemplo da Figura 4:

---

[3] É um estudo detalhado que deve levar em consideração vários fatores vindos do proprietário do empreendimento. Para que o partido seja constituído, há dez parâmetros a serem seguidos: terreno, finalidade, implantação, programa, conceitos, legislação e elementos construtivos, dentre outros. Fonte. Construir. [homepage]. [cited 2020 jul 17]. São Paulo. Available from: https://construir.arq.br/partido-programa-necessidades--conceito-dimensionamento-ambientes-projeto-arquitetonico/

158 GERENCIAMENTO EM SERVIÇOS DE SAÚDE E ENFERMAGEM

Figura 4 – Percepção espacial dos desenhos arquitetônicos

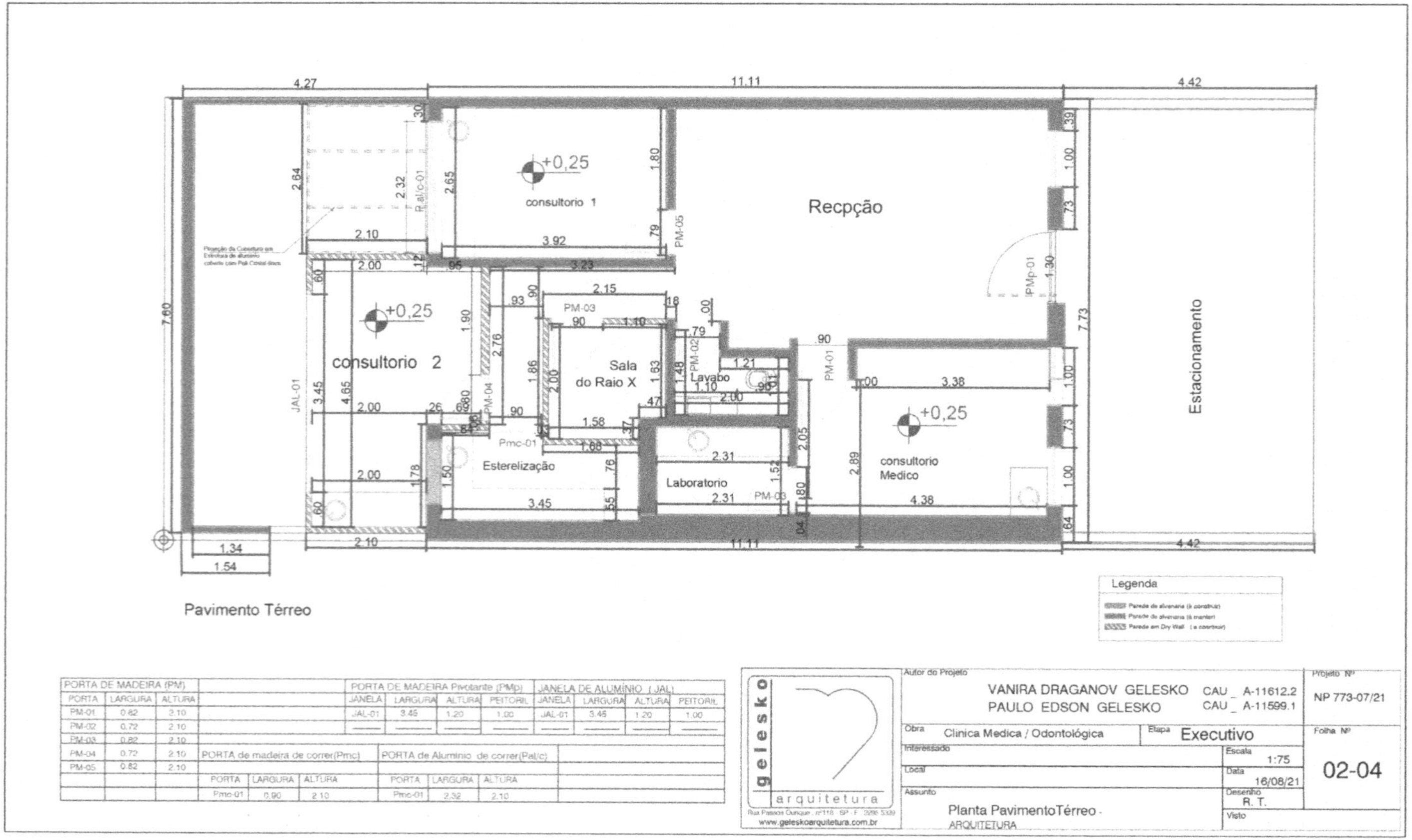

Fonte: cedido do acervo de Gelesko Arquitetura. Disponível em: http://www.geleskoarquitetura.com.br

CONDIÇÕES DE CONFORTO AMBIENTAL E PREVENÇÃO DE INFECÇÃO

Outra questão que deve ser levada em consideração em projetos arquitetônicos de EAS são as condições ambientais, que devem ser analisadas, basicamente, por meio dos seguintes descritos no Quadro 2.

Quadro 2. Condições ambientais para projetos de EAS

Iluminação	Representa uma das condições fundamentais para a manutenção dos níveis de produtividade e de conforto psicológico, é recomendado que se utilize luz natural, possibilitando visão do exterior, mantendo assim o equilíbrio entre a iluminação natural e artificial.
Cor	A cor é fundamental para estimular a percepção e sensação dos usuários de um serviço de saúde.
Conforto térmico	Nesse tópico cabem variáveis como a temperatura, velocidade e umidade relativa do ar. É muito desagradável sentir frio, ou calor, e tais situações podem interferir nas atividades desenvolvidas no ambiente. Também para o paciente, essas sensações e percepções podem interferir no processo terapêutico.
Conforto acústico	O desejável para EAS é que seja o mais silencioso possível, de preferência até 40 decibéis. Acima de 75 decibéis há possibilidade de danos à saúde humana.
Comunicação visual	É fator fundamental para a segurança de pacientes e equipes. A sensação de desorientação causa desconforto, riscos e sentimento de insegurança aos usuários.

Fonte: Baseado em REICHERT E TANAKA, 2012.

Considerando que o ser humano gasta muito mais energia para realizar tarefas rotineiras quando as condições ambientais são desfavoráveis, os enfermeiros devem analisar esses aspectos e sugerir modificações. Em condições ambientais favoráveis o ambiente se torna mais agradável agindo positivamente sobre o ser humano (REICHERT E TANAKA, 2012).

Por outro lado, considerando os riscos ambientais relativos à EAS, a infecção hospitalar ou nososcomial, de fato é um elemento inadmissível, mas infelizmente constante em EAS. Segundo a Portaria do Ministério da Saúde/Gabinete Ministerial nº 2.616 de 12 de maio de 1998, anexo II, a "Infecção Hospitalar é aquela adquirida após a admissão do paciente e que se manifesta durante a internação ou após a alta, quando puder ser relacionada com a internação ou procedimentos hospitalares" (BRASIL, 1998).

O papel do *design* dos EAS, dentre outros objetivos, é prevenir as infecções nosocomiais e, para tanto, utiliza como instrumentos, basicamente, o ambiente natural, as barreiras físicas, os fluxos, o mobiliário e a sinalização.

Assim, as precauções padrão, de contato, gotículas, aerossol e o isolamento constituem-se de barreiras físicas, que somadas à ênfase nos cuidados de higiene, previnem que a equipe de assistência tenha contato direto ou indireto com fluidos corporais e os veicule. O uso de equipamentos de proteção individual (EPI's), técnicas de limpeza, desinfecção e esterilização também corroboram como barreira para infecções. Os fluxos de EAS para prevenção de infecção priorizam evitar o cruzamento de trajetos "limpos" com "sujos" em determinados ambientes; a distribuição dos mobiliários inclui principalmente pias, chuveiros, ralos e a disposição dos móveis; o ambiente natural relaciona-se à iluminação, ventilação e aspectos naturais do terreno e, finalmente, a sinalização funciona como orientação espacial dos atores que compartilham esses espaços (NABONI, HAVINGA, 2019).

Considerando a RDC 50, há aspectos espaciais dos EAS voltados à prevenção de infecções nosocomiais e que podem ser observados no Quadro 3 (BRASIL, 2002).

Quadro 3 – Aspectos do design de EAS que previnem infecções.

Ambiente natural

EAS não devem ser construídos próximos a depósitos de lixo, indústrias ruidosas e/ou poluentes;

O EAS deve ser zoneado quanto ao risco de infecção em áreas críticas (risco aumentado de transmissão de infecção), áreas semicríticas (pacientes com doenças infecciosas de baixa transmissibilidade e doenças não infecciosas) e áreas não-críticas compartimentos não ocupados por pacientes e ausentes de procedimentos de risco.

Fluxos

O transporte de material contaminado, **se acondicionado adequadamente**, pode ser realizado através de quaisquer ambientes e cruzar com material limpo ou paciente, sem risco algum, mesmo em ambientes cirúrgicos (as circulações duplas multiplicam áreas a serem higienizadas e com risco de contaminação);

O processamento de roupas, o serviço de nutrição e dietética e a central de esterilização de material devem seguir determinados fluxos;

O Centro cirúrgico e Obstétrico, a Unidade de terapia Intensiva e a Hemodinâmica devem contar com área de transferência e acessos privativos.

Barreiras físicas e mobiliário

O uso de EPI's, o isolamento, o quarto privativo, vestiários com áreas de paramentação e desparamentação, quartos com controle de pressão e antessala compõem barreiras físicas. As barreiras também são classificadas em primárias, que são as cabines de segurança biológica (CSB) ou outros equipamentos projetados para remover ou minimizar exposições aos materiais biológicos perigosos e; secundárias, tais como soluções espaciais previstas nos projetos de arquitetura como as descritas;

Todas as áreas "molhadas" do EAS devem ter fechos hídricos (sifões) e tampa com fechamento escamoteável. É proibida a instalação de ralos onde os pacientes são examinados ou tratados;

Deve-se prover a rede de água contra ocorrência de pressão negativa em bacias sanitárias ou demais redes, quando sujeita a refluxo;

Os reservatórios destinados à água potável devem ser duplos em caso de reparos ou limpeza;

Deve-se ter lavatório exclusivo para a lavagem das mãos com pouca profundidade e formatos e dimensões variadas em bancadas ou não; pia de lavagem de utensílios ou lavagem das mãos com profundidade variada, formato retangular ou quadrado e dimensões variadas em bancadas; lavabo cirúrgico exclusivo para o preparo cirúrgico das mãos e antebraço com profundidade suficiente que permita a lavagem do antebraço sem que o mesmo toque no equipamento. Sempre que houver paciente (acamado ou não), examinado, manipulado, tocado, medicado ou tratado, é obrigatória a provisão de recursos para a lavagem de mãos através de lavatórios ou pias para uso da equipe de assistência. Nos locais de manuseio de insumos, amostras, medicamentos, alimentos, também é obrigatória a instalação de pias / lavatórios;

Cada quarto ou enfermaria de internação deve ser provido de banheiro exclusivo, além de um lavatório/pia para uso da equipe de assistência em uma área anterior a entrada ou mesmo no interior desses, fora do banheiro. Um lavatório/pia externo ao quarto ou enfermaria pode servir a no máximo 4 (quatro) quartos ou 2 (duas) enfermarias;

Na UTI deve existir um lavatório a cada 5 (cinco) leitos de não isolamento e no berçário 1 (um) lavatório a cada 4 (quatro) berços (intensivos ou não);

As salas de utilidades devem receber material contaminado da unidade onde se encontra, receber o despejo de resíduos líquidos contaminados, além de abrigar roupa suja e opcionalmente resíduo sólido (caso não exista sala específica para esse fim – expurgo). A sala deve possuir sempre, no mínimo, uma pia de despejo e uma pia de lavagem comum;

O mobiliário deve ser de fácil limpeza, de material não absorvível e sem entranhas.

Fonte: Baseado em BRASIL (2002).

Atualidades em prevenção de infecções nosocomiais têm sido discutidas contemporaneamente, tais como o *design* biofílico, ou seja, a inclusão da natureza na arquitetura e na decoração, o que envolve o uso de luz do Sol, materiais com texturas naturais, presença de plantas, vistas para a natureza, uso da ventilação natural; materiais e equipamentos produzidos por nanotecnologia e biotecnologia capazes de inativar microrganismos; inteligência artificial para monitoramento de temperatura de usuários, para mensuração da quantidade de microrganismos potencialmente infectantes no ambiente entre outras ações; avanços na área da telessaúde e *designs* flexíveis e sustentáveis (NABONI, HAVINGA, 2019; AL KATTAN, 2109).

Embora a RDC 50 traga um aporte robusto para nortear a construção e reforma de EAS, ela data de 2002 e requer ajustes textuais que vêm sendo realizados por meio de portarias que a complementam e isso deve ser considerado para a consulta nessa área temática. Os desafios contemporâneos demandam inovações legais e no design de EAS de modo a torná-los seguros, confortáveis, terapêuticos, harmônicos e fontes de pesquisa e ensino.

ARQUITETURA, ENFERMAGEM E PODER

É emblemático o fato da contribuição tão expressiva de Florence Nightingale no livro *Notes on Hospitals* manter-se praticamente desconhecida da sociedade brasileira, visto que não há traduções ou menções acadêmicas à obra, embora seu conteúdo tenha marcado a arquitetura hospitalar, a assistência em saúde e o posicionamento político da enfermagem inglesa e sua área de influência à época de sua produção. Essa constatação enseja a especulação a respeito da discriminação da obra e de sua autora em função de questões de gênero ou de classe social, ou mesmo do grupo profissional que representava (FOUCAULT, 2015; DRAGANOV, 2018).

O nascimento do hospital do século XIX foi marcado pela disciplinarização do espaço físico (panoptismo), ou seja, se tratou de técnica de distribuição espacial dos indivíduos de modo a classificá-los e combiná-los por meio de critérios que facilitam o controle minucioso das operações, ou seja, a vigilância permanente dos processos, como por exemplo, o posicionamento do posto de enfermagem permitindo a visualização e controle de todo e qualquer movimento humano da unidade. Assim, a introdução da disciplina no espaço hospitalar por meio da arquitetura o tornou medicalizado e terapêutico quanto a ventilação, iluminação, posição, dimensão, fluxos, entre outros, mas também permitiu vigiar, observar e controlar e, assim, disciplinar o espaço. O potencial de vigilância, observação e controle determinado também pelo espaço que se ocupa se traduz em poder. Desta forma, ao longo do tempo se observaram lutas por espaços físicos, que foram ora conquistados e ora perdidos. As condições para prática assistencial à saúde, são intensamente influenciadas por essa luta constante (BRASIL,

1944; DRAGANOV E SANNA, 2017; FOUCAULT, 2017; DRAGANOV E SANNA, 2018).

O sistema de saúde no Brasil comporta filosofias antagônicas, ou seja, a atenção pública à saúde, que se fundamenta num movimento voltado à equidade e harmonia entre as relações dos grupamentos que habitam os EAS, em busca da excelência dos serviços de saúde e outra, privada, em que também se quer qualidade, mas onde se observa a disputa pelo capital, pelo poder e pelo status, posicionando a assistência a saúde como elemento dependente da hegemonia do profissional médico para sua excelência. A política de humanização defendida pelo SUS apoia relações equitativas e harmônicas, estruturando espaços de autonomia e empoderamento, inclusive do paciente, idealizando um serviço de saúde sequenciado e de qualidade. Por outro lado, a instituição privada de saúde se orienta para um movimento de docilização e submissão de profissionais não médicos e pacientes, em que a arquitetura hospitalar figura como uma estratégia potente para esse fim (DRAGANOV E SANNA, 2018).

Explicando melhor, o saber médico incorporou questões econômicas e políticas, pois, além de deter o cartório da prescrição, esse profissional também é responsável por trazer e fidelizar o cliente aos serviços de saúde particulares, abrangendo uma esfera mais complexa que a estrutura hospitalar, e isso se estendeu à estrutura cultural da sociedade; por isso, esta passou a lhe destinar espaços privilegiados e há que se considerar esse fenômeno, ou seja, o grupamento de enfermagem e o grupamento médico empreendem disputas acirradas por poder nesse campo desde o século XIX e isso impacta na assistência à saúde, podendo-se observar esse fenômeno na distribuição do espaço físico nos EAS (DRAGANOV, 2019).

Assim, a Enfermagem que se sustenta nos processos de trabalho assistir, administrar, ensinar, pesquisar e participar politicamente, infelizmente, sofre com lacunas na formação de seus profissionais que dificultam o pleno exercício do último, o que pode impactar em dificuldades para definir seu posicionamento no espaço físico que ocupa nos EAS e o uso de estratégias de posicionamento espacial, entre outras questões. Operar conscientemente os processos de trabalho em Enfermagem é condição indispensável para a garantia da qualidade de seus produtos e realização profissional de seus agentes. Por esse motivo, recomenda-se que a discussão desse conteúdo seja promovida em todas as instâncias de formação profissional, com aprofundamentos, acréscimos e contraposições devidas, e retomada no cotidiano do trabalho das instituições de saúde, ensino e pesquisa, bem como nos espaços de participação política das categorias profissionais de enfermagem, para o alcance de suas finalidades (DRAGANOV, 2019; SANNA, 2007).

A ENFERMAGEM NA GESTÃO DE RECURSOS FÍSICOS

Analisando a relação entre a área construída e o atendimento direto ao paciente, geralmente esse valor corresponde a 80%, ou seja, onde há paciente em assistência há constante atuação da enfermagem. Assim, em 80% do espaço físico de um hospital, por exemplo, temos a enfermagem realizando o atendimento, nas 24 horas, nesta estrutura física (REICHERT E TANAKA, 2012).

Embora estando junto ao paciente na maioria dos espaços, é importante destacar que a equipe de enfermagem é a vítima mais constante de projetos físicos mal elaborados. É com grande frequência que nos deparamos com situações referentes à estrutura física que nos causa estresse, irritação, impotência, riscos e insatisfação. Permanecemos horas em um espaço físico por vezes inadequado. Entre os problemas arquitetônicos, destacamos alguns na Figura 5 (REICHERT E TANAKA, 2012).

Figura 5 – Problemas arquitetônicos em EAS que impactam nos serviços de Enfermagem

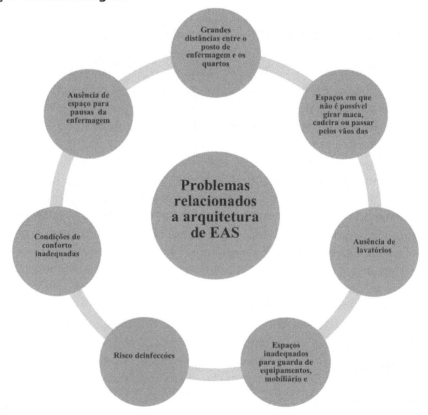

Fonte: Adaptado de REICHERT E TANAKA, 2012.

Um estudo realizado para identificar a opinião dos profissionais de enfermagem sobre o espaço das unidades de atuação de um hospital universitário mostrou que as áreas físicas com maiores interferências para a assistência foram os quartos, enfermarias e os banheiros dos pacientes. As condições ambientais menos adequadas foram os ruídos e a temperatura. A largura das portas dos banheiros dos pacientes foram as áreas de circulação menos adequadas (GUAZZELLI E REICHERT, 2012).

Mesmo sendo vítimas constantes da estrutura física mal planejada e executada somos importantes usuários da mesma e, portanto, deveríamos assumir postura proativa nas decisões referentes a esse recurso. Somos a equipe de profissionais que mais permanece com o paciente, convivemos exaustivamente com problemas do dia a dia, com os fluxos e dinâmicas dos setores e conhecemos as necessidades específicas para o melhor desempenho e bem-estar tanto da equipe de enfermagem quanto do paciente. Temos conhecimentos para detectar inadequações e propor o aperfeiçoamento e otimização dos espaços assistenciais.

Para assumir uma postura proativa é necessário desenvolver competências na área de gestão de recursos físicos. Em um estudo bibliométrico notou-se a preocupação dos pós-graduandos das áreas de Arquitetura e Urbanismo com o desenvolvimento de pesquisas voltadas para os recursos físicos hospitalares, o que não ocorreu da mesma forma pela Enfermagem, que se envolveu pouco com essa temática, pelo menos no nível acadêmico. Frente a isso, notou-se que há carência de produtos que tragam o olhar desse profissional sobre o tema e lhe permitam fundamentar ações que visem à melhoria da gestão de recursos físicos para atender ao que prevê a lei que regula o seu exercício profissional – "participar em projetos de construção ou reforma de unidades de internação" (DRAGANOV, VIEIRA E SANNA, 2016; ABEN, 1974).

CASO – RECURSOS FÍSICOS

Florence é enfermeira do turno da manhã de uma unidade de internação médico-cirúrgica com 24 leitos de um hospital público. Os leitos estão distribuídos em quartos com dois leitos cada. Recentemente participou das apresentações dos trabalhos de conclusão de curso dos estudantes de enfermagem que utilizam o hospital como campo de prática. Ficou bastante intrigada com os resultados de um estudo que apontou espaços inadequados para a assistência nos quartos das unidades segundo a opinião da equipe de enfermagem.

Florence decidiu analisar a estrutura física dos quartos dos pacientes de sua unidade de trabalho e utilizando uma trena iniciou sua investigação. Ao final se surpreendeu ao constatar que todos os quartos tinham a medida necessária para acomodar dois leitos, porém em alguns quartos a distância do leito e da parede lateral não estava de acordo com as diretrizes vigentes (RDC 50, 2012) (BRASIL, 2002). Fez um relatório da sua investigação e da mudança do distanciamento de alguns leitos. Conversou com toda equipe de enfermagem esclarecendo dúvidas e destacando a importância em manter os leitos posicionados de acordo com as normas para EAS.

A enfermeira *Florence* trouxe em seu relatório aspectos importantes que impactam na qualidade e segurança da assistência dos pacientes/usuários/clientes e também na satisfação da equipe ao adaptar o espaço proporcionando melhores condições para a prática.

CONSIDERAÇÕES FINAIS

Assim, como já discutimos anteriormente, devemos nortear nossas ações buscando informações baseadas em evidências e com isso, solicitar proativamente nossa participação junto à equipe envolvida em projetos físicos de EAS sugerindo adaptações e inovações que objetivem racionalizar o uso da área física, melhorar os fluxos e dinâmicas dos setores, contribuir para a redução de custos e garantir a satisfação e segurança dos pacientes e equipes que atuam em EAS.

Também temos que nos empenhar para desenvolver pesquisas sobre o tema que retratem a realidade, apontando novas possibilidades de atuação e fortalecendo a identidade da enfermagem, afinal temos exemplos marcantes de enfermeiros nesta área.

PARA REFLEXÃO

1) Quais consequências podem gerar quando a distância mínima necessária entre os leitos paralelos dos quartos da instituição onde o enfermeiro trabalha não estão em conformidade?
2) O enfermeiro ao propor adequações nos espaços em seu local de trabalho, com respaldo da legislação e da instituição visa melhoria do cuidado em saúde. Como poderia medir esses resultados?

Você encontrará ao final deste capítulo um roteiro com alguns aspectos importantes que poderão servir como um guia para avaliação dos recursos físicos no seu local de trabalho. Vale destacar que esse roteiro foi elaborado para unidades hospitalares.

REFERÊNCIAS

ALBANO, A.M.G.; GAMA ROSA, R. Modernidade na arquitetura hospitalar: contribuições para a historiografia. Editora: Proarq/FAU/UFRJ: 1. 2019: 289 p.

AL KATTAN, A.A. Applying the Nanotechnology in the Contemporary Architecture A comparative analytical study for the uses of its materials in constructing buildings Architecture Using Nano-materials. 2019.

ASSOCIAÇÃO BRASILEIRA DE ENFERMAGEM. Lei do Exercício Profissional. 1974. [homepage]. [citado em 2020 jul 11]. São Paulo. Disponível em: http://www.abennacional.org.br/download/LeiPROFISSIONAL.pdf

ASSOCIAÇÃO BRASILEIRA DE NORMAS TÉCNICAS. NBR 6.492: Representação de projetos de arquitetura. Rio de Janeiro, 1994.

ASSOCIAÇÃO BRASILEIRA DE NORMAS TÉCNICAS. NBR: Princípios gerais de representação em desenho técnico. Rio de Janeiro, 1993.

BITTAR, O.J.N. Hospital, qualidade e produtividade. São Paulo: Sarvier; 1996.
BROSS, João Carlos. Compreendendo o Edifício de Saúde. São Paulo: Atheneu, 2013.

BRASIL. Ministério da Saúde – Portaria nº 2.616 de 13 de maio de 1998. Expede, na forma dos anexos I, II, III, IV e V, diretrizes e normas para a prevenção e o controle das infecções hospitalares. Diário Oficial da União. Brasília, 1998.

BRASIL. Ministério da Educação e Saúde. Departamento Nacional de Saúde. Divisão de Organização Hospitalar. História e evolução dos hospitais. Rio de Janeiro: Ministério da Saúde; 1944. 588 p.

BRASIL. Ministério da Saúde (BR), Agência Nacional de Vigilância Sanitária. Resolução RDC50, de 21 de fevereiro de 2002: dispõe sobre regulamento técnico para planejamento, programação, avaliação e elaboração de projetos físicos de EAS [Internet]. Brasília (DF); 2002 [citado 2020 julho 11]. Disponível: http://www.anvisa.gov.br/legis/resol/2002/50_02rdc.pdf

BROSS, J.C. Gestão do espaço físico para saúde. In: Zucchi P, Ferraz MB, organizadores.Guia de economia e gestão em saúde. São Paulo: Editora Manole; 2010.

DRAGANOV, P.B.; SANNA, M.C. Desenhos arquitetônicos de hospitais descritos no livro "Notes on Hospitals" de Florence Nightingale. História da enfermagem: Revista eletrônica, Brasília, v. 8, n. 2, p. 94-105. 2017. Disponível em: http://here.abennacional.org.br/here/v8/n2/a04.pdf.

DRAGANOV, P.B.; SANNA, M.C. Normas sobre construção de estabelecimentos assistenciais de saúde no Brasil e a enfermagem. Revista de Administração em Saúde, 2018: 18 (70).

DRAGANOV, P.B. Evidências de poder da enfermagem expressas em projetos arquitetônicos de um hospital paulistano modelo referência: 1974 – 2002. (Tese de Doutorado) São Paulo: Universidade Federal de São Paulo; 2018.

DRAGANOV, P.B.; VIEIRA, R.Q.; SANNA, M.C. Recursos físicos em ambientes hospitalares: estudos no Brasil. Revista Brasileira de Biblioteconomia e Documentação. São Paulo. 2016; 12(1):89-109. Disponível: https://rbbd.febab.org.br/rbbd/article/view/424/489

FOUCAULT, M. Microfísica do Poder. São Paulo: Edições Graal Ltda. 2015.

GUAZZELLI, J.; REICHERT, M.C.F. A estrutura física das unidades de internação: uma percepção dos profissionais de Enfermagem. [Trabalho de Conclusão de Curso de graduação]. São Paulo: Universidade Federal de São Paulo; 2012. 71 p.

MENESES, A.S.D.; SANNA, M.C. Estrutura do conhecimento sobre administração em enfermagem na pós-graduação brasileira. Texto & Contexto-Enfermagem, 2016: 25(1). Disponível: https://www.scielo.br/scielo.php?pi-d=S0104-07072016000100301&script=sci_arttext&tlng=pt

MIQUELIN, L.C. Anatomia dos edifícios hospitalares. São Paulo: CEDAS, 1992.

NABONI E., HAVINGA L.C. Regenerative Design in: Superarchitecture: Design for Health. 2019: p. 306.

REICHERT, M.C.F.; TANAKA, L.H. Gestão de Recursos Físicos e Materiais. In: Cunha ICKO, organizador. Gestão em enfermagem. Apostila (Especialização Lato Sensu). Universidade Federal de São Paulo. Escola Paulista de Enfermagem. Programa da Universidade Aberta do Brasil. São Paulo:[s.n.]; 2012. p. 71-86.

SANNA, M.C. Os processos de trabalho em enfermagem. Revista Brasileira de Enfermagem. 2007: 60.2, 221-4.

SANNA M.C. Histórias de Enfermeiras gerentes; subsídios para a compreensão de um modelo-referência de organização de serviços de enfermagem no período de 1950 a 1980. Rio de Janeiro: Ed Escola Anna Nery/UFRJ. 2002.

CAPÍTULO 8
MATERIAL SUPLEMENTAR 8A

Luz natural/iluminação artificial eficiente

- Observe se a unidade de internação (UI) tem 90% de iluminação natural (janelas), com áreas abertas para banho de sol (varanda ou similar). Todos os quartos devem ter iluminação natural (raios ultravioletas é agente desinfectante e facilitador do metabolização nutrientes). Verifique se há iluminação artificial em todos os compartimentos e se a luz é efetiva e funcionante.

Controle de ofuscamento*

- Observe se há controle da luz que ofusca, atrapalha e incomoda a visão dos usuários por meio de elementos arquitetônicos, tais como o dimer, a cortina, o brise e os toldos. *Ofuscamento: luz do sol/natural que incide diretamente nos olhos e interfere na visão

Janelas com abertura

- Verifique se há possibilidade segura de janelas para ventilação natural. A possibilidade segura de abertura de janela é de até 20cm. A abertura deve possibilitar ventilação natural. A troca de ar é fundamental para manter ambiente saudável.

Conforto Higro-térmico (temperatura, umidade e radiação solar)

- A faixa recomendável para verão, deverá variar de 23°C a 26°C, com exceção das áreas de acesso (corredores) que poderão operar até 28°C. A seleção da faixa depende da finalidade e do local de instalação. Para condições internas para inverno, a faixa recomendável de operação deverá variar de 20°C a 22°C. A umidade deve variar de 40 a 65%. Para especificidades consultar ANVISA Resolução no 9/2003. Considerar variação de 20 a 26°C para as UI. Efetue a mensuração em compartimentos e dias de semana diferentes. Sugestões de app: Smart Thermometer (https://www.techtudo.com.br/tudo-sobre/smart-thermometer.html) ou Termômetro++

Minimizar agentes nocivos à saúde

- VOCS: formaldeído, amianto, microorganismos, fumaça de cigarro e alergenos - Para mais informações consulte a resolução do CONAMA 3/1990, e a Portaria 3.523/1998 do Ministério da Saúde. Observe se os pisos e forros são monolíticos (sem ou com poucas juntas), de baixa absorção de umidade, alta resistência, lisos, de fácil limpeza e manutenção. Verifique se paredes possuem pintura acrílica e se nos banheiros há revestimento cerâmico do chão ao teto com junta epóxi, verifique a integridade dessas estruturas e se a junção parede teto e chão são arredondadas.

Prevenção de infecção

- Observe se há barreiras físicas (portas, comunicação visual) para evitar circulação de ambientes sujos para limpos (expurgo para outros compartimentos, isolamento). Verifique se os sanitários estão isolados nas extremidades da unidade. Questione sobre a manutenção preditiva (periodicidade e efetividade) e, também sobre o plano de controle de infecções, com o gerenciamento de possíveis riscos dos pacientes, visitantes e equipe do hospital (comissão de infecção hospitalar e biossegurança - verifique se ha e se é efetivo). Fontes de infecção: Internas - pacientes infectados ou portadores (pacientes, trabalhadores, e visitantes); áreas contaminadas (p ex expurgo); ventilação, sistema de ar artificial; oxigenoterapia (aerossol) e Externas - solo e água; matérias orgânicas; reforma e construção

Conforto auditivo

- O limite máximo de ruídos em EAS é de 50dB durante o dia, e durante a noite de 45dB. Efetue a medição em compartimentos e dias diferentes, anote a média. Verifique se há de vidro duplo nas fachadas voltadas para vias coletoras e arteriais, uso de alvenaria com espessura mínima de 15cm ou paredes de *dry-wall* com isolantes termo-acústicos. Consulte a NBR 12.179

Controle olfativo

- Nesse quesito, considerar plano de gerenciamento de resíduos de serviços de saúde (PGRSS) gerados no serviço de saúde, ANVISA, Resolução RDC no 33, de 25 de fevereiro de 2003, referente ao gerenciamento de resíduos de serviços de saúde (RSS). Observe a periodicidade e efetividade do PGRSS, a limpeza dos compartimentos e os odores

Ergonomia e dimensionamento de ambientes

- Considerar dimensionamento (medidas), circulação, fluxo, comunicação visual e mobiliário. Equipamentos de segurança exemplos: barras de segurança, corrimão, pias para lavagem das mãos, dispenser de álcool gel, sabão e papel toalha, lixeiras, relos de metal escamoteáveis e de metal, saídas de emergência. Consultar RDC50, parte - unidades de internação

Humanização

- Estímulos sensoriais - Verifique se a unidade faz uso de cores, texturas (painéis, mosaicos, artes, exceto água), luzes, vegetação (jardins externos que o paciente possa observar, ou internos para contemplação)

Espaços lúdicos

- Observe se há ambientes lúdicos e de socialização - *playgrounds*, bibliotecas, espaços multimídias, áreas para esporte, áreas de recreação, salas de descompressão e repouso, copa. Verifique se esses ambientes são de fácil acesso e uso.

Caracterização da unidade: Considere 1 para "sim", 2 para "não" e 3 para "em parte".

De acordo com a RDC 50 descreva quais as atividades que são encontradas na unidade e em qual atribuição ela se enquadra. Cite os ambientes de apoio e se estão contemplados.

Descreva: Especialidade, nº de leitos, nº de quartos, nº de isolamentos, e compartimentos: expurgo, depósito de material de limpeza; rouparia; sanitários (público e de funcionários); quartos e enfermarias; copa; sala de reunião; posto de enfermagem; sala de prescrição; *hall*; circulação e acessos (elevadores e escadas). Identificar as áreas críticas, semicríticas e não-críticas. Utilizar a planta baixa para orientação e anotações (anexar o projeto comentado)

Critérios de sustentabilidade, conforto e bem-estar	Checklist
1. Luz natural, artificial e controle de ofuscamento Há 90% de iluminação natural, com áreas abertas para banho de sol Todos os compartimentos têm iluminação natural e artificial Há controle da luz que ofusca, atrapalha e incomoda a visão dos usuários	( ) ( ) ( )
2. Janelas com abertura Há possibilidade segura de janelas para ventilação natural	( )
3. Conforto higrotérmico A temperatura varia entre 20 a 26ºC A umidade varia entre 40 e 60%	( ) ( )
4. Controle de agentes nocivos (VOCS) Pisos e forros monolíticos, de baixa absorção de umidade, alta resistência, lisos, de fácil limpeza e manutenção Paredes acrílicas e banheiros com revestimento cerâmico e junta ou pintura epóxi Pisos, paredes e tetos estão íntegros Junções parede teto e piso arredondadas	( ) ( ) ( )
5. Controle de infecção Há barreiras físicas (fluxo, comunicação visual e circulação de barreira) Há instalações de aparelhos sanitários isoladas Há manutenção preditiva e resolutiva Há isolamento com controle por pressão negativa Há gerenciamento de riscos de infecções implementado: • Visitas da Comissão de Controle de Infecção Hospitalar • Visita da Comissão de Biossegurança Hospitalar	( ) ( ) ( ) ( ) ( ) ( )
6. Conforto auditivo O limite de ruídos é de até 50 dB/ dia e até 45 dB/ noite Há vidro duplo nas fachadas voltadas para vias coletoras e arteriais As paredes de alvenaria possuem espessura mínima de 15cm ou paredes de *dry-wall* com isolantes termo-acústicos	( ) ( ) ( )
7. Controle olfativo Há um PGRSS que está implementado na unidade Há odores ou problemas relacionados a limpeza	( ) ( )

Critérios de sustentabilidade, conforto e bem-estar	Checklist
8. Ergonomia e dimensionamento de ambientes	
As medidas dos compartimentos atendem a RDC 50/2002	( )
Os compartimentos são mobiliados conforme normativa	( )
Há equipamentos destinados a segurança do usuário	( )
A circulação permite passagem de cadeiras de banho, rodas ou maca	( )
A abertura de portas é para o interior do quarto/banheiro	( )
9. Humanização (estímulos sensoriais):	
Uso de cores e texturas	( )
Luzes (p. ex.: luz indireta para a noite)	( )
Vegetação (externa ou interna em *hall*)	( )
10. Espaços lúdicos (na unidade ou no EAS)	
Brinquedoteca	( )
Bibliotecas/leitura/socialização	( )
Espaços multimídias	( )
Áreas para esporte/ recreação	( )
Salas de descompressão e copa	( )
Espaço ecumênico	( )

CAPÍTULO 9
RECURSOS FINANCEIROS

Magaly Cecília Franchini Reichert

OBJETIVOS
Ao terminar a leitura deste capítulo, você deverá ser capaz de:
- Conceituar a terminologia utilizada para o gerenciamento de custos em enfermagem
- Descrever as etapas para o cálculo do custo direto de um procedimento de enfermagem
- Refletir sobre o impacto da tomada de decisão do enfermeiro sobre os gastos de uma organização de saúde
- Apresentar propostas para a atuação do enfermeiro no gerenciamento de custos

INTRODUÇÃO

O *International Council of Nurses* (ICN, 2015) em comemoração ao dia internacional do enfermeiro em 2015, fez uma publicação destacando o enfermeiro como o profissional com grande potencial para mudanças nas políticas e no financiamento da saúde. Para tanto, baseou-se nas decisões tomadas pelos enfermeiros várias vezes ao longo de um dia impactando na eficiência e eficácia do sistema de saúde.

Considerando o enfermeiro nos diversos cenários de prática assistencial (hospitalar, ambulatorial, atenção primária, serviços diagnósticos, e outros) e a grande quantidade de decisões que toma (sistematização da assistência de enfermagem, consulta de enfermagem, assistência direta, educação em saúde, elaboração das escalas de enfermagem, delegação de tarefas, supervisão de enfermagem, análise de indicadores da assistência e tantas outras) faz com que ele seja, além da responsabilidade pelos resultados da assistência, corresponsável pela gestão dos recursos financeiros das organizações.

Façamos uma rápida análise: um profissional da equipe de enfermagem ao separar os materiais para a realização de um procedimento adiciona um insumo além do padronizado (ex.: dois pacotes de gazes ao invés de um). Esse pacote de gazes aberto, desnecessariamente, acarreta um gasto que o serviço não precisaria ter. Qual o impacto dessa prática se realizada frequentemente ao longo de um mês ou de um ano inteiro? Quanto essa ação representa financeiramente para a organização?

Desta forma, com um exemplo simples e corriqueiro, infelizmente, evidenciamos a responsabilidade e as oportunidades para a enfermagem dar visibilidade às suas ações além de colaborar para a sustentabilidade financeira das organizações onde atuam.

A gestão de recursos financeiros sinaliza o sucesso ou fracasso de uma organização, seja da área da saúde ou não.

Os recursos financeiros estão diretamente relacionados às ações de planejamento, análise, e controle para medir os resultados e avaliar o desempenho subsidiando a tomada de decisão para o alcance das metas estabelecidas pela organização. A gestão de recursos financeiros, entre outras atividades, faz a gestão dos fluxos monetários que derivam da atividade operacional da organização ao logo de um determinado tempo. É fundamental destacar que cada gestor das diversas áreas da organização divide esta responsabilidade com o gestor financeiro, a partir do momento de que cada decisão tomada (CHENG, MENDES, 1989).

O CENÁRIO DO SETOR SAÚDE

Discorrer sobre os diversos aspectos deste setor da economia não faz parte do objetivo deste capítulo, e sim destacar alguns temas para subsidiar uma atuação assertiva dos enfermeiros que são importantes atores neste cenário.

A escassez de recursos e os custos elevados são características comuns à maioria dos sistemas de saúde atuais, assim como a busca pela qualidade, formas de financiamento e acesso. Porém, existe grande pressão dos gestores para contenção de custos e maior eficiência. Importante destacar que custos e qualidade do cuidado não apresentam uma relação linear, ou seja, quanto maior o gasto em saúde não significa que resultará em um atendimento de alta qualidade (MARQUIS; HUSTON, 2015).

O cenário da saúde no Brasil é bastante complexo, com diversos atores interagindo onde coexiste a administração pública e a privada. A Constituição Federal de 1988 criou o Sistema Único de Saúde (SUS) para atender as demandas de saúde da população. É um sistema organizado de forma regionalizada e hierarquizada que possui uma imensa rede, totalizando a cada mês milhares de internações, procedimentos de atenção básica, de alto custo e alta complexidade, que são realizados pelos entes federativos com a participação complementar da iniciativa privada (PAIM; TEIXEIRA, 2007).

Os recursos públicos destinados à saúde no Brasil, em geral, são compostos por orçamentos, definidos especificamente por função, programa e atividade nos distintos níveis do governo seja para o pagamento de pessoal, insumos e fornecedores, sendo estes decorrentes da arrecadação de impostos gerais ou específicos, taxas de serviços, contribuições sociais e outras formas de recursos fiscais (MEDICI, 2011).

Os serviços públicos de saúde, além dos problemas já citados, convivem com inúmeras dificuldades, desde a insuficiência de recursos para o financiamento, crescente demanda para o aprimoramento da gestão e qualificação dos profissionais (SALDIVA; VERAS, 2018). Assim, a gestão de custos no SUS passa a ser inquestionável para garantir eficiência dos recursos e sustentabilidade do sistema (BRASIL, 2013).

Neste contexto, os enfermeiros que atuam nos serviços públicos de saúde convivem com inúmeros problemas: sistemas de contabilidade de custos deficitários e não divulgados para todos os níveis hierárquicos, pouco controle sobre o consumo de insumos, falta de insumos, má qualidade dos insumos, insumos não condizentes com a necessidade da assistência, demanda elevada de usuários para o atendimento, quadro de profissionais deficitário, entre outros. Nesse cenário os enfermeiros estão expostos a limitações, muitas vezes relacionadas aos recursos humanos e materiais.

Estudo realizado em hospital público de São Paulo apontou que a maioria (67,7%) dos enfermeiros realiza a substituição de material de consumo por não terem disponível o material ideal para o cuidado e ainda 20,4% consideram que a substituição prejudica a assistência prestada (GROSSI; BITTAR, 2012).

As organizações privadas de saúde participam de forma complementar ao SUS, sendo estas reguladas pela Agência Nacional de Saúde Suplementar (ANS) que foi criada em 2000, e possui milhões de usuários com planos privados de assistência denominados genericamente de operadoras de planos de saúde. Estas são empresas que têm suas operações voltadas, prioritariamente, para o lucro, focadas em resultados, prezam pela assistência de excelência pelo menor custo, logo é comum o controle e revisão dos processos.

Diante desses fatos é muito comum encontrar diversos profissionais de saúde trabalhando para evitar perdas financeiras, tanto pelas operadoras quanto pelos prestadores de serviço (a maioria representada pelos hospitais). Pelo lado das operadoras de planos de saúde os profissionais buscam falhas nos registros assistenciais para que o pagamento por aquele atendimento seja recusado total ou parcialmente (glosa) e por parte dos prestadores existe uma auditoria nos registros para evitar que a glosa aconteça e o hospital tenha que arcar com um prejuízo que poderia ser evitado, esse movimento pode ser denominado de "auditoria da glosa" (REICHERT, 2012).

A atuação dos enfermeiros nessas organizações, em geral, é focada na melhoria dos processos, com quadro de pessoal enxuto, sobrecarga de trabalho, mas com índices de satisfação elevados em relação à autonomia e ao controle sobre o ambiente.

Desta forma muitas outras variáveis compõem este cenário, não menos complexas, exigindo dos profissionais nele inseridos que busquem constante atualização sobre o próprio sistema e os novos desafios que vão surgindo, assim como temas que demandam uma atuação competente para obtenção de respostas condizentes com as necessidades que estão apresentadas como é o caso da atuação do enfermeiro no gerenciamento de custos.

Terminologia de custos

A gestão de custos é considerada uma ferramenta estratégica para as organizações de saúde, sendo uma exigência para todos os sistemas de saúde no mundo. Possibilita a eficiência na utilização dos recursos disponíveis e o apoio à tomada de decisão. Um sistema de custos gera informações que possibilitam aos gestores que conheçam seu negócio em detalhes, avaliem os resultados com dados da sua produção, implantem medidas corretivas, possam negociar melhor e identificar oportunidades no mercado (BRASIL, 2013).

Na atualidade podemos afirmar que não restam dúvidas da importância dos enfermeiros desenvolverem competências para gestão de custos, sendo que muitos têm sido pressionados para reduzirem gastos, principalmente com material e pessoal. O enfermeiro e sua equipe prestam assistência ao paciente nas 24 horas do dia, e desta forma conhecem as necessidades de seus pacientes e os processos envolvidos na assistência. Esse conhecimento facilita a compreensão dos custos da assistência, mas para tanto é necessário que se aproprie de alguns conceitos contábeis (REICHERT, 2012).

As principais definições na contabilidade de custos estão descritas no Quadro 1.

Quadro 1 – Terminologia de Custos

Custo: "são todos os gastos relativos a bens ou serviços utilizados na produção de outros bens ou serviços. Estão diretamente relacionados aos fatores de produção ou a prestação do serviço" (BRASIL, 2013)
Despesas: "são todos os gastos consumidos, direta ou indiretamente na obtenção de receitas após a fabricação. Ao contrário dos custos, não estão associadas à produção, mas sim às vendas" (BRASIL, 2013)
Receita: "corresponde à remuneração pela venda dos serviços prestados e eventuais rendimentos não operacionais" (DE MATOS, 2011)
Gasto ou dispêndio: "são termos que representam todos os sacrifícios financeiros despendidos por uma organização no intuito de obter bens e serviços" (BRASIL, 2013)

É importante entender a diferença entre custo e despesa, pois é a partir dessa diferenciação que cada item será contabilizado como parte dos serviços ou não. O custo e as despesas são tipos de gastos, sendo que ambos significam dispêndio monetário.

Como exemplos de custos no processo assistencial se podem considerar os medicamentos administrados, os materiais utilizados nos procedimentos e as horas de mão de obra de enfermagem despendidas na assistência. As despesas podem ser exemplificadas, em geral, por gastos administrativos, comerciais ou de vendas, financeiros e tributários da organização.

CLASSIFICAÇÃO DOS CUSTOS

Os custos podem ser classificados em custos diretos, indiretos, fixos e variáveis e outros. São classificações utilizadas devido à alocação dos mesmos e também quanto ao tipo de comportamento que apresentam.

Os **custos diretos** são aqueles que podem ser atribuídos a determinada fonte, que podem ser alocados diretamente onde ocorreu a produção do serviço (DE MATOS, 2011). Exemplos de custos diretos: são medicamentos e materiais médico-hospitalares utilizados em determinado procedimento, ou os salários dos funcionários da enfermagem que trabalham em determinada unidade.

Os **custos indiretos** são gastos relativos à produção de bens ou serviços, mas que não podem ser alocados a apenas um produto ou departamento, pois foram utilizados em outros departamentos para a obtenção de outros bens e serviços (DE MATOS, 2011). Exemplos de custo indireto são: água, luz, telefone, limpeza e outros. Os custos indiretos precisam de um critério de rateio para que sejam alocados nos diferentes departamentos, produtos, bens ou serviços.

Os **custos fixos e variáveis** são aqueles que mudam ou não o comportamento de acordo com o volume de produção. Os **custos fixos** não se modificam com as mudanças do volume de produção, estão vinculados à infraestrutura, dentro de uma capacidade instalada. São gastos fixos, os que não dependem das variações do atendimento. Exemplos: aluguel e salários, além de outros.

Os **custos variáveis** correspondem aos custos com insumos inerentes à produção, ou seja, sofrem variações nas mesmas proporções do volume de atendimentos. Exemplos: medicamentos e materiais médico-hospitalares, entre outros.

O comportamento dos custos pode ser ilustrado na Figura 1.

Figura 1 – Comportamento dos custos e exemplos

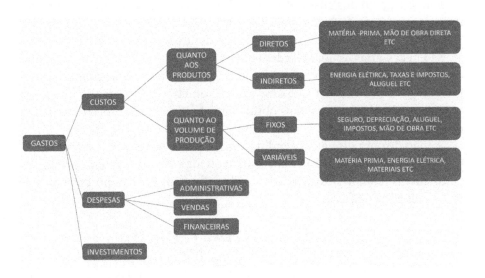

Fonte: Adaptado de GOMES, 2011.

Em várias organizações de saúde, em especial as privadas, é comum que os enfermeiros com cargos hierárquicos mais elevados (gerentes, supervisores, encarregados) recebam relatórios mensais de custos para análise dos resultados das unidades que estão sob sua coordenação. Nestes casos é essencial que os enfermeiros conheçam o sistema de custos da instituição, como os custos indiretos são rateados entre os diversos serviços e como é feita a apuração do custo unitário de cada setor produtivo, aquele onde a assistência é realizada.

Assim, é importante que o enfermeiro saiba assimilar as informações que estão descritas, entender os critérios utilizados para sua elaboração, tirar dúvidas com o setor de Contabilidade, compartilhar as informações com a equipe de enfermagem e multiprofissional do setor. Ao receber um relatório de custos, o enfermeiro terá dados que o auxiliarão na tomada de decisões. Poderá fazer inúmeras análises que sinalizam a dinâmica dos setores, os resultados das atividades, implantação de medidas corretivas, identificação de capacidade ociosa, melhor opção de investimento e novas oportunidades entre outros. Por outro lado, as organizações que não conhecem seus custos têm dificuldades em ajustar suas atividades dentro de seus orçamentos, sendo mais frequente nos serviços públicos.

CUSTO DOS PROCEDIMENTOS DE ENFERMAGEM

Para o cálculo dos custos dos procedimentos de enfermagem são utilizados na maioria dos estudos apenas os custos diretos por serem considerados relevantes, além de serem mais facilmente obtidos.

São necessárias as quantidades consumidas dos diferentes materiais, medicamentos e soluções e o tempo despendido da mão de obra de enfermagem por categoria profissional, que deve ser cronometrado. Os cálculos levam em conta a média de todos os itens obtidos na observação do procedimento em questão, obtendo-se assim o custo direto médio do procedimento.

A mão de obra direta é entendida como: "todos os valores correspondentes à remuneração dos funcionários envolvidos no processo de produção, cujos custos tenham possibilidade de identificação com um produto ou serviço" (DE MATOS, 2002).

CUSTO DIRETO MÉDIO TOTAL (CDMT)

O cálculo do CDMT de um procedimento é obtido pela soma do custo direto médio (CDM) dos materiais $\overline{C(P_l)}_{mat}$, do CDM das soluções/medicamentos $\overline{C(P_l)}_{sol}$ e do CDM da mão de obra $\overline{C(P_l)}_{mob}$ representada pela seguinte equação (LIMA, 2015):

$$C(P_l) = \overline{C(P_l)}_{mat} + \overline{C(P_l)}_{sol} + \overline{C(P_l)}_{mob}$$

O custo direto médio dos materiais é obtido pela soma dos custos médios de cada material utilizado no procedimento. O custo médio de cada material é obtido pelo produto da quantidade média do referido material pelo preço unitário médio do mesmo.

O custo direto médio das soluções/medicamentos é obtido pela soma dos custos médios de cada solução/medicamento utilizado no procedimento. O custo médio de cada solução/medicamento é obtido pelo produto da quantidade média da solução/medicamento pelo preço unitário médio da mesma.

O custo direto médio da mão de obra é obtido pela soma dos custos médios de cada categoria profissional envolvida nos procedimentos. O custo médio de cada categoria profissional é obtido pelo produto do tempo médio dedicado pela categoria nos procedimentos pelo custo médio unitário da mão de obra de cada categoria profissional (LIMA, 2015).

Analisando o método descrito em cada etapa, pode-se aplicá-lo para se identificar os custos dos vários procedimentos da prática da enfermagem. Informações quanto ao tempo despendido pelos profissionais da equipe poderão sugerir mudanças no processo de trabalho, ao identificarmos dificuldades, duplicidade e potenciais riscos. A quantidade dos insumos e sua utilização são dados importantes para correção, adaptação ou melhoria das práticas implantadas. Assim, o custo dos procedimentos de enfermagem fornecem subsídios para o planejamento desses recursos e controles mais precisos, que alinhados aos objetivos da organização protagonizam a prestação da assistência com qualidade, segurança e custos justos.

É importante destacar que o enfermeiro deverá buscar mais conhecimentos relativos à contabilidade de custos da organização onde está inserido, deverá se aprofundar e conhecer o método de rateio de custos indiretos utilizado e demais particularidades.

Identificar e entender os custos dos serviços de saúde é fundamental para a gestão, pois evidenciam os setores que necessitam de maior controle, aqueles onde a redução se faz necessária, eliminando desperdícios e contribuindo para a eficiência da organização (CASTILHO; LIMA; FUGULIN, 2016).

O ENFERMEIRO E SUA ATUAÇÃO FRENTE AOS CUSTOS

Diversos estudos vêm sendo publicados pela enfermagem no Brasil sobre o gerenciamento de custos, contribuindo para que este tema ganhe cada vez mais robustez e, por sua vez, seja mais usual para os enfermeiros.

O gerenciamento de custos em enfermagem é definido como: "processo administrativo que visa o controle de custos e à tomada de decisão dos enfermeiros para uma eficiente racionalização dos recursos disponíveis e limitados, com o objetivo de alcançar resultados coerentes com as necessidades de saúde da clientela e com as finalidades institucionais" (FRANCISCO; CASTILHO, 2002).

Assim, o enfermeiro diante de um novo desafio na sua prática profissional deverá buscar o conhecimento para fundamentar suas ações, em relação ao gerenciamento de custos não é diferente.

O enfermeiro precisa conhecer a fundo tudo que envolve seu processo de trabalho:
- Quem faz o quê?
- Como é feito?
- Por que é feito dessa forma?
- Quanto tempo é despendido?
- Quais insumos são utilizados?
- Existe desperdício?
- Qual é o resultado esperado?
- Como podem ser medidos e acompanhados?

O enfermeiro ao responder essas questões têm a oportunidade de aprofundar seu conhecimento sobre os processos de trabalho, questionar sua prática, a atuação da equipe de enfermagem, a utilização dos recursos, incorporar as melhores evidências, definir novas funções para a equipe, mudar o processo de trabalho, utilizar melhor os recursos disponíveis, evitar desperdício, redefinir prioridades, melhorar o desempenho do setor, propor estudos que respondam suas dúvidas e sustentem sua prática entre outros.

Uma ação importante, esperada do enfermeiro, é definir um padrão consistente das anotações de enfermagem, respeitando as legislações e as diretrizes da organização, garantindo que a assistência prestada esteja bem documentada, assim como os insumos utilizados para tanto. Isso dará visibilidade para as ações da equipe de enfermagem, pois além da importância e implicações legais é um instrumento fundamental com grande impacto em custos, evitando glosas desnecessárias.

Em estudo realizado sobre a importância das anotações nas glosas hospitalares mostrou que em 99,6% das glosas para materiais foram devidas às anotações e /ou checagem de enfermagem (RODRIGUES; PERROCA; JERICÓ, 2004).

Outros questionamentos podem ajudar o enfermeiro e sua equipe a pensarem sobre o tema:

- Já analisaram a relação entre a quantidade de recursos e insumos que utilizam em determinado período de tempo e os serviços que entregam?
- Os enfermeiros utilizam protocolos assistenciais?
- Orientam sua equipe para que esses protocolos sejam seguidos?
- Realizam treinamentos com sua equipe de trabalho?
- Conhecem as especificações e funcionalidade dos materiais e equipamentos que utilizam?
- Supervisionam as ações de enfermagem?
- A equipe de enfermagem está adequadamente dimensionada?
- A equipe de enfermagem descarta os resíduos nos locais corretos?
- Como avaliam as queixas trazidas pela equipe?
- Analisam indicadores da assistência?

Mas afinal por que gerenciar custos?

A realidade: o enfermeiro é um "ator" importante do sistema de saúde, pois conhece os processos que envolvem os cuidados, gerencia a assistência e seus recursos e por essa razão tem facilidade para determinar os custos nos processos.

As oportunidades: conhecer melhor seu "negócio", medir os resultados da produção da assistência, possibilidade de um planejamento mais adequado, maiores subsídios para tomada de decisão e negociação, controle das operações auxiliando as instituições no alcance dos objetivos, visibilidade e respeito.

O que falta fazer: o enfermeiro tem que assumir o que é seu, *arregaçar as mangas* e trabalhar, apontar os custos excessivos que não agregam qualidade ao serviço, propor mudanças e analisar esses resultados, pesquisar, propor estudos e arriscar, avançando em áreas pouco exploradas.

CASO – RECURSOS FINANCEIROS

Florence é enfermeira de uma unidade de internação médica-cirúrgica e está preocupada, pois, há dois meses a instituição não tem fornecido a película transparente adesiva para curativo de fixação de acesso venoso periférico. Os curativos têm sido realizados com gazes e fita adesiva hipoalergênica e são trocados diariamente seguindo as orientações da Comissão de Infecção Hospitalar da Instituição. Além do risco de perda do cateter pela manipulação durante a troca do curativo, estes ficam umedecidos após o banho, apesar do cuidado da equipe em proteger o local, resultando em má fixação do mesmo aumentando ainda mais a chance de perda do cateter. A película transparente permite a inspeção visual contínua do sítio de inserção e diminui a chance de umedecer o curativo após o banho.

Florence então decidiu calcular o custo do procedimento com gazes e compará-lo com o custo da película transparente. Além do custo do procedimento com gazes e fita hipoalergênica e com película transparente, apontou em seu relatório encaminhado à Diretoria, que a troca diária do curativo com gazes e fita hipoalergênica ocasionou punções venosas adicionais o que além de aumentar os custos com insumos, aumentou a carga de trabalho da equipe de enfermagem, os riscos dos pacientes/usuários/clientes inerentes desse procedimento (dor, flebite e infecção de corrente sanguínea) e principalmente a insatisfação dos mesmos pelo desconforto de várias punções.

A enfermeira Florence trouxe em suas considerações reflexões que extrapolam os custos sem deixar de pontuá-los diretamente, mas que impactam na satisfação e segurança dos pacientes/usuários/clientes atingindo a imagem da instituição.

CONSIDERAÇÕES FINAIS

Inúmeras são as possibilidades de intervenções dos enfermeiros com impactos nos gastos das organizações. Independentemente de estarem vinculados a um serviço público ou privado, o foco deve ser no uso dos recursos com eficiência, principalmente os recursos humanos e materiais e sempre primando pela qualidade e segurança dos pacientes e da equipe de enfermagem.

PARA REFLEXÃO

1) Alguma ação liderada pelo enfermeiro com redução de custos para a organização poderia ser revertida em benefícios para a enfermagem, como inscrições em eventos científicos, cursos de capacitação?
2) Seria interessante a utilização de kits de materiais para realização de alguns procedimentos? Quais seriam as vantagens?

REFERÊNCIAS

BRASIL. Ministério da Saúde. Organização Pan-Americana da Saúde. Introdução à gestão de custos em saúde. Brasília (DF); 2013. Disponível em: http://bvsms.saude.gov.br/bvs/publicacoes/introducao_gestao_custos_saude.pdf Acesso em: 02 jul 2020.

CASTILHO, V.; LIMA, A.F.; FUGULIN, F.M. Gerenciamento de custos nos Serviços de Enfermagem. In: KURCGANT, P. (ed.) Gerenciamento em enfermagem. 3a ed. Rio de Janeiro: Guanabara Koogan; 2016. p. 170-83.

CHENG, A; MENDES, M.M. A importância e a responsabilidade da gestão financeira na empresa. Cad. estud. n. 1 São Paulo; 1989. 10 p.

DE MATOS, A. J. Gestão Financeira e de Custos. In: VECINA NETO, G; MALIK, A.M., (org.) Gestão em saúde. Rio de Janeiro: Guanabara Koogan; 2011. p. 168-83.

DE MATOS, A.J. Gestão de custos hospitalares: técnicas, análise e tomada de decisão. 3a ed. São Paulo: Editora STS; 2002. 277 p.

FRANCISCO, I.M.; CASTILHO V. A enfermagem e o gerenciamento de custos. Rev Esc Enferm USP. v. 36, n. 3, p. 240-4, 2002.

GROSSI, M.G.; BITTAR, E. The replacement of consumption supplies in the nursing dynamics work in a cardiology hospital. Rev Adm Hosp Inov Saúde. v. 8, n. 8, p. 44-53, 2012.Disponível em: doi: 10.21450/rahis.v8i8.1560

INTERNATIONAL COUNCIL OF NURSES (SWI). Nurses: a force for change – Care effective, cost effective. 2015. Disponível em: https://www.ordemenfermeiros.pt/media/8892/kit_die2015_vf.pdf Acesso em 24 jun 2020

LIMA, A.F. Custo direto da hemodiálise convencional realizada por profissionais de enfermagem em hospitais de ensino. 2015. Tese (Doutorado em Enfermagem) – Escola de Enfermagem, Universidade de São Paulo, São Paulo; 2015.

MARQUIS, B.L.; HUSTON C.J. Administração e liderança em enfermagem: teoria e prática. 8. ed. Porto Alegre: Artmed; 2015. p. 204-34.

MEDICI, A.C. Sistemas de financiamento e gestão hospitalar: uma aplicação ao caso brasileiro. In: VECINA NETO, G.; MALIK, A.M., (ed.) Gestão em saúde. Rio de Janeiro: Guanabara Koogan; 2011. p. 50-72.

PAIM, J.S; TEIXEIRA C.F. Configuração institucional e gestão do Sistema Único de Saúde: problemas e desafios. Ciênc. saúde coletiva. v. 12, n. Suppl, p. 1819-29, 2017. Disponível em: http://www.scielo.br/scielo.php?script=sci_arttext&pid=S141381232007000700005&lng=en. Acesso em: 02 Jul 2020.

REICHERT, M.C.F. Gestão de recursos financeiros. In: CUNHA, I.C.K.O. (org.) Gestão em Enfermagem. Apostila (Especialização Lato Sensu). Universidade Federal de São Paulo. Programa da Universidade Aberta de São Paulo. São Paulo:[s.n.]; 2012. p. 64-70.

RODRIGUES, V.A.; PERROCA, M.G.; JERICÓ, M.C. Glosas hospitalares: importância das anotações de enfermagem. Arq Ciênc Saúde. v. 11, n. 4, p. 210-4, 2004.

SALDIVA, P.H.N.; VERAS, M. Gastos públicos em saúde: breve histórico, situação atual e perspectivas futuras. Estudos avançados v. 32, n. 92, p. 47-61, 2018.

CAPÍTULO 10
GESTÃO DE RECURSOS MATERIAIS

Magaly Cecília Franchini Reichert
Luiza Hiromi Tanaka

OBJETIVOS

Após a leitura deste capítulo, você deverá ser capaz de:
- Descrever a responsabilidade da enfermagem na Gestão de Recursos Materiais
- Diferenciar as ferramentas de custos e criticalidade para classificação dos materiais utilizados na assistência
- Refletir sobre as possibilidades de atuação do enfermeiro na Gestão de Recursos Materiais

INTRODUÇÃO

Os enfermeiros têm em seu processo de trabalho importante papel na gestão de recursos físicos, materiais, humanos, financeiros, políticos e de informação, cujas ações objetivam garantir condições adequadas para a assistência e para o trabalho da equipe de enfermagem, conforme já descrito anteriormente.

Ao apresentar recursos materiais é necessário esclarecer que a maioria desses insumos faz parte do cotidiano da enfermagem, em menor ou maior variedades e quantidades, dependendo da área de atuação. Costumamos fazer a seguinte afirmação: "onde houver um paciente recebendo cuidados de saúde, principalmente em regime de internação, haverá a equipe de enfermagem para realizar esse atendimento que necessitará de itens materiais para viabilizar esses cuidados".

Desta forma, a responsabilidade da enfermagem extrapola o cuidado em si, que deve sempre visar a qualidade e a segurança do paciente e profissionais de enfermagem, alcançando aspectos financeiros, vinculados à tomada de decisão dos enfermeiros.

Sendo a equipe de enfermagem o maior contingente de profissionais de saúde, entre 35 a 40% (VECINA NETO, 2011), a maioria dos materiais utilizados para as práticas assistenciais são manuseados pela enfermagem.

Vamos entender melhor esse contexto

O cenário atual da saúde tem mostrado que os desafios são constantes, a contar das demandas de saúde, globalização, escassez de recursos, evolução tecnológica, exigência da qualidade e segurança dos serviços e produtos, além do intenso controle dos custos. Esses aspectos fazem com que as organizações se reorganizem continuamente, pois as mudanças são frequentes. Neste panorama temos o aumento da procura por serviços de saúde, vivemos uma transição epidemiológica com o envelhecimento da população, incorporação de novas tecnologias, desperdício de recursos, necessidade de melhorias na gestão, entre outros aspectos, que somados, oneram ainda mais o sistema (SALDIVA; VERAS, 2018).

Assim, a gestão de materiais nas organizações de saúde, e especificamente nos hospitais, vêm se destacando ao longo das últimas décadas como uma área estratégica das instituições, devido à diversidade e especificidade de materiais chegando a representar entre 35% a 45% do orçamento total dos hospitais (REINHARD FILHO, 2011). O aspecto financeiro é importante para a sobrevivência das instituições, mas os insumos utilizados na assistência precisam ter qualidade e seguir as diretrizes das agências regulatórias, para que os resultados sejam seguros e satisfatórios corroborando com a sustentabilidade dessas organizações.

Segundo PATERNO, 1990 existe um tripé de recursos, sem os quais os hospitais não conseguem se sustentar, que são: recursos financeiros, recursos humanos e recursos materiais.

Neste capítulo não pretendemos esgotar todos os aspectos que envolvem os recursos materiais, e sim apontar algumas possibilidades onde a atuação dos enfermeiros pode trazer uma contribuição importante.

GESTÃO DE RECURSOS MATERIAIS E SUAS CARACTERÍSTICAS

A gestão de materiais nas organizações de saúde envolve diversos processos que podem ter características diferentes em cada etapa, assim como a lógica de sua estruturação. É comum que cada organização adote uma nomenclatura específica de acordo com a estrutura organizacional à qual a gestão de materiais está vinculada e qual modelo foi adotado. Assim podemos encontrar diferentes nomes para os mesmos setores: Suprimentos, Almoxarifado, Setor de Materiais e Medicamentos, entre outros.

Independente da nomenclatura adotada, um de seus principais objetivos é entregar o material necessário no tempo adequado para a área produtiva. Para atingir esse objetivo é preciso que diversos processos aconteçam: planejamento e seleção dos materiais, padronização, aquisição, recebimento, armazenagem, distribuição, controles e diversos outros dependendo do item (BARBIERI; MACHLINE, 2009; CHIAVENATO, 2005).

"A produção é a atividade principal ou final da organização, enquanto a gestão dos materiais é atividade-meio que subsidiária a produção" (CHIAVENATO, 2005), tal afirmação coloca a enfermagem como protagonista no cenário da saúde frente a esses recursos.

Considerando que um hospital pode ter de dois mil a quatro mil itens dependendo de suas características (BUSMESTER; HERMINI; FERNANDES, 2013), e o impacto da gestão de materiais no orçamento das instituições pode ser maior dependendo da desorganização do sistema, da metodologia utilizada e da complexidade da instituição (REINHARD FILHO, 2011), a responsabilidade para aqueles que estão à frente da assistência é muito grande.

Existem diferenças entre as organizações de saúde públicas e privadas pautadas principalmente na natureza financeira, que delineiam cenários contrastantes e com características semelhantes entre seus pares.

Nas organizações hospitalares privadas observa-se um rigoroso controle dos materiais: uso de sofisticados sistemas de informação, estoques mínimos nas unidades assistenciais, sistema unitário de materiais e medicamentos, leitura ótica com código de barras e rápido faturamento dos insumos. Também utilizam *kits* de materiais para alguns procedimentos, evitando uso excessivo de insumos. Grandes instituições têm utilizado dispositivos de distribuição automatizados de materiais e medicamentos, que são dispensários eletrônicos para o armazenamento desses itens que ficam alocados nas unidades de internação, conforme Figura 1.

Figura 1 – Dispositivos de distribuição automatizados de medicamentos e materiais

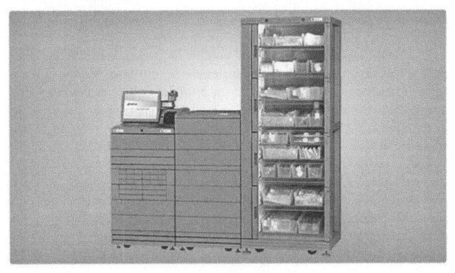

Fonte: Google imagens

Esses dispensários eletrônicos já são muito utilizados nos hospitais dos Estados Unidos da América desde a década de 1980, são como armários que permitem o controle e a rastreabilidade dos insumos dispensados aos pacientes (MENEZES et al, 2018). Com essa tecnologia é possível identificar o profissional que retirou o item do dispensário, além de todas as informações sobre o lote, validade e fabricante do insumo, gerando mais controle, segurança e fornecendo à gestão de materiais informações reais sobre o consumo de cada setor. Com isso a organização consegue gerenciar melhor seus recursos.

Nas organizações hospitalares públicas diversas dificuldades são identificadas desde a falta de credibilidade entre as unidades de internação e os setores de abastecimento, irregularidade no fornecimento dos insumos, ocasionando a falta do material por problemas orçamentários frequentes, baixa qualificação dos profissionais do setor de abastecimento, má utilização dos materiais, desperdício e pouca atenção das organizações públicas de saúde ao planejamento de insumos o que contribui para ampliar esses problemas (INFANTE; SANTOS, 2007). É comum a existência de sub-estoques de materiais nas unidades de internação, que pioram ainda mais esse cenário, pois dificultam a gestão de materiais como um todo e especificamente a real previsão de itens consumidos para que a compra dos mesmos seja satisfatória atendendo às necessidades da organização.

A falta de materiais é muito comum nos hospitais públicos, levando à descontinuidade da assistência com danos aos pacientes e causando estresse à equipe de enfermagem (MENDES; CASTILHO, 2009). A falta do material para o cuidado leva o profissional a adaptações do item, muitas vezes utilizando um material pouco adequado acarretando aumento de tempo para realização do cuidado e dos custos envolvidos.

Estudo desenvolvido em hospital público mostrou que 67,7% dos enfermeiros realizaram substituições de materiais de consumo e destes 11,8% fizeram diariamente pelo menos uma substituição. Outro resultado apontou que 46,2% identificaram essa prática como um problema para sua dinâmica de trabalho e 25,8% associaram que a substituição do material sempre ocasionava o desperdício de materiais (GROSSI E BITTAR, 2010).

Outro estudo realizado em um hospital público analisou as improvisações e adaptações de materiais e equipamentos realizadas pela enfermagem para assegurar o cuidado e a continuidade da assistência, concluiu que essas atividades podem gerar sofrimentos para os enfermeiros como impotência, medo, frustração, raiva e irritação (SOUZA et al, 2010).

Diante do exposto fica evidenciada a complexidade da produção em saúde e suas interfaces, especificamente em hospitais com a interação de vários profissionais, com demandas variadas em seus processos de trabalho, com procedimentos específicos envolvendo várias tecnologias e gerando uma grande diversidade e quantidade de materiais para que a assistência seja viabilizada.

Assim, a gestão de materiais é extremamente importante destacando a necessidade da eficácia e eficiência dos processos de aquisição, gestão dos estoques, redução de perdas e de desperdícios, possibilitando que recursos sejam poupados e atendendo uma população mais abrangente tanto no setor público quanto no privado (BUSMESTER, HERMINI E FERNANDES, 2013).

DEFINIÇÃO DE MATERIAIS

Consideram-se materiais, produtos que podem ser armazenados, distribuídos e consumidos para a produção de serviços, sendo excluídos, entre os produtos que podem ser armazenados, os equipamentos, mobiliários, veículos e semelhantes (REINHARD FILHO, 2011).

Segunda a Agência Nacional de Vigilância Sanitária (ANVISA) os materiais são considerados: produtos para a saúde destinados à prevenção, diagnóstico, tratamento, reabilitação ou anticoncepção e que não utilizam meio farmacológico, imunológico ou metabólico para realizar sua principal função em seres humanos, podendo, entretanto, ser auxiliado em suas funções por tais meios (BRASIL, 2001).

Temos como exemplos mais utilizados pela enfermagem os materiais descartáveis como seringas, agulhas, gazes, dispositivos intravenosos, sondas e outros.

CLASSIFICAÇÃO DE MATERIAIS

Existem algumas classificações dos materiais que auxiliam nas atividades operacionais e administrativas. A classificação de materiais é uma ferramenta que deve ser utilizada pelos enfermeiros para apoiar sua tomada de decisão, além de proporcionar maior conhecimento sobre esses insumos.

CLASSIFICAÇÃO XYZ

Os materiais são classificados em X, Y e Z, em escala gradativa, nas atividades em que serão utilizados de acordo com sua criticalidade ou imprescindibilidade (BARBIERI E MACHLINE, 2009):

- Material X: baixa criticalidade, sua falta não acarreta paralisações nem danos ou riscos às pessoas, aos ambientes e ao patrimônio da organização, apresentam facilidade na sua substituição. Por exemplo: materiais de escritório.
- Material Y: apresentam grau de criticalidade médio, podem ser substituídos por equivalentes facilmente, e ainda que resolva o problema de prestação de serviços, interfere na qualidade do serviço prestado.

Por exemplo: adesivos para fixação de acesso venoso periférico (esparadrapo, fita hipoalergênica entre outros da mesma natureza);
- Material Z: são materiais críticos para a prestação de serviços, pois não podem faltar. Sua falta pode acarretar paralisação no atendimento, são imprescindíveis. Colocam em risco as pessoas, os ambientes e o patrimônio da organização (seringas descartáveis, luvas estéreis, tubo de intubação endotraqueal e outros).

Uma pesquisa realizada num hospital universitário do Município de São Paulo, mostra a classificação XYZ realizada pela enfermagem, como importante ferramenta gerencial utilizada para minimizar a falta de material, sobretudo o Z, o mais crítico. As autoras sugerem a implantação concreta da classificação XYZ, considerando o material por sua imprescindibilidade, proporcionando adequado gerenciamento, principalmente, aos itens Z, permitindo a redução da falta do material no setor de suprimentos e nas unidades e tornando mínimo possíveis danos na assistência. O estudo constatou que a enfermagem classificou como Z 59,2% dos materiais solicitados nas unidades que participaram do estudo (LOURENÇO; CASTILHO, 2006).

Sabemos que muitos enfermeiros desconhecem esse sistema de classificação. Para definir a criticalidade/ imprescindibilidade de materiais em uma unidade é necessária a análise dos diversos itens utilizados pela equipe de enfermagem e muitas vezes as opiniões não são unânimes, tornando esse processo moroso. Vale a pena iniciar o exercício com os enfermeiros propondo a classificação inicial de alguns materiais e quais critérios utilizaram para a classificação. Na mesma unidade a seringa descartável de 3mL para adultos pode ser classificada em X ou Y, e é preciso um consenso.

Deve-se iniciar o processo pelos itens de maior consumo na unidade/ instituição analisando-os separadamente. Pode-se responder:
- Em quais procedimentos esse material é utilizado e com qual frequência?
- Esse material pode faltar?
- Sua ausência paralisa a assistência?
- Existe algum material pelo qual pode ser substituído?
- Essa substituição implica em prejuízo na qualidade e segurança da assistência e da equipe de enfermagem?
- Esse material é controlado?

E outras questões que auxiliem na classificação.

A partir das respostas, os enfermeiros devem buscar soluções junto ao setor de gestão de materiais para que providências sejam tomadas, a fim de evitar a falta de materiais essenciais para a assistência de enfermagem, pois muitas vezes o material pode ser adquirido ou substituído facilmente, mas em quantidade insuficiente e qualidade duvidosa, o que não resolve a problemática do atendimento seguro em relação à imprescindibilidade desses materiais. Por isso, ao responder essas questões, deve-se levar em consideração o maior número de possibilidades que envolvem a assistência, a enfermagem, e as diretrizes da instituição.

Desta forma, deseja-se que, quanto maior conhecimento o enfermeiro tiver da imprescindibilidade dos materiais e classificá-los, melhor será o subsídio para o planejamento do setor de compras, melhor controle do estoque de materiais essenciais, minimizando a falta de alguns itens e estabelecendo possíveis alternativas de substituição com menores impactos para a assistência, para a equipe de enfermagem e para os custos da instituição (LOURENÇO; CASTILHO, 2006).

Estudo realizado em um hospital universitário que teve como objetivo analisar a classificação dos materiais assistenciais pelo grau de criticalidade XYZ pela enfermagem e almoxarifado apontou que, o material essencial para o enfermeiro, não era essencial para o almoxarifado. Os resultados mostraram também que a classificação realizada pelo almoxarifado, quando comparada, sobretudo, às unidades de UTIs e Pronto Socorro, onde ocorrem as maiores urgências, foram divergentes na maioria dos itens (AMARELLO; TANAKA, 2012).

Outro estudo realizado em um hospital universitário mostrou que dos 966 itens de materiais 59,2% foram classificados como materiais Z, imprescindíveis para a enfermagem (MENDES E CASTILHO, 2009).

A classificação de materiais é uma das ferramentas gerenciais que pode auxiliar no processo de tomada de decisão, proporcionando identificar quais os itens que nunca poderão faltar no estoque e aqueles que a sua falta não acarretará prejuízos para a assistência (MENDES E CASTILHO, 2009).

É necessário que mais estudos sejam realizados sobre a classificação XYZ pelos enfermeiros conjuntamente com o setor de materiais (almoxarifado/suprimentos) para que os materiais imprescindíveis para o cuidado sejam devidamente identificados.

CLASSIFICAÇÃO ABC

Os materiais são classificados em ABC ou classificação de Pareto conforme escala gradativa dos insumos de acordo com seus valores. São materiais que dependendo do seu custo unitário multiplicado pelo consumo anual, representam um custo total elevado, regular ou reduzido, que passa a ser enquadrado em grupos A, B ou C (REINHARD FILHO, 2011; BARBIERI E MACHLINE, 2009; BUSMESTER, HERMINI E FERNANDES, 2013).

É uma estratégia importante para o controle do consumo de materiais sendo que poucos itens representam muito valor e muitos itens representam valores menores (BARBIERI E MACHLINE, 2009).

- Classe A: normalmente representa até 20% do total de itens de materiais e um valor financeiro superior a 60% sobre o total de investimentos com materiais em estoque.

- Classe B: oscila entre os limites de 20 a 30% do total dos itens de materiais e valor financeiro em estoque entre 15 a 30% sobre o total de investimentos em estoque.
- Classe C: geralmente representa um volume de itens de 50% de materiais e um valor financeiro em estoque inferior a 10% sobre o total de investimentos em estoque.

Os valores dos limites do total de itens, assim como dos valores gastos podem variar dependendo das características dos itens que compõe esse estoque, da filosofia da organização entre outros.

O principal objetivo da classificação ABC é gerar informações que subsidiem a elaboração de controles diferenciados para cada item de materiais de acordo com os valores de utilização de cada um e assim estabelecer políticas como o controle mais rigoroso dos itens da classe A, sem descuidar dos demais (BUSMESTER, HERMINI E FERNANDES, 2013).

Atualmente diversos hospitais já trabalham com a classificação ABC, pois utilizam sistemas informatizados que facilitam a elaboração da classificação. Como fazer para construir uma classificação ABC dos materiais?

É necessária a relação de todos os itens de materiais, seus custos unitários, o consumo de cada item durante um ano e o custo anual com esses insumos. Devem ser ordenados pelo custo anual acumulado, sendo aqueles insumos com valores próximos a 50% classificados como itens A (CASTILHO; MIRA; LIMA, 2016).

Todos esses dados depois de inseridos em uma planilha eletrônica geram um gráfico, conforme Figura 2.

Figura 2 – Exemplo de curva ABC

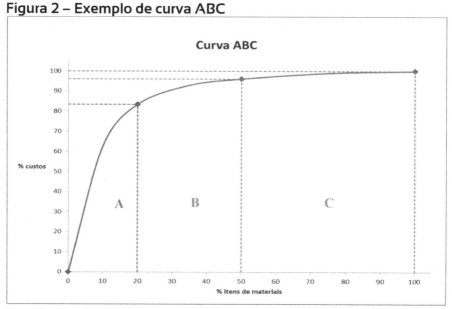

Fonte: Material didático elaborado por Tanaka LH & Reichert MCF, atualizado em 2019.

Estudo realizado em hospital universitário na cidade de São Paulo que teve como um dos objetivos conhecer os materiais utilizados pela enfermagem e classificados como A segundo a classificação ABC, mostrou que cerca de 30% dos materiais da classe A pertencem aos itens mais utilizados pelos profissionais de enfermagem (LOURENÇO; CASTILHO, 2006).

Outro estudo realizado em hospital de ensino no interior do estado de São Paulo cujo objetivo foi identificar o consumo e os custos dos materiais utilizados no cuidado de pacientes internados em unidades pediátricas semi-intensivas e intensivas apontou que a classificação ABC possibilita informações para maximizar a utilização dos recursos materiais e a redução dos desperdícios (ZULIANI et al, 2012).

ATUAÇÃO DO ENFERMEIRO

Importante destacar que em grande parte das organizações o enfermeiro tem pouca autonomia para tomar decisões relativas aos materiais, desta forma sua atuação é limitada e restrita ao sistema, o que é lamentável. Em outras organizações, felizmente, é possível encontrar enfermeiros à frente da gestão desses recursos.

Existem hospitais privados da cidade de São Paulo que possuem na sua estrutura organizacional um setor específico para Gestão de Materiais e realizam a avaliação, padronização, tecnovigilância dos materiais, sendo alguns coordenados por enfermeiros. Esses enfermeiros têm uma atuação fundamental para garantir a melhor prática para o usuário e para a organização com segurança e qualidade. Realizam pré-avaliação dos materiais, buscando respaldo técnico e legal dos insumos e para tanto precisam conhecer as legislações específicas, certificação de boas práticas de fabricação, manter o cadastro dos materiais atualizado, acompanhar a avaliação dos materiais pós-compra, realizar a cotação de preços dos insumos e trabalhar em parceria com outros setores como a Comissão de Controle de infecção hospitalar (CCIH) e Engenharia Clínica.

Estudo realizado em hospital público de ensino evidenciou a maior frequência de notificações de não conformidade para os materiais médico-hospitalares (80,4%) e os enfermeiros (81,2%) foram os profissionais que mais notificaram (GIL; CHAVES; LAUS, 2015).

Vale ressaltar que a equipe da linha de frente, neste caso a enfermagem, é quem sabe o que funciona e como, e tem a competência para decidir o que é melhor (BUSMESTER, HERMINI E FERNANDES, 2013), respeitando as diretrizes da organização.

Outro estudo no Paraná mostra a atuação dos enfermeiros em quase todas as etapas da Gestão de Recursos Materiais em hospitais de ensino, desenvolvendo atividades desde a Programação (dimensionamento, gerenciamento de banco de dados de produtos, participação em comissões e padronização de rotinas para avaliação de produtos); Compras (avaliação de produto); Armazenamento (orientação para armazenagem dos produtos); Distribuição e Controle (tecnovigilância), além de educação permanente da equipe e elaboração de projetos, sendo as duas últimas consideradas atividades emergentes para os enfermeiros. As autoras acreditam que essa inserção do enfermeiro nas diversas etapas do processo de administração de materiais seja devido ao conhecimento da assistência e pela capacitação para o gerenciamento do cuidado, tornando este profissional apto para otimizar os recursos materiais disponíveis e realizar a melhor escolha para o paciente e organização (BOGO; BERNARDINO; CASTILHO, 2015).

Outra possibilidade que merece atenção dos enfermeiros é sobre o desperdício de materiais utilizados na assistência. Se considerarmos que a enfermagem é a equipe mais numerosa entre os profissionais da saúde e uma grande parte de materiais são utilizados pela equipe de enfermagem, poderemos ter uma dimensão da responsabilidade daqueles que tomam decisões, os enfermeiros. Na última década o tema desperdício tem ganhado relevância, principalmente pela possibilidade na redução de custos, sendo uma alternativa pouco explorada até o momento.

Estudo realizado em hospital universitário de São Paulo evidenciou, entre os tipos de desperdício apontados por profissionais da saúde, os materiais como o mais frequente (36%). Sendo o custo anual com os materiais desperdiçados estimado em R$ 479.262,86 (CASTILHO et al, 2011).

Em outro estudo que teve como objetivo identificar a opinião de graduandos de enfermagem sobre o desperdício de materiais nas atividades práticas de ensino, constatou que o tema foi pouco abordado na teoria e grande parte desses estudantes admitiram ter desperdiçado materiais (REICHERT; LOSOVOI; D'INNOCENZO, 2017).

Assim, em cada organização haverá um cenário, que deve ser um balizador dos processos, mas nunca algo que limite as ações do enfermeiro em busca das melhores alternativas para um cuidado seguro e com qualidade.

> **Leitura Recomendada**
> Manual de Tecnovigilância: abordagens de vigilância sanitária de produtos para a saúde comercializada no Brasil
>
>

CONSIDERAÇÕES FINAIS

É importante o enfermeiro se reconhecer como parte importante na gestão de recursos materiais e assumir uma postura menos passiva, participar da tomada de decisões fazendo valer seu conhecimento técnico-científico e a expertise de coordenar os profissionais da linha de frente, quem mais conhece as necessidades dos pacientes e os melhores materiais para serem utilizados. E sempre ir à busca do conhecimento!

PARA REFLEXÃO

Você encontrará ao final deste capítulo um roteiro com alguns aspectos importantes que poderão servir como um guia para avaliação inicial dos recursos materiais no seu local de trabalho. O roteiro foi elaborado para unidades hospitalares.

REFERÊNCIAS

AMARELLO M.M.; TANAKA L.H. Classificação de materiais assistencial de enfermagem por criticalidade XYZ em um hospital universitário: visão dos enfermeiros e do setor de almoxarifado. [Trabalho de conclusão de curso de graduação]. São Paulo: Universidade Federal de São Paulo; 2012.

BARBIERI, J.C.; MACHLINE, C. Logística hospitalar: teoria e prática. 2. ed. São Paulo: Saraiva; 2009. 320 p.

BOGO P.C.; BERNARDINO E.; CASTILHO V.; CRUZ E.D.A. O enfermeiro no gerenciamento de materiais em hospitais de ensino. Rev Esc Enferm USP. 2015; 49(4):632-39. doi:10.1590/S0080-623420150000400014

BRASIL. Ministério da Saúde. Agência Nacional de Vigilância Sanitária. Resolução de Diretoria Colegiada – RDC n. 185, de 22 de outubro de 2001. Diário Oficial da União: República Federativa do Brasil. 2001;Seção 1:25-9. Disponível em: http://portal.anvisa.gov.br/documents/10181/2718376/%281%29RDC_185_2001_COMP.pdf/203b1f40-a088-4469-849e-db4c4092ceb3. Acesso em 08 jan 2021.

BUSMESTER, H; HERMINI, A.H.; FERNANDES, J.A.L. Gestão de materiais e equipamentos hospitalares. São Paulo: Saraiva; 2013. 213 p.

CASTILHO, V; CASTRO L.C.; COUTO A.T.; MAIA F.O.M.; SASAKI N.Y.; NOMURA F.H. et al. Levantamento das principais fontes de desperdício de unidades assistenciais de um hospital universitário. Rev. esc. enferm. USP. v. 45, n. especial, p. 1.613-20, 2011. Disponível em: http://www.scielo.br/scielo.php?script=sci_arttext&pid=S0080-2342011000700012&lng=en Acesso em: 08 jan 2021.

CASTILHO V.; MIRA V.L.; LIMA A.F. Gerenciamento de recursos materiais. In: KURCGANT P., ed. Gerenciamento em enfermagem. 3. ed. Rio de Janeiro: Guanabara Koogan; 2016. p. 145-57.

CHIAVENATO I. Administração de materiais: uma abordagem introdutória. Rio de Janeiro: Elsevier; 2005. 174 p.

GIL R.B.; CHAVES L.D.P.; LAUS A.M. Gerenciamento de recursos materiais com enfoque na queixa técnica. Rev. Eletr. Enf. v. 17, n. 1, p. 100-7, 2015. Disponível em: doi: http://dx.doi.org/10.5216/ree.v17i1.27544

GROSS, M.G.; BITTAR, E. A substituição de materiais de consumo na dinâmica de trabalho do enfermeiro em um hospital cardiológico. RAHIS. v. 8, n. 8, p. 44-53, 2012. Disponível em: https://doi.org/10.21450/rahis.v8i8.1560

INFANTE, M.; SANTOS, M.A. Production chain supply management for public hospitals: a logistical approach to healthcare. Cien Saude Colet. v. 12, n. 4, p. 945-54, 2007. Disponível em:. doi: https://doi.org/10.1590/S1413-81232007000400016

LOURENÇO K.G.; CASTILHO V. ABC supplies classification: a managment tool of costs in nursing. Rev Bras Enferm. 2006; 59(1):52-5. doi: https://doi.org/10.1590/S0034-71672006000100010

MENDES, K.G.L.; CASTILHO, V. Determinação da importância operacional dos materiais de enfermagem segundo a Classificação XYZ. Rev Inst Ciênc Saúde.v. 27, n. 4, p. 324-9, 2009.

MENEZES, C.P.; ALVAREZ, A.Y.Z.; BAGGIO, S.O.; SAMPAIO, V.C.; BUENO, D. Percepção da equipe de enfermagem sobre a utilização de dispensários eletrônicos. Clin Biomed Res. v. 38, n. 4, p. 361-66, 2018. Disponível em: doi: https://doi.org/10.4322/2357-9730.84431

PATERNO, D. A administração de materiais no hospital: compras, almoxarifado e farmácia. 2.ed. São Paulo: Centro São Camilo de desenvolvimento em administração da saúde; 1990. 628 p.

PATERNO, D. A administração de materiais no hospital: compras, almoxarifado e farmácia. 2.ed. São Paulo: Centro São Camilo de desenvolvimento em administração da saúde; 1990. 628 p.

REICHERT, M.C.F.; LOSOVOI, T.G.; D'INNOCENZO M. O desperdício de materiais assistenciais percebido por graduandos de enfermagem. Rev. Eletr. Enf. v. 19:a27, 2017. Disponível em: doi: http://dx.doi.org/10.5216/ree.v19.42243 Acesso em 15 mar 2022.

REINHARD FILHO W. Gestão de suprimentos e medicamentos. In: VECINA NETO, G.; MALIK A.M., ed. Gestão em saúde. Rio de Janeiro: Guanabara Koogan; 2011. p. 191-202.

SALDIVA, P.H.N.; VERAS, M. Gastos públicos em saúde: breve histórico, situação atual e perspectivas futuras. Estudos avançados 2018; v. 32, n. 92, p. 47-61, 2018.

SOUZA, N.V.D.O.; et al. Repercussões psicofísicas na saúde dos enfermeiros da adaptação e improvisação de materiais hospitalares. Esc. Anna Nery . 2010; v. 14, n. 2, p. 236-43, 2010. Disponível em: doi: https://doi.org/10.1590/S1414-81452010000200005

VECINA NETO, G. Serviços técnicos. In: VECINA NETO, G.; MALIK A.M., ed. Gestão em saúde. Rio de Janeiro: Guanabara Koogan; 2011. p. 230-52.

ZULIANI L.L. et al. Consumo e custo de recursos materiais em unidades pediátricas de terapia intensiva e semi-intensiva.Rev. bras. Enferm. v. 65, n. 6, p. 969-76, 2012. Disponível em: doi: http://dx.doi.org/10.1590/S0034-71672012000600013

CAPÍTULO 10
MATERIAL SUPLEMENTAR 10A

Analise cada tópico quanto à sua adequação ou não de acordo com os aspectos abordados no capítulo.

1. Identifique e analise os seguintes aspectos sobre os materiais de consumo (descartáveis) de uso da enfermagem:
   - Método de previsão utilizado (sistema de reposição por quantidade, cotas e outros);
   - Como é feita a solicitação dos materiais, qual periodicidade e quem é o responsável;
   - Local de armazenamento, condições de temperatura e umidade, higiene, sinalização e organização;
   - Condições das embalagens (integridade, prazo de validade e esterilização);
   - Item de material encontrado em excesso (qual item, quantidade, utilização que justifique a quantidade?);
   - Método de controle utilizado;
   - Atribuições do enfermeiro na gestão de materiais da unidade.

2. Verifique os materiais de consumo (descartáveis) de uso da enfermagem quanto a:
   - Classificação dos materiais quanto à criticalidade;
   - Classificação quanto aos custos;
   - Existência de estoques;
   - Manuseio correto pela equipe;
   - Desperdício.

3. Identifique e analise os seguintes aspectos sobre os medicamentos de uso individual e coletivo manipulados pela enfermagem:
- Como é feita a solicitação dos medicamentos, qual periodicidade e quem é o responsável;
- Local de armazenamento exclusivo, condições de temperatura e umidade, higiene, sinalização e organização;
- Condições das embalagens (integridade, prazo de validade, e lote);
- Medicamento encontrado em excesso (qual, quantidade, utilização que justifique a quantidade?);
- Método de controle utilizado;
- Quais produtos termolábeis estavam armazenados no refrigerador?
- O refrigerador é de uso exclusivo de medicamentos? Condições de uso e higiene. Existência de controle de temperatura e de limpeza da mesma;
- Atribuições do enfermeiro na gestão de medicamentos da unidade.

4. Descrever e analisar os seguintes aspectos sobre os psicotrópicos utilizados na unidade:
- Como é feita a solicitação dos psicotrópicos, qual periodicidade e quem é o responsável;
- Local de armazenamento exclusivo, condições de temperatura e umidade, higiene, sinalização e organização;
- Método de controle utilizado;
- Atribuições do enfermeiro na gestão de psicotrópicos da unidade.

5. Verifique a existência na unidade de:
- Manutenção preventiva dos equipamentos, calibração dos mesmos e registros;
- Treinamento da equipe antes do uso de um novo equipamento;
- Condições de uso e higiene dos mobiliários de uso dos pacientes;
- Inventário periódico (mobiliário e equipamentos).

Fonte: REICHERT, M.C.F. Material didático, 2020.

CAPÍTULO 11
DIMENSIONAMENTO DE RECURSOS HUMANOS EM ENFERMAGEM

Lúcia Giunta

OBJETIVOS
Após completar esse capítulo você será capaz de:
- Conceituar Dimensionamento de Pessoal em Enfermagem
- Identificar a Legislação que estabelece os parâmetros mínimos para dimensionar o quadro de pessoal de Enfermagem
- Refletir sobre a responsabilidade do Enfermeiro no Dimensionamento de Pessoal de Enfermagem
- Discutir a relação entre Sistemas de Classificação de Pacientes e o Dimensionamento de Pessoal em Enfermagem
- Demonstrar como calcular o quadro de pessoal de Enfermagem
- Estabelecer a composição e distribuição adequadas de profissionais de enfermagem

INTRODUÇÃO
Dimensionar o quadro de pessoal de Enfermagem, nos diferentes cenários de prática profissional, é uma responsabilidade privativa do enfermeiro prevista na legislação do exercício profissional (COFEN, 1986; COFEN, 1987).

Para Fugulin, Gaidzinski e Lima (2019) o dimensionamento de pessoal de enfermagem é

> *"[...] um processo sistemático que fundamenta o planejamento e a avaliação da quantidade e da qualidade de enfermagem para prover a assistência, de acordo com a singularidade dos serviços de saúde e que garantam a segurança dos pacientes e dos trabalhadores (FUGULIN, GAIDZINSKI E LIMA, 2019)."*

Cabe ao Responsável Técnico pelos Serviços de Enfermagem realizar anualmente o dimensionamento de pessoal, manter e enviar as informações atualizadas sobre o cálculo e o quadro de pessoal de enfermagem aos órgãos fiscalizadores do Sistema COFEN/CORENs (COFEN, 2016). Contudo, apropriar-se desse corpo de conhecimentos para aplicação em seu ambiente de trabalho, é uma importante responsabilidade de todos os enfermeiros, independentemente de cargo ou função na instituição em que atua.

Estimar o número e a qualificação de profissionais necessários para prestação de assistência com qualidade e segurança ainda pode ser um desafio complexo para os enfermeiros, apesar da evolução da legislação sobre o tema, que estabelece os parâmetros mínimos e propõem métodos para o cálculo das horas de enfermagem necessárias à prestação de cuidados (COFEN, 1996; COFEN, 2004; COFEN, 2017a).

Em muitos serviços o provimento de profissionais de enfermagem é insuficiente ou inadequado, tanto em número quanto em qualificação. Diferentes fatores contribuem para que isso ocorra, e podem assumir caráter técnico – quando há desconhecimento da legislação; uso de instrumentos e métodos não validados, erros de aplicação, interpretação ou cálculo para estimar a demanda de cuidados; ou de caráter institucional – quando os responsáveis pela instituição exercem controle orçamentário restritivo sobre políticas de recursos humanos e decisões relativas às contratações dos profissionais de enfermagem.

Os riscos associados ao insuficiente provimento de pessoal de enfermagem associam-se ao aumento de eventos adversos para o paciente, tais como o aumento da mortalidade, readmissões dentro de trinta dias após a alta, além dos prejuízos aos profissionais – sobrecarga de trabalho, estresse, *burnout*, entre outros (TUBBS-COLLEY et al, 2013; AIKEN et al, 2012; NEEDLEMAN et al, 2011).

Vale lembrar que em nosso país, a grande diversidade entre os estados e regiões tem impacto direto sobre a estruturação das equipes de enfermagem, seja na demanda da população por serviços de saúde, seja pela distribuição irregular dos profissionais, que se concentram nas regiões sul e sudeste (COFEN, 2020a).

PREMISSAS PARA O CÁLCULO DO DIMENSIONAMENTO

De acordo com a Resolução 543/17, (COFEN, 2017a) para o adequado planejamento do quadro de pessoal de enfermagem de uma instituição ou serviço de saúde, é necessário fundamentar-se em diferentes aspectos que se relacionam com:

- **O Serviço de Saúde**: tipo, natureza e finalidade dos serviços e programas ofertados; porte; políticas de recursos humanos; estruturas física e administrativa institucionais; complexidade; legislação vigente, entre outros. Cada tipo de estabelecimento de saúde possui características próprias para alcance de seus objetivos e finalidades, e cabe ao enfermeiro gestor assegurar-se de que o dimensionamento de pessoal de enfermagem esteja de acordo com as exigências legais aplicáveis (COFEN, 2017a).

- **O Serviço de Enfermagem**: modelos gerencial e assistencial; dinâmica, métodos, carga horária semanal, jornada e processos de trabalho nas diferentes unidades e plantões; parâmetros do desempenho esperado para a prática profissional; a composição do quadro de pessoal e sua adequada distribuição entre as diferentes categorias profissionais – enfermeiros, técnicos e auxiliares de enfermagem que realizarão os cuidados aos pacientes (*staff mix*); indicadores de qualidade gerenciais e assistenciais; índice de segurança técnica (IST) (COFEN, 2017a).

- **As Demandas de Cuidado dos Pacientes:** considerando seu contexto sociocultural, capacidade e prontidão para o autocuidado, idade, local do atendimento e o grau de dependência dos diferentes pacientes atendidos, avaliado por meio da aplicação de um **Sistema de Classificação de Pacientes** (SCP) e que pode sofrer variações dentro de uma mesma instituição de saúde e ao longo do processo assistencial (COFEN, 2017a; FUGULIN et al, 2005; PERROCA E GAIDZINSKI, 1998; PERROCA E GAIDZINSKI, 2003; PERROCA, 2011; DINI et at, 2011; MARTINS, 2007; QUEIJO E PADILHA, 2009).

Além disso, é preciso conhecer outras legislações específicas e que, por também estabelecerem **parâmetros mínimos** que devem ser seguidos para provisão do quadro de pessoal nos diferentes contextos de prática, não conflitam com as recomendações da Resolução Cofen 543/17 (COFEN, 2017a).

Na área de atenção básica, particularmente no Programa de Saúde da Família (PSF) (BRASIL, 2017), os documentos legais do poder executivo estabelecem os limites máximos de famílias atendidas por profissional, porém, estudos recentes evidenciam que é necessário a adoção de novos parâmetros, sustentados por evidências científicas.

> A adequada distribuição do quadro de pessoal calculado em uma escala de trabalho mensal é tão importante quanto calcular corretamente o dimensionamento de pessoal. O gestor e os enfermeiros responsáveis pelos serviços/unidades devem conhecer e observar a legislação vigente, os acordos coletivos das categorias e sempre que possível as preferências dos profissionais, adequando a distribuição de folgas de forma a evitar sobrecarga e garantir a assistência, considerando a complexidade e demandas de cuidados dos pacientes.

MÉTODOS DE CÁLCULO DO DIMENSIONAMENTO

A Resolução 543/17 (COFEN, 2017a) ao atualizar os parâmetros para o dimensionamento de pessoal de enfermagem incluiu resultados de pesquisas que validaram métodos de cálculo e horas de enfermagem (HE) requeridas para outros cenários em que se desenvolvem ações de assistência de enfermagem. A fim de facilitar a compreensão, é possível reunir os diferentes métodos de cálculo de pessoal de acordo com o contexto assistencial como descrito a seguir:

- **Unidades de Internação** – a Resolução 543/17 (COFEN, 2017a) considera como unidade de internação **toda unidade que disponha de condições adequadas para a estadia de pacientes em leito hospitalar por 24h ou mais**, razão pela qual na Resolução 543/17 (COFEN, 2017a) as unidades de internação (UI) também são denominadas unidades de assistência ininterruptas (UAI) e as duas abreviações podem ser encontradas na Resolução 543/17 para identificação das equações para o cálculo de pessoal de enfermagem. Nestas unidades é possível a aplicação de um instrumento validado que caracterize o grau de dependência dos pacientes (FUGULIN et al, 2005; PERROCA E GAIDZINSKI, 1998; PERROCA E GAIDZINSKI, 2003; PERROCA, 2011; DINI et al, 2011; MARTINS, 2007; QUEIJO E PADILHA, 2009; MASSUDA et al, 2019). **Nota:** ver Sistemas de Classificação de Pacientes/SCP mais adiante neste mesmo capítulo.

- **Unidades Assistenciais Especiais** – são **locais em que se realizam procedimentos, atividades ou intervenções de enfermagem**, porém em que **não é possível utilizar o SCP** para caracterizar o grau de dependência dos pacientes e para as quais **não existem parâmetros validados de referência** derivados de pesquisas sobre o tempo médio dispendido pela enfermagem nestas intervenções, atividades ou procedimentos. Nesses locais utiliza-se o **método de Sítio Funcional** para calcular a demanda de profissionais de enfermagem e estão inclusos, mas não se limitam a Ambulatórios; Prontos Socorros; Pronto Atendimento; Centros Obstétricos; Recuperação Pós--Anestésica (RPA); Assistência Pré-Hospitalar (APH); Instituições de Longa Permanência para Idosos (ILPI); Cuidados Domiciliários (*Home Care*) entre outros (COFEN, 2017a; MASSUDA et al, 2019).

- **Unidades Assistenciais de Apoio, Diagnóstico e Terapêutica** – nesse grupo reúnem-se as **unidades em que são realizados procedimentos, intervenções ou ações de enfermagem** e para as quais **existem parâmetros de referência, derivados de pesquisas, relativos ao tempo médio dispendido pela enfermagem** para realização de suas atividades. Nesse grupo, até o momento, temos métodos específicos para Central de Material e Esterilização (CME); Centro Cirúrgico (CC); Hemodiálise; Centro de Diagnóstico por Imagem (CDI);

e Centro de Atenção Psicossocial (CAPs) (COFEN, 2017a; CRUZ, 2015; POSSARI, 2001; POSSARI, 2011; LIMA, 2015; COSTA, 2016).
- **Unidades de Atenção Primária à Saúde** – unidades de atenção básica às quais se aplica uma adaptação do método *Workload Indicators of Staffing Need (WISN)* para dimensionar a equipe de enfermagem, conforme o perfil do território e o tipo de oferta assistencial, nas Unidades Básicas de Saúde (UBS) com e sem Estratégia de Saúde da Família (ESF); nas Equipes de Consultórios de Rua; ESF Fluviais e Ribeirinhas, entre outras (COFEN, 2017a; MASSUDA et al, 2019; BONFIM, 2014).

Considerando as particularidades dos quatro contextos assistenciais apresentados, os métodos de cálculo de pessoal aplicáveis a cada um serão descritos separadamente.

A. UNIDADE DE INTERNAÇÃO

O primeiro requisito para calcular o quadro de pessoal de unidades de internação (UI) é a escolha de um instrumento validado para determinar o grau de dependência do paciente em relação à equipe de enfermagem, ou seja, definir o SCP a ser utilizado.

SISTEMAS DE CLASSIFICAÇÃO DE PACIENTES

Os estudos de medida do tempo das intervenções de enfermagem, carga de trabalho e dos Sistemas de Classificação de Pacientes (SCP) (FUGULIN et al, 2005; PERROCA E GAIDZINSKI, 1998; PERROCA E GAIDZINSKI, 2003; PERROCA, 2011; DINI et al, 2011; MARTINS, 2007; QUEIJO E PADILHA, 2009; BORDIN E FUGULIN, 2009), trouxeram grandes contribuições para os enfermeiros, especialmente os gestores. O SCP, aplicável a pacientes em unidades de internação, constitui-se em recurso gerencial em que o enfermeiro utiliza de escalas validadas para avaliação das demandas de cuidado dos pacientes (COFEN, 2017a).

Possibilita a determinação dos graus de dependência e sua correlação com as horas de enfermagem necessárias para os cuidados direto e indireto e, portanto, o planejamento, organização e avaliação da assistência de enfermagem, permitindo identificar as áreas de cuidados prevalentes na unidade para a adequada composição e qualificação, alocação e o remanejamento equilibrados da equipe de enfermagem entre as unidades, de forma a atender a demanda de cuidados e monitorar a produtividade e custos assistenciais (COFEN, 2017a; FUGULIN et al, 2005; PERROCA E GAIDZINSKI, 1998; PERROCA E GAIDZINSKI, 2003; PERROCA, 2011; DINI et al, 2011; MARTINS, 2007; QUEIJO E PADILHA, 2009).

Os instrumentos para Classificação de Pacientes validados sugeridos pela Resolução 543/17 (COFEN, 2017a) são:
- Fugulin, Gaidzinski e Kurcgant (FUGULIN, et al, 2005; SANTOS et al, 2007) ou Perroca e Gaidzinski (PERROCA E GAIDZINSKI, 1998; PERROCA E GAIDZINSKI, 2003; PERROCA, 2011) para pacientes adultos em unidades de internação hospitalar;
- Dini (DINI et al, 2011; DINI E GUIRARDELLO, 2014) para pacientes pediátricos em unidades de internação hospitalar;
- Martins (MARTINS, 2007) para pacientes psiquiátricos.

Além desses, o NAS (*Nursing Activities Score*) (QUEIJO E PADILHA, 2009), originalmente desenvolvido para pacientes de UTI (Unidade de Terapia Intensiva), é um instrumento que mede a carga de trabalho de enfermagem, por meio da atribuição de pontos equivalentes às horas de enfermagem requeridas. E embora não seja recomendado na Resolução 543/17 (COFEN, 2017a), existem publicações e estudos em nosso meio sobre sua aplicação em UTIs e unidades de internação de maior complexidade (QUEIJO E PADILHA, 2009; TSUKAMOTO, 2010; INOUE et al, 2011; CAMUCI et al, 2014).

Um ponto importante sobre os instrumentos de SCP é que são resultados de pesquisas nas quais análises estatísticas das variáveis e itens que as compõem são realizadas para validá-las, ou seja, para que sejam confiáveis e mensurem o que se propõem a medir, permitindo a discriminação dos pacientes nos diferentes grupos (graus de dependência/complexidade ou carga de trabalho), de modo fidedigno. Por esta razão é importante que os instrumentos não sejam alterados, como por vezes se observa na prática clínica, com a inclusão ou exclusão de categorias ou itens, o que invalidaria os instrumentos. Destaca-se, ainda, que o propósito de um instrumento de SCP não é conter todas as atividades e intervenções realizadas pela equipe de enfermagem, o que o tornaria inviável para aplicação nos cenários de prática, a proposta é contemplar os aspectos essenciais do cuidado de enfermagem aos pacientes que têm maior influência sobre a carga de trabalho da enfermagem (PERROCA, 2011).

> Caso na unidade existam atividades realizadas pela enfermagem que não sejam passíveis de mensurar por meio do SCP, mas que na percepção do gestor tenham repercussão significativa sobre o tempo dedicado pelos profissionais para realizá-las, considerar a possibilidade da aplicação do Método de Sítio Funcional (detalhado mais adiante neste capítulo) para mensurar o quantitativo de pessoal necessário para realização de tais atividades.

Para escolha do SCP validado mais adequado ao serviço, ou unidades a que se destinam, é preciso considerar o perfil epidemiológico dos pacientes, das unidades e da instituição. Em uma mesma instituição, podem ser aplicados instrumentos diferentes em unidades de internação com características distintas, como pediátricas, de adultos, unidades de terapia intensiva (UTI), por exemplo. Entretanto, em uma mesma unidade e no mesmo período não se deve aplicar instrumentos diferentes, exceto em contextos de pesquisa ou de avaliação sobre qual instrumento seria mais adequado para o perfil dos pacientes.

Considerando que o registro diário é de responsabilidade do enfermeiro (COFEN, 2017a; COFEN, 2017b), é importante discutir com as equipes, em grupos de trabalho, o que sabem sobre o SCP e seus objetivos; quais instrumentos conhecem; o quanto estão, ou não familiarizados com sua aplicação e quais são as dúvidas.

O envolvimento, nestes grupos de trabalho, de representações de enfermeiros de diferentes áreas, como os diretamente ligados à assistência nas diversas unidades (clínicas médica e cirúrgica, UTI, pediatria, entre outros), além dos que realizam a supervisão e educação continuada, é importante para promover a compreensão dos diferentes instrumentos, favorecer a adesão dos enfermeiros desde a elaboração da rotina de aplicação, coleta, compilação e análise das informações, além da definição das estratégias para divulgação e treinamento dos demais enfermeiros.

Uma vez selecionado o(s) instrumento(s) e treinada a equipe de enfermeiros na sua utilização, é preciso aplicá-lo em caráter de teste por, pelo menos, trinta dias para avaliar sua adequação à(s) unidade(s), possíveis dificuldades e dúvidas nas avaliações e se o SCP escolhido é sensível para discriminar as demandas de cuidado dos pacientes.

É possível que sejam identificadas falhas na coleta das informações e necessidade de reforço nas orientações, neste caso é interessante ampliar o período de testes e oferecer oportunidades educativas. Visitas diárias às áreas pelos gestores de enfermagem e pelos responsáveis pela educação continuada, são importantes para estimular os enfermeiros, auxiliá-los nas dúvidas e destacar a importância da aplicação correta do SCP para o dimensionamento de pessoal. Valorizar os registros, oferecer *feedback*, resolver dúvidas ou imprevistos são fundamentais para que sejam feitos os ajustes necessários e o resultado reflita a demanda de trabalho de enfermagem.

Os pacientes devem ser avaliados diariamente, sempre no mesmo período, escolhido de acordo com a dinâmica da unidade. Se houver leito(s) vago(s) o enfermeiro deve indicar que naquela data não houve avaliação por esta razão (sinalizar com um traço, por exemplo). Cada paciente receberá uma pontuação por item avaliado e, após a somatória dos pontos obtidos em cada item, cada paciente receberá um escore final que refletirá seu grau de dependência da equipe de enfermagem.

A compilação dos dados de todos os pacientes permitirá uma visão geral da unidade, uma vez que caracteriza quantos pacientes requerem Cuidados Mínimos, Cuidados Intermediários; Cuidados de Alta Dependência; Cuidados Semi-Intensivos e Cuidados Intensivos. Essas classificações se correlacionam com as HE definidas na Resolução 543/17 (COFEN, 2017a) para cada grupo (Figura 1).

Figura 1. Características clínicas e Grau de Dependência do Paciente, segundo o SCP e Horas de Enfermagem (HE) requeridas nas 24h.

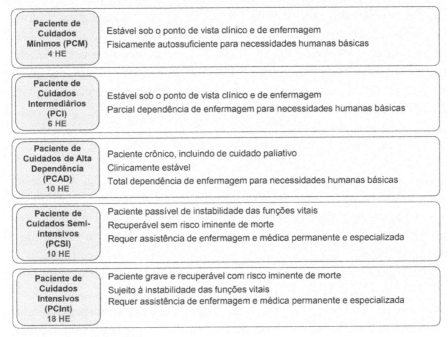

Fonte: Adaptado de Cofen, 2017a.

Se possível, o SCP deve ser aplicado todos os meses do ano, sem interrupções, mas se não for exequível, deve ser aplicado por um **período mínimo de 04 a 06 meses (120 dias)**, tendo o cuidado de não coletar nos meses atípicos e, neste caso, é preciso repetir a coleta e atualizar, anualmente, o documento de dimensionamento de pessoal para enviar à fiscalização do Sistema Cofen/Coren e, ainda, sempre que houver mudanças no perfil epidemiológico dos pacientes, ou nos processos de trabalho e arsenal tecnológico (CRUZ, 2015).

A coleta de dados derivados da aplicação do SCP pode ser feita em planilhas computadorizadas, no prontuário eletrônico do paciente (alguns sistemas de oferecerem esta funcionalidade) ou em papel e posteriormente inseridas em planilhas eletrônicas.

> Nos materiais suplementares deste capítulo estão disponíveis modelos dos instrumentos e de formulários para coleta diária, mensal e síntese gerencial dos dados de SCP dos pacientes.

COMO CALCULAR – UNIDADES DE INTERNAÇÃO

O **Cálculo do Dimensionamento** considera o Grau de Dependência do Paciente; Distribuição Percentual Profissional/Paciente nos Turnos de Trabalho, expressos pelo número e qualificação dos profissionais (Enfermeiro, Técnico ou Auxiliar de Enfermagem), predefinidos para cada categoria de cuidados requeridos pelos pacientes em cada turno de trabalho (COFEN, 2017a).

Assim, com os dados do SCP colhidos e considerando os parâmetros preestabelecidos pela Resolução 543/17, o dimensionamento do quadro de pessoal de enfermagem pode ser calculado utilizando seguinte equação (COFEN, 2017a):

$$QP = THE \times KM$$

Nesta equação o QP refere-se ao Quantitativo de Pessoal de Enfermagem, refere-se ao número de profissionais de enfermagem requerido para os cuidados aos pacientes na UI e se fundamenta no SCP, é resultado da multiplicação do Total de Horas de Enfermagem (THE) pela Constante de Marinho (KM).

Para obter o THE é preciso calcular o Número Médio Diário de Pacientes (NMDP) por grau de dependência, que deriva da compilação dos dados do SCP aplicado e é obtido pela soma do escore total dos pacientes nos diferentes graus de dependência e dividido pelo total de dias do período de coleta de dados do SCP e expresso pela equação (COFEN, 2017a; CRUZ, 2015):

$$NMDP = \frac{\text{Total de Pacientes do Período}}{\text{Total de Dias do Período}}$$

A seguir é preciso aplicar a equação do THE (COFEN, 2017a; CRUZ, 2015):

$$THE = [(PCM \times 4) + (PCI \times 6) + (PCAD \times 10) + (PCSI \times 10) + (PCInt \times 18)]$$

- **PCM** = Total de Pacientes de Cuidados Mínimos x 4HE
- **PCI** = Total de Pacientes de Cuidados Intermediários x 6HE
- **PCAD** = Total de Pacientes de Cuidados de Alta Dependência x 10HE

- **PCSI** = Total de Pacientes de Cuidados Semi-Intensivos x 10HE
- **PCInt** = Total de Pacientes de Cuidados Intensivos x 18HE

Lembrando que as HE para cada grau de dependência são pré-definidas pela Resolução 543/17

Já a Constante de Marinho (KM) aplicável a unidades de internação é obtida pela equação (COFEN, 2017a; CRUZ, 2015):

$$KM = \frac{DS}{CHS} \times (1 + IST)$$

- **DS** = dias da semana que no caso de unidades de internação considera-se 7, pois a assistência ocorre de forma ininterrupta, ou seja, durante as 24h dos sete dias da semana.
- **CHS** = diz respeito à Carga Horária Semanal de trabalho dos profissionais de enfermagem e deriva do contrato de trabalho, de modo que pode ser de 20h; 24h; 30h; 36h; 40h ou 44h.
- **(1 + IST) = corresponde ao fator de ajuste do Índice de Segurança Técnica (IST)**, necessário para que a equação contemple o percentual necessário para cobertura de férias e ausências não previstas. O IST mínimo determinado pela Resolução 543/17 é de 15% (0,15 em seu equivalente decimal)

EXEMPLO

No exemplo a seguir serão detalhadas as etapas para calcular o dimensionamento de pessoal de uma unidade de internação de uma clínica médica-cirúrgica, com 15 leitos que, nas 24h, conta com cinco (5) enfermeiros e oito (8) técnicos de enfermagem com CHS contratual de 36h. Será aplicado o **IST mínimo** recomendado na Resolução 543/17, que é de 15% (COFEN, 2017a).

1. **Aplicar o SCP da UI a ser analisada: realizar a coleta dos dados e somar o total de pacientes em cada grau de dependência** no período analisado. Neste exemplo os escores totais por grau de dependência no período de 30 dias são:
   a. Total PCM = 450
   b. Total PCI = 375
   c. Total PCAD = 294
   d. Total PCSI* = 0
   e. Total PCInt* = 0

***Nota:** PCSI e PCInt é igual à zero porque o exemplo trata de uma clínica médico-cirúrgica que não dispõe de infraestrutura e recursos tecnológicos e humanos apropriados para admitir este tipo de paciente.

2. **Calcular o NMDP**
- NMDP de PCM = 450 ÷ 30 = 15
- NMDP de PCI = 375 ÷ 30 = 12,5
- NMDP de PCAD = 294 ÷ 30 = 9,8
- NMDP de PCSI = 0
- NMDP de PCInt = 0

Nota: nos cálculos considere, sempre, até duas casas decimais após a vírgula, se houver. Aproximações são feitas ao final de todas as etapas.

3. **Calcular o Total de Horas de Enfermagem (THE) por Grau de Dependência:** para obter o THE utilize o valor obtido no cálculo do NMDP por grau de dependência, na equação abaixo:

$$THE = [(PCM \times 4) + (PCI \times 6) + (PCAD \times 10) + (PCSI \times 10) + (PCInt \times 18)]$$

Assim:
THE = [(15 x 4) + (12,5 x 6) + (9,8 x 10) + (0 x 10) + (0 x 18)]
THE = [60 + 75 + 98 + 0 + 0]
THE = 233

Neste exemplo, o grupo de pacientes com maior carga de trabalho, nesta unidade de internação, é o grupo de PCAD com demanda de 98 HE.

4. **Cálculo da KM:** a Resolução 543/17 traz uma tabela com valores pré-calculados da KM para unidades de internação com diferentes CHS (Figura 3), mas sempre com um IST de 15%, portanto, é importante compreender como é feito o cálculo, para alterar este valor, se necessário (COFEN, 2017a):

$$KM = \frac{DS \times (1 + IST)}{CHS}$$

$$KM = \frac{7 \times (1 + 0,15)}{36}$$

$$KM = \frac{7 \times 1,15}{36}$$

$$KM = \frac{8,05}{36}$$

KM = 0,2236

Nota: nos resultados considere os valores até quatro casas decimais após a vírgula, se houver.

Tabela 1. Valores da Constante de Marinho (KM) para Unidades de Assistência Ininterrupta (Unidades de Internação), de acordo com a CHS contratual e IST de 15%.

*KM$_{(UAI)}$	Valor
KM – 20	0,4025
KM – 24	0,3354
KM – 30	0,2683
KM – 36	0,2236
KM – 40	0,2012
KM – 44	0,1829

Fonte: Resolução 543/17 (COFEN, 2017a).

5. **Cálculo do QP**: considerando que, neste exemplo, a CHS é de 36h, o IST é de 15% e com o THE de 233 horas, obtido na etapa 3, o cálculo do QP é:

QP = THE x KM
QP = 233 x 0,2236
QP = 52,09 profissionais de enfermagem

6. **Cálculo da Proporção Enfermeiro/Técnico ou Auxiliar para Distribuição do QP**: conforme a Resolução 543/17 (COFEN, 2017a; CRUZ, 2015) a distribuição percentual do total de profissionais de enfermagem, obtidos pelo cálculo de dimensionamento para composição do quadro de pessoal, deve ser realizada de acordo com parâmetros que consideram o SCP e as seguintes proporções mínimas de Enfermeiros:

Tabela 2. Distribuição percentual de Enfermeiros, por Grau de Dependência, segundo Resolução 543/17

Classificação de Dependência – SCP	Distribuição % de Enfermeiros*
Paciente de Cuidados **Mínimos** e	33% [no mínimo 6 Enfermeiros]
Paciente de Cuidados **Intermediários**	
Paciente de Cuidados de **Alta Dependência**	36%
Paciente de Cuidados **Semi-intensivos**	42%
Paciente de Cuidados **Intensivos**	52%

* os demais profissionais, para completar 100% do quadro de pessoal serão técnicos ou auxiliares de enfermagem

Fonte: Resolução 543/17 (COFEN, 2017a)

A Resolução 543/17 (COFEN, 2017a; CRUZ, 2015) também estabelece que para escolha do parâmetro de proporcionalidade mínima de Enfermeiros é preciso considerar o grupo de pacientes com maior carga de trabalho. Desta forma, considerando que, neste exemplo, o grupo que demanda mais horas de enfermagem é o de PCAD, conforme o cálculo da etapa 3 (Cálculo de THE por Grau de Dependência). Assim, neste exemplo é preciso adotar o percentual de 36% para realizar a distribuição do QP, calculando a distribuição por meio da regra de três:

$$QP = 52,09 \simeq 52 \text{ profissionais de enfermagem}$$

QP -------------- 100%   52 ----------- 100%
Nº Enf ---------- % Enf   Nº Enf ------- 33%

$$QP_{Enf} = \frac{52 \times 36}{100}$$

$$QP_{Enf} = \frac{1.872}{100}$$

$$QP_{Enf} = 18,72 \simeq 19 \text{ Enfermeiros}$$
$$QP_{T/AE} = 52 - 19 = 33 \text{ Técnicos/Auxiliares de Enfermagem}$$

> **Nota:** a aproximação dos valores obtidos só é realizada na etapa final dos cálculos do QP, para evitar viés, tanto para mais, como para menos, caso se realizasse aproximação a cada etapa dos cálculos.

No que se refere à proporção profissional/paciente é importante destacar que, **adicionalmente** aos percentuais mínimos de Enfermeiros já demonstrados na Tabela 2, as seguintes proporções devem ser respeitadas (COFEN, 2017a):

1) **Cuidado Mínimo:** 01 profissional de enfermagem para 06 pacientes
2) **Cuidado Intermediário:** 01 profissional de enfermagem para 04 pacientes
3) **Cuidado de Alta Dependência:** 01 profissional de enfermagem para 2,4 pacientes
4) **Cuidado Semi-Intensivo:** 01 profissional de enfermagem para 2,4 pacientes
5) **Cuidado Intensivo:** 01 profissional de enfermagem para 1,33 pacientes

Esta proporção não se refere a uma categoria de profissional de enfermagem específica (Enfermeiro ou Técnico/Auxiliar de Enfermagem), nem a quantos pacientes podem ser atribuídos a um profissional de enfermagem em um dado plantão, se correlaciona com as HE requeridas de enfermagem por paciente segundo cada categoria de cuidados e é utilizada como base para o cálculo do dimensionamento utilizando a equação alternativa a seguir (COFEN, 2017a):

$$QP_{UI} = \left\{ \left[\frac{(PCM)}{6} + \frac{(PCI)}{4} + \frac{(PCAD)}{2,4} + \frac{(PCSI)}{2,4} + \frac{(PCInt)}{1,33} \right] \times \frac{(PF \times DS)}{CHS} \times (1 + IST) \right\}$$

- **PCM** = NMDP de Cuidados Mínimos 6 pacientes
- **PCI** = NMDP de Cuidados Intermediários 4 pacientes
- **PCAD** = NMDP de Cuidados de Alta Dependência 2,4 pacientes
- **PCSI** = NMDP de Cuidados Semi-Intensivos 2,4 pacientes
- **PCInt** = NMDP de Cuidados Intensivos 1,33 pacientes
- **PF** = período de funcionamento da unidade (24h)
- **DS** = dias da semana (7 dias)
- **CHS** = carga horária semanal (contratual)
- **(1 + IST)** = fator de ajuste do Índice de Segurança Técnica (mínimo de 15% - 0,15 em seu equivalente decimal)

Exemplo do cálculo por proporção profissional/paciente, utilizando os resultados do NMDP obtidos no 2º item, temos:

$$QP_{UI} = \left\{ \left[\frac{(15)}{6} + \frac{(12,5)}{4} + \frac{(9,8)}{2,4} + \frac{(0)}{2,4} + \frac{(0)}{1,33} \right] \times \frac{(24 \times 7)}{36} \times (1 + 0,15) \right\}$$

$$QP_{UI} = \left\{ [2,5 + 3,12 + 4,08 + 0 + 0] \times \frac{(168)}{36} \times 1,15 \right\}$$

$$QP_{UI} = \{ [9,7] \times 4,66 \times 1,15 \}$$

$$QP_{UI} = \{ 9,7 \times 5,35 \}$$

$$QP_{UI} = 51,89 \simeq 52 \text{ Profissionais}$$

> **Dica:** observem que se dividirmos as 24h do dia pelas horas de enfermagem estabelecidas por grau de dependência, obteremos os valores determinados nas proporções profissional/paciente. Isto é:
>
> | Grau de Dependência | HE Estabelecidas | Equivalência com a Proporção Profissional/Paciente |
> |---|---|---|
> | PCM | 4 | $\frac{24}{4} = 6$ |
> | PCI | 6 | $\frac{24}{6} = 4$ |
> | Grau de Dependência | HE Estabelecidas | Equivalência com a Proporção Profissional/Paciente |
> | PCAD | 10 | $\frac{24}{10} = 2,4$ |
> | PCSI | 10 | $\frac{24}{10} = 2,4$ |
> | PCInt | 18 | $\frac{24}{18} = 1,33$ |

7. **Comparar o QP Dimensionado com o Quadro de Pessoal Existente:** esta é a etapa final para ajustar do quadro de pessoal em conformidade com a Resolução 543/17 (COFEN, 2017). Para isso é preciso comparar o total de horas de enfermagem requeridas pelo cálculo de dimensionamento realizado, com o total de horas já contratadas (existentes) no serviço.

Neste exemplo, a unidade contava com cinco (5) enfermeiros e oito (8) técnicos de enfermagem com CHS contratual de 36h. A seguir vamos comparar o QP dimensionado com o existente, para determinar a diferença entre eles, ou seja, qual ajuste deverá ser realizado, conforme exemplos a seguir:

- **QP de Enfermeiros Dimensionado:**
  ◊ 19 Enfermeiros com CHS 36h

- **Total HE do QP de Enfermeiros Dimensionado:**
  ◊ 19 Enfermeiros x 36h
  ◊ 19 x 36 = 684 HE

- **QP de Enfermeiros Existente (contratado):**
  ◊ 5 Enfermeiros com CHS 36h
- **Total HE de Enfermeiros Existente**
  ◊ 5 Enfermeiros x 36h
  ◊ 5 x 36 = 180 HE

- **Total de HE de Enfermeiros Dimensionadas – Total HE de Enfermeiros Existentes**
  ◊ 684 HE de Enfermeiros dimensionadas – 180 HE de Enfermeiros existentes
  ◊ 684 – 180 = 504 HE de Enfermeiros a contratar

- **Diferença de Enfermeiros:** obtida pela divisão das HE de Enfermeiros a contratar pela CHS
$$\frac{504}{36} = 14 \text{ Enfermeiros}$$

  ◊ **Diferença = 14 Enfermeiros com CHS de 36h (a contratar)**

O mesmo comparativo deve ser feito para os Técnicos/Auxiliares de Enfermagem (T/AE), ou seja, comparar o quadro dimensionado com o contratado (existente):
- **QP de T/AE Dimensionado:**
  ◊ 33 T/AE com CHS 36h

- **Total HE do QP de T/AE Dimensionado:**
  ◊ 33 T/AE x 36h
  ◊ 33 x 36 = 1.188 HE

- **QP de T/AE Existente (contratado):**
  ◊ 08 T/AE x 36h

- **Total HE de T/AE Existente:**
  ◊ 08 T/AE x 36h
  ◊ 8 x 36 = 288 HE

- **Total de HE de T/AE Dimensionadas – Total HE de T/AE Existentes**
  ◊ 1.188 HE de T/AE dimensionadas – 288 HE de T/AE existentes
  ◊ 1.188 – 288 = 908 HE de T/AE a contratar

- **Diferença de T/AE:** obtida pela divisão das HE de T/AE a contratar pela CHS
$$\frac{908}{36} = 25,22 \sim 25 \text{ T/AE}$$

  ◊ **Diferença = 25 T/AE com CHS de 36h (a contratar)**

Se, no mesmo serviço, houver profissionais com CHS contratual distintas, calcule a diferença separadamente para cada categoria e CHS contratada.

Exemplo: se nesta unidade houvesse 3 enfermeiros com CHS de 36 e 2 de 30h, **o cálculo seria:**
◊ 3 Enfermeiros com 36h: 3 x 36 = 108 HE
◊ 2 Enfermeiros com 30h: 2 x 30 = 60 HE

Total de HE contratadas (existentes):
◊ 108 + 60 = 168 HE

Assim, o comparativo seria:
◊ 684 HE dimensionadas menos as 168 HE existentes:
◊ 684-168 = 516 HE a contratar

- **Diferença de** 516 HE (de Enfermeiros) divididas por CHS 36h:
$$\frac{516}{36} = 14,3 \sim 14 \text{ Enfermeiros}$$
- **Deveriam ser contratados 14 enfermeiros com CHS de 36h**

Caso a escolha fosse por contratar enfermeiros com CHS de 30h o cálculo do total a contratar seria:

- **Diferença de** 516 HE (de Enfermeiros) divididos por 30h
$$\frac{516}{30} = 17,2 \sim 17 \text{ Enfermeiros}$$

Deveriam ser contratados 17 enfermeiros com CHS de 30h

O mesmo racional se aplica se houver T/AE com CHS contratada diferentes.

O QP dimensionado deverá ser distribuído nas 24h, para suprir a demanda de cuidados dos pacientes. Lembrando que no total de profissionais, por categoria, já estão inclusas as ausências não previstas e as férias – esta é a finalidade do IST. Ausências prolongadas, tais como, licença maternidade, afastamento superior a 15 dias por motivo de doença ou outros afastamentos prolongados não são previstos neste cálculo.

> **Dica:** Na página do Coren-SP, na seção da Fiscalização que trata do Dimensionamento, é possível consultar e baixar arquivos com orientações sobre como deve ser feita a entrega do cálculo de dimensionamento de pessoal de enfermagem nas diferentes áreas, também são oferecidas oficinas educativas sobre os métodos de dimensionamento. Outros Conselhos Regionais também disponibilizam recursos auxiliares.

RESOLUÇÃO 543/17 PONTOS IMPORTANTES

Alguns parâmetros predeterminados e atualizados pela Resolução 543/17 que devem, obrigatoriamente, ser respeitados (COFEN, 2017a):

1. **Alojamento Conjunto, Berçário e Pediatria:** a classificação mínima é de Cuidados Intermediários para recém-nascidos e menores de 6 anos, mesmo com a presença de acompanhante, e para o binômio mãe/filho em alojamento conjunto;
2. **Alocação de Pacientes de Cuidados Semi-intensivos:** assegurar a internação em unidades que disponham de recursos humanos e tecnológicos apropriados;
3. **Alocação de Pacientes de Cuidados Intensivos:** a internação deve ser em Unidades de Terapia Intensiva, com recursos físicos, humanos e tecnológicos apropriados;
4. **Previsão para Educação Permanente e Rotatividade de Pessoal:** adicionar, no mínimo, 5% do quadro de pessoal de enfermagem para assegurar a cobertura dessas situações, destacando que o dimensionamento de enfermeiros para desempenhar as funções gerenciais, educacionais, de pesquisa e participação em comissões permanentes deve ser adequado às características da instituição;
5. **Previsão Adicional por Idade ou Restrição:** unidades cujo quadro de pessoal seja composto por 50% ou mais de profissionais com idade superior a 50 anos, ou 20% ou mais de profissionais com limitação/restrição para o desempenho de suas funções, deve calcular um acréscimo de 10% ao total de profissionais do setor;
6. **Índice de Segurança Técnica:** mínimo 15% que deve ser acrescido ao quadro de pessoal de enfermagem, para cobertura de ausências não previstas;
7. **HE – corresponde às horas mínimas de enfermagem por paciente nas 24 horas**, são fixadas de acordo com a classificação do grau de dependência do paciente em unidades de internação;
8. **THE – Total de Horas de Enfermagem,** corresponde à soma das médias diárias das HE requeridas para assistência de enfermagem aos pacientes nas 24h, de acordo com seu grau de dependência;
9. **Proporção Mínima da Equipe de Enfermagem, de acordo com sua formação**, definidas pelo percentual de enfermeiros, técnicos ou auxiliares que a constituem, tomando por base o conjunto de pacientes com maior grau de dependência, ou carga de trabalho.

B. UNIDADES ASSISTENCIAIS ESPECIAIS

Para o cálculo do dimensionamento de pessoal em Unidades Assistenciais Especiais (UAE), não existem parâmetros do tempo médio requerido para as atividades realizadas pela enfermagem que sejam validados e fidedignos.

Dada a diversidade das atividades realizadas pela equipe de enfermagem, cabe aos enfermeiros, com base na experiência profissional no serviço e no conhecimento da legislação sobre o exercício profissional da enfermagem (COFEN, 1986; COFEN, 1987; COFEN, 2016; COFEN, 2017b), considerando o que é privativo do enfermeiro, compilar informações sobre as atividades realizadas para determinar o quantitativo de pessoal requerido e para isso a Resolução 543/17 recomenda utilizar o Método de Sítio Funcional, que considera os seguintes elementos (COFEN, 2017a):

> *"Sítio Funcional (SF): unidade de medida baseada na experiência profissional, que considera a(s) atividade(s) desenvolvida(s), a área operacional ou local da atividade e a carga semanal de trabalho".*
>
> *"Espelho Semanal Padrão (ESP): é a representação gráfica da distribuição das áreas operacionais, com dias da semana, turnos de trabalho e categoria profissional".*
>
> *"Área Operacional: local onde são realizadas as intervenções de enfermagem"*[1] *tais como: consultórios, salas para realização de procedimentos; de vacinas; de medicações; inalação; curativos, entre outras.*
>
> *"Período de Tempo (PT): tempo da jornada que varia de acordo com a carga horária diária, para realizar os procedimentos da área operacional".*

O Método de Sítio Funcional (MSF) pressupõe a coleta de informações sobre a demanda das atividades dos profissionais de enfermagem, por categoria, com o auxílio do Espelho Semanal Padrão (Figura 2), uma planilha para registro da demanda de profissionais – Enfermeiros ou Técnicos/Auxiliares de Enfermagem, nas diversas áreas operacionais e período de tempo que os profissionais permanecem nestas áreas realizando as atividades de cuidados, o que permite o cálculo dos sítios funcionais.

Figura 2. Espelho Semanal Padrão

Área Operacional	Categoria Profissional	2a Feira			3a Feira			4a Feira			5a Feira			6a Feira			Sábado			Domingo			Subtotal	
		M	T	N	M	T	N	M	T	N	M	T	N	M	T	N	M	T	N	M	T	N	ENF	TE
Chefia da Unidade	Enf																							
	TE/AE																							
Triagem	Enf																							
	TE/AE																							
Observação Adulto / Apoio à Sutura	Enf																							
	TE/AE																							
Observação Pediátrica	Enf																							
	TE/AE																							
Sala Choque	Enf																							
	TE/AE																							
Sala de Emergência	Enf																							
	TE/AE																							
Medicação Adulto	Enf																							
	TE/AE																							
Medicação Pediátrica	Enf																							
	TE/AE																							
Apoio à Sutura	Enf																							
	TE/AE																							

Unidade _____ Período de Coleta _____ Funcionamento _____ Responsável _____ CHS __ PT __

Total Sítios Funcionais

Fonte: adaptado de COFEN, 2017; MASSUDA et al, 2019

Considerando que o ESP é uma representação gráfica semanal da escala diária dos profissionais necessários para realização das atividades de enfermagem, mas não a reprodução da escala de trabalho (COFEN, 2017a), para preenchê-lo o enfermeiro deve conhecer bem a dinâmica de sua unidade, a fim de identificar corretamente todos os locais (áreas operacionais) em que se realizam ações e procedimentos de enfermagem, seguir a legislação do exercício profissional a respeito de qual profissional, enfermeiro (Enf) ou técnico/auxiliar de enfermagem (T/AE), deve realizá-los considerando as atividades privativas do enfermeiro, e em que período de tempo (PT) ocorrem de acordo com a dinâmica da unidade e que pode variar nos diferentes turnos de trabalho.

Adicionalmente, é preciso considerar a Carga Horária Semanal (CHS) contratual dos profissionais de enfermagem e se houver profissionais com CHS diferentes, é preciso elaborar um ESP para cada grupo (COFEN, 2017).

É importante considerar todos os processos assistenciais em que a enfermagem está ou deveria estar envolvida, ou seja, não apenas o que é realizado, mas também, o que deveria ser feito e que, por uma eventual insuficiência do quadro de pessoal, não está sendo cumprido adequadamente, o que inclui a documentação de enfermagem.

COMO CALCULAR – UNIDADES ASSISTENCIAIS ESPECIAIS

As etapas para o cálculo do QP das Unidades Assistenciais Especiais (UAE) são:

1. **Elaborar o ESP**

A Figura 3 apresenta um exemplo de elaboração do ESP de um Pronto Atendimento (PA) preenchido:

Figura 3. Exemplo de Espelho Semanal Padrão preenchido na 1ª semana de coleta de dados

Unidade __PA__ Período de Coleta 24 Funcionamento __24h / 7d__ Responsável __MRB__ CHS __36h__ PT __6h__

Área Operacional	Categoria Profissional	2a Feira M T N N	3a Feira M T N N	4a Feira M T N N	5a Feira M T N N	6a Feira M T N N	Sábado M T N N	Domingo M T N N	Subtotal ENF	TE
Chefia da Unidade	Enf	1 1	1 1	1 1	1 1	1 1			10	
	TE/AE									
Triagem	Enf	2 2 2 2	2 2 2 2	2 2 2 2	2 2 2 2	2 2 2 2	2 2 2 2	2 2 2 2	56	
	TE/AE									
Observação Adulto / Apoio à Sutura	Enf	1 1 1 1	1 1 1 1	1 1 1 1	1 1 1 1	1 1 1 1	1 1 1 1	1 1 1 1	28	
	TE/AE	6 6 6 6	6 6 6 6	6 6 6 6	6 6 6 6	6 6 6 6	6 6 6 6	6 6 6 6		168
Observação Pediátrica	Enf	1 1 1 1	1 1 1 1	1 1 1 1	1 1 1 1	1 1 1 1	1 1 1 1	1 1 1 1	28	
	TE/AE	3 3 3 3	3 3 3 3	3 3 3 3	3 3 3 3	3 3 3 3	3 3 3 3	3 3 3 3		84
Sala Choque	Enf	1 1 1 1	1 1 1 1	1 1 1 1	1 1 1 1	1 1 1 1	1 1 1 1	1 1 1 1	28	
	TE/AE	2 2 2 2	2 2 2 2	2 2 2 2	2 2 2 2	2 2 2 2	2 2 2 2	2 2 2 2		56
Sala de Emergência	Enf	1 1 1 1	1 1 1 1	1 1 1 1	1 1 1 1	1 1 1 1	1 1 1 1	1 1 1 1	28	
	TE/AE	3 3 3 3	3 3 3 3	3 3 3 3	3 3 3 3	3 3 3 3	3 3 3 3	3 3 3 3		84
Medicação Adulto	Enf	1 1 1 1	1 1 1 1	1 1 1 1	1 1 1 1	1 1 1 1	1 1 1 1	1 1 1 1	28	
	TE/AE	4 4 4 4	4 4 4 4	4 4 4 4	4 4 4 4	4 4 4 4	4 4 4 4	4 4 4 4		112
Medicação Pediátrica	Enf	1 1 1 1	1 1 1 1	1 1 1 1	1 1 1 1	1 1 1 1	1 1 1 1	1 1 1 1	28	
	TE/AE	3 3 3 3	3 3 3 3	3 3 3 3	3 3 3 3	3 3 3 3	3 3 3 3	3 3 3 3		84
Apoio à Sutura	Enf									
	TE/AE	1 1 1 1	1 1 1 1	1 1 1 1	1 1 1 1	1 1 1 1	1 1 1 1	1 1 1 1		28
								Total Sítios Funcionais	234	616

Fonte: Autoria própria. Adaptado de COFEN, 2017.

Observe na Figura 4 que as áreas operacionais são os locais em que ocorrem as atividades de assistência, que as categorias profissionais são contabilizadas separadamente e que a análise inclui todos os dias da semana. Este PA funciona 24h nos 7 dias da semana, os profissionais têm uma CHS de 36h e o período de coleta de dados foi de uma semana. O Período de Tempo (PT), neste caso, é de 6h e expresso por M (Manhã), T (Tarde), e N (Noturnos).

Os números registrados em azul e vermelho configuram os **sítios funcionais** e indicam qual a categoria de profissionais são requeridos para a assistência, nos PT e diferentes áreas operacionais. A atividade de Chefia da Unidade também é considerada como área operacional de 2ª a 6ª feira nos PT M e T, outras áreas demandam profissionais de 2ª a domingo em todos os PT. Observe, ainda, que o "Apoio à Sutura" não prevê Enfermeiro ou T/AE, mas que na "Observação Adulto" esta área operacional está demarcada, ou seja, por este ESP é possível supor que esta é uma atividade que não demanda um PT de 6h e é pontual, de forma que o T/AE pode ser deslocado desta área operacional, nos momentos em que for necessário auxiliar esta atividade médica, e que sua supervisão seria realizada pelo enfermeiro da mesma área de onde é remanejado quando necessário. Ao final os Sítios Funcionais de cada categoria[7] são somados, por área operacional para obtenção do Total de Sítios Funcionais (TSF) da unidade (COFEN, 2017a).

Recomenda-se a elaboração dos ESP por, pelo menos, 4 a 6 semanas (Tabela 3), evitando períodos atípicos no funcionamento da unidade, de forma a obter uma série histórica e média do TSF fidedigna da unidade (COFEN, 2017a).

Tabela 3. Exemplo de TSF e média de 6 semanas de coleta de dados

Categoria Profissional	1ª Semana TSF	2ª Semana TSF	3ª Semana TSF	4ª Semana TSF	5ª Semana TSF	6ª Semana TSF	Média TSF de 6 Semanas
Enfermeiro	234	234	234	234	234	234	**234**
Técnicos	616	616	616	616	616	616	**616**

Fonte: Autoria própria, adaptado de COFEN, 2017.

2. Escolher ou Calcular o valor de KM de UAE, para o PT definido no ESP

Após obter a média do Total de Sítios Funcionais (TSF), de cada categoria, é preciso escolher ou calcular a **Constante de Marinho (KM)**. Lembrando que a KM **utilizada na equação de Unidades Assistenciais Especiais (UAE)** utiliza, em sua equação, o PT e a CHS definidos no ESP, portanto **assume valores diferentes das unidades de internação**.

A Resolução 543/17 (COFEN, 2017a) apresenta uma tabela com a KM pré-calculada para diferentes PT (4, 5, ou 8 horas) e CHS (20h; 24h; 30h; 36h; 40h; ou 44h), **mas sempre utilizando um IST mínimo de 15%**, de forma que se o IST utilizado no dimensionamento for superior, será preciso calcular a KM (Tabela 4):

Tabela 4. Valores da Constante de Marinho (KM) para Unidades Assistenciais Especiais, com diferentes PT, CHS e IST de 15%.

KM (PT:20)	KM (PT:24)	KM (PT:30)
KM(4:20)=0,2300	KM(4:24)=0,1916	KM(4:30) = 0,1533
KM(5:20)=0,2875	KM(5:24)=0,2395	KM(5:30) = 0,1916
KM(6:20)=0,3450	KM(6:24)=0,2875	KM(6:30) = 0,2300
KM(8:20)=0,46	KM(8:24)= 0,3833	KM(8:30) = 0,3066
KM (PT:36)	**KM (PT:40)**	**KM (PT:44)**
KM(4:36)=0,1237	KM(4:40)=0,1150	KM(4:44)=0,1045
KM(5:36)=0,1597	KM(5:40)=0,1437	KM(5:44)=0,1306
KM(6:36)=0,1916	KM(6:40)=0,1725	KM(6:44)=0,1568
KM(8:36)=0,2555	KM(8:40)=0,2300	KM(8:44)=0,2090

Fonte: adaptado de COFEN, 2017a

É importante entender como a KM é calculada, caso seja necessário substituir o valor de qualquer variável:

$$KM_{(PT/CHS)} = \frac{PT \times (1 + IST)}{CHS}$$

> $KM_{(PT/CHS)}$ = Constante de Marinho para Unidades Assistenciais Especiais
> **PT** = Período de Tempo cujos valores são definidos no ESP, de acordo com a dinâmica da unidade
> **CHS** = diz respeito à Carga Horária Semanal contratual dos profissionais de enfermagem
> **(1 + IST) = corresponde ao fator de ajuste do Índice de Segurança Técnica (IST)**, necessário para que a equação contemple o percentual necessário para cobertura de férias e ausências não previstas. O IST mínimo determinado pela Resolução 543/17 é de 15% (0,15 em seu equivalente decimal)

Assim, neste exemplo, com um PT de 6, CHS de 36h e **IST de 18%**, o valor da KM é:

$$KM_{(PT/CHS)} = \frac{6 \times (1 + 0,18)}{36}$$

$$KM_{(PT/CHS)} = \frac{6 \times 1,18}{36}$$

$$KM_{(PT/CHS)} = \frac{7,08}{36}$$

$$KM_{(PT/CHS)} = 0,1966$$

> **Nota:** nos resultados da KM considere os valores até quatro casas decimais após a vírgula, se houver

3. **Calcular o QP por categoria – Enf. e T/AE**
Com a média do Total de Sítios Funcionais (TSF) de cada categoria e o

valor de KM, é preciso calcular, separadamente, o QP para cada categoria (Enfermeiros e T/AE), utilizando a equação:

$$QP = KM_{(UAE)} \times TSF$$

> QP = Quantitativo de Profissionais (de cada categoria)
> $KM_{(UAE)}$ = Constante de Marinho para Unidades Assistenciais Especiais
> TSF = Total de Sítios Funcionais (obtido do ESP)

Assim, no PA do exemplo os dados para calcular o QP são:
- CHS = 36h
- KM = 0,1966
- **Média do TSF de Enfermeiros** = 234
- **Média do TSF de T/AE** = 616

> **Cálculo do QP de Enfermeiros**
> QP_{Enf} = 0,1966 X 234
> QP_{Enf} = 46
>
> **Cálculo do QP de T/AE**
> $QP_{T/AE}$ = 0,1966 X 616
> $QP_{T/AE}$ = 121,10 ≃ 121

No PA deste exemplo são necessários 46 Enfermeiros e 121 T/AE, para suprir as demandas de cuidado nas 24h, considerando, também, férias e ausências não previstas. Ausências prolongadas, tais como, licença maternidade, afastamento superior a 15 dias por motivo de doença ou outros afastamentos prolongados não são previstos neste cálculo.

4. Comparar o QP Dimensionado com o Quadro de Pessoal Existente: para realizar esta etapa e ajustar do quadro de pessoal das UAE em conformidade com a Resolução 543/17 (COFEN, 2017a), proceder como detalhado no exemplo de UI.

> **Nota:** Ao calcular o quantitativo de pessoal (QP) considere os diferentes tipos de unidades e aplique o método de Sítio Funcional sempre que não houver parâmetro de referência estabelecido. Isto significa que, ao dimensionar o pessoal de enfermagem de um determinado serviço, pode ser necessário aplicar mais de um método, de acordo com as características das unidades.

C. UNIDADES ASSISTENCIAIS DE APOIO, DIAGNÓSTICO E TERAPÊUTICA

Nesta seção estão reunidos os métodos e parâmetros para dimensionar o pessoal de enfermagem nas seguintes áreas:

- Centro de Diagnósticos por Imagem (CDI);
- Central de Material E Esterilização (CME);
- Centro Cirúrgico; e
- Hemodiálise.

Cada método será demonstrado separadamente. Porém, antes é preciso considerar as seguintes definições:

> *"Atividade: ações específicas realizadas pela enfermagem para implementar uma intervenção que auxilie o paciente a obter o resultado desejado, conforme definição da Nursing Interventions Classification (COFEN, 2017a)".*
>
> *"Intervenção: qualquer tratamento, baseado no julgamento clínico e no conhecimento, realizado por uma enfermeira para aumentar os resultados obtidos pelo paciente/cliente,* **segundo a** *Nursing Interventions Classification (POSSARI, 2001; CRUZ E GAIDZINSKI, 2013; SOARES et al, 2010)".*
>
> *"Atividades Associadas: "[...] aquelas que poderiam ser executadas por outros profissionais, mas que a equipe de enfermagem assume (POSSARI, 2001; CRUZ E GAIDZINSKI, 2013; SOARES et al, 2010)".*
>
> *"Atividades Pessoais: [...] às pausas necessárias na jornada de trabalho para o atendimento das necessidades fisiológicas e de comunicação, não relacionadas ao trabalho, dos profissionais de enfermagem (POSSARI, 2001; CRUZ E GAIDZINSKI, 2013; SOARES et al, 2010)".*

CENTRO DE DIAGNÓSTICO POR IMAGEM

No CDI o estudo de referência de tempo médio requerido para realização das atividades e intervenções de enfermagem, ou seja, as horas de assistência de enfermagem por paciente nos diversos tipos de exames realizados, foi desenvolvido por Cruz (CRUZ E GAIDZINSKI, 2013; SOARES et al, 2010) e para o dimensionamento é preciso considerar cada categoria profissional separadamente, dado que as horas de enfermagem são diferentes para Enfermeiros (Enf) e Técnicos/Auxiliares de Enfermagem (T/AE).

Vale lembrar que a Resolução 543/17 também determina a obrigatoriedade de assegurar a presença de, no mínimo, 1 (um) enfermeiro nos setores em que os exames são realizados e em que exista intervenção/atividade de enfermagem, durante todo o turno de trabalho (COFEN, 2017a).

COMO CALCULAR - CDI

1. **Calcular o Total de Horas de Enfermagem (THE)**

O cálculo do THE deve ser realizado para cada Categoria Profissional e toma por base o número médio diário de exames que envolveram a enfermagem, utilizando a equação a seguir (COFEN, 2017a):

$$THE = [(NMP_1 \times TMP_1) + (NMP_2 \times TMP_2) + (NMP_3 \times TMP_3) + \ldots NMP_n \times TMP_n)]$$

> $NMP_{1;2;3;n}$ = Número Médio Diário de Procedimentos (1;2;3;...) ou Intervenção/Atividade (1;2;3;...)
> TMP = Tempo Médio do Procedimento (1;2;3;n) ou Intervenção/Atividade (1;2;3;...)

Para resolver esta equação, é preciso compilar dados da unidade sobre o total diário de exames realizados em cada setor. Após coletar uma série histórica, evitando dias atípicos, obtenha a média dividindo o total de cada exame pelo número de dias da coleta de dados. Caso a coleta seja contínua, ou seja, durante o ano todo, divida o total de cada exame por 12 (meses), com esta operação obtém-se o NMP (corresponde à média diária de exames por setor). O TMP corresponde ao Total de HE, por categoria, por paciente (Tabela 5) (COFEN, 2017a; POSSARI, 2001; CRUZ E GAIDZINSKI, 2013).

Tabela 5. Distribuição do total de horas de enfermagem (HE), segundo o setor, categoria profissional e o total de horas de exames em Centros de Diagnóstico por Imagem (CDIs)

Setores	Total de HE – ENF por Paciente	Total de HE – T/AE por Paciente	Total de Horas por Exames (Σ THE Enf e T/AE)
Mamografia±	0	0,3	0,3
Medicina Nuclear	0,3	0,7	1,0
Rx Convencional±	0	1,0	1,0
Tomografia	0,1	0,4	0,5
Ultrassonografia	0,1	0,3	0,4

Setores	Total de HE – ENF por Paciente	Total de HE – T/AE por Paciente	Total de Horas por Exames (Σ THE Enf e T/AE)
Intervenção Vascular	2,0	5,0	7,0
Ressonância Magnética	0,2	0,8	1,0

± Para realização de exames de Mamografia e Rx Convencional, o enfermeiro é requerido em situações de supervisão, urgências e emergências.

Fonte: adaptado de COFEN, 2017a; POSSARI, 2001; CRUZ E GAIDZINSKI, 2013

> **Nota:** As atividades e intervenções de enfermagem que foram consideradas para definir os tempos médios incluem intervenções; atividades associadas e atividades pessoais (POSSARI, 2001; CRUZ E GAIDZINSKI, 2013).

Após compilar os dados dos exames realizados e obter a média diária, basta multiplicar o número médio de procedimentos pelo tempo médio de cada categoria profissional (Tabelas 6 e 7):

Tabela 6. Exemplo do cálculo do THE de Enfermeiros, em CDI, considerando o NMD de Procedimentos e o TMP de enfermeiros estabelecido por Cruz

Setores	Nº Médio Diário de Procedimentos (Exames)		TMP de ENF		THE por Setor ENF
Mamografia	10	x	0	=	0
Medicina Nuclear	25	x	0,3	=	7,5
Rx Convencional	80	x	0	=	0
Tomografia	50	x	0,1	=	5
Ultrassonografia	250	x	0,1	=	25
Intervenção Vascular	10	x	2	=	20
Ressonância Magnética	35	x	0,2	=	7
THE ENF					64,5

Fonte: adaptado de COFEN, 2017a; POSSARI, 2001; CRUZ E GAIDZINSKI, 2013

Tabela 7. Exemplo do cálculo do THE de T/AE, em CDI, considerando o NMD de Procedimentos e o TMP de enfermeiros estabelecido por Cruz

Setores	Nº Médio Diário de Procedimentos (Exames)		TMP - T/AE		THE por Setor TE/AE
Mamografia	10	x	0,3	=	3
Medicina Nuclear	25	x	0,7	=	17,5
Rx Convencional	80	x	1	=	80
Tomografia	50	x	0,4	=	20
Ultrassonografia	250	x	0,3	=	75
Intervenção Vascular	10	x	5	=	50
Ressonância Magnética	35	x	0,8	=	28
THE T/AE					273,5

Fonte: adaptado de COFEN, 2017a; POSSARI, 2001; CRUZ E GAIDZINSKI, 2013

2. Calcular a KM

A KM a ser utilizada dependerá de quantos dias na semana (DS) o CDI estará em funcionamento, uma vez que alguns funcionam de forma ininterrupta (7 dias na semana), especialmente quando se localizam em hospitais, ou no caso de unidades externas, que podem funcionar de 2ª a 6ª (5 dias na semana) ou de 2ª a sábado (6 dias na semana). O valor de DS é importante, pois afetará o resultado final da KM e, consequentemente, o cálculo do QP.

Na equação da KM, a seguir, o DS corresponde aos dias em que o CDI está em funcionamento; a CHS é a contratual dos profissionais (COFEN, 2017a):

$$KM = \frac{DS \times (1 + IST)}{CHS}$$

Para cálculo da KM, no CDI deste exemplo, considerar uma CHS de 36h, funcionamento de 2ª a sábado (6 dias na semana) e o IST mínimo de 15% (COFEN, 2017a):

$$KM = \frac{DS \times (1 + IST)}{CHS}$$

$$KM = \frac{6 \times (1 + 0,15)}{36}$$

$$KM = \frac{6 \times 1{,}15}{36}$$

$$KM = \frac{6{,}9}{36}$$

$$KM = 0{,}1916$$

3. **Calcular o QP**

O QP deve ser calculado separadamente, por categoria profissional, com a equação a seguir:

$$QP = THE \times KM$$

QP = Quantitativo de Pessoal
THE = Total de Horas de Enfermagem
KM = Constante de Marinho
Assim, para calcular o QP, **considerar:**
- os dados de **THE, de cada categoria, obtidos no exemplo** (Tabelas 6 e 7),
- e a KM calculada na 2ª etapa, que é de 0,1916
- **Enfermeiros:**
  ◊ QP = **64,5** x 0,1916
  ◊ QP = 12,35 ≃ **12 ENF**
- **T/AE:**
  ◊ QP = **273,5** x 0,1916
  ◊ QP = 52,40 ≃ **52 T/AE**

No CDI deste exemplo são necessários 12 enfermeiros e 52 T/AE com CHS de 36h, trabalhando de 2ª a sábado, com folga aos domingos. Lembrando que o QP dimensionado já inclui no IST um percentual para cobertura de eventuais ausências não previstas e férias. E, ainda, que no Total de Horas de Enfermagem, nos setores que comumente compõem um CDI, foram estabelecidas e validadas por paciente e por categoria profissional, considerando um total de 49 intervenções/atividades (POSSARI, 2001; CRUZ E GAIDZINSKI, 2013).

Caso exista algum setor não contemplado na Tabela 6 a recomendação da Resolução 543/17 é a aplicação do Método de Sítio Funcional, mas apenas se houver participação efetiva da Enfermagem para a realização das intervenções/atividades, considerando, ainda, as legislações específicas aplicáveis (COFEN, 2017a).

CENTRAL DE MATERIAL E ESTERILIZAÇÃO – CME

Segundo a Resolução 543/17 (COFEN, 2017a), para dimensionar o quadro de pessoal de uma CME, será necessário aplicar dois métodos distintos, pois os parâmetros da carga de trabalho estabelecidos nos estudos de Costa (COSTA, 2015; COSTA E FUGULIN, 2011) são aplicáveis somente para o cálculo do quantitativo de profissionais Técnicos/Auxiliares de Enfermagem (T/AE). Para calcular o número de Enfermeiros (ENF) é preciso utilizar o Método de Sítio Funcional, por meio do preenchimento do Espelho Semanal Padrão (ESP), a fim de determinar as áreas operacionais em que o Enfermeiro é requerido na CME em análise, mas destaca-se que é preciso atender, ainda, as legislações específicas aplicáveis que exigem no mínimo um enfermeiro em todos os turnos de funcionamento (COFEN, 2012) acrescido de um profissional responsável técnico pela unidade (BRASIL, 2012; COFEN, 2012).

Nesta seção será detalhado o método para o dimensionamento de pessoal T/AE para CME, conforme recomendado pela Resolução 543/17 (COFEN, 2017a), uma vez que o Método de Sítio Funcional já foi apresentado na seção "Unidades Assistenciais Especiais".

COMO CALCULAR – CME

O cálculo da carga de trabalho dos T/AE em CME demanda a apuração da produção nas diferentes áreas que compõem a unidade em análise, seguida da multiplicação do total da produção aferida pelo tempo médio padrão, consumido em cada grupo de atividades (BONFIM, 2014; COSTA E FUGULIN, 2011).

1. **Determinar a produção da CME**

Para obter a produção da CME em análise, o enfermeiro deve definir um método para compilar os dados de todas as atividades realizadas. Estas informações podem ser compiladas, por exemplo, a partir dos registros sobre o total de ciclos diários de esterilização associado ao preenchimento de formulários elaborados especificamente para coletá-los, nos setores em que não houver registro habitual do total das atividades realizadas, solicitando aos profissionais que os registrem de forma fidedigna, ou ainda, a partir da observação direta e registro dos dados, por profissional especificamente destacado para esta finalidade.

Independente da forma como for organizada a coleta dos dados, é preciso avaliar e aferir quantas e quais atividades são realizadas na CME em análise, conforme estabelecido pelos estudos de Costa (COSTA, 2015; COSTA E FUGULIN, 2011), que identificou 5 áreas e 15 atividades que, comumente, podem ser encontradas em uma CME (Tabela 8).

Tabela 8. Parâmetros de tempo médio padrão (em minutos e horas) em CME, para as diferentes atividades de enfermagem e áreas em que são realizadas

ÁREAS	Descrição das Atividades – Indicador de Produção	TEMPO PADRÃO (minutos)	(horas)
A Suja ou Contaminada (Expurgo)	1. Recepção e recolhimento dos materiais contaminados*	2	0,033
	2. Limpeza de materiais*	2	0,033
B Controle de Materiais Consignados	3. Recepção dos materiais em consignação*	6	0,1
	4. Conferência dos materiais consignados após a cirurgia*	9	0,15
	5. Devolução dos materiais consignados*	3	0,05
C Preparo de Materiais	6. Secagem e distribuição dos materiais após a limpeza*	3	0,05
	7. Inspeção, teste e separação dos materiais*	3	0,05
	8. Montagem e embalagem dos materiais*	3	0,05
	9. Montagem dos materiais de assistência ventilatória*	2	0,033
D Esterilização de Materiais	10. Montagem da carga de esterilização**	8	0,133
	11. Retirada da carga estéril e verificação da esterilização**	3	0,05
E Armazenamento e Distribuição de Materiais	12. Guarda dos materiais**	4	0,066
	13. Montagem dos carros de transporte das unidades***	5	0,083
	14. Organização e controle do ambiente e materiais estéreis*	1	0,016
	15. Distribuição dos materiais e roupas estéreis*	2	0,033

Fonte: adaptado de COFEN, 2017a; COSTA, 2015; COSTA E FUGULIN, 2011

Nota: para contabilizar o total da produção de cada atividade nas áreas de trabalho, no período analisado, considerar como unidade de medida dos indicadores de produção (COFEN, 2017a; COSTA, 2015; COSTA E FUGULIN, 2011):
*número total de kits recebidos, processados, conferidos ou devolvidos
**número total de cargas/ciclos realizados
***número total de carros montados

Assim como nos métodos previamente discutidos, a coleta de dados deve ser realizada por tempo suficiente para espelhar, fidedignamente, a produção da CME em análise, evitando semanas ou meses atípicos, quando feita de forma descontínua, destacando que os registros de produção coletados de forma contínua favorecem a realização do dimensionamento, além de uma análise e compreensão mais aprofundadas da dinâmica da CME para a distribuição do quadro de pessoal dimensionado (COFEN, 2012; ROSA et al, 2019).

2. Calcular:
a. Média Diária da Produção
b. Média Diária de Horas de Enfermagem
c. Total de Horas de Enfermagem

Após coletar os dados de produção da CME em análise, o enfermeiro deve calcular a média diária das diferentes atividades de produção da CME em análise e somá-las para obter o Total de Horas de Enfermagem consumidos.

Exemplo:

Considerando uma CME que funcione durante os 7 dias da semana, e com os resultados de uma coleta de dados realizados durante duas semanas típicas, calculou-se a Média Diária de Produção para cada atividade e multiplicou-se o resultado pelo Tempo Padrão em Horas (COFEN, 2017a; COSTA, 2015; COSTA E FUGULIN, 2011) para obter a Média Diária de Horas de Enfermagem (MDHE) para cada atividade. A soma das médias diárias de cada atividade é o Total de Horas de Enfermagem requeridos para a CME deste exemplo (Tabela 9):

Tabela 9 – Média Diária de Produção e Média Diária de HE por atividade realizada em uma CME durante duas semanas típicas.

ÁREA	Datas de Coleta de Dados / Descrição das Atividades/ Indicador de Produção	Média Diária de Produção		TEMPO PADRÃO (horas)		Média Diária de Horas de Enfermagem
A Suja ou Contaminada (Expurgo)	1. Recepção e recolhimento dos materiais contaminados	1.388,43	x	0,03	=	45,82
	2. Limpeza de materiais	853,64	x	0,03	=	28,17

ÁREA	Datas de Coleta de Dados — Descrição das Atividades/ Indicador de Produção	Média Diária de Produção		TEMPO PADRÃO (horas)		Média Diária de Horas de Enfermagem
B Controle de Materiais Consignados	3. Recepção dos materiais em consignação	43,43	x	0,10	=	4,34
	4. Conferência dos materiais consignados após a cirurgia	43,43	x	0,15	=	6,51
	5. Devolução dos materiais consignados	43,43	x	0,05	=	2,17
C Preparo de Materiais	6. Secagem e distribuição dos materiais após a limpeza	736,36	x	0,05	=	36,82
	7. Inspeção, teste e separação dos materiais	990,79	x	0,05	=	49,54
	8. Montagem e embalagem dos materiais	817,14	x	0,05	=	40,86
	9. Montagem dos materiais de assistência ventilatória	69,86	x	0,03	=	2,31
D Esterilização de Materiais	10. Montagem da carga de esterilização	27,29	x	0,13	=	3,63
	11. Retirada da carga estéril e verificação da esterilização	27,29	x	0,05	=	1,36
E Armazenamento e Distribuição de Materiais	12. Guarda dos materiais	30,79	x	0,07	=	2,03
	13. Montagem dos carros de transporte das unidades	13,36	x	0,08	=	1,11
	14. Organização e controle do ambiente e materiais estéreis	905,07	x	0,02	=	14,48
	15. Distribuição dos materiais e roupas estéreis	804,43	x	0,03	=	26,55
	Total de Horas de Enfermagem					265,70

Fonte: adaptado de COFEN, 2017a; COSTA, 2015; COSTA E FUGULIN, 2011

3. Calcular a KM e o Quantitativo de Pessoal

Para o cálculo do Quantitativo de Pessoal (QP), além do Total de Horas de Enfermagem, é preciso conhecer a Carga Horária Semanal (CHS) contratual dos profissionais T/AE; o Índice de Segurança Técnica a aplicar (mínimo de 15%) e o total de dias de funcionamento da CME.

Neste exemplo, a CME funciona 7 dias na semana, a CHS dos profissionais T/AE é de 36h e o IST adotado é de 15%.

a. **Cálculo da KM**

$$KM = \frac{DS \times (1 + IST)}{36}$$

$$KM = \frac{7 \times (1 + 0,15)}{36}$$

$$KM = \frac{7 \times 1,15}{36}$$

$$KM = \frac{8,05}{36}$$

$$KM = 0,2236$$

b. **Cálculo do QP:**

$$QP = THE \times KM$$

> $QP_{(CME-T/AE)}$ – quantitativo de pessoal de T/AE de CME
> THE = obtido pela multiplicação do número médio diário de kits/pacotes ou cargas/ciclos processados pelo tempo padrão correspondente
> KM – constante de Marinho

QP = 265,70 × 0,2236

QP = 59, 41 ≈ **41 profissionais T/AE**

CENTRO CIRÚRGICO – CC

Para o dimensionamento do quadro de pessoal do CC a Resolução 543/17 (COFEN, 2017a) considera como referências mínimas as variáveis e padrões de tempo, indicados nos estudos de Possari (Tabela 10) (POSSARI, 2001; POSSARI, 2011):

Tabela 10 – Variáveis e tempos de referência para dimensionamento de pessoal de enfermagem em CC

Tempo Médio de Enfermagem por Cirurgia Agendada (eletiva) e Porte Cirúrgico(h_{SO})	Porte Cirúrgico / Tempo de Duração da Cirurgia	
1,4 HE / Cirurgia	Porte 1	Tempo de Duração: ≥ 0 a $\leq 2h$
2,9 HE / Cirurgia	Porte 2	Tempo de Duração: $\geq 2h$ até $\leq 4h$
4,9 HE / Cirurgia	Porte 3	Tempo de Duração: $\geq 4h$ até $\leq 6h$
8,4 HE / Cirurgia	Porte 4	Tempo de Duração: $\geq 6h$
Tempo de Espera, por Cirurgia(h_E)	0,2 horas por cirurgia (12 min)	
	Tipo de Cirurgia	Tempo
Tempo de Limpeza por Cirurgia(h_L)	Cirurgia Eletiva	0,5 h (30 min)
	Cirurgias de Urgência e Emergência	0,6 h (36 min)

Fonte: POSSARI, 2001; 2011

Entretanto, este método **aplica-se somente para dimensionar profissionais T/AE para as salas cirúrgicas no período eletivo,** ou seja, no horário regular de agendamento.

Isto significa que **este método não é válido para dimensionar o quadro de Enfermeiros** e que também não permite dimensionar o quantitativo de T/AE para outras demandas diversas do CC tais como transporte de pacientes; assistência na recuperação pós-anestésica (RPA), bem como assistência nas salas de cirurgias de urgência/emergência fora do horário regular de agendamento (período eletivo). Nstes casos deve-se utilizar o Método de Sítio Funcional (COFEN, 2017a).

A Resolução 543/17 estabelece, ainda, que o dimensionamento, para distribuição do quadro de pessoal nas 24h, deve respeitar a proporção profissional/categoria a seguir (COFEN, 2017a):
- Mínimo de 01 Enfermeiro para cada três salas de cirurgias eletivas;

- Enfermeiro exclusivo nas salas de cirurgias eletivas e de urgência/emergência, conforme o grau de complexidade e o porte cirúrgico;
- Mínimo de 01 T/AE em cada sala cirúrgica, como circulante, segundo o grau de complexidade e o porte cirúrgico;
- Mínimo de 01 T/AE para instrumentação cirúrgica, segundo o grau de complexidade e o porte cirúrgico.

COMO CALCULAR – CC

1. **Identificar Média Diária de Cirurgias do Período Eletivo por Porte Cirúrgico**

Para iniciar o dimensionamento do quadro de pessoal em um determinado CC, é preciso **identificar a média diária de cirurgias realizadas no período eletivo**, estratificada por porte cirúrgico. Estas informações podem ser compiladas a partir do fechamento da agenda cirúrgica e apuração e registro em planilha eletrônica do total de cirurgias efetivamente realizadas, se possível durante 12 meses, ou em um período típico e calcular a média diária estratificada por porte cirúrgico. Estas informações permitirão calcular o Total de Horas de Enfermagem (THE) necessárias para a realização das cirurgias (COFEN, 2017a).

2. **Calcular o THE de Cirurgias por Porte Cirúrgico**

O Total de Horas de Enfermagem (THE) é calculado pela equação (COFEN, 2017a):

$$THE = (P1 \times H1) + (P2 \times H2) + (P3 \times H3) + (P4 \times H4)$$

> **P1; P2; P3 e P4:** correspondem ao total de cirurgias realizadas, de porte 1 a 4
> **H1; H2; H3 e H4:** correspondem ao tempo médio de enfermagem, por cirurgia e porte cirúrgico, acrescidos dos valores correspondentes ao tempo de limpeza e espera.

Para obter os valores de H (tempo médio total) é preciso somar o tempo médio de enfermagem por porte cirúrgico (h_{SO}) com o tempo médio de limpeza (h_L) e o tempo de espera (h_E) das salas, ou seja:

$$H = h_{SO} + h_L + h_E$$

As Tabelas 11 e 12 demonstram os valores dos tempos médios de enfermagem (H1 a H4), estratificadas por porte cirúrgico, para cirurgias eletivas (H_E) e de urgência/emergência (H_U), realizadas no período eletivo (horário regular de funcionamento), considerando a demanda de 01 profissional T/AE circulante de sala.

Tabela 11. Horas de Enfermagem (H_E) estratificadas por porte cirúrgico, para cirurgias eletivas, considerando apenas 01 T/AE por sala

Porte	h_{SO}		h_L		h_E		H_E	
P1	1,4	+		+		=	2,1	H1
P2	2,9	+	0,5*	+	0,2*	=	3,6	H2
P3	4,9	+		+		=	5,6	H3
P4	8,4	+		+		=	9,1	H4

*0,5h - tempo de limpeza padrão de 30 minutos. ** 0,2h - tempo de espera padrão de 12 minutos
Fonte: Autoria própria. Adaptado de COFEN, 2017a

Tabela 12. Horas de Enfermagem (H_U) estratificadas por porte cirúrgico, para cirurgias de urgência/emergência, considerando apenas 01 T/AE por sala

Porte	h_{SO}		h_L		h_E		H_U	
P1	1,4	+		+		=	2,2	H1
P2	2,9	+	0,6	+	0,2	=	3,7	H2
P3	4,9	+		+		=	5,7	H3
P4	8,4	+		+		=	9,2	H4

*0,5h - tempo de limpeza padrão de 36 minutos. ** 0,2h - tempo de espera padrão de 12 minutos
Fonte: Autoria própria. Adaptado de COFEN, 2017a

Com base no número médio diário de cirurgias, estratificado por porte cirúrgico, no período de análise, calcula-se o THE.

Exemplo:
Considerar um CC com uma média diária de cirurgias realizadas, nos últimos 12 meses, no período eletivo e estratificadas por porte, conforme discriminado a seguir:

Média Diária – Cirurgias Eletivas
- P1 = 15
- P2 = 3
- P3 = 0
- P4 = 0

Média Diária – Cirurgias Urgência
- P1 = 1
- P2 = 3
- P3 = 0
- P4 = 0

Cálculo do THE de cirurgias eletivas:
$THE_E = [(P1_E \times 2,1) + (P2_E \times 3,6) + (P3_E \times 5,6) + (P4_E \times 9,1)]$
$THE_E = [(15 \times 2,1) + (3 \times 3,6) + (0 \times 5,6) + (0 \times 9,1)]$
$THE_E = 31,5 + 10,8 + 0 + 0$
$THE_E = 42,3$

Cálculo do THE de cirurgias de urgências/emergência no período eletivo:
$THE_U = [(P1_U \times 2,2) + (P2_U \times 3,7) + (P3_U \times 5,7) + (P4_U \times 9,2)]$
$THE_U = [(1 \times 2,2) + (3 \times 3,7) + (0 \times 5,7) + (P0 \times 9,2)]$
$THE_U = 2,2 + 11,1 + 0 + 0$
$THE_U = 13,3$

A seguir, soma-se ambos os resultados
THE = 42,3 + 13,3
THE = 55,6

Caso haja cirurgias que demandem mais de 01 T/AE por sala, ou instrumentador, além do circulante, que também pertença ao quadro de enfermagem da unidade, é preciso multiplicar o número de profissionais requeridos para a sala - "n" (02 ou mais) pelo tempo médio de enfermagem correspondente ao porte da cirurgia (h_{SO}) para obter os valores de H. No exemplo a seguir considerou-se necessidade de 02 T/AE:

$$H = (n \times h_{SO}) + h_L + h_E$$
$$H1 = (2 \times 1,4) + 0,5 + 0,2$$
$$H1 = 2,8 + 0,7$$
$$H1 = 3,5$$

---

3. **Calcular a KM e o QP**

No CC deste exemplo considerar, ainda, as seguintes características para os cálculos da KM e do QP:

- Possui 5 salas cirúrgicas
- o período eletivo para realização de cirurgias é de 2ª a sexta (5 dias na semana), no horário das 7h às 18h.
- o CC é ambulatorial e não funciona aos sábados, domingos e períodos noturnos
- os T/AE têm CHS contratual de 30h
- o THE obtido de 55,6
- IST de 15%.

a. **Cálculo da KM**

$$KM = \frac{DS \times (1 + IST)}{30}$$

$$KM = \frac{5 \times (1 + 0,15)}{30}$$

$$KM = \frac{5 \times 1,15}{30}$$

$$KM = \frac{5,75}{30}$$

$$KM = 0,1916$$

b. **Cálculo do QP:**

$$QP = THE \times KM$$

$QP_{T/AE} = 55,6 \times 0,1916$

$QP_{T/AE} = 10,65 \approx 11$ T/AE

O CC deste exemplo requer 11 T/AE para **suprir as demandas de cuidados nas salas cirúrgicas no período eletivo**, incluindo férias e ausências não previstas.

Para dimensionar o quadro de enfermeiros, e eventual demanda de T/AE para outras áreas (RPA, transporte etc.), **utilizar o Método de Sítio Funcional, considerando a proporção profissional/categoria recomendada** (COFEN, 2017a).

> **Nota:** Em CC hospitalar cujo período eletivo (nos horários de agendamento regular) seja de 2ª a 6ª ou 2ª a sábado, é preciso dimensionar quadro de T/AE e enfermeiros para cobrir os noturnos, sábados, domingos e feriados em que se realizam cirurgias de urgência/emergência e que não estão contemplados no cálculo, por não serem realizadas no período eletivo, ou seja, horários e dias de agendamento regular.
> Nestes casos, utilize o Método de Sítio Funcional, coletando informações sobre as áreas operacionais em que as atividades são desenvolvidas (salas cirúrgicas, RPA etc.) e períodos de tempo (PT) em que os profissionais são necessários, por categoria, lembrando que também é preciso considerar neste cálculo a proporção profissional/categoria, citada anteriormente.

HEMODIÁLISE

Nas Unidades de Hemodiálise convencionais a referência de tempo, adotada pela Resolução 543/17 (COFEN, 2017a), para realização das atividades de enfermagem foi definida pelos estudos de Lima (LIMA, 2011; LIMA, 2015; LIMA, 2017), considerando os tempos médios para preparar o material; receber o paciente; realizar a instalação e desinstalação do sistema; monitorar a sessão durante o tratamento; realizar as atividades para saída do paciente; desinfecção interna e limpeza dos equipamentos e mobiliários, e para realizar o dimensionamento deve-se respeitar os requisitos mínimos a seguir:

1. 4 horas de cuidado de enfermagem por paciente por turno
2. 1 profissional para cada 2 pacientes
3. Proporção mínima de profissional/paciente/turno:
    ◊ 33% dos profissionais devem ser Enfermeiros
    ◊ 67% devem ser Técnicos de Enfermagem
4. O dimensionamento de pessoal de enfermagem para realizar as intervenções de **Diálise Peritoneal Ambulatorial Contínua (CAPD)** deve ser realizado pelo **Método de Sítio Funcional**, pela elaboração do Espelho Semanal Padrão (ESP) já descrito previamente.

Destaca-se que a Portaria nº 1.675, de 7 de Junho de 2018 (BRASIL, 2018), havia determinado que em serviços de hemodiálise a proporção mínima de profissionais de enfermagem seria de 1 (um) técnico de enfermagem para cada 6 (seis) pacientes por turno; 1 (um) enfermeiro para cada 50 (cinquenta) pacientes por turno, além do Enfermeiro Responsável Técnico (RT), ambos enfermeiros especialistas em nefrologia. Entretanto, após ação de fiscalização dos Corens de todo o país (COFEN, 2018) e ação movida pela procuradoria do Cofen junto ao Poder Judiciário, o Tribunal Regional Federal da 1ª Região (TRF1) ratificou decisão liminar prévia assegurando, em sua sentença, a proporção mínima de 1 (um) enfermeiro para cada 35 pacientes por turno e 1 (um) técnico de enfermagem para cada 4 pacientes por sessão (COFEN, 2020b).

Lembrando que tanto a Resolução 543/17 quanto a decisão do TRF1, tratam de números mínimos de profissionais, e que os enfermeiros Responsáveis Técnicos devem realizar o dimensionamento respeitando a legislação profissional de enfermagem (COFEN, 1986; COFEN, 1987; COFEN, 2016; COFEN, 2017a; COFEN, 2017b).

COMO CALCULAR – HEMODIÁLISE

1. **Coletar Informações sobre a Unidade e Pacientes Assistidos**

Ao dimensionar o quadro de pessoal para uma Unidade de Hemodiálise (UH), é preciso ter em mãos informações sobre:
- dias da semana de funcionamento da unidade
- número de máquinas disponíveis e em funcionamento da unidade
- número total de pacientes assistidos por turno de trabalho (média diária)
- Carga Horária Semanal (CHS) contratual dos profissionais de enfermagem

As informações sobre o número total de pacientes assistidos por turno podem ser obtidas pelos registros de sessões realizadas e compiladas em planilhas eletrônicas, ou formulários de produção. Independentemente da forma de compilação dos dados, o período de coleta destas informações deve ser realizado em meses típicos e por tempo suficiente (3-4 meses) para de obter uma amostra representativa do funcionamento da unidade. Evitar meses atípicos quando feita de forma descontínua, destacando que informações coletadas de forma contínua favorecem a realização do dimensionamento, além de uma análise e compreensão mais aprofundadas da dinâmica da unidade que respaldem o dimensionamento realizado.

2. **Calcular o QP**

A equação para o cálculo do QP é:

$$QP = \frac{[(\underline{NMPA}) \times (\underline{PF \times DS})] \times (1 + IST)}{2 \quad\quad CHS}$$

> QP = quantitativo de pessoal
> NMPA = número médio de pacientes assistidos por turno
> PF = período de funcionamento (em horas)
> DS = dias da semana
> CHS = carga horária semanal
> IST = índice de segurança técnica

Exemplo:
Considerar para o cálculo de pessoal de enfermagem em uma Unidade de Hemodiálise as seguintes informações:

- NMPA = 36 pacientes assistidos por turno
- CHS dos profissionais = 36h
- PF = 7h às 19h (12 horas)
- DS = de segunda a sábados (6 dias na semana)
- IST = mínimo recomendado na Resolução 543/17 = 15%

Cálculo:

$$QP = [(\underline{36}) \times (\underline{12 \times 6})] \times (1 + 0{,}15)$$
$$2 36$$

$$QP = [18 \times (\underline{72})] \times 1{,}15$$
$$36$$

$$QP = [18 \times 2] \times 1{,}15$$

$$QP = 36 \times 1{,}15$$

$$QP = 41{,}4 \approx 41 \text{ profissionais}$$

Para adequar o total de profissionais dimensionado às proporções recomendadas pela Resolução 543/17, em que 33% são enfermeiros e 66% são técnicos de enfermagem, aplicamos a regra de três:

QP -------------- 100% 41_{prof} -------- 100
Nº Enf ---------- % Enf QP_{Enf} ------- 33

$$QP_{Enf} = \frac{41 \times 33}{100}$$

$$QP_{Enf} = \frac{1.353}{100}$$

QP_{Enf} = 13,53 ≃ **14 Enfermeiros**

QP_{TE} = 41 − 14
QP_{TE} = **27 Técnicos de Enfermagem**

CENTRO DE ATENÇÃO PSICOSSOCIAL – CAPS E ASSISTÊNCIA À PACIENTES DE SAÚDE MENTAL

Segundo a Resolução 543/17, ao dimensionar o quadro de pessoal para assistência à pacientes da área de saúde mental devem ser considerados seguintes critérios (Tabela 13) (COFEN, 2017a):

Tabela 13. Distribuição dos profissionais de enfermagem segundo a modalidade CAPS, a demanda de horas de enfermagem (HE), a proporção de profissionais por categoria, e a relação profissionais de enfermagem por paciente nos turnos de trabalho no CAPS

Modalidade CAPS	HE / Paciente	Distribuição Percentual de PE	Relação PE por Pc nos Turnos de Trabalho
CAPS I	0,5 HE	• 50% ENF • 50% T/AE	1 PE / 16 Pc Turno de 8h/dia
CAPS II (Adulto e Álcool e Drogas)	1,2 HE		1 PE / 6,6 Pc Turno de 8h/dia
CAPS Infantil e Adolescente	1,0 HE		1 PE / 8 Pc Turno de 8h/dia
CAPS III (Adulto e Álcool e Drogas)	10 HE[¥]		1 PE / 2,4 Pc Turno de 24h/dia
¥ Considerar **10 HE** para pacientes **acolhidos 24h** e **1,2 HE** para os **demais pacientes**			
UTI Psiquiátrica	16 HE	• 52% ENF • 48% T/AE	1 PE / 1,33 Pc Turno de 24h/dia
Observação de Pacientes (Pronto Socorro e Enfermaria Psiquiátricos)	10 HE	• 42% ENF • 58% T/AE	1 PE / 2,4 Pc Turno de 24h/dia
Lar Abrigado Serviço de Residência Terapêutica	Acompanhamento pelos CAPS ou ambulatórios especializados em saúde mental, ou ainda, equipe de saúde da família (com apoio matricial em saúde mental)		

CAPS = Centro de Atenção Psicossocial; HE = horas de enfermagem; UTI = unidade de terapia intensiva; PE = profissionais de enfermagem; Pc = paciente; ENF = enfermeiros; T/AE = técnicos/auxiliares de enfermagem.
Fonte: Autoria própria. Adaptado de COFEN, 2017a.

> **Nota:** para as modalidades CAPS III (Adulto e CAPS Álcool e Drogas); UTI Psiquiátrica e Observação de pacientes em Pronto Socorro Psiquiátrico e Enfermaria Psiquiátrica, nas quais o paciente permanecer acolhido por 24h ou mais, é possível, alternativamente, aplicar o SCP. Neste caso a distribuição percentual, deverá seguir o grupo de pacientes que apresentar a maior carga de trabalho e referendar-se nas proporções mínimas definidas pela Resolução 543/17, discriminada na Tabela 2, que trata da distribuição percentual de Enfermeiros, por Grau de Dependência (COFEN, 2017a).

COMO CALCULAR – CAPS

1. Coletar Informações sobre a Unidade e Pacientes Assistidos

O primeiro passo é escolher os tempos de referência para o CAPS em análise, de acordo com a classificação apresentada na Tabela 13 e reunir informações sobre os volumes de atendimento da unidade em análise (COFEN, 2017a).

Assim, é preciso compilar informações, registrando os totais de pacientes atendidos na(s) modalidades CAPS em análise por um período típico de 3-4 meses, no mínimo, a fim de se evitar variações que interfiram no adequado dimensionamento de pessoal.

Os registros podem ser feitos diretamente em planilhas eletrônicas, ou em formulários desenhados para esta finalidade e depois compilados em planilhas, para obtenção das variáveis de cálculo. Lembrando que para pacientes acolhidos por 24h ou mais é possível aplicar o SCP (CAPS III – Adulto e CAPS Álcool e Drogas; UTI Psiquiátrica e Observação de pacientes em Pronto Socorro Psiquiátrico e Enfermaria Psiquiátrica).

É necessário, ainda, dispor de informações sobre o quadro de pessoal, como a CHS dos profissionais; número de enfermeiros e técnicos/auxiliares que compõem o quadro; horários e dias da semana de funcionamento – tanto para ambulatório como para acolhimento.

> Para aplicação do SCP para pacientes acolhidos, seguir as mesmas orientações detalhadas no tópico – Sistemas de Classificação de Pacientes (SCP) e utilizar os resultados para calcular o Número Médio Diário de Pacientes e o Total de Horas de Enfermagem por grau de dependência, conforme detalhado no tópico Unidades de Internação (Unidades de Assistência Ininterrupta). Lembrando que nos materiais suplementares deste capítulo estão disponíveis modelos dos instrumentos e de formulários para coleta diária, mensal e síntese gerencial dos dados de SCP dos pacientes.

2. **Calcular o Total de Horas de Enfermagem (THE)**

Para obtenção do THE, é preciso calcular o Número Médio Diário de Pacientes (NMDP) e multiplicá-lo pelo tempo médio de assistência que corresponde às horas de enfermagem (HE) por paciente, segundo a modalidade de CAPS (Tabela 13).

$$THE = NMDP \times tempo\ médio\ de\ assistência$$

3. **Calcular a KM e o QP**

O THE será multiplicado pela Constante de Marinho apropriada (KM), para aplicação da equação a seguir e calcular o (QP):

$$QP_{(CAPS)} = THE \times KM$$

QP = Quantitativo de Pessoal
THE = Total de Horas de Enfermagem
KM = Constante de Marinho

Exemplo:
Considere um CAPS III com as seguintes características:

Acolhimento:
Dispõe de 10 leitos e funciona 24h nos 7 dias da semana para pacientes em acolhimento integral (24h), com uma taxa de ocupação de 80%. Assim temos que:
- ◊ 80% de ocupação determina um número médio diário de pacientes (NMDP) = 8
- ◊ o tempo de referência para acolhimento 24h em CAPS III é de 10 HE/paciente

Atendimento Ambulatorial:
- Atende de 2ª a 6ªas feiras, no período das 7h às 19h, uma média de 75 pacientes/dia
  - ◊ o tempo de referência para atendimento dos pacientes ambulatoriais é de 1,2 HE/paciente

Equipe de Enfermagem Atual:
- 06 enfermeiros e 10 T/AE, com uma CHS contratual de 36h
  - ◊ IST aplicável: mínimo recomendado que é de 15%

Lembrando que o CAPS deste exemplo é uma unidade com atendimento misto, ou seja, pacientes ambulatoriais e em acolhimento 24h, portanto é preciso calcular separadamente as duas áreas, a partir dos dados fornecidos, antes de calcular o quadro de pessoal total da unidade.

Cálculo para Acolhimento 24h

HE/paciente = 10   NMDP = 8   DS = 7   IST = 15%   CHS = 36

THE = NMDP x HE/paciente
THE = 8 x 10
THE = 80

KM = DS x 1 + IST   KM = 7 x 1 + 0,15
         CHS   36

KM = 7x 1,15   KM = 8,05   KM = 0,2236
       36   36

QP = THE x KM
QP = 80 x 0,2236
QP = 17,88

Cálculo para Atendimento Ambulatorial

HE/paciente = 1,2 NMDP = 75   DS = 5   IST = 15%   CHS = 36

THE = NMDP x HE/paciente
THE = 75 x 1,2
THE = 90

KM = DS x 1 + IST   KM = 5 x 1 + 0,15
         CHS   36

KM = 5 x 1,15   KM = 5,75   KM = 0,1597
       36   36

QP = THE x KM
QP = 90 x 0,1597
QP = 14,37

Cálculo do QP Total (Acolhimento e de Atendimento Ambulatorial)

QP Total = 17,88 + 14,37
QP Total = 32,25 ≃ 32 profissionais

Distribuição da Proporção Percentual

Seguindo a proporção estabelecida para CAPS III em que 50% do quadro dimensionado deve ser de Enfermeiros, a unidade deste exemplo deverá ter 16 Enfermeiros e 16 T/AE, para assistir aos pacientes. Comparando com o quadro atual, que é de 06 Enfermeiros e 10 T/AE, com CHS de 36h, será preciso contratar 10 Enfermeiros e 06 T/AE, a fim de atender ao disposto na Resolução 543/17 (COFEN, 2017a).

> **Nota:** se utilizar os dados de SCP para obtenção do número médio diário de pacientes e as horas de enfermagem (HE) por grau de dependência, utilize os resultados para o cálculo do QP de acolhimento. E neste caso a proporção percentual profissional/paciente a ser aplicada é do grupo de pacientes com maior carga de trabalho.

D. UNIDADES DE ATENÇÃO PRIMÁRIA À SAÚDE

Para o dimensionamento do quadro de pessoal de enfermagem, para Unidades Básicas de Saúde (UBS) na Atenção Primária à Saúde (APS), a Resolução 543/17 (COFEN, 2017), fundamenta-se nos estudos de Bonfim et al (MASSUDA, 2019; BONFIM et al, 2012; BONFIM et al, 2013; BONFIM et al, 2015; BONFIM et al, 2016; BONFIM et al, 2016b), que identificaram as intervenções de enfermagem, estabeleceram padrões de tempo médio para realizá-las, e propuseram um instrumento de referência para o planejamento da força de trabalho na Atenção Básica (AB), após evidências de que os parâmetros para composição do quadro de pessoal preconizados nacionalmente (BRASIL, 2011; BRASIL, 2017a) nem sempre consideram o escopo do trabalho de enfermagem de forma abrangente (BONFIM et al, 2012; BONFIM et al, 2013; BONFIM et al, 2015; BONFIM et al, 2016; BONFIM et al, 2016b).

O método *Workload Indicators of Staffing Need* (WISN) é referido pela Organização Mundial de Saúde (OMS) e aplicável a quaisquer categorias de profissionais de saúde. Foi adaptado às particularidades e contexto da Atenção Básica no Brasil em estudo observacional nacional que incluiu 27 Unidades de Saúde da Família (USF) em cinco regiões do Brasil, em 10 estados e 12 municípios, nas quais foram realizadas 27.846 observações de 34 enfermeiros e 66 técnicos/auxiliares de enfermagem em suas atividades laborais (MASSUDA, 2019; BONFIM, 2014).

Os parâmetros adotados, detalhados no Anexo II da Resolução 543/17 (COFEN, 2017a), tem por finalidade dimensionar o quantitativo de profissionais de enfermagem nas Unidades Básicas de Saúde (UBS), em conformidade com o perfil do território e planejamento assistencial das unidades.

O método deve ser aplicado **separadamente** para cada categoria profissional – enfermeiros (ENF) e técnicos/auxiliares de enfermagem (T/AE), em UBS com ou sem Estratégia de Saúde da Família (ESF). Conforme aplicável, pode ser considerado para populações específicas – Ribeirinhas, Fluvial, Consultório de Rua (COFEN, 2017a; MASSUDA et al, 2019).

COMO CALCULAR – MÉTODO WISN (ATENÇÃO PRIMÁRIA/ATENÇÃO BÁSICA)

Para favorecer a compreensão, podemos dividir os passos para calcular o quantitativo de profissionais de enfermagem pelo método WISN, em (COFEN, 2017a):
1. Calcular o tempo de Trabalho Disponível (TTD)
2. Determinar a produção anual de intervenções de cuidados diretos de cada categoria profissional – ENF ou T/AE
3. Apuração do tempo médio das atividades realizadas, por categoria profissional – ENF ou T/AE
4. Calcular o número de profissionais necessários para atividades de cuidado direto, por categoria profissional – ENF ou T/AE
5. Calcular o quantitativo de profissionais, por categoria profissional – ENF ou T/AE

A seguir, cada passo será detalhado, lembrando que **todos os passos devem ser feitos por categoria,** ou seja, para enfermeiros e para técnicos/auxiliares de enfermagem separadamente. Além disso, **para obtenção das informações que serão utilizadas nas equações considerar períodos de um ano** (12 meses).

CALCULAR O TEMPO DE TRABALHO DISPONÍVEL (TTD)

Identificar, **para cada categoria profissional separadamente**, o total de horas efetivamente disponíveis para realização das atividades laborais em um ano, excluindo-se as ausências previstas – decorrentes de férias e feriados, e as imprevistas – licenças, sejam médicas ou por outras razões, como treinamento.

Para obter estas horas, por categoria profissional, a equação é:

$$TTD = [A - (B + C + D + E)] \times h$$

Nesta equação, portanto, o TTD é resultado do número de dias de trabalho possíveis em um ano, dos profissionais da categoria em análise, do qual são subtraídos o total de dias de ausências. Observe as variáveis da equação para o cálculo do TTD, para compreender como os valores de cada uma poderão ser obtidos na sua realidade.

> A* = número de dias de trabalho possíveis em um ano
> B = número de dias de ausência, no ano, em razão de feriados
> C = número médio de dias de ausência por férias, de cada profissional, no ano
> D = número médio de dias de ausência por licenças de saúde, de cada profissional, em um ano
> E = número médio de dias de ausência por outras licenças, de cada profissional, em um ano
> h = número de horas trabalhadas, de cada profissional, em um dia
> em que
> ***A = 52 x Número de dias trabalhados em uma semana**

Valor de "A" – para calcular o valor que "A" assumirá na equação, uma vez que corresponde ao número de dias de trabalho possíveis em um ano, é preciso considerar a média de 52 semanas existentes em um ano, portanto **52 é um valor fixo.** A seguir multiplique 52 pelo número de dias que os profissionais trabalham em uma semana. Se, por exemplo, trabalharem de segunda a sexta, serão 5 dias; se trabalhar de 2ª a sábado, serão 6 dias. Destaca-se que o número de dias que os profissionais trabalham em uma semana não é, necessariamente, equivalente aos dias que a unidade está em funcionamento, mas sim ao número de dias de trabalho semanal a ser cumpridos regularmente pelos profissionais. Exemplo: se trabalham 5 dias na semana o valor de "A" seria o resultado de 52 x 5 = 260. Se trabalham 6 dias na semana "A" seria o resultado de 52 x 6 = 312.

Valor de "B" – para obtê-lo é preciso somar os dias de feriados do ano, este total será aplicado na equação assumindo o valor de "B". **Destacando que os dias de "pontes" de feriados só devem ser incluídos se não forem compensadas.** Exemplo: em um ano ocorreram 10 feriados nacionais + 1 estadual + 1 municipal com uma ponte compensada, neste caso o valor de "B" seria 12.

Valor de "C" – corresponde ao número médio de dias de férias dos profissionais no ano. Entretanto, para obter o valor correto de "C" é preciso descontar sábados, domingos e os feriados existentes no período das férias, contabilizando somente os dias úteis.

Para obter a média dos dias de férias de todos os profissionais no ano, é necessário avaliar em qual das seguintes possibilidades sua realidade está inserida:

- Se todos os profissionais, da categoria em análise, gozam um período de 30 dias de férias: somar o número de dias úteis dos períodos de férias de cada profissional e dividir o resultado pelo total de profissionais em férias no ano. Outra forma de obter o número médio de férias, neste caso, é subtrair o total de sábados e domingos dos 365 dias do ano e dividir o resultado por 12 (meses). O número médio de dias úteis ficará em torno de 22.

- Se os profissionais da categoria em análise puderem optar por vender 1/3 das férias (10 dias): neste caso será preciso somar os dias úteis de férias de cada profissional e dividir pelo total de profissionais em férias no ano, pois nem todos optam pela venda de parte das férias. Exemplo: no ano há 13 profissionais em férias, dos quais 7 optaram por períodos de 30 dias e 6 por períodos de 20 dias. O cálculo do valor de "C" é:

$$C = \frac{(7 \times 22) + (6 \times 14)}{13} \qquad C = \frac{154 + 84}{13} \qquad C = \frac{238}{13}$$

C = 18,30 ~ 18 é o número médio de dias de férias dos profissionais no ano

Valor de "D" – corresponde à soma do total de dias úteis de ausências dos profissionais por licenças médicas (até 15 dias) em um ano, dividido pelo número total dos profissionais da mesma categoria. Exemplo: no ano de um conjunto de 13 profissionais, 9 totalizaram 78 dias de licenças médicas, neste caso o valor de "D" corresponde a 78 ÷ 13 = 6.

Valor de "E" – corresponde à soma do total de dias de ausências dos profissionais por outras licenças (até 15 dias) em um ano, dividido pelo número total dos profissionais da mesma categoria. Exemplo: no ano analisado de um conjunto de 13 profissionais, 8 totalizaram 39 dias de licenças para treinamento, neste caso o valor de "E" corresponde a 39 ÷ 13 = 3.

> **Nota:** observe que na soma dos dias de ausências <u>devem ser excluídos os sábados, domingos ou feriados</u> que, eventualmente, estejam dentro destes períodos de férias, licenças médicas ou outras licenças de curta duração (até 15 dias). Portanto, é importante que o responsável pela equipe de enfermagem mantenha registros mensais atualizados, uma vez que esta informação nem sempre está facilmente acessível, e que a área de recursos humanos ou de saúde do trabalhador contabiliza as ausências em dias corridos, sem a exclusão dos sábados, domingos e feriados. A sugestão é anotar na escala mensal quantos profissionais, por categoria, se ausentaram - em quais dias da semana e por qual razão, e mensalmente contabilizar, em planilhas distintas para cada categoria, o total de dias úteis de ausências categorizada por tipo. Observe, ainda, que neste método as variáveis B, C, D e E, ao contabilizarem as diversas ausências, substituem o IST utilizado nos outros métodos.

Valor de "h" – corresponde ao número de horas os profissionais cumprem diariamente, ou seja, a jornada de trabalho diária e podem assumir valores tais como 8h/dia; 6h/dia; 4h/dia.

Aplicação da Equação para Cálculo do TTD, considerar as informações a seguir (Tabela 14) para calcular o TTD:

Tabela 14. Valores apurados em um período de 12 meses (Abr/19-Mar/20) em uma UBS, para dimensionamento de pessoal

	Variáveis intervenientes no cálculo do TTD	ENF.	TE/AE
A	Semanas no ano (nº de semanas por ano)	52	52
	Dias trabalhados na semana (dias / profissional)	5	5
B	Dias de ausência por feriados no ano (dias no ano / profissional)	12	12
C	Dias de férias (média de dias por ano / profissional)	22	18
D	Dias de licenças de saúde (média de dias por ano / profissional)	4	6
E	Dias de ausências em razão de outras licenças no ano (média de dias por ano / profissional)	3	5
h	Jornada de trabalho (horas de trabalho por dia / profissional)	8	8

Fonte: Adaptado de COFEN, 2017a

A = 52 x número de dias trabalhados em uma semana
A = 52 x 5
A = 260

Enfermeiros:
$TTD_{ENF} = [A - (B + C + D + E)] \times h$
$TTD_{ENF} = [260 - (12 + 22 + 4 + 3)] \times 8$
$TTD_{ENF} = [260 - 38] \times 8$
$TTD_{ENF} = 230 \times 8$
$TTD_{ENF} = 1.840$ (tempo de trabalho disponíveis, de enfermeiro, em horas)

Técnicos/Auxiliares de Enfermagem (T/AE):
$TTD_{T/AE} = [A - (B + C + D + E)] \times h$
$TTD_{T/AE} = [260 - (12 + 18 + 6 + 5)] \times 8$
$TTD_{T/AE} = [260 - 41] \times 8$
$TTD_{T/AE} = 219 \times 8$
$TTD_{T/AE} = 1.752$ (tempo de trabalho disponíveis, de T/AE, em horas)

2. **Determinar a produção anual de intervenções de cuidados diretos de cada categoria profissional – ENF ou T/AE**

Para compreensão desta etapa, é importante recordar o significado de Intervenção de Cuidado Direto e Indireto como descritos na Resolução 543/17 (COFEN, 2017a):

> **Intervenções de Cuidado Direto:** *"são as intervenções ou atividades de saúde que requerem interação direta com o usuário, a família, ou comunidade e são realizadas por todos os membros de uma categoria profissional. Também são aquelas que identificam a especificidade do trabalho na atenção primária em saúde. Exemplos: consulta de enfermagem, vacinação, grupos educativos, visita domiciliar etc." (COFEN, 2017a).*
>
> **Intervenções de Cuidado Indireto:** *"são aquelas que não requerem interação direta com o usuário/família/comunidade, mas que dão suporte para o cuidado. São realizadas por todos os membros de uma categoria profissional. Exemplos: reunião de equipe, educação permanente, documentação etc." (COFEN, 2017).*

As intervenções de cuidado direto, normalmente, são registradas em planilhas de produção, mas nem sempre há registros das intervenções de cuidado indireto. Portanto, para identificar o volume realizado, é preciso manter os registros de enfermagem atualizados e completos anualmente, para que seja possível obter as informações sobre a produção do ano anterior, ou seja, **o número de usuários atendidos** estratificados por tipo de intervenção realizada.

Observe que **o número absoluto de usuários é que são contabilizados**, não as intervenções realizadas para cada usuário. Ainda que um mesmo usuário possa ter sido submetido a mais de uma intervenção.

Como alternativa, se não houver os registros disponíveis, é possível a utilização das metas dos Programas de Saúde (BRASIL, 2017a; BRASIL, 2017b), conforme descritas na Portaria MS nº 1.631 de 1 de Outubro de 2015.

A Resolução 543/17 também recomenda que nas Unidades de Saúde da Família (USF) o levantamento considere o território, além da demanda atendida na unidade (COFEN, 2017a). Isto requer que o enfermeiro conheça o perfil de famílias cadastradas e projete a produção anual de acordo com os Parâmetros SUS do MS (BRASIL, 2017b) e/ou em protocolos do município.

Para as intervenções de cuidado indireto a recomendação é utilizar a soma dos valores percentuais de tempo médio, por categoria profissional, identificados nos estudos de Bonfim (BONFIM et al, 2016).

3. **Apuração do tempo médio das atividades realizadas, por categoria profissional – ENF ou T/AE**

Após contabilizar o total de intervenções, por categoria profissional, é preciso calcular o tempo médio, em horas, consumido pelos profissionais para realização das intervenções identificados no estudo de Bonfim destacando que o enfermeiro pode optar por utilizar os tempos médios do estrato em que seu município se encontra, ou o tempo médio para o Brasil (Tabelas 15 e 16) (COFEN, 2017a; BONFIM et al, 2016).

O total de intervenções e o tempo médio para realizá-las serão utilizados para o cálculo do quantitativo de profissionais (QP), de cada categoria profissional.

Tabela 15. Tempo médio das Intervenções de Cuidado Direto, em horas, estratificado por categoria profissional e estratos socioeconômicos demográficos, em USF.

INTERVENÇÕES DE CUIDADO DIRETO	Média BRASIL ENF	Média BRASIL T/AE	ESTRATO 1 a 4 ENF	ESTRATO 1 a 4 T/AE	ESTRATO 5 ENF	ESTRATO 5 T/AE	ESTRATO 6 ENF	ESTRATO 6 T/AE
Atendimento à demanda espontânea	0,39	0,54	0,51	0,26	0,53	0,65	0,27	0,50
Consulta	0,42	0,00	0,54	0,00	0,61	0,00	0,32	0,00
Administração de medicamentos	0,21	0,22	0,21	0,21	0,00	0,23	0,21	0,22
Assistência em Exames	0,31	0,38	0,23	0,80	0,00	0,80	0,34	0,24
Procedimentos Ambulatoriais	0,32	0,46	0,36	0,73	0,73	0,68	0,24	0,34
Controle de Imunização e Vacinação	0,42	0,51	0,40	0,66	0,45	0,65	0,49	0,35
Sinais Vitais e Medidas Antropométricas	0,20	0,22	0,19	0,22	0,21	0,21	0,22	0,22
Punção de Acesso: amostra de sangue venoso	0,03	0,21	0,00	0,00	0,00	0,00	0,31	0,21
Visita Domiciliária	0,59	0,79	0,43	0,81	1,10	1,19	0,90	0,66
Promoção de Ações Educativas	0,47	0,46	0,32	0,42	0,74	0,41	0,52	0,48

Fonte: adaptado de COFEN, 2017a; BONFIM et al, 2016

Tabela 16. Percentual de Tempo médio das Intervenções de Cuidado Indireto, em horas, estratificado por categoria profissional e estratos socioeconômicos demográficos em USF.

INTERVENÇÕES DE CUIDADO INDIRETO	Média BRASIL ENF	Média BRASIL T/AE	ESTRATO 1 a 4 ENF	ESTRATO 1 a 4 T/AE	ESTRATO 5 ENF	ESTRATO 5 T/AE	ESTRATO 6 ENF	ESTRATO 6 T/AE
Ações Educativas dos Trabalhadores de saúde	2,1	1,4	0,6	0,7	6,3	2,3	1,9	1,6
Controle de Infecção	0,1	1,5	0,0	1,5	0,3	0,4	0,1	1,8
Controle de Suprimentos	0,5	3,7	0,7	2,3	0,0	1,7	0,6	5,1
Organização do Processo de Trabalho	3,7	1,0	3,1	1,4	1,7	0,0	5,2	1,1
Documentação	12,4	9,5	12,2	9,7	5,7	3,3	15,9	11,1
Interpretação de Dados Laboratoriais	0,2	0,1	0,4	0,0	0,1	0,0	0,1	0,2
Mapeamento e Territorialização	0,1	0,0	0,3	0,1	0,0	0,0	0,1	0,0
Referência e Contrarreferência	0,3	0,3	0,6	0,8	0,0	0,0	0,2	0,0
Reunião Administrativa	5,9	1,5	6,8	1,7	7,0	0,0	5,2	1,7
Reunião p/ Avaliação dos Cuidados Profissionais	1,9	1,0	1,1	0,2	1,2	0,0	2,8	1,8
Supervisão dos Trabalhadores da Unidade	0,4	0,0	0,4	0,0	0,1	0,0	0,6	0,1
Troca de Informação sobre Cuidados de Saúde	6,2	3,0	6,7	3,3	3,5	1,6	7,2	3,2
Vigilância em Saúde	1,3	0,4	0,7	0,2	0,0	0,3	2,5	0,6
Ocasionais Indiretas	10,5	18,8	8,8	13,9	5,6	8,5	8,0	25,0
SOMA dos PERCENTUAIS DE TEMPO MÉDIO	**45,6**	**42,2**	**42,4**	**35,8**	**31,5**	**18,1**	**50,4**	**53,3**

Fonte: adaptado de COFEN, 2017a; BONFIM et al, 2016

4. **Calcular as HE necessárias para realização das intervenções de cuidado direto, por categoria profissional – ENF ou T/AE**

O cálculo das HE necessárias, por categoria profissional, deve ser feito separadamente, para enfermeiros e técnicos/auxiliares de enfermagem, com os dados de produção anual da unidade.

EXEMPLO:

Considerar, para cada categoria profissional, os valores de TTD obtidos no exemplo da 1ª etapa, e como dados de produção os totais demonstrados na Tabela 17.

TTD:
- TTD_{ENF} = 1.840 (de enfermeiro, em horas)
- $TTD_{T/AE}$ = 1.752 (de T/AE, em horas)

Tabela 17. Exemplo de dados de produção das intervenções de cuidado direto, obtidos em um USF no período de 1 ano.

	INTERVENÇÕES DE CUIDADO DIRETO	ENF Produção Anual (P)	T/AE Produção Anual (P)
P1	Atendimento à demanda espontânea	978	1.230
P2	Consulta	1.960	0
P3	Administração de medicamentos	350	1.249
P4	Assistência em Exames	152	346
P5	Procedimentos Ambulatoriais	94	1.250
P6	Controle de Imunização e Vacinação	597	2.347
P7	Sinais Vitais e Medidas Antropométricas	651	3.163
P8	Punção de Acesso: amostra de sangue venoso	732	2.490
P9	Visita Domiciliária	341	751
P10	Promoção de Ações Educativas	743	482

Fonte: adaptado de COFEN, 2017a; Lopim, N. Oficinas de Dimensionamento de Pessoal. COREN-SP. GEFIS-Gerência de Fiscalização. 18 a 27 de jul. de 2017. Notas de Aula.

A partir destas informações, é possível calcular as HE para realização das intervenções de cuidado direto, com a equação demonstrada a seguir:

$$Q_{dir} = \frac{[(P_1 \times T_1) \; TTD] + [(P_2 \times T_2) \; TTD] + ...n}$$

> Q_{dir} = quantitativo de profissionais para realização de intervenções diretas em HE
> $P_1, P_2, ...P_n$ = Produção anual da intervenção de cuidado direto
> $T_1, T_2, ...T_n$ = Tempo Médio das intervenções de cuidado direto
> TTD = Tempo de Trabalho Disponível do Profissional

Para obter o Q_{dir} é preciso multiplicar cada intervenção pelo parâmetro de tempo médio para realizá-la e, a seguir, dividi-la pelo tempo de trabalho disponível. A soma destes resultados é o total de horas necessárias, de cada categoria profissional, para sua realização (Tabelas 18 e 19) (COFEN, 2017a; BONFIM et al, 2016).

Tabela 18. Cálculo do Q_{dir} considerando o tempo médio Brasil para as intervenções de cuidado direto de Enfermeiros.

ITEM	INTERVENÇÕES DE CUIDADO DIRETO	Produção Anual (P)		Tempo em h (T)			TTD – Enf		Nº HE de ENF
P1	Atendimento à demanda espontânea	978	X	0,39	=	381,42	÷ 1.840	=	**0,207**
P2	Consulta	1.960	X	0,42	=	823,2	÷ 1.840	=	**0,447**
P3	Administração de medicamentos	350	X	0,21	=	73,5	÷ 1.840	=	**0,040**
P4	Assistência em Exames	152	X	0,31	=	47,12	÷ 1.840	=	**0,026**
P5	Procedimentos Ambulatoriais	94	X	0,32	=	30,08	÷ 1.840	=	**0,016**
P6	Controle de Imunização e Vacinação	597	X	0,42	=	250,74	÷ 1.840	=	**0,136**
P7	Sinais Vitais e Medidas Antropométricas	651	X	0,2	=	130,2	÷ 1.840	=	**0,071**
P8	Punção de Acesso: amostra de sangue venoso	732	X	0,31	=	226,92	÷ 1.840	=	**0,123**
P9	Visita Domiciliária	341	X	0,59	=	201,19	÷ 1.840	=	**0,109**
P10	Promoção de Ações Educativas	743	X	0,47	=	349,21	÷ 1.840	=	**0,190**
Soma do Nº HE de ENF							Qdir - Enf		**1,366**

Fonte: adaptado de COFEN, 2017a; BONFIM et al, 2016

Tabela 19. Cálculo do Q_{dir} considerando o tempo médio Brasil, para as intervenções de cuidado direto de T/AE

ITEM	INTERVENÇÕES DE CUIDADO DIRETO	TÉCNICOS/AUXILIARES de ENFERMAGEM (T/AE)			
		Produção Anual (P)	Tempo em h (T)	TTD – T/AE	Nº HE de T/AE
P1	Atendimento à demanda espontânea	1.230 X	0,54 =	664,2 ÷	1.752 = 0,379
P2	Consulta	0 X	0 =	0 ÷	1.752 = 0,000
P3	Administração de medicamentos	1.249 X	0,22 =	274,78 ÷	1.752 = 0,157
P4	Assistência em Exames	346 X	0,38 =	131,48 ÷	1.752 = 0,075
P5	Procedimentos Ambulatoriais	1.250 X	0,46 =	575 ÷	1.752 = 0,328
P6	Controle de Imunização e Vacinação	2.347 X	0,51 =	1.197 ÷	1.752 = 0,683
P7	Sinais Vitais e Medidas Antropométricas	3.163 X	0,22 =	695,86 ÷	1.752 = 0,397
P8	Punção de Acesso: amostra de sangue venoso	2.490 X	0,21 =	522,9 ÷	1.752 = 0,298
P9	Visita Domiciliária	751 X	0,79 =	593,29 ÷	1.752 = 0,339
P10	Promoção de Ações Educativas	482 X	0,46 =	221,72 ÷	1.752 = 0,127
	Soma do Nº HE de T/AE		**Qdir – T/AE**		**2,783**

Fonte: adaptado de COFEN, 2017a; BONFIM et al, 2016

5. **Calcular o quantitativo de profissionais, por categoria profissional – ENF ou T/AE**

A equação a seguir é utilizada para calcular o QP

$$Q = \frac{Q_{dir}}{1 - \frac{Q_{ind\%}}{100}}$$

> Q = quantidade de profissionais da categoria analisada
> Q_{dir} = quantidade de profissionais, da categoria analisada, para realizar intervenções diretas [calculado em nº absoluto]
> $Q_{ind\%}$ = percentual da quantidade de profissionais, da categoria analisada, necessária para atender as intervenções/atividades indiretas [já calculado em %, motivo da simplificação da fórmula]

A fim de facilitar a compreensão, é possível transformar a equação da seguinte maneira:

$$Q = \{Q_{dir} \div [1 - (Q_{ind} \div 1400)]\}$$

Para resolver a equação considerar os valores de Q_{dir} obtidos na 4a etapa, que são:

$$Q_{dir\ ENF} = 1,366 \qquad Q_{dir\ T/AE} = 2,783$$

Considerar como valores de Q_{ind} a soma dos percentuais de intervenções de cuidado indireto, média Brasil, identificados por Bonfim[7,49] (Tabela 16) conforme demonstrado a seguir:

$$Q_{ind\ ENF} = 45,6 \qquad Q_{ind\ T/AE} = 42,2$$

Cálculo do QP de Enfermeiros:
$Q_{Enf} = \{Q_{dir} \div [1 - (Q_{ind\%} : 100)]\}$
$Q_{Enf} = \{1,366 \div [1 - (45,6 \div 100)]\}$
$Q_{Enf} = \{1,366 \div [1 - 0,456]\}$
$Q_{Enf} = \{1,366 \div 0,544\}$
$Q_{Enf} = 2,51 \sim 3$

Nota:

Cálculo do QP de T/AE:
$$Q_{T/AE} = \{Q_{dir} : [1 - (Q_{ind\%} : 100)]\}$$

$Q_{T/AE} = \{2,783 \ [1 - (42,2 \div 100)]\}$
$Q_{T/AE} = \{2,783 \div [1 - 0,422]\}$
$Q_{T/AE} = \{2,783 \div 0,578\}$
$Q_{T/AE} = 4,81 \sim 5$

Para a USF do exemplo, são necessários 3 enfermeiros e 5 técnicos/auxiliares de enfermagem.

PARÂMETROS MÍNIMOS NA VIGÊNCIA DA PANDEMIA DE COVID-19

Em março de 2020 a Organização Mundial da Saúde classificou como pandemia a Covid-19, doença provocada pelo coronavírus SARS-CoV-2 (WHO, 2019; MEDEIROS, 2020), caracterizando uma emergência de saúde pública, o que demandou esforços para organização do Sistema Único de Saúde (SUS), incluindo a abertura de hospitais de campanha, a fim de disponibilizar leitos, insumos, equipamentos e recursos humanos para assistir o grande volume de pacientes acometidos pela doença (MEDEIROS, 2020).

Para orientar os profissionais e gestores de enfermagem, em 28 de maio de 2020, o COFEN emitiu o Parecer Normativo (COFEN, 2020c) com vigência exclusiva na Pandemia de Covid-19, em que estabeleceu os parâmetros mínimos do quantitativo de profissionais para assistência de pacientes com Covid-19 internados em Hospitais Gerais, de Campanha, Unidades de Terapia Intensiva e Semi-Intensiva e Salas de Estabilização.

Os parâmetros quantitativos mínimos para composição das equipes de enfermagem, conforme o grau de dependência e local de atendimento, devem ser acrescidos de um Índice de Segurança Técnica (IST) de 20% – recomendado em função do número significativo de profissionais afastados do trabalho por serem diagnosticados com Covid-19.

Os parâmetros mínimos foram estratificados como se apresenta a seguir (COFEN, 2020c):
I. **Hospitais Gerais e de Campanha:** pacientes atendidos nestas instalações são considerados de **Nível Intermediário** e, portanto, requerendo de 6 horas de Enfermagem nas 24h de assistência. Adicionalmente, estabelece como Índice de Segurança Técnica (IST) o percentual mínimo de 20%. E, ainda, considerando que a distribuição percentual das equipes no nível intermediário deve ser composta por 33% de enfermeiros e 67% por técnicos ou auxiliares de enfermagem (TA/AE) apresenta o quadro mínimo de pessoal de enfermagem, que

deve constar da escala mensal de trabalho, calculado conforme estes critérios, de acordo com as diversas cargas horárias semanais (CHS), como demonstrado na Tabela 20:

Tabela 20. Quantitativo mínimo da equipe de Enfermagem necessária para a adequada assistência de Enfermagem, prestada em Hospitais Gerais e de Campanha na vigência da pandemia COVID-19, por carga horária e a cada 20 leitos

CHS	Enfermeiros	TA/AE
20	17	33
30	11	23
36	9	19
40	8	17
44	8	15

Fonte: adaptado de Conselho Federal de Enfermagem (COFEN). Parecer Normativo COFEN nº 02/2020 – Exclusivo para Vigência da Pandemia (COFEN, 2020c).

II. **Unidades Semi-Intensivas ou Salas de Estabilização:** para pacientes assistidos nestas unidades, em serviços de referência para Covid-19, o parecer recomenda, no mínimo, a seguinte composição das equipes de enfermagem por turno ou plantão: um (01) enfermeiro para cada oito (08) leitos ou fração e dois (02) técnicos de enfermagem para cada dois (02) leitos ou fração e, adicionalmente, um (01) técnico de enfermagem a cada oito (08) leitos para realizar serviços de apoio assistencial. Destaca que esta composição deverá ser disponibilizada nas escalas de trabalho, acrescida de um IST de 20%, independentemente da carga horária semanal contratual adotada pela organização (COFEN, 2020c).

III. **Unidades de Terapia Intensiva:** para pacientes internados nestas unidades foi estabelecida como composição mínima das equipes de enfermagem um (01) enfermeiro para cada cinco (05) leitos ou fração e um (01) técnico de enfermagem para cada dois (02) leitos ou fração e, ainda, um (01) técnico de enfermagem para realizar serviços de apoio assistencial. Destaca que esta composição deverá ser disponibilizada nas escalas de trabalho, acrescida de um IST de 20%, independentemente da carga horária semanal contratual adotada pela organização. (COFEN, 2020c).

> **Leitura Recomendada**
> Para saber mais sobre os parâmetros mínimos para o cálculo do dimensionamento de pessoal em enfermagem, consulte a Resolução 543/17 e seus Anexos I e II (COFEN, 2017a), e o Parecer Normativo COFEN nº 02/2020 – Exclusivo para Vigência da Pandemia – Covid-19 (COFEN, 2020c).

CONSIDERAÇÕES FINAIS

O dimensionamento do quadro de pessoal de enfermagem é uma responsabilidade exclusiva do enfermeiro. Desta forma, cabe ao enfermeiro, independentemente do cargo ou função que ocupa em uma instituição de serviços de saúde, conhecer as legislações profissionais e as produções científicas específicas relacionadas ao tema, para que a assistência de enfermagem seja segura e de qualidade.

Neste capítulo foram apresentadas os diferentes métodos e instrumentos necessários para o cálculo de pessoal, aplicáveis a diversos cenários da prática assistencial de enfermagem, destacando a importância dos enfermeiros identificarem o seu papel e responsabilidade para que o quadro de pessoal seja adequado às necessidades assistenciais. Espera-se que os enfermeiros se apropriem destes conhecimentos e os apliquem no seu dia a dia, particularmente na identificação das necessidades dos pacientes, por meio dos Sistemas de Classificação de Pacientes, e valorizem a coleta de informações relativas às atividades de enfermagem realizadas nas diversas áreas, de acordo com as competências das diferentes categorias profissionais que compõem as equipes de enfermagem.

PARA REFLEXÃO

Considerando o que foi discutido neste capítulo, como você:
- identificaria as demandas de cuidados dos pacientes da(s) Unidade(s)?
- definiria o número de profissionais necessários por categoria?
- distribuiria sua equipe?
- argumentaria em favor de suas escolhas?

REFERÊNCIAS

AIKEN, L.H. et al. Patient safety, satisfaction, and quality of hospital care: cross sectional surveys of nurses and patients in 12 countries in Europe and the United States. BMJ. v.344:e1717, 2012. [Internet]. Disponível em: doi: https://doi.org/10.1136/bmj.e1717. Acesso 19 de junho de 2020.

BONFIM, D. et al. Padrões de tempo médio das intervenções de enfermagem na Estratégia de Saúde da Família: um estudo observacional. Rev. esc. enferm. USP v. 50, n. 1, p. 118-26, 2016 a. Disponível em: http://www.scielo.br/scielo.php?script=sci_arttext&pid=S0080-62342016000100118&lng=en. https://doi.org/10.1590/S0080-623420160000100016. Acesso em: 12 de junho de 2020.

BONFIM, D. et al. (2016b) Aplicação do método Workload Indicators of Staffing Need como preditor de recursos humanos de enfermagem em Unidade de Saúde da Família. Rev. Latino-Am. Enfermagem v.24:e2683, 2016 b. Disponível em: http://www.scielo.br/scielo.php?script=sci_arttext&pid=S0104-11692016000100315&lng=en. Epub Apr 29, 2016. https://doi.org/10.1590/1518-8345.1010.2683. Acesso em 12 julho 2020.

BONFIM, D. et al. Instrumento de medida de carga de trabalho dos profissionais de Saúde na Atenção Primária: desenvolvimento e validação. Rev. esc. enferm. USP v. 49, n. especial, p. 25-34, 2015. Disponível em: http://www.scielo.br/scielo.php?script=sci_arttext&pid=S0080-62342015000800025&lng=pt. https://doi.org/10.1590/S0080-623420150000800004. Acesso em 12 julho 2020.

BONFIM, D. Planejamento da força de trabalho de enfermagem na Estratégia de Saúde da Família: indicadores de carga de trabalho. [tese]. São Paulo: Escola de Enfermagem, Universidade de São Paulo, 2014.

BONFIM, D. et al. Comparação entre as intervenções de enfermagem realizadas e os registros em sistema informatizado para atenção básica. Acta paul. enferm. v. 26, n. 4, p. 401-08, 2013. Disponível em: http://www.scielo.br/scielo.php?script=sci_arttext&pid=S0103-21002013000400016&lng=pt. https://doi.org/10.1590/S0103-21002013000400016. Acesso em 12 julho 2020.

BONFIM, D. et al. Identificação das intervenções de enfermagem na Atenção Primária à Saúde: parâmetro para o dimensionamento de trabalhadores. Rev. esc. enferm. USP. v. 46, n. 6, p. 1462-70, 2012. Disponível em: http://www.scielo.br/scielo.php?script=sci_arttext&pid=S0080-62342012000600025&lng=pt. https://doi.org/10.1590/S0080-62342012000600025. Acesso em 12 julho 2020.

BORDIN, L.C.; FUGULIN, F.M.T. Distribuição do tempo das enfermeiras: identificação e análise em Unidade Médico-Cirúrgica. Rev Esc Enferm USP. v. 43, n. 4, p. 883-40, 2009.

BRASIL. Ministério da Saúde (MS). Portaria nº 1.675, de 07 de junho de 2018. Altera a Portaria de Consolidação nº 3/GM/MS, de 28 de setembro de 2017, e a Portaria de Consolidação nº 6/GM/MS, de 28 de setembro de 2017, para dispor sobre os critérios para a organização, funcionamento e financiamento do cuidado da pessoa com Doença Renal Crônica – DRC no âmbito do Sistema Único de Saúde – SUS. Brasília. 2017. D.O.U. nº 109, seção 1, de 08 de junho de 2018; p.148-151. Disponível em: <http://www.in.gov.br/web/guest/inicio>. Acesso em: 02 Julho 2020.

BRASIL. MINISTÉRIO DA SAÚDE (MS). Portaria nº 2.436, de 21 de setembro de 2017. Aprova a Política Nacional de Atenção Básica (PNAB), estabelecendo a revisão de diretrizes para a organização da Atenção Básica, no âmbito do Sistema Único de Saúde (SUS). Brasília-DF. 2017. D.O.U. nº 183, de 22 de setembro de 2017, Seção 1; p. 68-76. Disponível em: <http://www.in.gov.br/web/guest/inicio >. Acesso em: 12 Julho 2020.

BRASIL (2017b). MINISTÉRIO DA SAÚDE. Secretaria de Atenção à Saúde. Departamento de Regulação, Avaliação e Controle de Sistemas Critérios e Parâmetros Assistenciais para o Planejamento e Programação de Ações e Serviços de Saúde no âmbito do Sistema Único de Saúde. Brasília, Ministério da Saúde, 2017. Série Parâmetros SUS – Volume 1 – Caderno 1 – Republicado. Disponível em: <https://www.saude.gov.br/gestao-do-sus/programacao-regulacao-controle-e-financiamento-da-mac/programacao-assistencial> Acesso em 20 de julho de 2020.

BRASIL. MINISTÉRIO DA SAÚDE (MS). ANVISA. Agência Nacional de Vigilância Sanitária. Resolução da Diretoria Colegiada – RDC nº 15 de 15 de Março de 2012. Dispõe sobre requisitos de boas práticas para o processamento de produtos para a saúde e dá outras providências e Anexo. DOU nº 54, 19 de Março de 2012, Seção 1; p. 43-46. Disponível em: < https://bvsms.saude.gov.br/bvs/saudelegis/anvisa/2012/rdc0015_15_03_2012.html> Acesso em 06 de julho de 2020.

BRASIL. MINISTÉRIO DA SAÚDE. Secretaria de Atenção à Saúde. Departamento de Atenção Básica. Política Nacional de Atenção Básica / Ministério da Saúde. Secretaria de Atenção à Saúde. Departamento de Atenção Básica. – Brasília: Ministério da Saúde, 2012. Portaria nº 2.488, de 21 de outubro de 2011. Aprova a Política Nacional de Atenção Básica, estabelecendo a revisão de diretrizes e normas para a organização da atenção básica, para a Estratégia Saúde da Família (ESF) e o Programa de Agentes Comunitários de Saúde (PACS). D.O.U. nº 204; Seção 1, p. 48-55. Disponível em: <http://www.in.gov.br/web/guest/inicio> Acesso em 12 Julho 2020.

CAMUCI, M.B. et al. *Nursing Activities Scores* (NAS): carga de trabalho de enfermagem em Unidade de Terapia Intensiva de queimados. Rev. Latino-Am. Enfermagem. v. 22, n. 2, p. 325-31, p. 2014. Disponível em: http://www.scielo.br/scielo.php?script=sci_arttext&pid=S0104-11692014000200325&lng=en. https://doi.org/10.1590/0104-1169.3193.2419. Acesso em 19 junho 2020.

COFEN. (2020) Conselho Federal de Enfermagem. Enfermagem em Números. Brasília. 01 de Maio de 2020. Disponível em: <http://www.cofen.gov.br/enfermagem-em-numeros>. Acesso em 02 Julho 2020.

COFEN. (2020b) Conselho Federal de Enfermagem. Justiça assegura dimensionamento mínimo nos serviços de hemodiálise. Brasília-DF; Ascom Coren-DF (com informações do Cofen); 04 de março de 2020. Disponível em: < https://www.coren-df.gov.br/site/justica-assegura-dimensionamento-minimo-da-equipe-de-enfermagem-nos-servicos-de-hemodialise/>. Acesso em: 11 Julho 2020.

COFEN. (2020c) Conselho Federal de Enfermagem. Parecer Normativo COFEN nº 02/2020 – Exclusivo para Vigência da Pandemia – Covid-19. In: Conselho Federal de Enfermagem. [texto na internet]. Brasília, DF: 2020. [cited 2020 Jun 19]. Disponível em: http://www.cofen.gov.br/parecer-normativo-no-002-2020_79941.html Acesso em 19 de junho de 2020.

COFEN. (2018) Conselho Federal de Enfermagem. Relatório de Fiscalização em Serviços de Diálise e Hemodiálise. Brasília-DF; 12 de setembro de 2018. Disponível em: <http://www.cofen.gov.br/wp-content/uploads/2018/11/RELAT%C3%93RIO--DA-OPERA%C3%87%C3%83O-DE-FISCALIZA%C3%87%C3%83O.pdf>. Acesso em: 11 Julho 2020.

COFEN (2017a). Conselho Federal de Enfermagem. Resolução nº 0543/2017 e Anexos I e II. *Atualiza e estabelece parâmetros para o Dimensionamento do Quadro de Profissionais de Enfermagem nos serviços/locais em que são realizadas atividades de enfermagem*. In: Conselho Federal de Enfermagem. [texto na internet]. Brasília, DF: 2017. Disponível em: http://www.cofen.gov.br/resolucao-cofen-5432017_51440.html. Acesso em 19 de junho de 2020.

COFEN (2017b). Conselho Federal de Enfermagem. Resolução nº 0564/2017. Aprova o novo Código de Ética dos Profissionais de Enfermagem. In: Conselho Federal de Enfermagem. [texto na internet]. Brasília, DF: 2017. Disponível em: http://www.cofen.gov.br/resolucao-cofen-no-5642017_59145.html. Acesso em 19 de junho de 2020.

COFEN (2016). Conselho Federal de Enfermagem. Resolução nº 0509/2016, Atualiza a norma técnica para *Anotação de Responsabilidade Técnica pelo Serviço de Enfermagem e define as atribuições do Enfermeiro Responsável Técnico*. In: Conselho Federal de Enfermagem [texto na Internet]. Brasília, DF: 2016. Disponível em: http://www.cofen.gov.br/resolucao-cofen-no-05092016-2_39205.html. Acesso em 19 de junho de 2020.

COFEN (2012). Conselho Federal de Enfermagem. Resolução nº 424/2012. Normatiza as atribuições dos profissionais de enfermagem em Centro de Material e Esterilização (CME) e em empresas processadoras de produtos para saúde. In: Conselho Federal de Enfermagem [texto na Internet]. Brasília, DF: 2012. Disponível em: http://www.cofen.gov.br/resoluo-cofen-n-4242012_8990.html. Acesso em 06 de julho de 2020.

COFEN (2004). Conselho Federal de Enfermagem. Resolução nº 293/2004, Fixa e Estabelece Parâmetros para o Dimensionamento do Quadro de Profissionais de Enfermagem nas Unidades Assistenciais das Instituições de Saúde e Assemelhados – Revogada pela Resolução nº 0543/2017. In: Conselho Federal de Enfermagem. [texto na internet]. Brasília, DF: 2004. Disponível em: http://www.cofen.gov.br/resoluo-cofen-2932004_4329.html. Acesso em 19 de junho de 2020.

COFEN (1996). Conselho Federal de Enfermagem. Resolução nº 189/1996, Estabelece parâmetros para Dimensionamento do Quatro de Profissionais de Enfermagem nas instituições de saúde – Revogada pela Resolução COFEN nº 293/2004. [texto na internet]. Brasília, DF: 1996. Disponível em: http://www.cofen.gov.br/resoluo-cofen-1891996-revogada-pela-resoluo-cofen-2932004_4249.html. Acesso em 19 de junho de 2020.

COFEN (1987). Conselho Federal de Enfermagem. Decreto nº 94.406, de 08 de junho de 1987, Regulamenta a Lei nº 7.498, de 25 de junho de 1986, que dispõe sobre o exercício da Enfermagem, e dá outras providências. In: Conselho Federal de Enfermagem. [texto na internet]. Brasília, DF: 1987. Disponível em: http://www.cofen.gov.br/decreto-n-9440687_4173.html. Acesso em 19 de junho de 2020.

COFEN (1986). Conselho Federal de Enfermagem. Lei nº 7.498, de 25 de junho de 1986, Dispõe sobre a regulamentação do exercício da Enfermagem e dá outras providências. In: Conselho Federal de Enfermagem. [texto na internet]. Brasília, DF: 1986. Disponível em: http://www.cofen.gov.br/lei-n-749886-de-25-de-junho-de-1986_4161.html. Acesso em 19 de junho de 2020.

COREN-SP (2013). Conselho Regional de Enfermagem de São Paulo. Relatório das atividades desenvolvidas pelo Grupo de Trabalho instituído pela Portaria CorenSP/DIR/158/2013. Disponível em: http://portal.coren-sp.gov.br/sites/default/files/RELAT%C3%93RIO%20DIMENSIONAMENTO.pdf. Acesso em 19 de JUNHO DE 2020.

COSTA, J.A.; FUGULIN, F.M.T. Atividades de enfermagem em centro de material e esterilização: contribuição para o dimensionamento de pessoal. Acta paul. enferm. v. 24, n. 2, p. 249-56, 2011. Disponível em: http://www.scielo. br/scielo.php?script=sci_arttext&pid=S0103-21002011000200015&lng=en. http://dx.doi.org/10.1590/S0103-21002011000200015. Acesso em 05 julho 2020.

COSTA, J.A. Método para dimensionamento de pessoal de enfermagem em Centro de Material e Esterilização (CME). [tese]. São Paulo: Escola de Enfermagem; 2015 [citado 2020-07-05] doi:10.11606/T.7.2016.tde-10122015-113836.

CRUZ, C.W.M. DA; GAIDZINSKI, R.R. Tempo de enfermagem em centro de diagnóstico por imagem: desenvolvimento de instrumento. Acta paul. enferm. v. 26, n. 1, p. 79-85, 2013. Disponível em: http://www.scielo.br/scielo.php?script=sci_arttext&pid=S0103-21002013000100013&lng=pt. https://doi. org/10.1590/S0103-21002013000100013. Acesso em: 04 julho 2020.

CRUZ, C.W.M. Carga de trabalho de profissionais de enfermagem em Centro de Diagnóstico por Imagem. [tese]. São Paulo: Escola de Enfermagem, Universidade de São Paulo, 2015.

DINI, A.P.; GUIRARDELLO, E.B. Sistema de classificação de pacientes pediátricos: aperfeiçoamento de um instrumento. Rev Esc Enferm USP. v. 48, n. 5, p. 787-93, 2014.Disponível em: <https://doi.org/10.1590/S0080-6234201400005000003. Acesso em 07 de Junho 2020).

DINI, A.P. et al. Sistema de Classificação de Pacientes Pediátricos: construção e validação de categorias de cuidados.Rev Esc Enferm USP. v. 45, n. 3, p. 575-80, 2011.

FUGULIN, F.M.T.; GAIDZINSKI, R.R.; LIMA, A.F.C. Dimensionamento de pessoal de enfermagem em instituições de saúde. In: KURCGANT, P. (coord.). Gerenciamento em enfermagem. 3. ed. [Reimpr.] Rio de Janeiro: Guanabara Koogan; 2019. p. 115-126.

FUGULIN, F.M.T.; GAIDZINSKI, R.R.; KURCGANT, P. Sistema de classificação de pacientes: identificação do perfil assistencial dos pacientes das unidades de internação do HU-USP. Rev Latino-am Enfermagem. v. 13, n. 1, p. 72-8, 2005.

INOUE, K.C.; KURODA, C.M.; MATSUDA, L.M. Nursing Activities Scores (NAS): carga de trabalho de enfermagem em UTI e fatores associados. Ciência, Cuidado E Saúde. v. 10, n. 1, p. 134-40, 2011. Disponível em: <https://doi.org/10.4025/cienccuidsaude.v10i1.14915>. Acesso em 07 de junho 2020.

LIMA, A.F.C. Direct cost of monitoring conventional hemodialysis conducted by nursing professionals. Rev Bras Enferm. 2017; v. 70, n. 2, p. 357-63, 2017. Disponível em: . DOI: http://dx.doi.org/10.1590/0034-7167-2016-0447

LIMA, A.F.C. Custo direto da hemodiálise convencional realizada por profissionais de enfermagem em hospitais de ensino. [tese livre docência]. São Paulo: Escola de Enfermagem, Universidade de São Paulo, 2015.

MARTINS, J.F.; ANTUNES, A.V. Dimensionamento de pessoal no centro de material e esterilização de um hospital universitário. Rev. esc. enferm. USP. v. 53: e03496, 2019 Disponível em: http://www.scielo. br/scielo.php?script=sci_arttext&pid=S0080-62342019000100477&lng=en. Epub Oct 14, 2019. https://doi.org/10.1590/s1980-220x2018027703496. Acesso em 06 julho 2020.

MARTINS, P.A.S.F. Sistema de Classificação de Pacientes na especialidade de enfermagem psiquiátrica: validação clínica. [tese]. São Paulo: Escola de Enfermagem, Universidade de São Paulo, 2007.

MASSUDA, M.; LOPIM, N.; HIGUTE, S.A.W. Dimensionamento do Pessoal de Enfermagem. In: ALVES, V.L.S. (Org.). Gestão da Qualidade: ferramentas que contribuem para o gerenciamento da qualidade e de riscos nos serviços de enfermagem. 3a Ed. São Paulo. Martinari, 2019; p. 51-64.

MEDEIROS, E.A.S. Health professionals fight against COVID-19. Acta Paul. Enferm. v. 33: e-EDT20200003, 2020. Disponível em: https://doi. org/10.37689/acta-ape/2020edt0003. Acesso em 19 junho 2020.

NEEDLEMAN, J. et al. Nursing Staffing and Inpatient Hospital Mortality. N Engl J Med. v. 364, p. 1.037-45, 2011. Disponível em: http://www.nejm.org/doi/full/10.1056/NEJMsa1001025#t=article Acesso 19 de junho de 2020.

PERROCA, M.G. Development and content validity of the new version of a patient classification instrument. Rev. Latino-Am. Enfermagem. v. 19, n. 1, p. 58-66, 2011. Disponível em: http://www.scielo.br/scielo.php?script=sci_arttext&pid=S0104-11692011000100009&lng=en. https://doi.org/10.1590/S0104-11692011000100009. Acesso em 19 junho 2020.

PERROCA, M.G.; GAIDZINSKI, R.R. Avaliação da capacidade preditiva e formato final de um instrumento para classificação de pacientes. Acta Paul. Enf. v. 16, n. 2, p. 56-66, 2003.

PERROCA, M.G.; GAIDZINSKI, R.R. Sistema de Classificação de paciente: construção e validação de um instrumento. Rev Esc Enferm USP. v. 32, n. 2, p. 153–68, 1998.

POSSARI, J.F. Dimensionamento de pessoal de enfermagem em Centro Cirúrgico especializado em oncologia: análise dos fatores intervenientes. [tese]. São Paulo: Escola de Enfermagem, Universidade de São Paulo, 2011.

POSSARI, J.F. Dimensionamento de pessoal de enfermagem em Centro Cirúrgico no período transoperatório: estudo das horas de assistência, segundo o porte cirúrgico [dissertação]. São Paulo: Escola de Enfermagem, Universidade de São Paulo, 2001.

QUEIJO, A.F.; PADILHA, K.G. Nursing Activities Score (NAS): adaptação transcultural e validação para a língua portuguesa. Rev. esc. enferm. USP. v. 43, n. especial, p. 1.018-25, 2009. Disponível em: http://www.scielo.br/scielo.php?script=sci_arttext&pid=S0080-62342009000500004&lng=en. https://doi.org/10.1590/S0080-62342009000500004. Acesso em 19 junho 2020.

ROSA, N.T.; MIMURA, V.A.; BORGES, E.C.P. Carga de trabalho e dimensionamento dos profissionais de enfermagem no centro de material de esterilização. Nursing

(São Paulo); v. 22, n. 250, p. 2.775-82, 2019. Disponível em: https://pesquisa.bvsalud.org/portal/resource/pt/biblio-998124. Acesso: 06 de julho de 2020.

SANTOS, F.; ROGENSKI, N.M.B.; BAPTISTA, C.M.C.; FUGULIN, F.M.T. Sistema de classificação de pacientes: proposta de complementação do instrumento de Fugulin et al. Rev Latino-am Enfermagem, 2007 setembro-outubro; 15(5). Disponível em: <http://www.scielo.br/pdf/rlae/v15n5/pt_v15n5a14.pdf. Acesso em 07 de Junho 2020.

SOARES, A.V.E.V.; GAIDZINSKI, R.R.; CIRICO, M.O.V. Identificação das intervenções de enfermagem no Sistema de Alojamento Conjunto. Rev. esc. enferm. USP. v. 44, n. 2, p. 308-17, 2010. Disponível em: http://www.scielo.br/scielo.php?script=sci_arttext&pid=S0080-62342010000200010&lng=en. https://doi.org/10.1590/S0080-62342010000200010. Acesso em 04 julho 2020.

TSUKAMOTO, R. Tempo médio de cuidado ao paciente de alta dependência de enfermagem segundo Nursing Activities Score [dissertação]. São Paulo: São Paulo: Escola de Enfermagem, Universidade de São Paulo, 2010.

TUBBS-COOLEY, H.L. et al. An observational study of nurse staffing ratios and hospital readmission among children admitted for common conditions. BMJ Qual Saf 2013; v. 22, n. 9, p. 735-42, 2013. Disponível em: http://dx.doi.org/10.1136/bmjqs-2012-001610. Acesso 19 de junho de 2020.

WHO. WORLD HEALTH ORGANIZATION. Coronavirus disease 2019 (COVID-19) –Situation Report 56. Geneve: WHO 2020. Disponível em: https://www.who.int/docs/default-source/coronaviruse/situation-reports/20200311-sitrep-51-covid-19.pdf. Acesso em 91 junho 2020.

WHO. WORLD HEALTH ORGANIZATION. WISN - Workload Indicators of Staffing Need. User's manual. [Internet]. Geneva: WHO; 2010. Disponível em: https://www.who.int/hrh/resources/wisn_user_manual/en/. Acesso em 12 junho 2020.

CAPÍTULO 11
INSTRUMENTOS SCP
MATERIAL SUPLEMENTAR 11A

Instrumento para Avaliação do Grau de Dependência de Enfermagem – (Fugulin Complem, 2007*)

Avaliar cada item e atribuir a pontuação correspondente ao grau de dependência, ao final somar todos os pontos e classificar conforme discriminado abaixo:

Cuidados Mínimos (PCM) → De 12 a 17 Pontos	**Cuidados Intermediários** (PCI) → de 18 a 22 Pontos	**Cuidados Semi-Intensivos** (PSI) → de 29 a 34 Pontos
	Cuidados de Alta Dependência (CADp) → De 23 a 28 Pontos	**Cuidados Intensivos** (PCInt) → Acima de 34 Pontos

Área de Cuidado ↓	Graduação da Complexidade Assistencial ↓			
	4	3	2	1
1. Estado Mental	Inconsciente	Períodos de inconsciência	Períodos de desorientação no tempo e no espaço	Orientação no tempo e no espaço
2. Oxigenação	Ventilação mecânica (uso de ventilador a pressão ou a volume)	Uso contínuo de máscara ou cateter de oxigênio	Uso intermitente de máscara ou cateter de oxigênio	Não depende de oxigênio
3. Sinais Vitais	Controle em intervalos menores ou iguais a 2 horas	Controle em intervalos de 4 horas	Controle em intervalos de 6 horas	Controle de rotina (8 horas)
4. Motilidade	Incapaz de movimentar qualquer segmento corporal Mudança de decúbito e movimentação passiva programada e realizada pela enfermagem	Dificuldade para movimentar segmentos corporais Mudança de decúbito e movimentação passiva auxiliada pela enfermagem	Limitação de movimentos	Movimenta todos os segmentos corporais

Área de Cuidado ↓	Graduação da Complexidade Assistencial ↓			
	4	3	2	1
5. Deambulação	Restrito ao leito	Locomoção através de cadeira de rodas	Necessita de auxílio para deambular	Ambulante
6. Alimentação	Através de cateter central	Através de sonda nasogástrica	Por boca, com auxílio	Autossuficiente
7. Cuidado Corporal	Banho no leito, higiene oral realizada pela enfermagem	Banho de chuveiro, higiene oral realizada pela enfermagem	Auxílio no banho de chuveiro e/ou higiene oral	Autossuficiente
8. Eliminação	Evacuação no leito e uso de sonda vesical para controle da diurese	Uso de comadre ou eliminações no leito	Uso de vaso sanitário com auxílio	Autossuficiente
9. Terapêutica	Uso de drogas vasoativas para manutenção da PA	E.V. contínuo ou através de sonda nasogástrica	E.V. intermitente	I.M. ou V.O.
10. Integridade Cutâneo-Mucosa / comprometimento tecidual*	Presença de solução de continuidade da pele com destruição da derme, epiderme, músculos e comprometimento das demais estruturas de suporte, como tendões e capsulas. Eviscerações	Presença de solução de continuidade da pele, envolvendo tecido subcutâneo e músculo. Incisão cirúrgica. Ostomias. Drenos	Presença de alteração da cor da pele (equimose, hiperemia) e/ou presença de solução de continuidade da pele envolvendo a epiderme, derme ou ambas	Pele íntegra
11. Curativo*	Curativo realizado 3 vezes ao dia ou mais, pela equipe de enfermagem	Curativo realizado 2 vezes ao dia, pela equipe de enfermagem	Curativo realizado 1 vez ao dia pela equipe de enfermagem	Sem curativo ou limpeza da ferida/incisão cirúrgica, realizada pelo paciente, durante o banho.
12. Tempo utilizado na realização de curativos	Superior a 30 minutos	Entre 15 e 30 minutos	Entre 5 e 15 minutos	Sem curativo ou limpeza da ferida realizada durante o banho

*Fonte: Santos F, Rogenski NMB, Baptista CMC, Fugulin FMT. Sistema de classificação de pacientes: proposta de complementação do instrumento de Fugulin et al. Rev Latino-am Enfermgem 2007 setembro-outubro; 15(5) [Acesso em 07 de Junho 2020]. Disponível em: http://www.scielo.br/pdf/rlae/v15n5/pt_v15n5a14.pdf

Planilha de registro diário dos pontos obtidos na avaliação do grau de dependência de enfermagem – (Fugulin complem, 2007*)

PACIENTES	Estado Mental	Oxige-nação	Sinais Vitais	Moti-lidade	Deam-bulação	Alimen-tação	Cuidado Corporal	Elimi-nação	Tera-pêutica	Integridade Cutâneo-Mucosa	Cura-tivo	Tempo Utilizado na Realização de Curativos	TOTAL DIÁRIO/paciente
1													
2													
3													
4													
5													
6													
7													
n...													
n...													

Áreas de Cuidados

PACIENTES	Áreas de Cuidados										TOTAL DIÁRIO/ paciente
	Estado Mental	Oxigenação	Sinais Vitais	Motilidade	Deambulação	Alimentação	Cuidado Corporal	Eliminação	Terapêutica	Integridade Cutâneo-Mucosa	Curativo	Tempo Utilizado na Realização de Curativos	
n...													
MÉDIA/ Áreas de Cuidados													
Total Diário de Pacientes de Cuidados Mínimos (PCM) de 12 a 17 Pontos	Total Diário de Pacientes de Cuidados Intermediários (PCI) de 18 a 22 Pontos				Total Diário de Pacientes de Cuidados de Alta Dependência (CAD) de 23 a 28 Pontos				Total Diário de Pacientes de Cuidados Semi-Intensivos (PSI) de 29 a 34 Pontos			Total Diário de Pacientes de Cuidados Intensivos (PCInt) Acima de 34 Pontos	
Total =	Total =				Total =				Total =			Total =	

*Fonte: Santos F, Rogenski NMB, Baptista CMC, Fugulin FMT. Sistema de classificação de pacientes: proposta de complementação do instrumento de Fugulin et al. Rev Latino-am Enfermgem 2007 setembro-outubro; 15(5) [Acesso em 07 de Junho 2020]. Disponível em: http://www.scielo.br/pdf/rlae/v15n5/pt_v15n5a14.pdf

Diariamente, no mesmo período, avalie os pacientes sob sua responsabilidade e atribua a pontuação em cada área de cuidados correspondente ao paciente avaliado. Se um leito estiver vazio, inutilize o campo com um traço na transversal, por exemplo. A seguir some os pontos atribuídos em cada área de cuidados para cada paciente e anote o total na última coluna. Ao final, conte quantos pacientes estão em cada categoria e registre o total nos campos correspondentes. Se calcular a média dos pontos atribuídos aos pacientes por área de cuidados avaliada, poderá ter uma visão de quais áreas demandam mais cuidados de enfermagem, isto pode ser útil para identificação das competências requeridas da equipe de enfermagem e direcionar sua composição, ou subsidiar programas de educação permanente, por exemplo.

Planilha de Registro Mensal do Grau de Dependência de Enfermagem – (Fugulin complem, 2007*)

Unidade: _____ / Horário da Coleta: _____ / Mês: _____

Ano: _____ Enfº Responsável: _____

LEI-TOS→ Datas↓	1	2	3	4	5	6	7	8	9	10	11	12	13	14	15	16	17	18	19	20	21	22	23	24	25	Total Diário de Pacientes por Grau de Dependência				
																										TPCM	TPCI	TPCAD	TPCSI	TPCInt
1-jun																														
2-jun																														
3-jun																														
4-jun																														
5-jun																														
6-jun																														
7-jun																														
8-jun																														
n...																														
n...																														
30-jun																														
TOTAL de Pacientes por Grau de Dependência																														
Nº Médio Diário Pacientes por Grau de Dependência																														

*Fonte: Santos F, Rogenski NMB, Baptista CMC, Fugulin FMT. Sistema de classificação de pacientes: proposta de complementação do instrumento de Fugulin et al. Rev Latino-am Enfermgem 2007 setembro-outubro; 15(5) [Acesso em 07 de Junho 2020]. Disponível em: http://www.scielo.br/pdf/rlae/v15n5/pt_v15n5a14.pdf

TPCM = total de pacientes em cuidados mínimos; **TPCI** = total de pacientes em cuidados intermediários; **TPCAD** = total de pacientes de alta dependência; **TPCSI** = total de pacientes em cuidados semi-intensivos; **TPCInt** = total de pacientes em cuidados intensivos. A cada dia, registre o total de pontos de cada paciente e some o total diário de pacientes em cada categoria de cuidados. Ao final do mês, some o total de pacientes em cada coluna e calcule o número médio diário de pacientes por grau de dependência.

Recorte modelo de planilha mensal preenchida – (Fugulin complem, 2007*)

LEITOS → Datas ↓	1	2	3	4	5	6	7	8	9	10	11	12	13	14	15	16	17	18	19	20	21	22	23	24	25	TPCM	TPCI	TPCAD	TPCSI	TPInt
01/06	16	14	14	/	/	/	24	24	/	15	18	18	20	19	18	17	17	17	17	16	/	24	23	/	17	10	05	04	0	0
02/06	18	18	17	17	18	18	16	15	14	14	14	/	/	/	17	17	18	18	17	16	16	15	14	14	14	16	06	0	0	0
03/06	/	/	12	12	12	12	12	12	12	12	/	/	9	9	9	9	9	9	9	9	12	12	12	12	12	21	0	0	0	0
...	...	...	...	...	...	...	...	...	...	...	...	...	...	...	...	...	...	...	...	...	...	...	...	...	...	...	...	...	...	...
Total																								TOTAL de Pacientes por Grau de Dependência		470	110	104	0	0
Médias:																								Nº Médio Diário Pacientes por Grau de Dependência		15,7	3,7	1,3	0	0

*Fonte: Santos F, Rogenski NMB, Baptista CMC, Fugulin FMT. Sistema de classificação de pacientes: proposta de complementação do instrumento de Fugulin et al. Rev Latino-am Enfermgem 2007 setembro-outubro; 15(5) [Acesso em 07 de Junho 2020]. Disponível em: http://www.scielo.br/pdf/rlae/v15n5/pt_v15n5a14.pdf

Obs.: o período de coleta deve ser mensal completo. Neste exemplo o recorte é de 3 dias para fins didáticos e a forma de preenchimento é aplicável a todos os instrumentos, respeitados os graus de dependência estabelecidos por cada estudo e instrumento. As reticências indicam continuidade da coleta.

Ficha Síntese Gerencial do Período Avaliado – Grau de Dependência de Enfermagem – (Fugulin Complem, 2007*)

Unidade: _____ Nº De Leitos: _____
Período: de _____/_____/_____ até: _____/_____/_____
Enfermeiro Responsável: _____

MÊS do PERÍODO* ↓	Total de Dias de Coletas do Mês** ↓ TPCM	Número Médio Diário de Pacientes por Grau de Dependência no Período de 12 Meses			
		TPCI	TPCAD	TPCSI	TPCInt
Janeiro					
Fevereiro					
Março					
Abril					
Maio					
Junho					
Julho					
Agosto					
Setembro					
Outubro					
Novembro					
Dezembro					
Nº Médio Diário de Pacientes por Grau de Dependência no período (12 meses) →					
Cuidados Mínimos (PCM) de 12 a 17 Pontos	Cuidados Intermediários (PCI) de 18 a 22 Pontos	Cuidados de Alta Dependência (CAD) de 23 a 28 Pontos	Cuidados Semi-Intensivos (PSI) de 29 a 34 Pontos	Cuidados Intensivos (PCInt) Acima de 34 Pontos	

*Fonte: Santos F, Rogenski NMB, Baptista CMC, Fugulin FMT. Sistema de classificação de pacientes: proposta de complementação do instrumento de Fugulin et al. Rev Latino-am Enfermgem 2007 setembro-outubro; 15(5) [Acesso em 07 de Junho 2020]. Disponível em: http://www.scielo.br/pdf/rlae/v15n5/pt_v15n5a14.pdf

TPCM = total de pacientes em cuidados mínimos; **TPCI**= total de pacientes em cuidados intermediários; **TPCAD** = total de pacientes de alta dependência; **TPCSI**= total de pacientes em cuidados semi-intensivos; **TPCInt** = total de pacientes em cuidados intensivos.

Observações:*MÊS do Período: anotar os meses considerados para o período de cálculo. ****Total de Dias de Coletas do Mês:** anotar o número de dias dos meses utilizados para avaliar o SCP [28; 30 ou 31 dias]

Instrumento para Avaliação do Grau de Dependência de Enfermagem – (Perroca, 2009*)

"ORIENTAÇÕES AO USUÁRIO
- Este instrumento para classificação de pacientes está constituído de nove áreas de cuidados: Planejamento e Coordenação do Processo de Cuidar, Investigação e Monitoramento, Cuidado Corporal e Eliminações, Cuidados com Pele e mucosas, Nutrição e Hidratação, Locomoção ou Atividade, Terapêutica, Suporte emocional e Educação à Saúde.
- Cada um dos indicadores possui gradação de 1 a 4, apontando intensidade crescente de complexidade do cuidado, de forma que, o valor 1 corresponde ao menor nível de complexidade assistencial e o valor 4, ao nível máximo de complexidade assistencial.
- O paciente deve ser classificado em todos os indicadores, em um dos quatro níveis, na opção que melhor descreva a sua situação em relação à assistência de enfermagem. Em situação de dúvida entre dois níveis, em qualquer das áreas de cuidados, considere sempre o nível de maior complexidade assistencial.
- A soma do valor obtido (escore total), em cada uma das áreas de cuidados, é comparada com os intervalos de pontuações propostos, conduzindo, dessa forma, à categoria de cuidado a que este paciente pertence: cuidados mínimos, cuidados intermediários, cuidados semi-intensivos e cuidados intensivos.
- Classificar o paciente diariamente no horário de melhor conveniência para sua unidade."

	1 PONTO	2 PONTOS	3 PONTOS	4 PONTOS
PLANEJAMENTO E COORDENAÇÃO DO PROCESSO DE CUIDAR	Manutenção do planejamento da assistência de enfermagem (SAE)	Revisão, em parte, do planejamento da assistência de enfermagem (SAE)	Elaboração do planejamento da assistência de enfermagem (SAE) envolve participação de profissionais da equipe de enfermagem ou requer alocação de recursos intra-institucionais	Elaboração do planejamento da assistência de enfermagem (SAE) envolve participação de equipe multiprofissional ou requer alocação de recursos extrainstitucionais ou junto à comunidade
INVESTIGAÇÃO E MONITORAMENTO	Sinais vitais (3 vezes ao dia); exames diagnósticos simples (até 15 minutos); avaliação clínica; pesagem e verificação de outras medidas antropométricas; escalas de mensuração (1vez ao dia)	Sinais vitais e saturação de O2 (3 vezes ao dia); desobstrução de vias aéreas (até 3 vezes ao dia); auxílio em exames diagnósticos e terapêuticos de média complexidade (15-30 minutos); escalas de mensuração (2-3 vezes ao dia);	Sinais vitais, saturação de O2, PAM (4-6 vezes ao dia); desobstrução de vias aéreas (4-6 vezes ao dia); auxílio em exames diagnósticos e terapêuticos de média complexidade (30-50 minutos); atendimento de urgências; escalas de mensuração (4-6 vezes ao dia);	Sinais vitais, saturação de O2, PIC e outros (maior 6 vezes ao dia); cuidados com tubo endotraqueal e equipamentos de ventilação mecânica; auxílio em exames diagnósticos e terapêuticos tais como hemodiálise, swan-ganz etc. (maior que 50 minutos); atendimento de PCR; escalas de mensuração (mais que 6 vezes ao dia).

	1 PONTO	2 PONTOS	3 PONTOS	4 PONTOS
CUIDADO CORPORAL E ELIMINAÇÕES	AUTOSSUFICIENTE	Requer orientação e/ou supervisão e/ou **auxílio** de enfermagem para vestir-se ou deslocar-se para o toalete, banho de chuveiro, higiene oral, controle das eliminações; tricotomia e higiene pré-operatória	Requer **atuação** de enfermagem **(fazer)** para as atividades de higiene pessoal e medidas de conforto (**até 6 vezes ao dia**): colocação de comadre e papagaio, troca de fraldas, absorventes; esvaziamento e/ou troca de bolsa coletora, controle de cateteres, drenos, dispositivo para incontinência urinária e estomas;	Requer **atuação** de enfermagem **(fazer)** para as atividades de higiene pessoal e medidas de conforto (**mais de 6 vezes ao dia**): colocação de comadre e papagaio, troca de fraldas, absorventes; esvaziamento e/ou troca de bolsa coletora, controle de cateteres, drenos, dispositivo para incontinência urinária e estomas.
CUIDADOS COM PELE E MUCOSAS		Orientação e supervisão de medidas preventivas de **lesões de pele**	Medidas preventivas de **lesões de pele (massagens, aplicação de loções e outras)** até 3 vezes ao dia; troca de curativo **de pequena complexidade técnica** em uma ou mais áreas do corpo (1vez ao dia)	Medidas preventivas de úlcera por pressão (4-6 vezes ao dia); troca de curativo de **pequena ou média complexidade técnica** em uma ou mais áreas do corpo (2-3 vezes ao dia); **mudança de decúbito (até 6 vezes ao dia);**	Medidas preventivas de úlcera por pressão (maior 6 vezes ao dia); troca de curativo **de média complexidade técnica** em uma ou mais áreas do corpo (mais de 3 vezes ao dia) **ou de alta complexidade técnica (1vez ao dia); mudança de decúbito (mais de 6 vezes ao dia).**

*Fonte: Perroca Marcia Galan. Desenvolvimento e validação de conteúdo da nova versão de um instrumento para classificação de pacientes. Rev. Latino-Am. Enfermagem [periódico na Internet]. 2011 Fev [citado 2020 Jun 16] ; 19(1): 58-66. Disponível em: http://www.scielo.br/scielo.php?script=sci_arttext&pid=S0104-11692011000100009&lng=pt. http://dx.doi.org/10.1590/S0104-11692011000100009.

Instrumento para Avaliação do Grau de Dependência de Enfermagem – (Perroca, 2009*) – Continuação

	1 PONTO	2 PONTOS	3 PONTOS	4 PONTOS
NUTRIÇÃO E HIDRATAÇÃO	AUTOSSUFICIENTE	Requer orientação e/ou supervisão e/ou **auxílio** de enfermagem para alimentar-se **e/ou** ingerir líquidos; controle hídrico	Requer **atuação** de enfermagem **(fazer)** para alimentar-se e ingerir líquidos e/ou alimentação por sonda nasogástrica ou nasoenteral ou estoma (**até 6 vezes ao dia**);	Requer **atuação** de enfermagem **(fazer)** para alimentar-se e ingerir líquidos e/ou alimentação por sonda nasogástrica ou nasoenteral ou estoma (**mais de 6 vezes ao dia**); atuação de enfermagem para manipulação de cateteres periféricos ou centrais para nutrição e/ou hidratação
LOCOMOÇÃO E ATIVIDADE	AUTOSSUFICIENTE	Requer auxílio para deambulação (apoio) e/ou encorajamento, orientação e supervisão para movimentação de segmentos corporais, deambulação ou uso de artefatos (órteses, próteses, muletas, bengalas, cadeiras de rodas, andadores	Requer atuação de enfermagem (fazer) para deambulação até 2 vezes ao dia: passagem da cama para cadeira e vice versa com auxílio de dois colaboradores, treino para deambulação e para as atividades da vida diária (AVD); transporte dentro da unidade com acompanhamento do pessoal de enfermagem	Requer atuação de enfermagem (fazer) para deambulação mais de 2 vezes ao dia: passagem da cama para cadeira e vice versa com auxílio de mais de dois colaboradores; transporte fora da unidade com acompanhamento do pessoal de enfermagem
TERAPÊUTICA	Requer medicação (**1- 3 vezes ao dia**); colocação e troca de infusões (**1-2 vezes ao dia**);	Requer medicação (**4 vezes ao dia**) colocação e troca de infusões (**3-4 vezes ao dia**); cuidados com sonda nasogátrica, nasoenteral ou estoma; **oxigenoterapia**	Requer medicação (**6 vezes ao dia**); colocação e troca de infusões (**5-6 vezes ao dia**); medicações específicas para exames de diagnóstico e/ou cirurgia (**laxantes, enemas**); cuidados com cateter periférico; uso de sangue e derivados, expansores plasmáticos ou agentes citostáticos; diálise peritonial	Requer medicação **a cada 2 horas ou horária**; colocação e troca de infusões (**mais de 6 vezes ao dia**); uso de drogas vasoativas ou outras que exigem maiores cuidados na administração; cuidados com cateter epidural e central; **hemodiálise**

	1 PONTO	2 PONTOS	3 PONTOS	4 PONTOS
SUPORTE EMOCIONAL	Paciente/família requer suporte através de conversação devido a preocupações cotidianas ou com relação à doença, tratamento e processo de hospitalização	Paciente/família requer suporte através de conversação devido à presença de ansiedade, angústia ou por queixas e solicitações contínuas;	Paciente/família requer conversação e suporte psicológico devido à presença de apatia, desesperança, diminuição do interesse por atividades ou aumento da frequência de sintomas de ansiedade	Paciente/família requer reinteradas conversação e apoio psicológico; recusa de cuidados de atenção à saúde, problemas psicossociais
EDUCAÇÃO À SAÚDE	Orientações ao paciente/família na admissão	Orientações ao paciente/família: pré e pós-operatórias, procedimentos, resultado de testes, de alta	Orientações ao paciente/família com problemas de comunicação (cego, surdo, problemas mentais, distúrbios de linguagem), socioculturais, ou proveniente de outras culturas; com dificuldade de compreensão e/ou resistência às informações recebidas; orientações sobre manejo de equipamentos e/ou materiais especiais no domicílio	Orientações reiteradas ao paciente/família sobre autocuidado, orientação e treino para manejo de equipamentos e/ou materiais especiais em casa e realização de procedimentos específicos (diálise peritonial etc.).

Cuidados Mínimos (PCM) → Cuidados a pacientes estáveis sob o ponto de vista clínico e de enfermagem, mas fisicamente autossuficientes quanto ao atendimento das necessidades humanas básicas;	De 9 a 12 Pontos	**Cuidados Semi-Intensivos (PCSI)** → cuidados a pacientes recuperáveis, sem risco iminente de morte, passíveis de instabilidade das funções vitais, requerendo assistência de enfermagem e médica permanente e especializada	De 19 a 24 Pontos
Cuidados Intermediários (PCI) → cuidados a pacientes estáveis sob o ponto de vista clínico e de enfermagem, com parcial dependência das ações de enfermagem para o atendimento das necessidades humanas básicas	De 13 a 18 Pontos	**Cuidados Intensivos (PCInt)** → cuidados a pacientes graves e recuperáveis, com risco iminente de morte, sujeitos à instabilidade de sinais vitais, requerendo assistência de enfermagem e médica permanente e especializada	De 25 a 36 Pontos

*Fonte: Perroca Marcia Galan. Desenvolvimento e validação de conteúdo da nova versão de um instrumento para classificação de pacientes. Rev. Latino-Am. Enfermagem [periódico na Internet]. 2011 Fev [citado 2020 Jun 16] ; 19(1): 58-66. Disponível em: http://www.scielo.br/scielo.php?script=sci_arttext&pid=S0104-11692011000100009&lng=pt. http://dx.doi.org/10.1590/S0104-11692011000100009.

Planilha de Registro Diário dos Pontos Obtidos na Avaliação do Grau de Dependência de Enfermagem – (Perroca, 2009*)

PACIENTES ↓	Áreas de Cuidados									Total Diário por Paciente
	Planejamento e Coordenação do Processo de Cuidar	Investigação e Monitoramento	Cuidado Corporal e Eliminações	Cuidados com Pele e Mucosas	Nutrição e Hidratação	Locomoção e Atividade	Terapêutica	Suporte Emocional	Educação à Saúde	
1										
2										
3										
4										
5										
6										
7										
8										
n...										
n...										
Médias / Área de Cuidado										

*Fonte: Perroca Marcia Galan. Desenvolvimento e validação de conteúdo da nova versão de um instrumento para classificação de pacientes. Rev. Latino-Am. Enfermagem [periódico na Internet]. 2011 Fev [citado 2020 Jun 16] ; 19 (1): 58-66. Disponível em: http://www.scielo.br/scielo.php?script=sci_arttext&pid=S0104-11692011000100009&lng=pt. http://dx.doi.org/10.1590/S0104-11692011000100009.

Cuidados Mínimos (CMn) – 9 a 12 Pontos – Total:	Cuidados Semi-Intensivos (CSIntens) - 19 a 24 Pontos – Total:
Cuidados Intermediários (CInterm) – 13 a 18 Pontos – Total:	Cuidados Intensivos (CIntens) – 25 a 36 Pontos – Total:

Diariamente, no mesmo período, avalie os pacientes sob sua responsabilidade e atribua a pontuação em cada área de cuidados correspondente ao paciente avaliado. Se um leito estiver vazio, inutilize o campo com um traço na transversal, por exemplo. A seguir some os pontos atribuídos em cada área de cuidados para cada paciente e anote o total na última coluna. Ao final, conte quantos pacientes estão em cada categoria e registre o total nos campos correspondentes. Se calcular a média dos pontos atribuídos aos pacientes por área de cuidados avaliada, poderá ter uma visão de quais áreas demandam mais cuidados de enfermagem, isto pode ser útil para identificação das competências requeridas da equipe de enfermagem e direcionar sua composição, ou subsidiar programas de educação permanente, por exemplo.

Planilha de Registro Mensal do Grau de Dependência de Enfermagem– (Perroca, 2009*)

Unidade: _____ Ano: _____ / Horário da Coleta: _____ / Mês: _____

Enf° Responsável: _____

LEITOS→ Datas ↓	1	2	3	4	5	6	7	8	9	10	11	12	13	14	15	16	17	18	19	20	21	22	23	24	25	TPCM	TPCI	TPCSI	TPInt
1-jun																													
2-jun																													
3-jun																													
4-jun																													
5-jun																													
6-jun																													
7-jun																													
8-jun																													
n...																													
n...																													
30-jun																													
TOTAL de Pacientes por Grau de Dependência																													
Nº Médio Diário Pacientes por Grau de Dependência																													

*Fonte: Perroca Marcia Galan. Desenvolvimento e validação de conteúdo da nova versão de um instrumento para classificação de pacientes. Rev. Latino-Am. Enfermagem [periódico na Internet]. 2011 Fev [citado 2020 Jun 16]; 19(1): 58-66. Disponível em: http://www.scielo.br/scielo.php?script=sci_arttext&pid=S0104-11692011000100009&lng=pt. http://dx.doi.org/10.1590/S0104-11692011000100009.

TPCM = total de pacientes em cuidados mínimos; **TPCI**= total de pacientes em cuidados intermediários; **TPCSI**= total de pacientes em cuidados semi-intensivos; **TPCInt** = total de pacientes em cuidados intensivos.

A cada dia, registre o total de pontos de cada paciente e some o total diário de pacientes em cada categoria de cuidados. Ao final do mês, some o total de pacientes por grau de dependência e calcule o número médio diário de pacientes por grau de dependência. **Observe que o instrumento de Perroca (2009), classifica os pacientes em quatro (4) Graus de Dependência.**

Recorte modelo de planilha mensal preenchida – (Perroca, 2009*)

LEITOS→ Datas ↓	1	2	3	4	5	6	7	8	9	10	11	12	13	14	15	16	17	18	19	20	21	22	23	24	25	TPCM	TPCI	TPCSI	TPInt
01/06	12	12	12	/	/	/	11	11	/	10	10	10	12	12	13	13	13	13	13	12	/	09	09	/	08	14	05	0	0
02/06	18	18	12	12	18	18	12	12	12	12	12	12	/	/	12	12	18	18	12	16	16	15	14	14	14	10	12	0	0
03/06	/	/	12	12	12	12	12	12	12	12	/	/	9	9	9	9	9	9	9	9	12	12	12	12	12	21	0	0	0
...	...	...	...	...	...	...	...	...	...	...	...	...	...	...	...	...	...	...	...	...	...	...	...	...	...	...	...	...	...
Total	TOTAL Mensal de Pacientes por Grau de Dependência																									450	170	0	0
Médias:	Nº Médio Diário Pacientes por Grau de Dependência																									15	5,7	0	0

*Fonte: Perroca Marcia Galan. Desenvolvimento e validação de conteúdo da nova versão de um instrumento para classificação de pacientes. Rev. Latino-Am. Enfermagem [periódico na Internet]. 2011 Fev [citado 2020 Jun 16]; 19(1): 58-66. Disponível em: http://www.scielo.br/scielo.php?script=sci_arttext&pid=S0104-11692011000100009&lng=pt. http://dx.doi.org/10.1590/S0104-11692011000100009.

Obs.: o período de coleta deve ser de 30 dias. Neste exemplo o recorte é de 3 dias para fins didáticos e a forma de preenchimento é aplicável a todos os instrumentos, respeitados os graus de dependência estabelecidos por cada estudo. As reticências indicam a continuidade da coleta.

Planilha Síntese Gerencial do Período Avaliado – Grau de Dependência de Enfermagem – (Perroca, 2009*)

Unidade: _____ Nº De Leitos: _____
Período: de _____/____/_____ até: _____/____/_____
Enfermeiro Responsável: _____

MESES do PERÍODO* ↓	Total de Dias de Coletas por Mês do Período**	Número Médio Diário de Pacientes por Grau de Dependência no Período de 12 Meses			
		TPCM	TPCI	TPCSI	TPCInt
Janeiro					
Fevereiro					
Março					
Abril					
Maio					
Junho					
Julho					
Agosto					
Setembro					
Outubro					
Novembro					
Dezembro					
Nº Médio Diário de Pacientes por Grau de Dependência no período (12 meses) →					

TPCM = total de pacientes em cuidados mínimos; **TPCI**= total de pacientes em cuidados intermediários; **TPCAD** = total de pacientes de alta dependência; **TPCSI**= total de pacientes em cuidados semi-intensivos; **TPCInt**= total de pacientes em cuidados intensivos.

***Meses do Período:** anotar os meses considerados para o período de cálculo.

****Total de Dias de Coletas do Mês:** anotar o número de dias dos meses utilizados para avaliar o SCP [28; 30 ou 31 dias]

Cuidados Mínimos (PCM) → Cuidados a pacientes estáveis sob o ponto de vista clínico e de enfermagem, mas fisicamente autossuficientes quanto ao atendimento das necessidades humanas básicas;	De 9 a 12 Pontos	**Cuidados Semi-Intensivos (PCSI)** → cuidados a pacientes recuperáveis, sem risco iminente de morte, passíveis de instabilidade das funções vitais, requerendo assistência de enfermagem e médica permanente e especializada	De 19 a 24 Pontos
Cuidados Intermediários (PCI) → cuidados a pacientes estáveis sob o ponto de vista clínico e de enfermagem, com parcial dependência das ações de enfermagem para o atendimento das necessidades humanas básicas	De 13 a 18 Pontos	**Cuidados Intensivos (PCInt)** → cuidados a pacientes graves e recuperáveis, com risco iminente de morte, sujeitos à instabilidade de sinais vitais, requerendo assistência de enfermagem e médica permanente e especializada	De 25 a 36 Pontos

*Fonte: Perroca Marcia Galan. Desenvolvimento e validação de conteúdo da nova versão de um instrumento para classificação de pacientes. Rev. Latino-Am. Enfermagem [periódico na Internet]. 2011 Fev [citado 2014 Jun 16] ; 19(1): 58-66. Disponível em: http://www.scielo.br/scielo.php?script=sci_arttext&pid=S0104-11692011000100009&lng=pt. http://dx.doi.org/10.1590/S0104-11692011000100009.

Instrumento para Avaliação do Grau de Dependência de Enfermagem – Pediátrico – (Dini, 2011)

Avaliar cada item e atribuir a pontuação correspondente ao grau de dependência, ao final somar todos os pontos e classificar conforme discriminado abaixo:

Indicadores↓ Pontuação →	1 PONTO	2 PONTOS	3 PONTOS	4 PONTOS
13. ATIVIDADE: possibilidade de manutenção de atividades compatíveis com a idade de desenvolvimento, exercitando as habilidades pertinentes a cada idade e interagindo com acompanhante, equipe ou com outras crianças para sorrir, brincar, conversar etc.	Desenvolvimento de atividades compatíveis com a faixa de crescimento	Sonolento	Hipoativo OU Hiperativo OU Déficit no desenvolvimento	Inconsciente ou sedado ou coma vigil
14. INTERVALO DE AFERIÇÃO DE CONTROLES: necessidade de observação e controle de dados como sinais vitais, pressão venosa central, glicemia capilar, balanço hídrico	6/6 horas	4/4 horas	2/2 horas	Intervalo menor 2 horas
15. OXIGENAÇÃO: capacidade da criança ou adolescente manter a permeabilidade de vias aéreas, ventilação e oxigenação normais	Respiração espontânea, sem necessidade de oxigenoterapia ou de desobstrução de vias aéreas	Respiração espontânea com necessidade de desobstrução de vias aéreas por instilação de soro	Respiração espontânea com necessidade de desobstrução de vias aéreas por aspiração de secreções e/ou necessidade de oxigenoterapia	Ventilação Mecânica [não invasiva ou invasiva]
16. TERAPÊUTICA MEDICAMENTOSA: necessidade da criança ou adolescente receber medicações prescritas	não necessita de medicamentos	Necessidades de medicamentos por via tópica, inalatória, ocular e/ou oral	Necessidades de medicamentos por sondas ou via parenteral [subcutânea, intramuscular ou intravenoso]	Uso de fármacos vasoativos e/ou hemoderivados e/ou quimioterápicos

Indicadores ↓ / Pontuação →	1 PONTO	2 PONTOS	3 PONTOS	4 PONTOS
17. TERAPÊUTICA MEDICAMENTOSA: necessidade da criança ou adolescente receber medicações prescritas	não necessita de medicamentos	Necessidades de medicamentos por via tópica, inalatória, ocular e/ou oral	Necessidades de medicamentos por sondas ou via parenteral [subcutânea, intramuscular ou intravenoso]	Uso de fármacos vasoativos e/ou hemoderivados e/ou quimioterápicos
18. INTEGRIDADE CUTÂNEO MUCOSA: necessidade de manutenção ou restauração da integridade cutâneo mucosa	Pele íntegra sem alteração da cor em toda a área corpórea	Necessidade de curativo superficial, de pequeno porte	Presença de hiperemia [pontos de pressão ou períneo] ou sinais flogísticos em qualquer local da superfície corpórea que necessite de curativo de médio porte	Presença de lesão com deiscência ou secreção com necessidade de curativo de grande porte
19. ALIMENTAÇÃO E HIDRATAÇÃO: capacidade da criança ou adolescente ingerir alimentos sozinho, com auxílio, por sondas ou via parenteral	Via oral de forma independente ou seio materno exclusivo	Via oral com auxílio e paciente colaborativo	Sondas [gástrica, enteral ou gastrostomia]	Nutrição parenteral **ou** via oral com paciente apresentando dificuldade de deglutição ou risco para aspiração
20. ELIMINAÇÕES: capacidade da criança ou adolescente apresentar eliminações urinária e intestinal sozinha, e/ou necessidade de uso de sondas	Vaso sanitário sem auxílio	Vaso sanitário com auxílio	Fraldas [necessidade de **um** profissional para a troca] **ou** sonda vesical de demora	Sonda vesical de alívio **ou** estomas **ou** uso de comadre **ou** urinol **ou** fraldas [necessidade de **dois** profissionais para a troca]

Indicadores ↓ Pontuação →	1 PONTO	2 PONTOS	3 PONTOS	4 PONTOS
21. HIGIENE CORPORAL: capacidade da criança ou adolescente realizar, necessitar de auxílio ou depender totalmente para a higiene corporal	Banho de aspersão sem auxílio	Banho de aspersão com auxílio	Banho de imersão ou banho em cadeira	Banho no leito ou na incubadora ou necessidade de mais de um profissional da enfermagem para realização de qualquer banho
22. MOBILIDADE E DEAMBULAÇÃO: capacidade da criança ou adolescente de mobilizar voluntariamente o corpo ou seguimentos corporais	Deambulação sem auxílio	Repouso no leito, mobiliza-se sem auxílio	Repouso no leito, mobiliza-se com auxílio ou deambula com auxílio	Restrito no leito, totalmente dependente para mudança de decúbito
23. PARTICIPAÇÃO DO ACOMPANHANTE: desempenho do acompanhante para realizar cuidados e atender necessidades da criança ou adolescente	Acompanhante reconhece as necessidades físicas e emocionais do paciente pediátrico e consegue atendê-las	Acompanhante buscando informações para atender necessidades físicas e emocionais do paciente pediátrico	Acompanhante tem dificuldade em reconhecer algumas necessidades físicas e emocionais do paciente pediátrico, e é resistente a buscar auxílio e a mudanças	Acompanhante parece não estar atento nem se interessar quanto às necessidades físicas e emocionais do paciente pediátrico e/ou desacompanhado
24. REDE DE APOIO E SUPORTE: apoio com o qual a criança pode contar durante sua permanência no hospital	Presença de uma pessoa de confiança acompanhando-o todo o tempo	Presença de uma pessoa de confiança acompanhando-o por mais de 12 horas ao dia	Presença de uma pessoa de confiança acompanhando-o durante menos de 12 horas ao dia	Desacompanhado

Cuidados Mínimos (CMn) → De 11 a 17 Pontos	**Cuidados Intermediários (CInterm)** → de 18 a 23 Pontos	**Cuidados Alta Dependência (CADp)** → de 24 a 30 Pontos
Cuidados Semi-Intensivos → (CSIntens) 31 a 36 Pontos	**Cuidados Intensivos (CIntens)** → de 37 a 44 Pontos	

*Fonte: Dini AP, Fugulin FMT, Veríssimo MLÓR, Guirardello EB. Sistema de Classificação de Pacientes Pediátricos: construção e validação de categorias de cuidados. Rev Esc Enferm USP 2011;45(3):575-80.

Registro Diário dos Pontos Obtidos na Avaliação do Grau de Dependência de Enfermagem – Pediátrico (Dini, 2011*)

PACIENTES	Atividade	Intervalo de aferição de controles	Oxigenação	Terapêutica medicamentosa	Integridade cutâneo mucosa	Alimentação e hidratação	Eliminações	Higiene corporal	Mobilidade e deambulação	Participação do acompanhante	Rede de apoio e suporte	Escore total de cada paciente
					Áreas de Cuidados							
1												
2												
3												
4												
5												
6												
7												
n...												
n...												

PACIENTES	Ativi-dade	Intervalo de aferição de controles	Oxige-nação	Terapêuti-ca medica-mentosa	Inte-gridade cutâneo mucosa	Alimenta-ção e hidra-tação	Elimi-nações	Higiene corporal	Mobili-dade e deambu-lação	Partici-pação do acompa-nhante	Rede de apoio e suporte	Escore total de cada paciente
n...												
TOTAL / Área Cuidados												
Cuidados Mínimos (CMn) - De 11 a 17 Pontos. Total			Cuidados Interme-diários (CInterm) - de 18 a 23 Pontos. Total		Cuidados Alta Depen-dência (CADp) - de 24 a 30 Pontos. Total		Cuidados Semi-Intensivos (CSIntens) 31 a 36 Pontos. Total			Cuidados Intensivos (CIntens) - de 37 a 44 Pontos. Total		

Áreas de Cuidados

*Fonte: Dini AP, Fugulin FMT, Veríssimo MLOR, Guirardello EB. Sistema de Classificação de Pacientes Pediátricos: construção e validação de categorias de cuidados. Rev Esc Enferm USP 2011;45(3):575-80.

Diariamente, no mesmo período, avalie os pacientes sob sua responsabilidade e atribua a pontuação em cada área de cuidados correspondente ao paciente avaliado. Se um leito estiver vazio, inutilize o campo com um traço na transversal, por exemplo. A seguir some os pontos atribuídos a cada paciente em cada área de cuidados e anote o total na última coluna. Ao final, conte quantos pacientes estão em cada categoria e registre o total nos campos correspondentes. Se calcular a média dos pontos atribuídos aos pacientes por área de cuidados avaliada, poderá ter uma visão de quais áreas demandam mais cuidados de enfermagem, isto pode ser útil para identificação das competências requeridas da equipe de enfermagem e direcionar sua composição, ou subsidiar programas de educação permanente, por exemplo.

Planilha de Registro Mensal do Grau de Dependência de Enfermagem – PEDIÁTRICO (DINI, 2011*)

Unidade: _____ / Horário da Coleta: _____ / Mês: _____

Ano: _____ Enf° Responsável: _____

LEITOS→ Datas ↓	1	2	3	4	5	6	7	8	9	10	11	12	13	14	15	16	17	18	19	20	21	22	23	24	25	Total Diário de Pacientes por Grau de Dependência				
																										TPCM	TPCI	TPCAD	TPCSI	TPCInt
1-jun																														
2-jun																														
3-jun																														
4-jun																														
5-jun																														
6-jun																														
7-jun																														
n...																														
n...																														
30-jun																														
TOTAL de Pacientes por Grau de Dependência																														
N° Médio Diário Pacientes por Grau de Dependência																														

*Fonte: Dini AP, Fugulin FMT, Veríssimo MLÓR, Guirardello EB. Sistema de Classificação de Pacientes Pediátricos: construção e validação de categorias de cuidados. Rev Esc Enferm USP 2011;45(3):575-80.

TPCM = total de pacientes em cuidados mínimos; **TPCI**= total de pacientes em cuidados intermediários; **TPCAD** = total de pacientes de alta dependência; **TPCSI**= total de pacientes em cuidados semi-intensivos; **TPCInt**= total de pacientes em cuidados intensivos. A cada dia, registre o total de pontos de cada paciente e some o total diário de pacientes em cada categoria de cuidados. Ao final do mês, some o total de pacientes por grau de complexidade e calcule o número médio diário de pacientes por grau de complexidade.

Recorte modelo de planilha mensal preenchida – Pediátrico (Dini, 2011*)

LEITOS→ Datas↓	1	2	3	4	5	6	7	8	9	10	11	12	13	14	15	16	17	18	19	20	21	22	23	24	25	TPCM	TPCI	TPCAD	TPCSI	TPInt
01/06	16	14	14	/	/	/	24	24	/	15	18	18	20	19	18	17	17	17	17	16	/	24	23	/	17	10	04	03	0	0
02/06	18	18	17	17	18	18	16	15	14	14	14	/	/	/	17	17	18	18	17	16	16	15	14	14	14	16	06	0	0	0
03/06	/	/	12	12	12	12	12	12	12	12	/	/	11	11	11	11	11	11	24	24	25	26	24	28	28	14	0	07	0	0
...	...	...	...	...	...	...	...	...	...	...	...	...	...	...	...	...	...	...	...	...	...	...	...	...	...	...	...	...	...	...
Total														TOTAL de Pacientes por Grau de Dependência												520	340	160	0	0
Médias:														Nº Médio Diário Pacientes por Grau de Dependência												17,3	11,3	5,3	0	0

*Fonte: Dini AP, Fugulin FMT, Veríssimo MLÓR, Guirardello EB. Sistema de Classificação de Pacientes Pediátricos: construção e validação de categorias de cuidados. Rev Esc Enferm USP 2011;45(3):575-80.

Obs.: o período de coleta deve ser de 30 dias. Neste exemplo o recorte é de 3 dias para fins didáticos e a forma de preenchimento é aplicável a todos os instrumentos, respeitados os graus de dependência estabelecidos por cada estudo. As reticências indicam a continuidade da coleta.

Planilha Síntese Gerencial do Período Avaliado – Grau de Dependência de Enfermagem – Pediátrico (Dini, 2011*)

Unidade: _____ Nº De Leitos: _____
Período: de _____/_____/_____ até: _____/_____/_____
Enfermeiro Responsável: _____

MÊS do PERÍODO* ↓	Total de Dias de Coletas do Mês** ↓ TPCM	Número de Pacientes por Grau de Dependência no Período			
		TPCI	TPCAD	TPCSI	TPCInt
Janeiro					
Fevereiro					
Março					
Abril					
Maio					
Junho					
Julho					
Agosto					
Setembro					
Outubro					
Novembro					
Dezembro					
TOTAL de Pacientes por Grau de Dependência →					
Nº Médio Diário de Pacientes por Grau de Dependência no período (12 meses) →					
Cuidados Mínimos (PCM) de 11 a 17 Pontos	Cuidados Intermediários (PCI) de 18 a 23 Pontos	Cuidados de Alta Dependência (CAD) de 24 a 30 Pontos	Cuidados Semi-Intensivos (PSI) de 31 a 36 Pontos	Cuidados Intensivos (PCInt) de 37 a 44 Pontos	

*Fonte: Dini AP, Fugulin FMT, Veríssimo MLÓR, Guirardello EB. Sistema de Classificação de Pacientes Pediátricos: construção e validação de categorias de cuidados. Rev Esc Enferm USP 2011;45(3):575-80.

TPCM = total de pacientes em cuidados mínimos; **TPCI**= total de pacientes em cuidados intermediários; **TPCAD** = total de pacientes de alta dependência; **TPCSI**= total de pacientes em cuidados semi-intensivos; **TPCInt**= total de pacientes em cuidados intensivos.

***MÊS do Período:** anotar os meses considerados para o período de cálculo.
****Total de Dias de Coletas do Mês:** anotar o número de dias dos meses utilizados para avaliar o SCP [28; 30 ou 31 dias]

Instrumento para Classificação do Grau de Dependência de Enfermagem Psiquiátrica – (Martins, 2008)

Avaliar cada item e atribuir a pontuação correspondente ao grau de dependência, ao final somar todos os pontos e classificar conforme discriminado abaixo:

Grau de Dependência DISCRETA De 11 a 18 Pontos	Grau de Dependência INTERMEDIÁRIA De 19 a 26 Pontos	Grau de Dependência PLENA De 27 a 33 Pontos
1 PONTO - DISCRETA	**2 PONTOS - INTERMEDIÁRIA**	**3 PONTOS - PLENA**
1. Cuidados com a Aparência e Higiene		
Necessita apenas de orientação e supervisão para realizar as atividades de rotina como: uso do chuveiro, guarda de roupas e pertences e higiene adequada. Faz uso adequado de vestimentas e ornamentos	Necessita de orientação, estímulos verbais e auxílio para higiene adequada. Demonstra algum desinteresse por sua aparência. Abusa de ornamentos.	Negligente quanto à aparência, veste-se de forma inadequada e ou bizarra, necessita de ajuda para tomar banho, escovar os dentes e realizar higiene íntima.
2. Expressão do Pensamento		
Demonstra crítica e juízo preservados. Responde às solicitações. Mantém discurso em tom de voz normal e conteúdo adequado.	Mantém tom de voz elevado ou diminuído. Responde sucintamente às solicitações. Nota-se prejuízo da crítica e julgamento, mantém discurso acelerado, mudando várias vezes de assunto sem encerrar o anterior, fala aparentemente sozinho; mas, quando solicitado, consegue manter um discurso coerente.	Apresenta ideias delirantes, ideias que expressam alucinações, denotando com certa frequência grande incômodo resultante de tais sintomas, expressa ideias de agitação, fuga ou suicídio, não responde às solicitações. Mantém-se em mutismo ou apesar das alterações, não é capaz de expressá-las.
3. Humor e Afeto		
Mantém humor eutímico.	Demonstra certa indiferença, chora sem motivo aparente e com facilidade; não expressa seus sentimentos, faz demonstrações afetivas inadequadas, às vezes alegre, às vezes triste.	Incapacidade para manejar seus sentimentos excessivamente alegre ou triste, desinteressado de tudo, irrita-se com facilidade, muda bruscamente de estado de humor. Refere vontade de morrer.

	1 PONTO - DISCRETA	2 PONTOS - INTERMEDIÁRIA	3 PONTOS - PLENA
4. Atividades	Aceita participar das atividades individuais e grupais, colaborador e afetivo; procura ocupações espontaneamente, termina o que inicia e executa-as adequadamente.	Participa de atividades, apenas quando é estimulado, mantendo-se isolado dos demais; não consegue permanecer integralmente nas atividades, não termina o que inicia, tem dificuldade de entrosamento durante as atividades.	Recusa participar de qualquer atividade, apesar de conhecê-las; fica parado (completamente inativo), não permanece nas atividades.
5. Interação Social	Colaborador procura interagir espontaneamente	Mantém-se isolado dos demais; indeciso, tenta seduzir e manipular os demais; anda sozinho de um lado para outro; tem dificuldade no entrosamento e no cotidiano do manejo das relações familiares e social; quando solicitado, interage ou apenas responde as solicitações.	Hostil e ameaçador; não tolera frustrações; muito dependente dos demais; fica parado (completamente inativo); não colabora; fuma em demasia; furta pertences dos demais; aborda familiares de outros pacientes durante a visita; negligencia suas responsabilidades.
6. Alimentação e Hidratação	Aceita adequadamente as refeições e hidratação; mantém hábitos adequados durante as refeições, considerando-se as diferenças culturais.	Ingere quantidade insuficiente de alimentos; exige dieta especial (terapêutica); quando estimulado e orientado alimenta-se; mantém alguns hábitos inadequados durante as refeições, considerando as diferenças culturais.	Não se alimenta sozinho; tem dificuldade para mastigar ou deglutir; recusa as refeições; ingere quantidade excessiva de alimentos; mantém-se inadequado durante as refeições; realiza ações purgativas, após as refeições.
7. Sono	Dorme regularmente à noite.	Dorme durante o dia; não dorme à noite, mas permanece em seu leito; só dorme após ser medicado (s/n).	Dorme e queixa-se de que não dormiu; não dorme dia e noite e torna-se inquieto e agitado; sonâmbulo; não dorme mesmo depois de medicado uma vez; dorme além do normal tanto de dia como à noite.

Fonte: Martins PASF, Arantes EC, Forcella HT. Sistema de classificação de pacientes na Enfermagem Psiquiátrica: validação clínica. Rev Esc Enferm USP 2008; 42(2):233-41. www.ee.usp.br/reeusp/

Instrumento para Classificação do Grau de Dependência de Enfermagem Psiquiátrica – Cont.– (Martins, 2008)

Avaliar cada item e atribuir a pontuação correspondente ao grau de dependência, ao final somar todos os pontos e classificar conforme discriminado abaixo:

	Grau de Dependência DISCRETA De 11 a 18 Pontos	Grau de Dependência INTERMEDIÁRIA De 19 a 26 Pontos	Grau de Dependência PLENA De 27 a 33 Pontos
	1 PONTO - DISCRETA	**2 PONTOS - INTERMEDIÁRIA**	**3 PONTOS - PLENA**
8. Medicação	Aceita sua medicação; quase sempre conhece os medicamentos que usa, bem como seus efeitos; é possível responsabilizá-lo pela própria medicação.	Aceita sua medicação após orientação e abordagem; apresenta sintomas de efeitos colaterais e indesejáveis da medicação; desconhece os medicamentos que usa, bem como seus efeitos; demonstra certa insatisfação ou medo dos medicamentos; eventualmente, procura por informações sobre a medicação.	Faz tentativas de esconder sua medicação; recusa os medicamentos; necessita de medicações injetáveis; solicita medicamentos a todo o momento.
9. Eliminações	As eliminações estão presentes; tem controle esfincteriano	Suas eliminações não são diárias ou são excessivas; tem controle esfincteriano; apresenta obstipação ou eliminações intestinais líquidas; apresenta incontinência urinária decorrente do uso de medicações.	Não tem controle esfincteriano; faz uso inadequado do sanitário
10. Sinais Vitais e Outros Controles	Necessita de verificação sistematizada mente.	Necessita de verificações de acordo com a evolução clínica, sintomatológica ou queixas.	Necessita de controle de sinais vitais, hídrico, de débito urinário, glicemia, ou outros, várias vezes ao dia; apresenta disfunções clínicas não psiquiátricas (HAS; Diabetes Mellitus; outras).
11. Queixas e Problemas Somáticos	Nega queixas somáticas	Refere queixas relativas ao tratamento medicamentoso, de sinais e sintomas crônicos ou outras.	Refere queixas de sintomas agudos de disfunções fisiológicas ou clínicas; apresenta sinais e sintomas de patologias clínicas.

Fonte: Martins PASF, Arantes EC, Forcella HT. Sistema de classificação de pacientes na Enfermagem Psiquiátrica: validação clínica. Rev Esc Enferm USP 2008; 42(2):233-41. www.ee.usp.br/reeusp/

Registro Diário dos Pontos Obtidos na Avaliação do Grau de Dependência de Enfermagem Psiquiátrica – (Martins, 2008)

Atribua pontos, conforme o Grau de Dependência (GD), em cada item avaliado:
1 Ponto: GD DISCRETA   2 Pontos: GD INTERMEDIÁRIA   3 Pontos: GD PLENA

PACIENTES ↓	Cuidados com a Aparência e Higiene	Expressão do Pensamento	Humor e Afeto	Atividades	Interação Social	Alimentação e Hidratação	Sono	Medicação	Eliminações	Sinais Vitais e Outros Controles	Queixas e Problemas Somáticos
1											
2											
3											
4											
5											
6											
7											
n...											
n...											
n...											
Total Diário / Item avaliado											

Grau de Dependência DISCRETA	Grau de Dependência INTERMEDIÁRIA	Grau de Dependência PLENA
De 11 a 18 Pontos	De 19 a 26 Pontos	De 27 a 33 Pontos

Fonte: Martins PASF, Arantes EC, Forcella HT. Sistema de classificação de pacientes na Enfermagem Psiquiátrica: validação clínica. Rev Esc Enferm USP 2008; 42(2):233-41. www.ee.usp.br/reeusp/

Ficha Registro Mensal do Grau de Dependência de Enfermagem Psiquiátrica – (Martins, 2008)

Unidade: _____ / Período da Coleta: _____ / Mês: _____

Ano: _____ Enf° Responsável: _____

LEITOS → / DATAS↓	1	2	3	4	5	6	7	8	9	10	11	12	13	14	15	16	17	18	19	20	Total Pacientes Grau Dependência DISCRETA	Total Pacientes Grau Dependência INTERMEDIÁRIA	Total Pacientes Grau Dependência PLENA
1																							
2																							
3																							
4																							
5																							
6																							
7																							
8																							
n...																							
n...																							
30																							
31																							

TOTAIS de Pacientes por Grau de Dependência

N° Médio de Pacientes por Grau de Dependência

Grau de Dependência DISCRETA: De 11 à 18 Pontos	Grau de Dependência INTERMEDIÁRIA: De 19 à 26 Pontos	Grau de Dependência PLENA: De 27 à 33 Pontos

Ficha Síntese Gerencial do Período Avaliado – Grau de Dependência de Enfermagem – (Martins, 2008)

Unidade: _____ Nº De Leitos: _____
Período: de _____/____/_____ até: _____/____/_____
Enfermeiro Responsável: _____

MESES do PERÍODO* ↓	Total de Dias de Coleta do Mês**	Número de Pacientes por Grau de Dependência no Período		
		Total Pacientes Grau Dependência DISCRETA	Total Pacientes Grau Dependência INTERMEDIÁRIA	Total Pacientes Grau Dependência PLENA
Janeiro				
Fevereiro				
Março				
Abril				
Maio				
Junho				
Julho				
Agosto				
Setembro				
Outubro				
Novembro				
Dezembro				
TOTAL de Pacientes por Grau de Dependência →				
Nº Médio Diário de Pacientes por Grau de Dependência no período (12 meses) →				
Grau de Dependência DISCRETA: De 11 a 18 Pontos	Grau de Dependência INTERMEDIÁRIA: De 19 a 26 Pontos		Grau de Dependência PLENA: De 27 a 33 Pontos	

Fonte: Martins PASF, Arantes EC, Forcella HT. Sistema de classificação de pacientes na Enfermagem Psiquiátrica: validação clínica. Rev Esc Enferm USP 2008; 42(2):233-41. www.ee.usp.br/reeusp/

*MÊS do Período: anotar os meses considerados para o período de cálculo.
**Total de Dias de Coletas do Mês: anotar o número de dias dos meses utilizados para avaliar o SCP [28; 30 ou 31 dias]

CAPÍTULO 11
MODELO DE ESPELHO SEMANAL PADRÃO
MATERIAL SUPLEMENTAR 11B

Modelo de Espelho Semanal Padrão

Unidade _____ Período da Coleta _____ Funcionamento _____
Responsável _____ CHS _____ PT _____

Área Operacional	Categoria Profissional	2a Feira M T N N	3a Feira M T N N	4a Feira M T N N	5a Feira M T N N	6a Feira M T N N	Sábado M T N N	Domingo M T N N	Subtotal ENF TE

Espelho Semanal Padrão - Preenchimento

Unidade __PA__ Período da coleta __24 a 30-06-20__ Funcionamento __24h/7d__ Responsável __MRB__
CHS __36h__ PT __6__

Área Operacional	Categoria Profissional	2ª Feira			3ª Feira			4ª Feira			5ª Feira			6ª Feira			Sábado			Domingo			Subtotal	
		M	T	N	M	T	N	M	T	N	M	T	N	M	T	N	M	T	N	M	T	N	Enf	TE
Chefia da Unidade	Enf	1	1		1	1		1	1		1	1		1	1								10	
	TE/AE																							
Triagem	Enf	2	2	2	2	2	2	2	2	2	2	2	2	2	2	2	2	2	2	2	2	2	56	
	TE/AE																							
Observação Adulto / Apoio à Sutura	Enf	1	1	1	1	1	1	1	1	1	1	1	1	1	1	1	1	1	1	1	1	1	28	
	TE/AE	6	6	6	6	6	6	6	6	6	6	6	6	6	6	6	6	6	6	6	6	6		168
Observação Pediátrica	Enf	1	1	1	1	1	1	1	1	1	1	1	1	1	1	1	1	1	1	1	1	1	28	
	TE/AE	3	3	3	3	3	3	3	3	3	3	3	3	3	3	3	3	3	3	3	3	3		84
Sala Choque	Enf	1	1	1	1	1	1	1	1	1	1	1	1	1	1	1	1	1	1	1	1	1	28	
	TE/AE	3	3	3	3	3	3	3	3	3	3	3	3	3	3	3	3	3	3	3	3	3		112
Sala de Emergência	Enf	1	1	1	1	1	1	1	1	1	1	1	1	1	1	1	1	1	1	1	1	1	28	
	TE/AE	3	3	3	3	3	3	3	3	3	3	3	3	3	3	3	3	3	3	3	3	3		84
Medicação Adulto	Enf	1	1	1	1	1	1	1	1	1	1	1	1	1	1	1	1	1	1	1	1	1	28	
	TE/AE	4	4	4	4	4	4	4	4	4	4	4	4	4	4	4	4	4	4	4	4	4		112
Medicação Pediátrica	Enf	1	1	1	1	1	1	1	1	1	1	1	1	1	1	1	1	1	1	1	1	1	28	
	TE/AE	2	2	2	2	2	2	2	2	2	2	2	2	2	2	2	2	2	2	2	2	2		56
Apoio à Sutura	Enf																							
	TE/AE																							
Total de Sítios Funcionais																							234	616

CAPÍTULO 11
CME
MATERIAL SUPLEMENTAR 11C

ÁREA	Datas de Coleta de Dados à	Dias da Semana													Média Diária
	Descrição das Atividades – Indicador de Produção à	2ª	3ª	4ª	5ª	6ª	sába-do	domingo	2ª	3ª	4ª	5ª	6ª	sábado	domin-go	
A - Suja ou Contaminada (Expurgo)	1. Recepção e recolhimento dos materiais contaminados	53	51	53	52	53	32	29	54	49	53	51	49	32	28	45,82
	2. Limpeza de materiais	32	28	32	28	32	14	13	42	39	40	39	26	15	13	28,17
B - Controle de Materiais Consignados	3. Recepção dos materiais em consignação	5	5	5	5	5	4	4	5	4	5	5	4	3	3	4,34
	4. Conferência dos materiais consignados após a cirurgia	7	7	7	7	8	6	5	8	6	8	7	6	5	4	6,51
	5. Devolução dos materiais consignados	2	2	2	2	3	2	2	3	2	3	2	2	2	1	2,17

ÁREA	Datas de Coleta de Dados à Descrição das Atividades – Indicador de Produção à	Dias da Semana													
		2ª	3ª	4ª	5ª	6ª	sábado	domingo	2ª	3ª	4ª	5ª	6ª	sábado	domingo	Média Diária
C - Preparo de Materiais	6. Secagem e distribuição dos materiais após a limpeza	970	854	980	894	790	408	354	975	878	950	795	698	399	364	736,36
	7. Inspeção, teste e separação dos materiais	1.240	1.180	1.190	1.200	1.150	615	578	1.280	1.180	1.220	1.194	790	560	494	990,79
	8. Montagem e embalagem dos materiais	862	684	840	995	1.023	798	654	879	784	958	746	764	802	651	817,14
	9. Montagem dos materiais de assistência ventilatória	75	82	78	69	82	48	54	92	80	76	69	71	44	58	69,86
D - Esterilização de Materiais	10. Montagem da carga de esterilização	38	32	31	35	37	15	14	36	28	32	29	25	17	13	27,29

DIMENSIONAMENTO DE RECURSOS HUMANOS EM ENFERMAGEM   303

ÁREA	Datas de Coleta de Dados à / Descrição das Atividades – Indicador de Produção à	2ª	3ª	4ª	5ª	6ª	sábado	domingo	2ª	3ª	4ª	5ª	6ª	sábado	domingo	Média Diária
	11. Retirada da carga estéril e verificação da esterilização	38	32	31	35	37	15	14	36	28	32	29	25	17	13	27,29
	12. Guarda dos materiais	36	29	40	31	38	25	20	37	31	40	29	30	24	21	30,79
E - Armazenamento e Distribuição de Materiais	13. Montagem dos carros de transporte das unidades	16	16	16	16	16	9	7	16	16	16	16	16	6	5	13,36
	14. Organização e controle do ambiente e materiais estéreis	1.120	980	1.110	978	1.025	798	697	1.181	902	1.078	968	792	544	498	905,07
	15. Distribuição dos materiais e roupas estéreis	118	976	1.118	968	998	765	684	1.176	878	1.030	890	740	522	399	804,43
	Totais	288,75	288,76	316,51	309,25	312,00	193,52	172,05	339,79	297,29	329,23	296,49	246,56	177,48	152,10	265,70

CAPÍTULO 12
RECURSOS DA INFORMAÇÃO

Rosana Rodrigues Figueira Fogliano
Patricia Bover Draganov

OBJETIVOS
Ao término desse capítulo, você será capaz de:
- Conhecer o processo de comunicação
- Reconhecer a importância do processo de comunicação para melhoria da qualidade e segurança do paciente
- Conhecer os instrumentos de comunicação utilizados na enfermagem

INTRODUÇÃO

O processo de comunicação é essencial para o desenvolvimento e o crescimento de qualquer organização, e de todo profissional. Está presente em todas as atividades administrativas, passando pelas fases de planejamento, organização, direção e controle. É um processo contínuo, dinâmico e multidimensional, que pode influenciar de forma positiva ou negativa o comportamento das pessoas, fundamentado em suas crenças, valores, história de vida e cultura.

Na área da saúde, é uma habilidade importante e complexa de relações entre profissionais, equipamentos e processos para que possam oferecer uma assistência eficaz, eficiente e segura para o paciente (BRASIL, 2013).

No campo da segurança do paciente, ressalta-se que melhorar a comunicação entre os profissionais é uma temática que representa um determinante da qualidade e apresenta-se como a segunda meta de segurança, proposto pela Organização Mundial da Saúde (OMS) (WORLD HEALTH ORGANIZATION, 2009).

Neste sentido, desenvolver o processo de comunicação nos serviços de saúde é fundamental para promover a qualidade entre as equipes profissionais e a segurança aos pacientes.

PROCESSO DE COMUNICAÇÃO

Comunicar tem origem do latim *"comunicare"*, tem o objetivo de tornar comum, partilhar, repartir, trocar opiniões (MICHAELIS, 2020).

Comunicação é a transmissão de uma informação de uma pessoa a outra ou de uma organização a outra, sendo necessário que quem recebe compreenda seu significado.

O processo de comunicação compreende elementos básicos, como: emissor, receptor, mensagem, canal, códigos, ruídos e *feedback* ou retroalimentação. Tais elementos são fundamentais para a compreensão do processo, que se inicia com a transmissão da mensagem pelo emissor e é finalizado na recepção e interpretação do receptor (CHIAVENATO, 2014).

Todo o processo de comunicação tem um objetivo a ser alcançado, porém nem sempre funciona adequadamente. Existem barreiras ou ruídos que servem de obstáculos ou resistência à comunicação. São bloqueios que ocorrem dentro ou entre as etapas do processo de comunicação, que podem provocar perdas ou desvios na mensagem. Isto significa que nem sempre aquilo que o emissor deseja informar é exatamente aquilo que o receptor decodifica e compreende (CHIAVENATO, 2014).

Quando esse processo fragmentado acontece em um ambiente altamente complexo, caracterizado por alto fluxo de informações, envolvendo grande número de profissionais e várias especialidades, como nos serviços de saúde, a falha de comunicação pode comprometer a qualidade da assistência, representando um dos fatores mais importantes na ocorrência de eventos adversos (BRASIL, 2013; SILVA et al, 2017).

Pesquisa aponta que os problemas de comunicação podem ocorrer em qualquer parte do sistema de saúde, demonstrando assim, o risco em um ambiente vulnerável (FERREIRA et al, 2020).

A comunicação pode ser classificada como **verbal**, que utiliza a linguagem escrita e falada, e **não verbal** que se expressa por gestos e posturas, por meio do corpo, sinais e olhares.

Na enfermagem, a comunicação é uma competência descrita nas Diretrizes Curriculares Nacionais para Enfermagem, que preconiza o desenvolvimento das competências e habilidades de tomada de decisão, liderança, administração e gerenciamento, educação permanente e comunicação para formação do enfermeiro (BRASIL, 2001).

Assim, a comunicação representa um instrumento básico do cuidado e está presente em todas as ações realizadas com o paciente, seja para orientar, informar, apoiar, confortar ou atender suas necessidades básicas.

Para agregar valor no processo decisório, é necessário que a transmissão da informação seja precisa, objetiva, clara, concisa e confiável (COFEN, 2009).

Discutiremos a seguir o processo de comunicação por meio do registro de enfermagem, da transferência de informação na transição do cuidado ou passagem de plantão e do prontuário eletrônico.

REGISTROS DE ENFERMAGEM

O prontuário do paciente é uma ferramenta que reúne os registros dos profissionais de saúde, incluindo a enfermagem, e conecta a informação do paciente com a equipe assistencial. O registro apurado das informações pelos profissionais é essencial para a avaliação da qualidade dos serviços de saúde e devem conter a descrição dos dados do paciente, do planejamento do cuidado, da evolução do paciente frente à terapêutica instituída e os resultados obtidos. Além disso, o registro de saúde e de enfermagem é um documento legal, tanto para o paciente quanto para o serviço de saúde, e apoia ações de auditoria, de ensino e de pesquisa (COFEN, 2009).

Segundo o Conselho Federal de Enfermagem, para assegurar a continuidade da assistência e segurança do paciente, as informações relativas ao processo assistencial devem ser redigidas em ordem temporal dos cuidados prestados, de forma clara, correta, objetiva e organizada. Além disso, os registros não devem conter rasuras e, devem conter a identificação completa do paciente e do profissional responsável por sua realização, com a identificação da data e hora referentes à informação registrada (COFEN, 2009).

Quanto à responsabilidade legal, o código de ética dos profissionais de enfermagem define como responsabilidade e dever profissionais:

"Registrar no prontuário do paciente as informações inerentes e indispensáveis ao processo de cuidar..." e ainda, "é proibido registrar informações parciais e inverídicas sobre a assistência prestada" (COFEN, 2009).

Mesmo subsidiado pela legislação vigente, pelo serviço de auditoria e pela educação permanente, o registro de enfermagem apresenta fragilidades que impactam a assistência de enfermagem prestada. As falhas de comunicação apresentadas por falta de clareza, omissão de informação, registros ilegíveis e ausência de checagem, interferem no resultado seguro do cuidado e podem gerar alegações de imperícia, imprudência ou negligência na assistência prestada (NURSE TRANSITIONS IN CARE, 2013).

Uma pesquisa realizada em hospital público identificou que as principais não conformidades apontadas pela equipe de enfermagem em relação aos registros de enfermagem foram a ausência da categoria profissional, o número do conselho, a ausência de hora e letra legível. Os resultados apontam para uma realidade do cotidiano e um desafio para a profissão e serviços de saúde, em promover medidas de intervenções de gestão para capacitar e estimular os profissionais quanto à importância destes dados (NURSE TRANSITIONS IN CARE, 2013; WHO, 2007).

Essas intervenções devem corrigir as fragilidades identificadas em cada serviço e podem contribuir com a motivação dos profissionais, promovendo a mudança da cultura, e consequentemente aprimoramento e melhoria da qualidade e segurança do paciente (WHO, 2007).

Alguns exemplos de intervenções apresentam resultados positivos como a adoção de ferramentas e comportamentos padronizados, implantação de programas de qualidade, processos de auditorias internas, implantação de sistemas informatizados, intervenções educativas, avaliação e aperfeiçoamento sistemático de protocolos (WHO, 2007).

Diante da relevância do tema, o COFEN por meio da Resolução COFEN 514/2016, lançou um guia de Recomendações para o Registro de Enfermagem no Prontuário, como modelo de intervenção, para nortear os profissionais e uniformizar a informação, disponibilizado a seguir (COFEN, 2016):

> **Leitura Recomendada**
>
> Recomenda-se acessar o Guia de Recomendações para Registro de Enfermagem no Prontuário. Resolução COFEN 514/2016. Para alguns aparelhos, por meio do Google Play (Android) ou da App Store (iOS) para acessar o conteúdo do QR Code.

TRANSFERÊNCIA DE INFORMAÇÃO NA TRANSIÇÃO DO CUIDADO OU PASSAGEM DE PLANTÃO

Outro elemento de grande impacto no processo de comunicação nos serviços de saúde é a passagem de plantão ou transferência de informação na transição do cuidado. Definido como o ato de transferência de informações e responsabilidade entre as equipes de profissionais, e configura-se como elemento chave do processo de comunicação, essencial para a continuidade da assistência (BRASIL, 2013).

Entre profissionais de enfermagem, a troca de informações ocorre durante as transferências de turnos de trabalho e/ou entre setores e serviços de saúde, influenciando diretamente na qualidade e continuidade dos cuidados prestados (BRASIL, 2013).

Apresenta-se de forma verbal e escrita e em locais específicos, podendo ser em diferentes modalidades, as mais comuns são em reuniões à beira do leito ou entre as equipes, ou face a face, sendo que em todos os casos deve haver o envolvimento de toda a equipe (BRASIL, 2013).

Observa-se também que os relatos verbais são complementados com os registros efetuados na forma escrita e se apresentam como de maneira mais efetiva da transmissão da informação (SILVA et al, 2017; PETRY E DINIZ, 2020).

Conforme recomendações da Organização Mundial da Saúde (OMS, 2007) as principais informações compartilhadas estão relacionadas às condições atuais do paciente, tratamento e possíveis alterações ou complicações que ocorreram durante o período de assistência ao paciente. Além disso, devem ser transmitidas de forma sistemática, objetiva, criteriosa, completa no conteúdo e confiáveis, permitindo aos profissionais uma visão ampla do paciente e do setor, facilitando o planejamento, organização e direção para a tomada de decisão. Quanto ao ambiente deve ser livre de ruídos e organizado de maneira que evite interrupções (WHO, 2007; NURSE TRANSITIONS IN CARE, 2013).

Embora seja uma atividade permanente da equipe de enfermagem, existem diversos fatores que podem influenciar negativamente na qualidade da informação e devem ser minimizados (FUMIS et al, 2014; BRASIL, 2018). Dentre eles podemos apontar:
- diversidade de modelos de passagem de plantão,
- a falta de um processo estruturado,
- local e tempo de duração da passagem de plantão,
- diferença de formação e habilidade dos profissionais,
- comprometimento da equipe.

Durante o processo de passagem de plantão, estes fatores são geradores de falhas na informação que comprometem o processo de comunicação e potencializam os eventos adversos e ocorrências de erros. Estas ocorrências podem resultar em tratamento incorreto, atrasos no diagnóstico, eventos graves, reclamações de pacientes, aumento do custo e maior tempo de permanência do paciente (CARDOSO et al, 2017; BRASIL, 2018).

Diante desse cenário, observam-se diversas deficiências potenciais que na sua maioria são multifatoriais, e necessitam de modificações por meio de estratégias de melhoria contínua para minimizar a ocorrência de eventos adversos. A adoção de ferramentas padronizadas como suporte para a transmissão da informação é considerada uma estratégia positiva para comunicação efetiva e contribuem para a assistência segura do paciente e a qualidade nos serviços de saúde. Esses instrumentos podem ser, desde um simples processo de anotação durante a passagem de plantão, ou sistemas informatizados e ferramentas estruturadas, o importante é que auxiliem a memória.

SISTEMA INFORMATIZADO – PRONTUÁRIO ELETRÔNICO

O prontuário do paciente é a forma de comunicação contínua entre os profissionais da saúde e contém todo o acervo de documentação relacionada ao paciente, entre eles os registros de enfermagem.

A Lei 13.787/18 dispõe sobre a digitalização e a utilização de sistemas informatizados para a guarda, o armazenamento e o manuseio de prontuário de paciente e permite o descarte dos documentos originais (com algumas exceções), desde que os arquivos digitalizados sejam encriptados e assinados digitalmente com um certificado digital padrão do tipo Infraestrutura de Chaves Públicas (ICP). A referida lei consolida a resolução do Conselho Federal de Medicina (CFM 1.821/07) e o marco regulatório da Lei Geral de Proteção de Dados Pessoais (LGPD 13.709/18), possibilitando às entidades de saúde substituírem a guarda, o armazenamento e o manuseio do prontuário físico pelo eletrônico, garantindo a inviolabilidade dos registros e a confidencialidade das informações. Além disso, libera o sistema de saúde de custos elevados e de um processo obsoleto de arquivamento, que envolve impressão, assinatura e fluxo de informações em papel, demandando grande espaço físico. Para o armazenamento dos documentos de um PEP, também se estabeleceu o prazo de 20 anos e, ainda, critérios de preservação a depender do valor histórico de determinado prontuário e a possibilidade de fixação de diferentes prazos de manutenção dos arquivos, de acordo com o seu potencial científico (BRASIL, 2018; FUMIS et al, 2014).

O PEP tem se desenvolvido amplamente, mas ainda é um desafio torná-lo acessível por serviços de saúde diferentes. Uma das propostas nessa área é a disponibilização de serviços por meio de software com interfaces padronizadas, permitindo que diferentes aplicações, em diferentes plataformas, acessem o mesmo serviço, favorecendo permuta de informações entre sistemas (GONÇALVES et al, 2016).

O Prontuário Eletrônico do Paciente (PEP) é uma das principais ferramentas de tecnologia da Informação e Comunicação em saúde (TICS) que é utilizada pela equipe de saúde durante suas atividades diárias, nos serviços de saúde, e tem como finalidade elevar a qualidade da assistência à saúde por meio do acesso remoto e simultâneo da informação, da legibilidade, da segurança dos dados, do resgate de dados para análise. As vantagens que o PEP oferece impactam na tomada de decisão interprofissional corroborando para a qualidade e para a segurança dos processos assistenciais (GONÇALVES et al, 2016; HOLLY E POLETICK, 2014).

Por fim, é importante considerar que a introdução de novas tecnologias representam potenciais fragilidades para os profissionais de enfermagem, sendo necessário que os serviços adotem programas de treinamento para propiciar o desenvolvimento profissional, a redução de estresse, o aumento da eficiência no desempenho das funções, a diminuição de erros organizacionais e a capacitação permanente das equipes (GONÇALVES et al, 2016).

> **Leitura Recomendada**
>
> Recomenda-se acessar o Saúde Business. O melhor prontuário do paciente. Para alguns aparelhos, por meio do Google Play (Android) ou da App Store (iOS) para acessar o conteúdo do QR Code.
>
>

SIGILO DA INFORMAÇÃO

Diante de toda relevância resultante da transmissão e utilização da informação, é importante destacar os riscos inerentes a perda da privacidade e confidencialidade e o uso indevido das informações.

O sigilo da informação é um direito do paciente e dever do profissional. A confidencialidade e o respeito à privacidade constituem compromissos éticos tradicionais dos profissionais de saúde, deles depende a base de confiança que deve nortear a relação profissional-paciente (CARDOSO et al, 2017; VILLAS-BÔAS ME, 2015).

Os elementos que compõem o prontuário do paciente são os fornecidos em atendimento individualizado, sigilosamente e por este motivo os registros ali contidos só devem tornar-se público exceto casos previstos em lei, ordem judicial, ou com o consentimento escrito da pessoa envolvida ou de seu representante legal (COFEN, 2017; BRASIL, 2018).

A tecnologia da informação e da comunicação, o prontuário eletrônico e o avanço da telessaúde associada a aceleração promovida pela Pandemia COVID-19 são contextos que, imbricados, demandam reflexões e posicionamento ético e legal acerca da translação dos dados dos pacientes e ao risco de exposição a que estes estão sujeitos.

CONSIDERAÇÕES FINAIS

A busca pela melhoria da qualidade e a segurança do paciente é um desafio para gestores e profissionais da enfermagem. O processo de comunicação retrata a qualidade e a habilidade das equipes de profissionais. A avaliação desse processo ainda é crítica e torna-se fundamental identificar a melhor intervenção no intuito de oferecer resultados favoráveis que objetivem a segurança do paciente.

O cuidado centrado no paciente deve ser a prioridade. Além disso, políticas e programas institucionais são necessários para transformar a cultura e motivar as equipes para o fortalecimento do processo de comunicação.

PARA REFLEXÃO

Você encontrará ao final deste capítulo dois materiais complementares.

O primeiro é um roteiro com alguns aspectos importantes que poderão servir como um guia para avaliação inicial dos recursos de informação no seu local de trabalho. Vale destacar que esse roteiro foi elaborado para unidades hospitalares.

No segundo você encontrará o roteiro e o fluxograma da Visita de Enfermagem, também elaborada para unidades hospitalares, mas que poderá ser utilizada para você obter mais dados sobre seus pacientes e sua unidade, te auxiliando na gestão das informações e no gerenciamento do cuidado.

REFERÊNCIAS

BRASIL. Agência Nacional de Vigilância Sanitária. Assistência Segura: Uma Reflexão Teórica Aplicada à Prática. Série Segurança do paciente e Qualidade em Serviços de Saúde. Brasília: ANVISA, 172 p., 2013. Disponível em: <http://portal.anvisa.gov.br/documents/33852/3507912/Caderno+1+-+Assistencia+Segura+--+Uma+Reflexao+Teorica+Aplicada+a+Pratica/97>. Acesso em: 12 Jun 2020.

BRASIL. Conselho Nacional de Educação. Câmara da Educação Superior. Parecer nº 3, de 7 de novembro de 2001. Institui as diretrizes curriculares nacionais do curso de graduação em Enfermagem. Brasília: Ministério da Educação e Cultura, 2001 .Disponível em: < http://portal.mec.gov.br/cne/arquivos/pdf/CES03.pdf > Acesso em: 9 Dez 2020.

BRASIL. lei nº 13.787, de 27 de dezembro de 2018. [internet]. Disponível em: <http://www.planalto.gov.br/ccivil_03/_ato2015-2018/2018/lei/L13787.htm > Acesso 9 Dez 2020.

CARDOSO, R.B. et al. Programa de educação permanente para o uso do prontuário eletrônico do paciente na enfermagem. J. Health Inform. 9(1):25-30 2017. Disponível em: <http://www.jhi-sbis.saude.ws/ojs-jhi/index.php/jhi-sbis/article/view/429 > Acesso 19 Jul 2020.

CHIAVENATO, I. Administração: Teoria, processo e prática 5ª ed. Manole. 2014.

CONSELHO FEDERAL DE ENFERMAGEM, RESOLUÇÃO nº 358/2009. Dispõe sobre a sistematização da Assistência de Enfermagem e a implementação do processo de Enfermagem em ambientes, públicos ou privados, em que ocorre o cuidado profissional de Enfermagem, e dá outras providências. 2009. Disponível em: http://www.cofen.gov.br/resoluo-cofen-3582009_4384.html#:~:text=Disp%C3%B5e%20sobre%20a%20Sistematiza%C3%A7%C3%A3o%20da,Enfermagem%2C%20e%20d%C3%A1%20outras%20provid%C3%AAncias Acesso em: 22 Jun 2020.

CONSELHO FEDERAL DE ENFERMAGEM (COFEN). Resolução Cofen nº 514/2016. Aprova o Guia de recomendações para registro de enfermagem no prontuário do paciente e outros documentos de enfermagem [Internet]. Brasília: Cofen; 2016. Disponível em: http:// www.cofen.gov.br/resolucao-cofen--no-05142016_41295.html. Acesso em: 10 Abr 2022.

CONSELHO FEDERAL DE ENFERMAGEM (COFEN). Resolução COFEN 564, de 6 de novembro de 2017. Aprova o novo Código de Ética dos Profissionais de Enfermagem [Internet]. Brasília (DF): COFEN; 2017. Disponível em: http:// www.cofen.gov.br/resolucao-cofen-no-5642017_59145.html3. Acesso em: 10 Abr 2022.

FERREIRA, L.L. et al. Analysis of records by nursing technicians and nurses in medical records. Rev Bras Enferm.,73(2):e20180542, 2020. Disponível em: <ht-

tps://www.scielo.br/pdf/reben/v73n2/pt_0034-7167-reben-73-02-e20180542. pdf> Acesso em 15 Jul 2020.

FUMIS, R.R.L. et al. A equipe da UTI está satisfeita com o prontuário eletrônico do paciente? Um estudo transversal. Rev. bras. ter. Intensiva. v. 26, n. 1, p. 1-6. 2014. Disponível em: https://www.scielo.br/j/rbti/a/HsstJWfdBcB5y3NdSs8gBwz/abstract/?lang=pt. Acesso em: 20 Jul 2020.

FUMIS, R.R.L. et al. A equipe de Enfermagem atua em ambientes públicos ou privados, em que ocorre o cuidado profissional de Enfermagem, e dá outras providências. 2009. Disponível em: <http://www.cofen.gov.br/resoluo-cofen-3582009_4384.html> Acesso 22 jun 2020.

GONÇALVES, M.I. et al. Comunicação e segurança do paciente na passagem de plantão em unidades de cuidados intensivos neonatais. Texto contexto – Enferm. 25(1): e2310014, 2016. Disponível em: https://www.scielo.br/j/tce/a/4pFXWwtDd4j4qGd8pkshVys/?lang=pt&format=pdf . Acesso 19 Jul 2020.

HOLLY, C. POLETICK, E.B.A. A Systematic review on the transfer of information during nurse transitions in care. J Clin Nurs. 23 (17-18): 2387-95. 2014. Disponível em: doi: 10.1111/jocn.12365. Epub 2013 Jun 21. Acesso 26 Jun 2020.

MICHAELIS. Dicionário Brasileiro da Língua Portuguesa. Editora Melhoramentos. 2020. [Internet]. Disponível em <http://michaelis.uol.com.br/busca?id=OWQE>. Acesso em : 10 Jul 2020.

NURSE TRANSITIONS IN CARE. Journal of Clinical Nursing. [Internet] 2013 [acesso 2020 Jul 15]. Disponível em: http://onlinelibrary.wiley.com/doi/10.1111/jocn.12365/full.

PETRY,L. DINIZ, M.B.C. Communication between teams and the care transfer of critical patients. Rev Rene. 21:e43080. 2020. Disponível em: <http://periodicos.ufc.br/rene/article/view/43080/100214> Acesso 16 Jul 2020.

SILVA, M.F. et al. Transferência entre unidades hospitalares: implicações da comunicação na segurança do paciente pediátrico. Rev. enferm. UFP. v.11, n. 10, p. 3813-20, 2017. Disponível em <https://periodicos.ufpe.br/revistas/revistaenfermagem/article/download/25217/24300 > Acesso 13 Jul 2020.

VILLAS-BÔAS M.E. O direito-dever de sigilo na proteção ao paciente. Rev. bioét. (Impr). v. 23, n. 3, p. 513-23. Disponível: https://www.scielo.br/pdf/bioet/v23n3/1983-8034-bioet-23-3-0513.pdf Acesso 04 Jan 2020.

WORLD HEALTH ORGANIZATION (WHO). World Alliance for Patient Safety. Communication during Patient Hand-overs. Patient Safety Solutions. 2007. Disponível em: https://www.who.int/patientsafety/solutions/patientsafety/PS-Solution3.pdf. Acesso em: 15 jul 2020.

WORLD HEALTH ORGANIZATION. World Alliance for Patient Safety. the conceptual framework for the international classification for patient safety. Final technical report and technical annexes. 2009. Disponível em: <https://www.who.int/patientsafety/taxonomy/icps_full_report.pdf>. Acesso em: 10 Jul 2020.

CAPÍTULO 12
MATERIAL SUPLEMENTAR 12A

RECURSOS DE INFORMAÇÃO

1. Conhecer e analisar a composição do prontuário do paciente em relação a:
    - Termo de consentimento;
    - Evoluções e prescrições;
    - Descrição de cirurgia;
    - Exames laboratoriais e demais exames;
    - Resumo de alta;
    - Sigilo das informações.

2. Verificar a evidência dos registros da equipe multiprofissional nos prontuários do paciente.

3. Identificar e analisar a qualidade da informação dos registros de enfermagem no prontuário do paciente.

4. Conhecer e analisar o Sistema de Informação da instituição quanto a:
    - Fluxo de internação;
    - Solicitação de materiais e medicamentos;
    - Indicadores de enfermagem;
    - Relato de ocorrências de eventos adversos;
    - Solicitação de manutenção.

5. Observar a utilização do Sistema Informatizado pela equipe de enfermagem.

6. Verificar como é realizada a passagem de plantão:
    - Utilizam algum instrumento próprio?
    - Qual o modelo de passagem de plantão utilizado?

7. Conhecer e analisar o fluxo da comunicação entre a alta gestão e setores de internação e equipes de profissionais.

8. Conhecer e analisar a notificação de eventos adversos.

9. Conhecer o manual de procedimentos de enfermagem, com destaque para:
    - Atualização;
    - Disponibilidade na unidade;
    - É consultado pela equipe?

10. Verificar o plano de alta multiprofissional.

11. Verificar a participação da enfermeira em grupos de estudos do Hospital e como é o fluxo de informação desses grupos.

CAPÍTULO 12
MATERIAL SUPLEMENTAR 12B

PARTE 1 – ROTEIRO DA VISITA DE ENFERMAGEM

Objetivo: identificar as necessidades dos pacientes, da unidade de internação e os recursos necessários para subsidiar o planejamento de ações corretivas imediatas, a médio e a longo prazo.

1) Realizar a visita de enfermagem o mais cedo possível, de preferência logo após receber o plantão.
2) Avaliar as necessidades passadas no plantão e definir a sequência dos pacientes a serem vistos seguindo as prioridades de cada um.
3) Iniciar a visita pelos pacientes que tenham maiores prioridades (pacientes mais graves, cirurgias, pós-cirúrgicos, pacientes em jejum para exames e outras).
4) Anotar os achados em documento da visita (não há necessidade da elaboração de um impresso próprio).
5) Apresentar-se ao paciente e família e fazer perguntas com o objetivo de identificar algo que possa estar incomodando-os (eliminações, sono, dor, alimentação, visitas, dúvidas, angústias e outros).
6) Observar as condições de saúde do mesmo, seu aspecto geral, controle de jejum, verificar o acesso venoso, gotejamento, a identificação completa e horário do que está sendo administrado por via oral e/ou endovenosa, validade das fixações, presença de sondas, drenos, cateteres, curativos e demais dispositivos ou condições que o paciente apresente.
7) Interromper a visita e atender o paciente quando este apresentar alguma emergência/urgência e/ou queixa específica.
8) Continuar a visita verificando as condições ambientais do quarto ou enfermaria e banheiro (iluminação, ventilação, higiene, organização, mobiliário, presença de sabão e papel toalha nas pias e outros), avaliando a necessidade de reparos ou reposição de insumos.
9) Verificar as condições ambientais nas demais dependências da unidade onde a enfermagem tem governabilidade (expurgo, sala de serviços, posto de enfermagem, guarda de equipamentos, e outros).
10) Resolver problemas urgentes encontrados nas áreas de apoio (vazamentos, fumaça, odores e outros), solicitando providências aos seto-

res responsáveis. Caso não sejam urgentes deverão ser resolvidos ao longo do plantão.
11) Finalizar a visita anotando as informações relevantes sobre os pacientes em seus prontuários e relativas à unidade em local próprio (livro de intercorrências e outros).
12) Utilizar as informações obtidas na visita para: o planejamento das ações privativas do enfermeiro; planejamento da assistência aos pacientes; possível readequação da escala de atividades de enfermagem; redirecionamento das informações aos membros da equipe multiprofissional sobre as necessidades dos pacientes; solicitação de materiais e insumos; providências a serem tomadas relativas às condições ambientais da unidade e o planejamento de atividades a curto, médio e longo prazo.

Autoria de: REICHERT, M.C.F.; BOHOMOL, E., FOGLIANO, R.R.F., CUNHA, I.C.K.O., TANAKA, L.H.

PARTE 2 – FLUXOGRAMA PARA VISITA DE ENFERMAGEM

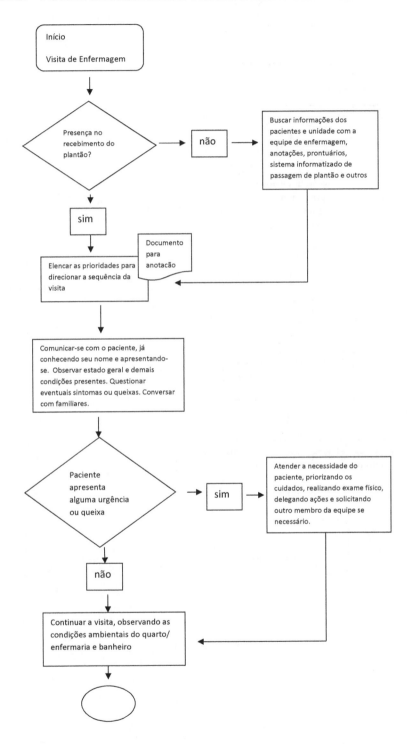

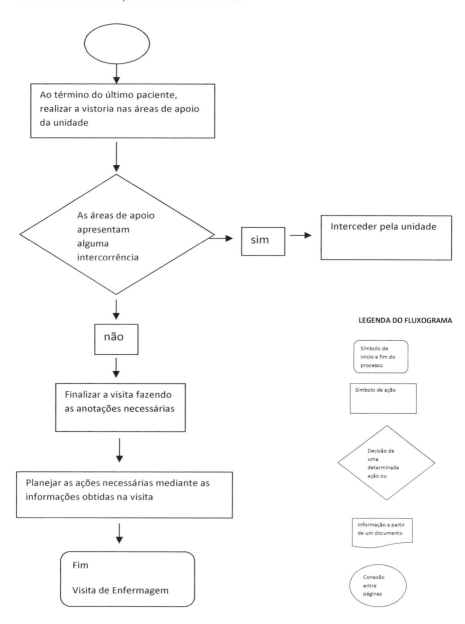

CAPÍTULO 13
RECURSOS POLÍTICOS

Isabel Cristina Kowal Olm Cunha
Carmen Elizabeth Kalinowski

OBJETIVOS
Ao final deste capítulo, o leitor será capaz de:
- compreender o gerenciamento dos recursos políticos na gestão em enfermagem
- compreender os instrumentos utilizados no gerenciamento de recursos políticos
- refletir como adquirir as competências necessárias ao gerenciamento dos recursos políticos

INTRODUÇÃO

O enfermeiro sempre foi protagonista das ações do cuidar e do cuidado. Desde Florence Nightingale o "fazer" do enfermeiro, requer um planejamento, uma atuação competente e uma avaliação dos resultados, sendo ela reconhecida pela sua organização do cuidar. A formação do enfermeiro perpassa pelos aspectos técnicos e de gestão para assegurar uma assistência de qualidade e livre de riscos.

No Brasil a Enfermagem constitui-se no maior grupo profissional da área da saúde com cerca de 2,4 milhões de trabalhadores, distribuídos nas diferentes categorias, sendo a dos enfermeiros perto de 592 mil, inseridos em todas as ações do cuidado em saúde, protagonizando muitas delas, mas ainda sofrendo com precárias condições de trabalho, baixa autonomia e reconhecimento (CONSELHO FEDERAL DE ENFERMAGEM, 2022). Por isso sua atuação política é importante e necessária para o crescimento da profissão.

O enfermeiro desenvolve diversos processos de trabalho na sua atividade profissional, através dos quais sua prática social é assegurada. Sanna (2007a) destaca que o enfermeiro desenvolve cinco processos de trabalho na sua atividade profissional, quais sejam, o cuidar/assistir, o gerenciar/administrar, o pesquisar, o ensinar e o participar politicamente. Todos os processos "mobilizam e requerem competências para liderar, negociar e decidir sobre o agir do enfermeiro, sendo consideradas essenciais para o posicionamento político" (KALINOWSKI; CUNHA, 2020).

O gerenciamento dos recursos para a prestação da assistência de enfermagem, inserido no processo de trabalho, administrar ou gerenciar dá subsídios para que sua atuação seja com qualidade e livre de riscos para o paciente (SANNA, 2007b). Assim, o gerenciamento dos recursos físicos, humanos, de informação, materiais, financeiros já foram apresentados. O gerenciamento dos recursos políticos será tratado neste capítulo.

Segundo Meneses e Sanna (2016) o participar politicamente é um dos menos abordados na literatura e nas pesquisas, talvez pelas suas características – políticas – que interagem com todas as demais ações do enfermeiro, uma vez que não se constitui apenas em filiação partidária ou associativa, mas que está atrelado a "todo julgamento moral, atitude, preceitos éticos da profissão e pactuados nos micros e macros ambientes políticos", e alguns de seus instrumentos são conhecimentos em "economia, ciência política, argumentação e diálogo, utilizando métodos de negociação e conflito" (SANNA, 2007a).

Este processo de trabalho permeia a todos os demais e quando o enfermeiro o domina, traz maior reconhecimento social e empoderamento para si e para a profissão. Desta maneira pode-se depreender que a participação política e o gerenciamento destes recursos podem ser apreendidos, desenvolvidos e aprimorados. O enfermeiro deve estar ciente da necessidade desse desenvolvimento para poder avançar na profissão (SANNA, 2007a; FELLI; PEDUZZI; LEONELLO, 2016; KALINOWSKI; CUNHA, 2020).

O processo de participar politicamente se atrela aos demais, levando os enfermeiros a negociarem melhores condições para a realização da sua prática profissional, bem como a ocupar espaços de poder dentro e fora dos serviços, dando maior visibilidade à profissão. Isto porque "participação política perpassa por conceitos entrelaçados, imbricados e significativos como participação, poder e política" (KALINOWSKI; CUNHA, 2020). Assim, é necessário que o enfermeiro participe, e através desta participação influencie outros na tomada de decisões nas organizações. Atrelado à participação é necessário buscar poder entendido como uma capacidade de mobilizar forças, atuando em grupos que têm interesses comuns (SANNA, 2007b). Desta maneira, há que se utilizar de métodos próprios como "a argumentação, o diálogo, a pressão política, a manifestação pública e até o rompimento de contratos" podem ser usados pelos enfermeiros como forma de participação, poder e política.

Assim, pode-se afirmar que é importante capacitar os profissionais para atuarem de forma política. As Diretrizes Curriculares Nacionais para os Cursos de Graduação em Enfermagem promulgadas em 2001, enfatizavam que a formação do enfermeiro deveria assegurar que entre outras, deveriam ter competências para "participar da composição das estruturas consultivas e deliberativas do sistema de saúde e reconhecer o papel social do enfermeiro para atuar em atividades de política e planejamento em saúde" (BRASIL, 2001).

Confirmando a necessidade de formar enfermeiros para a atuação política, há que se destacar que um estudo realizado no estado da Bahia com enfermeiras que militavam politicamente pela categoria em décadas passadas que, estas detinham saberes pedagógicos, administrativos, de saúde coletiva, sociológico e de formação sindical, distanciado do poder biomédico e destacando a Associação Brasileira de Enfermagem como um importante espaço de formação e participação política (ALMEIDA et al., 2018).

DESENVOLVIMENTO

A estrutura do conhecimento em Administração em Enfermagem utilizada no ensino de Gerenciamento em Enfermagem, e proposto por SANNA (2007b), destaca que a prática do gerenciamento de recursos políticos deve ser desenvolvida de maneira efetiva pelo enfermeiro. Estes recursos políticos são entendidos como sendo a **estrutura organizacional e as relações interdepartamentais**, o **poder e cultura** na organização, o **conflito e negociação**, a **liderança**, a **motivação** e a **mudança**.

A **estrutura organizacional** reflete a maneira como os serviços, as pessoas e os processos estão alinhados em uma organização, determinando a organização formal e consolidando as relações de poder existentes. O organograma, os cargos e suas atribuições são elementos constitutivos de poder. Assim, assegurar que a Enfermagem tenha visibilidade nesta estrutura é imprescindível a fim de que possa ter poder decisório. A Enfermagem responde pela maior parte das ações na saúde, ocupando os espaços da gestão e da assistência, no ensino e na pesquisa não tendo, porém, ainda, na maior parte das organizações, a visibilidade e a tomada de decisão pertinentes.

As **relações interdepartamentais** que significam o modo como os diferentes setores num serviço interagem a fim de atingirem os objetivos da organização, mostra muito de como as relações de poder e as forças acontecem. Assim, a participação da Enfermagem em posição adequada na estrutura organizacional assegura que as relações deste grupo não sejam unilaterais e possibilitem a visibilidade pertinente ao trabalho desenvolvido.

O **poder e a cultura** na organização constituem-se nas relações informais que apesar de reconhecidas, muitas vezes não são explicitadas. Para entender a cultura da organização é necessário que se conheça a sua história e seus valores. Todavia esta cultura não é um fenômeno estático", e está constantemente sendo modificado pelas pessoas que a compõem que também tem as suas crenças e modos de agir e pensar, que interagem entre si e em grupos (KURCGANT; MASSAROLLO, 2016). Desta maneira para entender-se a cultura de uma organização, é importante também entender as relações de poder que a envolvem, isto porque ela consiste no conjunto de crenças e valores que vem desde o seu início e com o tempo eles vão sendo aperfeiçoados e disseminados na organização por meio de diversos mecanismos (SCHEIN, 1990). Foucault (1985) em sua obra clássica sobre o poder escreveu que este funciona em rede, ou seja, faz parte do cotidiano das pessoas.

Kurcgant e Massarolo (2016) ao analisarem a cultura e o poder nas organizações de saúde, destacam que, por serem de um segmento específico, tem estruturas formais próprias, mas que são parecidas entre si quer por contribuem para o bem estar coletivo e trabalhar com pessoas, quer por valorizar o elemento humano nas relações de trabalho, exigindo "formas mais participativas e compartilhadas de trabalho". E ressaltam que nas organizações de saúde existem elementos de simbologia forte como o uso da roupa própria, o ambiente físico, a linguagem específica e o sigilo que faz com que os grupos – os que assistem e os que são assistidos – estejam envolvidos em relações de poder. É fundamental que os enfermeiros estejam preparados para reconhecer as relações de poder e cultura e suas implicações nas instituições de saúde a fim de que possam entender e assegurar sua participação nas tomadas de decisões como categoria profissional reconhecida.

O **conflito e a negociação**, já descritos no capítulo 12 deste livro, são importantes competências que o enfermeiro utiliza na sua participação política. O reconhecimento dos conflitos existentes, bem como o conhecimento das diferentes formas de resolvê-los privilegiando a negociação são importantes aliados do gestor.

A **liderança, que** também é destacada como imprescindível nas competências do enfermeiro, é importante para a mobilização dos recursos políticos. Esta foi apresentada no capítulo próprio.

A **motivação** é vista como uma condição do organismo que influencia a direção do comportamento, razão pela qual, pesquisas são feitas para identificar o que motiva uma pessoa. Ter objetivos a serem alcançados tais como fazer uma viagem, comprar uma casa, auxiliam as pessoas a terem um rumo e focarem suas ações. Da mesma maneira na vida profissional é importante este foco objetivando uma visão de futuro positiva, lutando para alcançá-la. A motivação por ser individual requer mobilizar estruturas pessoais e os enfermeiros devem buscar vislumbrar melhores cenários para a profissão, mantendo-se assim motivados quanto ao agir em prol da categoria.

A **mudança** pressupõe a alteração de algo, quer na forma de ser e pensar, quer na maneira como alguém se comporta. Mudar é necessário para crescer e incorporar novas práticas. Todavia muitas pessoas têm medo de mudar por não terem a certeza do que virá a seguir. Todavia, estar disponível para mudar é uma competência que se torna cada vez mais necessária para os enfermeiros incorporarem novas práticas e contribuírem para um maior crescimento pessoal e profissional. Não tenha medo de mudar!

Apesar da importância demonstrada pela participação política do enfermeiro, estudo realizado no Ceará em 2014 demonstrou que os profissionais têm uma percepção limitada e fragmentada sobre este processo e suas competências, não havendo articulação com a prática, enfatizando o saber fazer da técnica. Enfatizaram que sua formação e desenvolvimento político, em sua maior parte ocorreu no próprio trabalho, e em menor percentual na sua formação e em congressos e associações. Com isso reforça-se a necessidade que este processo de trabalho seja incorporado às unidades curriculares para que na formação o futuro enfermeiro possa ser empoderado, entendendo sua responsabilidade com a visibilidade da profissão (MELO et al., 2017).

Todavia também se demonstra ser necessário melhor preparo do corpo docente das instituições formadoras para poderem desenvolver nos enfermeirandos esta competência, preparando-os para o mercado de trabalho. Estudo realizado no Paraná em 2017 com professores de administração mostrou que apesar destes declararem que a sua participação política iniciou-se na graduação, atuando em diferentes espaços (campos de prática, centro acadêmico e entidades de classe), muitos relataram terem pouco contato com este processo na graduação ao formarem alunos, restringindo-a a ser apenas a participação em partidos políticos e filiação a entidades de classe. As estratégias que poucos declararam utilizar para formar alunos foi estimular participação destes em entidades com destaque para os movimentos junto à comunidade nas instâncias decisórias; oferecer sustentação teórica promovendo conscientização política destes; e permitir o diálogo sobre a temática (KALINOWSKI, 2020).

O mesmo estudo, contudo, apresenta ações norteadoras aos docentes para ensinar o processo de participação política na graduação em Enfermagem. Entre muitas ações destacam-se: compartilhar com alunos projetos que tenham caráter político tanto na universidade como na comunidade; delegar atividades de representação ao alunado; compartilhar experiências exitosas de outros enfermeiros com empoderamento; novos modelos de representatividade que colaborem para um impacto significativo para a Enfermagem; desenvolver participar e estimular os alunos a fazê-lo nas instâncias colegiadas da universidade com voz e voto (KALINOWSKI, 2020).

CONSIDERAÇÕES FINAIS

Foram discutidos a importância da participação política do enfermeiro, bem como a sua necessidade de estar instrumentalizado para gerenciar a prática do gerenciamento dos recursos políticos, a fim de assegurar reconhecimento e visibilidade profissional e inserção nos espaços de poder e tomada de decisão.

Destacaram-se ações que contribuem para formar enfermeiros com novos perfis onde a participação política seja uma realidade como a participação em entidades de classe, espaços de poder e cargos gerenciais no sistema de saúde. Por fim, Considerando que o enfermeiro é o gerente da assistência de enfermagem, este deve mobilizar os recursos políticos, e colocar toda a sua competência para ampliar a visibilidade e o poder da categoria.

CASO – RECURSOS POLÍTICOS

Segue a seguir, um caso ilustrativo para sua reflexão (MENESES, 2020):

O enfermeiro João Miguel é responsável pela gestão de enfermagem na Atenção Básica, em importante organização parceira da área da saúde estadual e municipal em grande cidade da região sudeste. Com a pandemia advinda pela Covid-19, houve a necessidade de reorganizar seu trabalho a fim de ter melhores resultados na assistência. Assim, além de gerenciar a equipe de colaboradores, (recursos humanos), os insumos específicos para atender pacientes com Covid-19 (materiais), fazer alteração na previsão orçamentária para remanejar recursos (financeiros), adequar as unidades básicas (físicos), e reestruturar os fluxos de registros (informação, teve que também fazer gestão de recursos políticos. Veja as ações que desenvolveu:

– Buscou compreender as necessidades de todos os envolvidos (pacientes, equipe de saúde, entidades governamentais e de classe, comunidade), colocando-se como interlocutor para dialogar e buscar resolução para os conflitos gerados;
– Estabeleceu canais de comunicação confiável para todos os segmentos, principalmente população e equipes, sobre a pandemia, diminuindo informações errôneas (*fake news*);
– Estabeleceu mecanismos de negociação com as representações diversas dos colaboradores e com a imprensa;
– Estabeleceu parceria com locais como escolas para montagem de atendimentos para casos leves de Covid-19, desafogando as unidades básicas já repletas;
– Estabeleceu parcerias para recebimento de doações de equipamentos de proteção individuais e outros necessários ao funcionamento das unidades e para famílias vulneráveis;
– Mobilizou lideranças e comunidade para conscientização e campanhas sobre a pandemia.

Para estas ações ele mobilizou seu repertório de competência de comunicação, trabalho em equipe, inteligência emocional, liderança, gerenciamento de conflitos e tomada de decisão, entre outros. Identifique a prática de recursos políticos mobilizados. Como você agiria no lugar deste enfermeiro? Leia a íntegra deste relato em DOI: https://doi.org/10.1590/SciELO-Preprints.557. (MENESES, 2020)

REFERÊNCIAS

ALMEIDA, D.B., et al. Arqueologia discursiva: os saberes constitutivos de enfermeiras militantes em entidades de classe. Rev Bras Enferm. v. 71, n. 3, p. 1.128-34. 2018. Disponível em http://dx.doi.org/10.1590/0034-7167-2017-0277. Acesso em 2 fev 2021.

BRASIL. Ministério da Educação, Conselho Nacional de Educação, Câmara de Educação Superior. Resolução CNE/CES nº 3 de 7 de novembro de 2001: Diretrizes Curriculares Nacionais do Curso de Graduação em Enfermagem. Brasília (DF): MEC; 2001. Disponível em: https://normativasconselhos.mec.gov.br/normativa/view/CNE_CES03.pdf?query=Curr%C3%ADculos. Acesso em 28 abr 2022.

CONSELHO FEDERAL DE ENFERMAGEM. Enfermagem em números. Disponível em http://www.cofen.gov.br/enfermagem-em-numeros. Acesso em 28 abr 2022.

FELLI, V.E.A.; PEDUZZI, M.; LEONELLO, V.M. O trabalho gerencial em Enfermagem. In: KURCGANT. P. (Org.). Gerenciamento em Enfermagem. Rio de Janeiro (RJ): Guanabara Koogan, 2016. p. 21-32.

FOUCAULT, M. Microfísica do poder. Rio de Janeiro: Graal, 1985.

KALINOWSKI, C.E. A formação dos docentes de administração e gerência em Enfermagem para o ensino da participação política. 2020. Tese (Doutorado em Ciências). Escola Paulista de Enfermagem. Universidade Federal de São Paulo, São Paulo.

KALINOWSKI, C.E.; CUNHA, I.C.K.O. Reflexões sobre o processo de trabalho participar politicamente do enfermeiro. Rev Bras Enferm, v. 73 (Suppl n6):e20190627, 2020. Disponível em: https://www.scielo.br/pdf/reben/v73s6/pt_0034-7167-reben-73-s6-e20190627.pdf. Acesso em 2 fev 2021.

KURCGANT, P.; MASSAROLLO, M.C.K.B. Cultura e Poder nas Organizações de Saúde. In: In: KURCGANT. P. (Org.). Gerenciamento em Enfermagem. Rio de Janeiro (RJ): Guanabara Koogan, 2016. p. 23-33.

MELO, W.S., et al. Guia de atributos da competência política do enfermeiro: estudo metodológico. Rev. Bras. Enferm. v. 70, n. 3, p. 526-34, 2017. Disponível em: http://www.scielo.br/scielo.php?script=sci_arttext&pid=S0034-71672017000300526&lng=pt. https://doi.org/10.1590/0034-7167-2016-0483. Acesso em 2 fev 2021.

MENESES, A.S. Gerenciamento Emergencial de Recursos da Atenção Primária a Saúde no Enfrentamento à Pandemia da COVID-19. SciELO Preprints, 2020. Disponível em: DOI: https://doi.org/10.1590/SciELOPreprints.557. Acesso em: 28 abr 2022.

MENESES, A.S.D.; SANNA, M.C.. Estrutura do conhecimento sobre administração em enfermagem na pós-graduação brasileira. Texto Contexto Enferm, v. 25, n. 1, 2016. Disponível: https://www.scielo.br/scielo.php?pid=S0104-07072016000100301&script=sci_arttext&tlng=pt. Acesso em: 28 abr 2022.

SANNA, M.C. Os processos de trabalho em Enfermagem. Rev Bras Enferm, v. 60, n. 2, p. 221-24, 2007a. Disponível em: http://www.scielo.br/scielo.php?script=sci_arttext&pid=S0034-71672007000200018&lng=pt.

https://doi.org/10.1590/S0034-71672007000200018. Acesso em: 02 fev 2021.

SANNA, M.C. A estrutura do conhecimento sobre administração em enfermagem. Rev Bras Enferm, v. 60, n. 3, p. 336-8, 2007b. Disponível em:http://www.scielo.br/scielo.php?script=sci_arttext&pid=S0034-71672007000300017&lng=pt. http://dx.doi.org/10.1590/S0034-71672007000300017. Acesso em 2 fev 2021.

SCHEIN, E. H. Organizational culture. Am Psychol, v. 45, n. 2, p. 109-19, 1990. Disponível em: https://doi.org/10.1037/0003-066X.45.2.109 Acesso em 28 abr 2022.

SEÇÃO 4
COMPETÊNCIAS GERENCIAIS

CAPÍTULO 14
LIDERANÇA

Alexandre Pazetto Balsanelli
Vanessa Ribeiro Neves

OBJETIVOS
Após completar esse capítulo, você será capaz de:
- Definir a liderança como competência gerencial
- Compreender a trajetória histórica dos modelos teóricos de liderança
- Refletir sobre a relação da liderança com os processos de trabalho do enfermeiro

INTRODUÇÃO

A liderança é uma necessidade premente nos serviços de assistência à saúde. Compete ao enfermeiro a partir da sua formação, segundo as Diretrizes Curriculares Nacionais, exercê-la com eficiência e eficácia. Este desafio é constante e desenvolver esta competência é uma exigência tanto para os profissionais, quanto para as escolas e instituições.

Por isto este capítulo quer discutir pontos importantes para este aprendizado e estimulá-lo a alcançar novos patamares necessários para o exercício da liderança.

DESENVOLVIMENTO

A liderança é reconhecida como competência gerencial imprescindível para o trabalho de diversos profissionais, dentre eles, o enfermeiro (BALSANELLI, CUNHA, 2006 a; 2006 b; BALSANELLI, CUNHA, WHITAKER, 2008). Definida como um processo de influência intencional do líder sobre seus seguidores, com vistas ao alcance de objetivos comuns a ambos e alinhados com a cultura organizacional vigente (MARQUIS, HUSTON, 2005; LOURENÇO, TREVISAN, 2002), a liderança é considerada essencial para a atuação competente e responsável do enfermeiro (NEVES, 2014) e sua prática vem sendo cada vez mais exigida pelo mercado de trabalho (BALSANELLI, CUNHA, 2006 a).

A despeito dessa definição, a literatura evidencia a ausência de consenso entre os autores quanto ao conceito de liderança, dada a existência de diversas teorias que atribuem diferentes significados a essa competência e cuja fundamentação decorre das posturas e julgamentos de seus enunciadores (OLIVEIRA, A. C., et al., 2004).

Os primeiros estudos sobre liderança, datados do início do século XX, tratavam das características e do comportamento do líder. Até a metade da década de 1940, as pesquisas com esta temática foram fundamentadas na Teoria do Grande Homem e na Teoria de Características. A primeira, cuja base está ancorada na filosofia aristotélica, afirma que determinadas pessoas nascem para liderar e outras para serem lideradas; a segunda aponta que algumas pessoas possuem características ou traços de personalidade que as tornam melhores líderes que outras. Mais adiante, na década de 1990, opositores dessas teorias postulam que a liderança pode ser desenvolvida e não depende apenas de características herdadas pelo indivíduo (MARQUIS, HUSTON, 2005). Nesse ínterim foram concebidas diversas classificações para a liderança, pautadas em diferentes premissas, como veremos a seguir.

Influenciados pelos estudos de McGregor (1960), autor das Teorias X e Y, que estabeleciam relações entre o comportamento dos empregados e as atitudes dos administradores, pesquisadores passaram a observar os feitos dos líderes ao invés de suas características. White e Lippitt, em 1960, identificaram estilos de liderança que posteriormente foram denominados autocrático (ou autoritário), democrático e *laissez-faire* (ou liberal) (MARQUIS, HUSTON, 2005). A Figura 1 descreve as características de cada um deles (MARQUIS, HUSTON, 2005; CHIAVENATO, 2002):

Figura 1 – Os estilos de liderança comportamental.

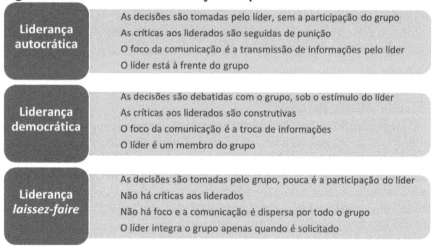

Fonte: Autoria própria.

White e Lippitt (1960) também classificam estes estilos em liderança centrada na tarefa, também denominada liderança diretiva, que corresponde à descrição da liderança autocrática e assemelha-se à Teoria X. Do mesmo modo, a liderança centrada nas pessoas, também denominada liderança participativa, corresponde à descrição da liderança democrática e assemelha-se à Teoria Y, como demonstra a Figura 2 (CHIAVENATO, 2002; MAXIMIANO, 2004).

Figura 2 – Diferenças entre o líder centrado nas tarefas e o líder centrado nas pessoas

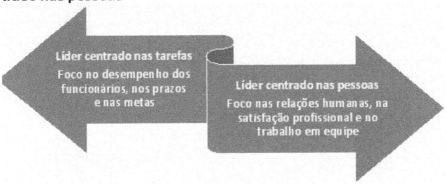

Fonte: Autoria própria.

Partindo do pressuposto de que todo líder deve preocupar-se tanto com a produção quanto com as pessoas, Blake e Mouton (1964) criaram a Grade Gerencial (*Managerial Grid*), que consiste numa representação gráfica dessas variáveis nos seus dois eixos e resulta numa série contínua de nove pontos, como mostra a Figura 3 (CHIAVENATO, 2002; MAXIMIANO, 2004).

Figura 3 – Grade gerencial de Blake e Mouton.

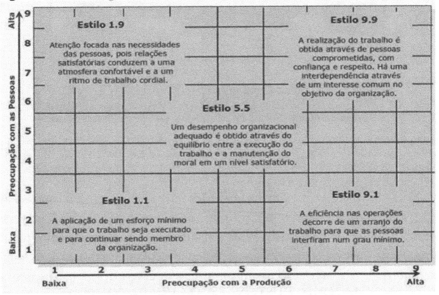

Fonte: BLAKE R. R.; MOUTON, J. S. The managerial grid. Houston: Gulf Publishing, 1964.

Além de considerar pessoas e tarefas como determinantes do estilo de liderança, críticos dessa teoria apontaram a importância de considerar a situação na qual essas pessoas realizavam essas tarefas como um fator crucial para a eficácia da atuação do líder. A partir de então, surgiram as teorias da liderança situacional (MARQUIS, HUSTON, 2005; MAXIMIANO, 2004).

Hersey e Blanchard (1972) destacaram a influência das características do seguidor no comportamento do líder. Segundo esses autores, a maturidade do liderado para a realização das tarefas é a principal característica a ser considerada para a adoção de um estilo de liderança, como demonstra a Figura 4 (HERSEY, BLANCHARD, 1972).

Figura 4: Liderança Situacional de Hersey e Blanchard.

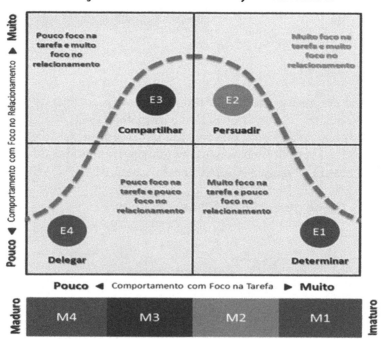

Fonte: ROSS, E. J.; FITZPATRICK, J. J.; CLICK, E. R.; KROUSE, H. J.; CLAVELLE, J. T. Transformational leadership practices of nurse leaders in professional nursing associations. JONA: The Journal of Nursing Administration, Kansas. v. 44, n. 4, p. 201-6, mar/abr. 2014.

Nota-se que conforme a maturidade dos liderados aumenta, o controle do líder sobre a equipe e a centralização de poder diminuem. A relação inversa também é verdadeira: à medida que a maturidade dos liderados diminui, o controle do líder e a centralização de poder aumentam. Os estilos de liderança decorrentes dessa relação, assim como suas características, estão expressos na Figura 5 (MARQUIS, HUSTON, 2005; MAXIMIANO, 2004).

Figura 5 – estilos de liderança a partir do modelo de Liderança Situacional

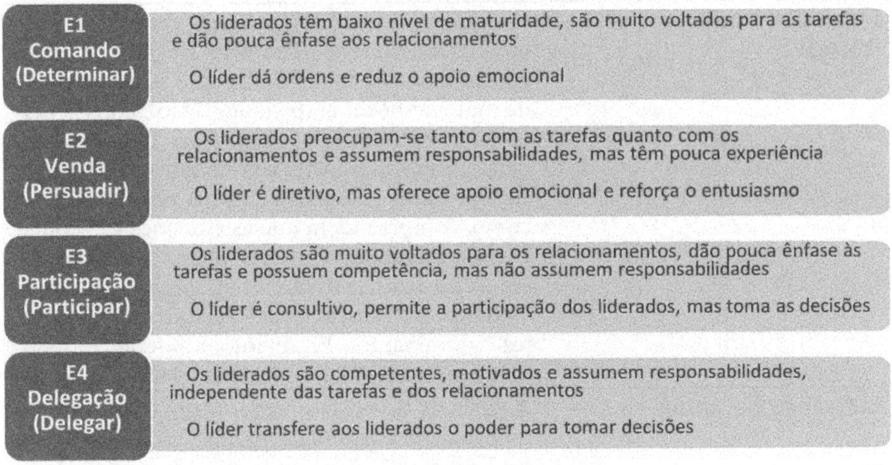

E1 Comando (Determinar)
Os liderados têm baixo nível de maturidade, são muito voltados para as tarefas e dão pouca ênfase aos relacionamentos
O líder dá ordens e reduz o apoio emocional

E2 Venda (Persuadir)
Os liderados preocupam-se tanto com as tarefas quanto com os relacionamentos e assumem responsabilidades, mas têm pouca experiência
O líder é diretivo, mas oferece apoio emocional e reforça o entusiasmo

E3 Participação (Participar)
Os liderados são muito voltados para os relacionamentos, dão pouca ênfase às tarefas e possuem competência, mas não assumem responsabilidades
O líder é consultivo, permite a participação dos liderados, mas toma as decisões

E4 Delegação (Delegar)
Os liderados são competentes, motivados e assumem responsabilidades, independente das tarefas e dos relacionamentos
O líder transfere aos liderados o poder para tomar decisões

Fonte: HERSEY, P.; BLANCHARD, K. H. Management of organizational behavior. Englewood Cliffs: Prentice Hall, 1972.

Considerando a trajetória histórica da liderança, diversos modelos contemporâneos estão surgindo na literatura e são apresentados no Quadro 1.

Quadro 1 – Quadro-síntese com as teorias e modelos de liderança contemporâneas, suas características e contribuições para as pesquisas na área de liderança

Teorias e modelos de liderança contemporâneas	Características e contribuições para as pesquisas da liderança
Liderança Transformacional e Transacional	A Liderança Transformacional é um modelo de liderança que inspira e capacita os seguidores a alcançar resultados extraordinários enquanto transcende os interesses individuais, alinhando objetivos e metas dos seguidores, líderes, grupos e organizações. Algumas habilidades são essenciais para o líder transformacional, como aprender a trabalhar com os outros de forma a capacitar os seus liderados, facilitando o crescimento e a aprendizagem do pessoal. Acresce-se ainda transpor as evidências em prática e prática em evidência, reflexão crítica, comunicação, resolução de problemas e tomada de decisões. Em contrapartida, a Liderança Transacional envolve tanto líder e o seguidor a receber algo por seus esforços. Afirma-se que o líder realiza o trabalho, ao passo que o seguidor recebe dinheiro, promoção ou outros benefícios ao participar do processo. Seguidores desta forma de liderança são motivados por recompensa, por conformidade, "uma transação".

Teorias e modelos de liderança contemporâneas	Características e contribuições para as pesquisas da liderança
Liderança Ressonante e Dissonante	Os líderes ressonantes estão em sintonia com as pessoas ao seu redor, têm nível elevado de Inteligência Emocional, definida como as capacidades de autoconhecimento, autogestão, consciência social e gestão de relacionamento. Também estabelecem relações fortes e confiantes e gerenciam suas próprias emoções de forma produtiva, bem como, compreendem que as emoções são contagiosas e criam um clima de esperança e otimismo em torno delas. Já os líderes dissonantes possuem como características estilos de liderança marcantes e dominantes. Entretanto, a liderança dissonante pode ser útil em situações particulares.
Liderança Coaching	A essência do processo *coaching* é o desenvolvimento de competências para se alcançar as metas e objetivos, oferecendo subsídios necessários na capacitação e desenvolvimento dos liderados. Suas dimensões compreendem as seguintes competências: comunicação, dar e receber *feedback*, dar poder e exercer influência e apoiar a equipe ao alcance de metas.
Liderança Autêntica	É considerado autêntico o indivíduo que age de acordo com os pensamentos e crenças que possui. A liderança autêntica surgiu, recentemente, com o objetivo de produzir relações humanas e organizações com essa característica, por meio da ação de líderes transparentes e coerentes com seu próprio eu. Baseada na Psicologia Positiva e no comportamento organizacional positivo, a liderança autêntica demanda o reforço aos pontos fortes do indivíduo, o que requer ética e autoconsciência, e a contribuição para o desenvolvimento do outro.

Fonte: Adaptado de MOURA, A. A. Liderança *Coaching* e satisfação no trabalho no contexto do atendimento pré-hospitalar móvel no Estado de Goiás. 2018. 156 f. Tese (Doutorado em Ciências) – Escola de Enfermagem de Ribeirão Preto, Universidade de São Paulo, Ribeirão Preto, 2018.

Independente do modelo ou estilo adotado, a liderança é muito importante para o exercício profissional do enfermeiro, sendo oportuno discutir o impacto dessa competência nos seus processos de trabalho.

A inserção do enfermeiro no mercado de trabalho depende de sua capacidade para assistir, administrar, ensinar, pesquisar e participar politicamente, processos de trabalho alicerçados na liderança (BALSANELLI, CUNHA, 2006 a; 2006 b; BALSANELLI, CUNHA, WHITAKER, 2008; AVOLIO, GARDNER, 2005), seja qual for o estilo ou modelo adotado por esse líder durante sua prática profissional (NEVES, 2014).

Em se tratando da assistência de enfermagem, a excelência no cuidado prestado deve ser o principal objetivo do enfermeiro e de seus liderados e a Sistematização da Assistência de Enfermagem consiste no método utilizado pelo enfermeiro para alcançar esses resultados. Nesse sentido, o exercício da liderança permite ao enfermeiro planejar a assistência junto à equipe de trabalho, à família e ao paciente, identificar prioridades assistenciais, prevenir intercorrências e delegar, com responsabilidade, funções assistenciais (ESPER, CUNHA, 2015).

Ao liderar a equipe de trabalho, o enfermeiro passa a conhecer as características de seus seguidores e torna-se capaz de reconhecer e desenvolver talentos, estabelecer vínculos, fortalecer o grupo, antever e empreender mudanças e impactar positivamente as organizações onde atua, independente de possuir cargo de chefia. Esse perfil profissional leva à consecução de resultados favoráveis, ainda que em condições adversas, pois favorece a autossuficiência e o comprometimento dos integrantes da equipe com o trabalho desenvolvido (NEVES, 2014).

A construção desse líder tem a formação acadêmica como seu principal alicerce, pois permite a aquisição de competências, dentre elas a liderança, a serem aperfeiçoadas durante sua trajetória, de modo que somente a condução competente do processo ensino-aprendizagem pode propiciar a base necessária à atuação satisfatória desse profissional. Assim como acontece nesse processo, o líder enfermeiro ensina e é ensinado pelos seus seguidores, sejam eles trabalhadores, pacientes ou familiares (NEVES, 2014).

Essa interação requer, além de iniciativa e habilidade de relacionamento interpessoal, a utilização de conhecimentos que podem ser adquiridos por meio da elaboração e do consumo de produtos de pesquisas científicas, o que fortalece o desenvolvimento profissional do enfermeiro e pode levar ao aperfeiçoamento de sua prática. A pesquisa deve gerar conhecimento aplicável, passível de multiplicação e relevante para a sociedade. Para tanto, é necessário que o pesquisador saiba eleger e recortar objetos de estudo, elaborar questões de pesquisa passíveis de serem respondidas, definir objetivos factíveis e selecionar e aplicar métodos adequados à construção desse conhecimento. Essa construção favorece a reflexão e transformação da realidade, atitudes concernentes ao líder que deve, portanto, desempenhar o papel de pesquisador (NEVES, 2014).

Outro papel a ser desempenhado pelo enfermeiro-líder é o de participação política. O exercício da liderança favorece a busca por melhores condições para operar os outros processos de trabalho, o que é fundamental para o reconhecimento social e a obtenção de poder (SANNA, 2017; MARX, MORITA, 2000).

CONSIDERAÇÕES FINAIS

Conhecer diversas possibilidades de exercício da liderança e constatar sua importância para a atuação profissional do enfermeiro suscita reflexões sobre a relação existente entre liderança e poder. É fato que nem todos os enfermeiros são líderes e, ainda assim, ocupam postos de trabalho. Embora seja possível ingressar e permanecer no mercado de trabalho sem exercer adequadamente a liderança, essa capacidade aumenta o poder do enfermeiro, distingue esse profissional dos outros integrantes da equipe de trabalho e o auxilia em sua atuação na organização.

Assim sendo, pode-se afirmar que a ascensão profissional, apoiada no poder e no prestígio, pode decorrer do exercício da liderança. A aquisição e o desenvolvimento dessa competência levam à conquista e à manutenção da posição do enfermeiro na organização onde atua, afastando a ameaça de perder poder para outros membros do grupo e tornando prerrogativa desse profissional a decisão entre utilizar ou compartilhar esse poder.

PARA REFLEXÃO

1. Enquanto competência gerencial, a liderança pode ser aprendida?
Resposta (conhecimento esperado):
Sim, pois o desenvolvimento desta competência exige a aquisição de conhecimentos, habilidades e atitudes específicas que um líder deve buscar diuturnamente. Esta busca é uma somatória do autodesenvolvimento e do investimento da instituição na qual exerço o meu trabalho.

2. Para as instituições de saúde, é importante a adoção de um modelo de liderança para seus enfermeiros?
Resposta (conhecimento esperado):
Esta decisão estratégica é de fundamental importância para que os enfermeiros não sejam encarados como "líderes heróis". Somos profissionais em constante aprendizado. Para isto é necessário que a instituição tenha claro o que se espera do seu líder. Liderança aqui é vista a partir do modelo de liderança *coaching*, autêntica ou transformacional. Tal clareza permitirá aos serviços desenvolverem seus líderes tendo como pressuposto estes referenciais que tirarão o alcance utópico do líder para algo mais concreto e real de ser atingido.

3. Como recém-formado é possível ser líder?
Resposta (conhecimento esperado):

Sim e dependerá da busca constante do conhecimento. Talvez hoje você não tenha a experiência prática do ser enfermeiro e a habilidade técnica para resolução de questões assistenciais. Todavia o conhecimento adquirido e conquistado, associado com a humildade e a disposição de querer fazer o seu melhor, permitirão alcançar patamares jamais imaginados e desenvolver a liderança a partir do processo de trabalho cuidar que é a essência da enfermagem.

REFERÊNCIAS

AVOLIO, B. J.; GARDNER, W. L. Authentic leadership development: getting to the root of positive forms of leadership. Leadership Quarterly, Amsterdã. v. 16, n. 3, p. 315-38, mar. 2005.

BALSANELLI, A. P., CUNHA, I. C. Liderança do enfermeiro em unidade de terapia intensiva e sua relação com ambiente de trabalho. Revista Latino-Americana de Enfermagem, Ribeirão Preto. v. 23, n. 1, p. 106-13, jan/fev. 2006 a.

BALSANELLI, A. P.; CUNHA, I. C. Liderança no contexto da enfermagem. Revista da Escola de Enfermagem da USP, São Paulo. v. 40, n. 1, p. 177-22, jan/fev. 2006 b.

BALSANELLI, A. P.; CUNHA, I. C., WHITAKER, I. Y. Estilos de liderança e perfil profissional de enfermeiros em Unidade de Terapia Intensiva. Acta Paulista de Enfermagem, São Paulo. v. 21, n. 2, p. 300-4, mar/abr. 2008.

BLAKE, R. R.; MOUTON, J. S. The managerial grid. Houston: Gulf Publishing, 1964.

CARDOSO, M. L.; RAMOS, L. H.; D'INNOCENZO, M. D. Coaching leadership: leaders' and followers' perception assessment questionnaires in nursing. Einstein, São Paulo. v. 12, n. 1, p. 66-74, jan/fev. 2014.

CARDOSO, M. L.; RAMOS, L. H.; D'INNOCENZO, M. D. Coaching: a reference model for the practice of nurse-leaders in the hospital context. Revista da Escola de Enfermagem da USP, São Paulo. v. 45, n. 3, p. 730-7, mai/jun. 2011.

CHIAVENATO, I. Gerenciando pessoas: como transformar os gerentes em gestores de pessoas. São Paulo: Prentice Hall, 2002.

ESPER, A. J.; CUNHA, C. J. Liderança autêntica: uma revisão integrativa. Revista Navus, Santa Catarina. v. 5, n. 2, p. 60-72, mar/abr. 2015.

FISCHER, S. A. Transformational leadership in nursing: a concept analysis. Journal of Advanced Nursing, Oxford. v. 72, n. 11, p. 2.644-53, nov. 2016.

HERSEY, P.; BLANCHARD, K. H. Management of organizational behavior. Englewood Cliffs: Prentice Hall, 1972.

LASCHINGER, H. K., et al. Resonant leadership and workplace empowerment: the value of positive organizational cultures in reducing workplace incivility. Nursing Economics, Washington. v. 32, n. 1, p. 5-16, jan. 2014.

LOURENÇO, M. R.; TREVIZAN M. A. Liderança situacional: análise de estilo de enfermeiros-líderes. Acta Paulista de Enfermagem, São Paulo. v. 15, n. 1, p. 48-52. jan/fev. 2002.

MARQUIS, B. L.; HUSTON, C. J. Administração e liderança em enfermagem: teoria e prática. Porto Alegre: Artmed, 2005.

MARX L. C.; MORITA L. C. Competências gerenciais na enfermagem: a prática do Sistema Primary Nursing como parâmetro qualitativo da assistência. São Paulo: BH Comunicação, 2000.

MAXIMIANO, A. C. Introdução à Administração. São Paulo: Atlas, 2004.

MCGREGOR, D. The human side of enterprise. New York: McGraw Hill, 1960.

MCKEE, A.; MASSIMILIAN, D. Resonant leadership: a new kind of leadership for the digital age. Journal of Business Strategy, Houston. v. 27, n. 5, p. 45-9, may. 2006.

MOURA, A. A. Liderança *Coaching* e satisfação no trabalho no contexto do atendimento pré-hospitalar móvel no Estado de Goiás. 2018. 156 f. Tese (Doutorado em Ciências) – Escola de Enfermagem de Ribeirão Preto, Universidade de São Paulo, Ribeirão Preto, 2018.

NEVES, V. R. Transformações no ensino da liderança em Enfermagem segundo docentes de escolas paulistas - 1972 a 1994. 2014. Tese (Doutorado em Ciências) – Escola Paulista de Enfermagem, Universidade Federal de São Paulo – EPE, São Paulo, 2014.

OLIVEIRA, A. C., et al. Liderança e enfermagem: elementos para reflexão. Revista Brasileira de Enfermagem, Brasília. v. 57, n. 4, p. 487-9. mai/jun. 2004.

ROSS, E. J., et al. Transformational leadership practices of nurse leaders in professional nursing associations. JONA: The Journal of Nursing Administration, Kansas. v. 44, n. 4, p 201-6, mar/abr. 2014.

SANNA, M. C. Os processos de trabalho em Enfermagem. Revista Brasileira de Enfermagem, Brasília. v. 60, n. 2, p. 221-4, mar/abr. 2017.

SCULLY, N. J. Leadership in nursing: the importance of recognising inherent values and attributes to secure a positive future for the profession. Collegian: The Australian Journal of Nursing Practice, Scholarship and Research, Deakin. v. 22, p. 439-44. 2015.

WHITE, R. K.; LIPPITT, R. Autocracy and democracy: an experimental inquiry. New York: Harper & Row, 1960.

CAPÍTULO 15
TRABALHO EM EQUIPE

Geisa Colebrusco de Souza Gonçalves
Vanessa Ribeiro Neves

OBJETIVOS
Ao ler este capítulo o leitor deverá ser capaz de:
- Reconhecer os diferentes tipos de equipes, seus atributos e formas de articulação
- Analisar e reconhecer contextos propícios para o desenvolvimento de trabalho em equipe
- Compreender os benefícios do trabalho em equipe para a instituição, trabalhadores da saúde e pacientes
- Conhecer os instrumentos de medida para investigação do trabalho em equipe e de liderança colaborativa interprofissional

INTRODUÇÃO
O trabalho em saúde na modernidade configura-se como trabalho coletivo. O hospital, que até então era um espaço onde marginalizados e moribundos sem posses encontravam abrigo no final de suas vidas, passou a ser uma instituição para recuperação de pessoas acometidas por doenças e agravos, mudança de atividade que só foi possível a partir dos avanços no conhecimento clínico (FOUCAULT, 2009).

Para Mendes-Gonçalves (2017), a Medicina nasceu, como trabalho, como atividade orientada para atender uma determinada finalidade, centrada na prática do médico, enquanto as demais ações em saúde, sobretudo relacionadas ao apoio, como a infraestrutura necessária à execução dessa prática, demandaram um conjunto de outros profissionais, dentre esses as enfermeiras. Esse contingente, denominado na atualidade como trabalhadores da saúde, passou a organizar as práticas em saúde na modernidade a partir de uma divisão técnica e social do trabalho, que não foi "natural[1]",mas histórica e socialmente determinada. Tal divisão caracteriza o trabalho em saúde nos dias atuais.

---

1 Como é natural numa colmeia, ou então como ocorre a organização nas sociedades.

Nessa perspectiva, as práticas médicas se desdobraram, tanto no sentido verticalizado, hierarquizando as práticas e os trabalhos que deram sustentação ao fazer médico, quanto de forma horizontal, com a crescente especialização e fragmentação de partes do processo diagnóstico e terapêutico. Por meio desse movimento, o cuidado em saúde passou a agregar outros profissionais com atuações complementares – odontólogo, fonoaudiólogo, terapeuta ocupacional, fisioterapeuta, psicólogo, assistente social, nutricionista – além de praticantes de outras especialidades médicas – médico intensivista, médico de família, gastroenterologista, pneumologista, entre outros. Em suma, o trabalho em saúde, desde sua gênese, foi definido como trabalho coletivo com intensa divisão técnica e social (MENDES-GONÇALVES, 2017).

Com a crescente incorporação tecnológica, o avanço da ciência e do conhecimento em saúde, a mudança do perfil epidemiológico da população, aumento da expectativa de vida e consequentemente maior prevalência de doenças crônicas, novas formas de organização do trabalho em saúde tornaram-se necessárias, a fim de superar a fragmentação presente nas práticas de saúde. Dentre elas figura o trabalho em equipe, que será apresentado neste capítulo.

TRABALHO EM EQUIPE EM SAÚDE E ENFERMAGEM

O trabalho em equipe é uma forma de organização do trabalho e dos trabalhadores que consiste numa das ações estratégicas dos serviços cujo objetivo é atender esse novo perfil sociodemográfico e enfrentar a intensa fragmentação e especialização nas práticas de saúde. Há, portanto, uma tentativa de recompor o cuidado, a partir de diferentes especialidades e de diferentes profissionais, para uma abordagem ampliada das necessidades de saúde, que ao longo do tempo foram sendo recortadas durante seu manejo. Além disso, existe a preocupação com o enfrentamento da crescente complexidade dessas necessidades, considerando o fato de não serem propriamente naturais, mas sócio-historicamente construída (MENDES-GONÇALVES, 2017).

Nessa perspectiva, melhores resultados em saúde vêm sendo obtidos por meio do acompanhamento contínuo e da organização de equipes interprofissionais (PEDUZZI et al, 2020).

Especificamente na Enfermagem, o trabalho em equipe passou a ser discutido com maior destaque pela enfermeira Eleanor C. Lambertsen (SAXON, 1998), célebre professora estadunidense que introduziu, na década de 1950, o conceito de equipe de enfermagem, com o objetivo de melhorar o atendimento prestado ao paciente. Segundo Lambertsen, o propósito do trabalho em equipe de enfermagem era congregar diferentes tipos de enfermeiros num setor cujo núcleo do trabalho era o paciente e suas necessidades de cuidado. Tal proposta visava superar o modelo de organização de trabalho denominado funcional, caracterizado pelo cuidado fragmentado em atividades de enfermagem, no qual a cada trabalhador era designada uma tarefa específica e que se justificou por certo tempo devido à escassez de profissionais de enfermagem à época. As equipes de enfermagem poderiam ser lideradas e coordenadas por médicos ou enfermeiros experientes (SAXON, 1998).

Sabe-se que as práticas de organização e composição profissional nos serviços de saúde mudam a depender do contexto social e histórico, das características da instituição e dos serviços de saúde ofertados, bem como dos pacientes que serão ali atendidos. Embora o trabalho em equipe de enfermagem tenha sido proposto numa perspectiva circunscrita à profissão e suas categorias, atualmente os trabalhadores de enfermagem reconhecem sua atuação não somente como membros da equipe de enfermagem, mas também como componentes da equipe interprofissional (SOUZA et al, 2016).

A partir da publicação, pela Organização Mundial da Saúde (OMS), do relatório *Framework for Action on Interprofessional Education & Collaborative Practice* (WHO, 2010), o termo interprofissional passou a ser frequentemente atrelado ao impreciso conceito de trabalho em equipe. Trata-se de um construto teórico heterogêneo, que pode ser conceituado de diferentes maneiras (REEVES, XYRICHIS, ZWARENSTEIN, 2018).

Independentemente das imprecisões acerca dos termos, há coerência na literatura em distinguir tipos de coletivos de trabalhadores, considerando que nem todo grupo de trabalhadores que dividem o mesmo espaço físico na área da saúde apresenta as características de uma equipe (PEDUZZI et al. 2020; REEVES, XYRICHIS, ZWARENSTEIN, 2018). Pesquisadores têm envidado esforços para compreender e descrever os tipos de práticas coletivas de trabalho, denominando-as segundo a presença de alguns atributos.

Reeves S, Xyrichis A, Zwarenstein (2018) analisaram mais de 20 tipos de trabalho em equipe, descritos na literatura especializada sobre o tema, e elencaram cinco atributos comuns e nucleares que ajudam a definir a essência de uma equipe: o compartilhamento de identidade própria; a clareza nos papéis, tarefas e objetivos; a interdependência entre os trabalhadores; a integração do trabalho; e a corresponsabilização pelos resultados alcançados. Os autores ainda apontaram a existência de um sexto atributo pouco discutido nas pesquisas, a natureza da tarefa executada pela equipe, classificada como imprevisível, complexa e urgente. A natureza da tarefa executada não é uma característica contínua, pode também ocorrer por contingência, a depender de mudanças inesperadas em relação ao que é comum às equipes (MENDES-GONÇALVES, 2017).

Além da prática interprofissional realizada por equipes, os autores ampliaram a compreensão de que pode ocorrer colaboração interprofissional, coordenação interprofissional e trabalho interprofissional em rede (REEVES, XYRICHIS, ZWARENSTEIN, 2018). Cada uma dessas definições apresenta os atributos aqui mencionados, em maior ou menor intensidade. Esses conceitos, apesar de serem de autores estrangeiros, são bastante profícuos para discutir a organização e integração dos trabalhadores e dos serviços no Brasil, no Sistema Único de Saúde (SUS), cujas diretrizes demonstram que a partir do trabalho em equipe torna-se possível articular as ações de promoção, prevenção e recuperação dos agravos em saúde, e na Atenção Primária à Saúde (APS), na qual a Estratégia de Saúde da Família (ESF), criou espaços propícios para o desenvolvimento do trabalho em equipe.

A Tabela 1 destaca a intensidade dos atributos presentes em cada tipo de trabalho em equipe, segundo os conceitos enunciados por Reeves, Xyrichis e Zwarenstein e apresenta exemplos de locais de atuação.

Tabela 1 – Tipos e atributos do trabalho em equipe

Tipologia de trabalho interprofissional / Atributos e exemplos	Trabalho em equipe	Colaboração interprofissional	Coordenação interprofissional	Prática interprofissional em rede
Compartilhamento de identidade própria	Presente	Menos presente	Presente	Menos presente
Clareza de papéis, tarefas e objetivos	Presente	Presente	Presente	Menos presente
Interdependência entre trabalhadores	Presente	Presente	Menos presente	Menos presente
Integração do trabalho	Presente	Menos presente	Menos presente	Menos presente
Corresponsabilização pelos resultados	Presente	Presente	Presente	Menos presente
Natureza da tarefa	Imprevisível, complexa e urgente	Mais previsível, menos complexa e menos urgente	Previsível, menos complexa e menos urgente	Previsível, menos complexa e não urgente
Exemplo de local de atuação	Setores de urgência e emergência e Equipes de Estratégia de Saúde da Família	Serviços de saúde em geral	Gerenciamento de casos Interdisciplinares (coordenador gerencia o trabalho de outras equipes).	Entre os diferentes serviços que compõe as redes de atenção à saúde.

Fonte: Autoria própria, com base no referencial proposto por Reeves, Xyrichis e Zwarenstein (2018).

Além desses atributos e dos possíveis cenários de atuação, o número e os tipos de profissões envolvidas, bem como o público-alvo, influenciam na organização do trabalho em equipe (REEVES, XYRICHIS, ZWARENSTEIN, 2018).

É importante salientar que a ocorrência do trabalho em equipe não depende apenas da disposição dos trabalhadores, ou seja, organizar-se em equipe não é apenas uma decisão pessoal de trabalhadores que estão no mesmo local de trabalho. Para tanto, há que se considerar o papel fundamental dos três níveis de gestão (GARCIA, 2016), a saber:

- Macrogestão: o trabalho em equipe precisa ser apoiado por meio das políticas de formação de recursos humanos e organização dos serviços, com valorização dos trabalhadores.
- Mesogestão: no âmbito das instituições de saúde, o trabalho em equipe precisa ser um valor e fazer parte da cultura organizacional.
- Microgestão: os gerentes e líderes das equipes de cuidado direto devem apoiar essa forma de organização do trabalho.

Em suma, o trabalho em equipe é uma prática facilitada por iniciativas individuais e coletivas nas áreas de trabalho e de gestão e para sua concretização é necessário transpor muitas barreiras, como as estruturas, ideológicas, organizacionais e relacionais (SANGALETI et al, 2017).

IMPORTÂNCIA DO TRABALHO EM EQUIPE

A saúde é uma das áreas do conhecimento que exigem evidências científicas constantes e atualizadas para que as mudanças sejam incorporadas nas organizações. Nesse sentido, os gestores e administradores desse campo de atuação buscam evidências robustas do impacto do trabalho em equipe para confrontarem com resultados de desempenho, como satisfação do paciente, morbimortalidade, taxas de infecção, ocorrência de eventos adversos, custos dos procedimentos, entre outros relacionados aos profissionais: satisfação, retenção, desempenho etc.

Apesar de ser apontado na literatura como essencial para fornecer os cuidados na contemporaneidade, frente à crescente complexidade das necessidades de saúde social e historicamente construídas, poucas pesquisas comprovam a eficácia do trabalho em equipe. Contudo, advoga-se aqui que é a partir dessa forma de organização das ações e dos trabalhadores que se torna possível a entrega de cuidado seguro, eficiente e centrado no paciente.

Estudos indicam que o trabalho em equipe é promissor para promover um atendimento de qualidade, com maior satisfação do trabalhador, melhoria nos custos e potencial para diminuir a ocorrência dos eventos adversos (VALENTINE, NEMBHARD, EDMONDSON, 2015; SCHMUTZ, MEIER, MANSER, 2019) e que pode ser alcançado por meio de reflexões conjuntas, durante as discussões de casos clínicos e da oferta de treinamentos em equipe (SCHMUTZ, MEIER, MANSER, 2019). Ademais, no que se refere aos benefícios da entrega de cuidados em equipe e à segurança do paciente, como apontado pela Joint Commission (2015), a comunicação, elemento essencial e que melhora na vigência do trabalho em equipe, quando apresenta falhas é uma das principais causas de ocorrência de eventos adversos, demonstrando, assim, que as relações do trabalho em equipe são cruciais para diminuir os erros em saúde.

No tocante às pesquisas que demonstram haver benefícios para os profissionais, as experiências do profissional no trabalho em equipe são desencadeadas para o atendimento das necessidades dos pacientes, e requerem dele confiança, respeito, abertura à colaboração, sentimento de pertencimento à equipe, abertura à comunicação e troca com outros profissionais. Isso gera ganhos no cuidado e também no trabalho, com possibilidade de continuidade das ações, melhoria nas relações, economia de tempo e aprendizado contínuo nessa interação (SANGALETI et al, 2017).

O trabalho em equipe também traz benefícios para a própria organização de saúde. Segundo Mohr, Burgess Jr e Young (2008), hospitais onde o trabalho em equipe é parte da cultura organizacional, apresentam maior satisfação do paciente pelos cuidados recebidos e alta retenção dos profissionais, especialmente enfermeiros, o que favorece a continuidade e qualidade do atendimento.

INSTRUMENTOS DE MEDIDA DO TRABALHO EM EQUIPE

Embora se reconheça muitos avanços sobre o tema do trabalho em equipe e o quanto ele impacta no cuidado do paciente, não há consenso sobre se esses atributos são suficientes, se existem outros, bem como há carência de instrumentos com qualidades psicométricas que possam aferi-lo (VALENTINE, NEMBHARD, EDMONDSON, 2015).

Para Agrelli, Peduzzi e Bailey (2017) uma forma de operacionalizar o trabalho em equipe interprofissional colaborativo é por meio da compreensão do clima do trabalho em equipe. Peduzzi e colaboradores (2020) referem que é possível fazer uma diferenciação entre equipes, de acordo com sua efetividade e o impacto na qualidade da atenção à saúde, por meio da avaliação do clima de trabalho em equipe, por possuírem elementos conceituais comuns.

O clima organizacional consiste nas percepções e interpretações da coletividade em relação às políticas, práticas e processos no ambiente de trabalho compartilhado. Por definição, o clima é um aspecto dinâmico nas organizações. Sabe-se que os processos de socialização, como o trabalho em equipe e a liderança, juntos, desempenham papel central na formação do clima e da cultura organizacional e, por essa razão, torna-se necessário compreender esses construtos para o alcance de resultados das equipes nas organizações de saúde, embora, de acordo com os autores, clima e cultura sejam metáforas utilizadas para descrever sistemas sociais complexos e com intensa interação social (SCHNEIDER et al, 2017).

Nesse sentido, um instrumento para aferir o trabalho em equipe é a escala de clima do trabalho em equipe, do inglês *Team Climate Inventory* (TCI). Composta por quatro dimensões que são avaliadas pelos profissionais que compõem uma equipe, o instrumento mensura (SILVA et al, 2016):

- **a participação na equipe:** confiança e apoio para expor suas percepções sem julgamento ou censura de outros profissionais;
- **o apoio a novas ideias:** suporte para que novas ações da equipe, sejam elas inéditas ou de aprimoramento de processos já existentes, tornem-se aceitas no ambiente de trabalho;
- **os objetivos da equipe:** definição, clareza e factibilidade;
- **a orientação para as tarefas:** compromisso, individual e compartilhado entre os membros da equipe, de acompanhar, monitorar e analisar criticamente o próprio desempenho no alcance da qualidade das ações de saúde.

Como vimos, a responsabilidade para o desenvolvimento do trabalho em equipe perpassa a gerência dos serviços e das unidades de saúde, e dessa maneira, na literatura um dos aspectos importantes para o alcance do trabalho em equipe é o estilo de liderança (ORCHARD, SINCLAIR, RYKHOFF, 2019). Existe uma desconexão e ruptura entre a demanda de se atender de forma individualizada às necessidades de saúde – que se tornam mais complexas a cada dia, e a estrutura gerencial tradicional, ao tentar padronizar e estandardizar os atendimentos em saúde, muitas vezes desconsiderando os aspectos singulares dos pacientes. Nesse sentido, a liderança precisa ser exercida de forma coerente, aberta ao diálogo e ao compartilhamento nas tomadas de decisões (ORCHARD, SINCLAIR, RYKHOFF, 2019).

POTENCIALIDADES E DESAFIOS PARA O DESENVOLVIMENTO DO TRABALHO EM EQUIPE

Um dos atributos presentes na literatura sobre o trabalho em equipe diz respeito à comunicação dialógica entre todos os trabalhadores. Pode-se considerar a comunicação como o componente essencial e intrínseco ao trabalho em equipe, visto que é a partir dela que os trabalhadores conseguem estabelecer os demais atributos essenciais: clareza dos papéis profissionais, acordos quanto ao plano terapêutico, estabelecimento de vínculo, confiança e respeito mútuo (SOUZA et al, 2016). Como se trata de um conceito muito usual e corriqueiro, cabe fazer uma breve explanação sobre os tipos de comunicação existentes. Habermas (2003), que desenvolveu a teoria do agir comunicativo, debate a sociedade a partir de duas lógicas distintas: a dialógica e a estratégica-instrumental. A primeira é orientada pela busca de entendimento entre os sujeitos que se comunicam, ou seja, a linguagem é o meio para o entendimento. A segunda é orientada para o êxito e a linguagem é utilizada como meio para atingir os fins desejados.

Na saúde e no trabalho em equipe as duas lógicas estarão presentes, e elas devem coexistir para tornar possível o cuidado em saúde, contudo, cabe aos profissionais reconhecerem quais os momentos em que a comunicação será para a busca do entendimento, incluindo os pacientes e familiares, e não limitar a comunicação à sua lógica estratégica-instrumental, apenas pela troca de informação, lógica essa que muitas vezes invade os momentos de diálogo e de construção de acordos. Conforme sintetizou Peduzzi e colaboradores (2020): "quanto mais dialógicas forem as relações de trabalho, mais integradas serão as ações de cuidado à saúde; quanto menos dialógicas as relações de trabalho, mais fragmentada resultará a dinâmica das equipes de atenção à saúde".

Ainda no tocante à comunicação e ao trabalho em equipe, há cada vez mais forte a compreensão de que a segurança e a qualidade do cuidado prestado aos pacientes só serão verdadeiramente alcançadas por meio de esforços coletivos de vários profissionais (REEVES, XYRICHIS, ZWARENSTEIN, 2018), visto que a falta de comunicação impacta diretamente nos resultados clínicos em saúde.

Em relação aos desafios para se desenvolver o trabalho em equipe não se pode ignorar os que são provenientes da formação em saúde. Conforme apontado por Peduzzi e Agreli (2018), a limitação da formação dos profissionais em saúde em suas áreas específicas, sem a necessária aprendizagem compartilhada e interativa entre eles, tem demonstrado ser uma forma insuficiente e que impacta negativamente na prática profissional. Diante deste contexto, o desafio está presente desde a formação em saúde visto que, nas instituições de ensino e nos cursos da área da saúde, há dificuldades de se incorporar uma educação interprofissional por meio da qual estudantes de dois ou mais cursos aprendem uns com os outros, para melhorar a colaboração e a qualidade dos cuidados que oferecem (CAIPE, 2016).

Ainda, em relação à análise da literatura, é possível identificar um esforço dos autores em fornecerem tipologias para diferenciar que existem boas equipes e equipes ruins, as disfuncionais. Dicotomizando em um único espectro a interação entre os que as compõe (trabalham de forma integrada, ou não) ou em vários espectros, são chamadas na literatura por equipes potenciais, equipes reais, pseudo equipes, equipes de alto desempenho, e, nesse sentido, essas tipologias podem dificultar a compreensão da natureza da prática colaborativa. E quando se fala em trabalho interprofissional, na área da saúde é preciso considerar que se trata de uma construção heterogênea e, como tal, pode ser conceituada em diferentes maneiras (XYRICHIS, REEVES, ZWARENSTEIN, 2018).

Outro desafio apontado é que há uma escassez de estudos empíricos que consigam manifestar a eficácia da equipe, testando as intervenções de forma sistematizada (ALCOVER, RICO, WEST, 2021).

Salienta-se também que diferentes abordagens se originam de diferentes áreas do conhecimento, da saúde, administração, psicologia, entre outras para compreender o fenômeno do trabalho em equipe, na área da saúde, é preciso considerar que não se trata de um fenômeno singular pela especificidade do objeto de trabalho (XYRICHIS, REEVES, ZWARENSTEIN, 2018).

CONSIDERAÇÕES FINAIS

Ao retomar os pontos chaves discutidos neste capítulo destaca-se que a prática profissional em equipe é demandada pelo contexto das práticas de saúde, que, na modernidade configurou-se como prática coletiva.

A literatura distingue tipos diferentes de equipe, a depender de seus atributos, sendo a comunicação imprescindível para que as outras características sejam estabelecidas, como articulação entre as ações, confiança, vínculo e clareza nos papéis e objetivos estabelecidos em equipe.

O trabalho em equipe decorre de ações da macrogestão e nos micros espaços depende dos gestores e gerentes, com destaque para o papel da liderança bem como dos profissionais.

As pesquisas têm demonstrado que o trabalho em equipe favorece o cuidado centrado no paciente, a segurança e a qualidade dos serviços prestados, a retenção profissional, a satisfação dos profissionais em trabalhar na organização e a satisfação dos pacientes na experiência de cuidado em saúde.

Alguns instrumentos para mensurar o clima de trabalho em equipe e a liderança colaborativa interprofissional estão disponíveis na literatura, embora ainda careçam de refinamento teórico e aplicação em diferentes cenários de prática para que se garanta sua validade e aplicabilidade.

Cabe ressaltar a necessidade de proporcionar aos estudantes de enfermagem, ainda durante o curso de graduação, experiências práticas de trabalho em equipe em diferentes serviços de saúde, preferencialmente com estudantes de outros cursos da saúde, a fim de propiciar reflexão e facilitar sua inserção e atuação nas equipes das quais fará parte quando formado.

PARA REFLEXÃO

Ao elencar que as responsabilidades para que ocorra o trabalho em equipe são de diferentes atores sociais, numa perspectiva sistêmica, para além das disposições pessoais levanta-se o seguinte questionamento:

- Como fazer para que um grupo ou coletivo de trabalhadores possa ser considerado uma equipe dentro da minha organização ou unidade? Como se daria a sua operacionalização?
- Quais as ações gerenciais de apoio e suporte devem ser desenvolvidas, para que, um determinado grupo alocado numa unidade/setor de cuidado em saúde, seja capaz de ser reconhecido como equipe?

REFERÊNCIAS

AGRELI, H.F.; PEDUZZI, M.; BAILEY, C. Contributions of team climate in the study of interprofessional collaboration: A conceptual analysis. J Interprof Care. v. 31, n. 6, p. 679-84, 2017. Disponível em: doi: 10.1080/13561820.2017.1351425.

ALCOVER, C.A.; RICO, R.; WEST, M. Struggling to Fix Teams in Real Work Settings: A Challenge Assessment and an Intervention Toolbox. The Spanish Journal of Psychology. v. 24, n. e23, p. 1-24, 2021. Disponível em: doi: 10.1017/SJP.2021.21

CAIPE - Centre for the Advancement of Interprofessional Education. Collaborative practice through learning together to work together [Internet]. Fareham (EN): CAIPE; 2016. [cited 2021 Dec 1]. p. 2. Disponível em: https://www.caipe.org/resource/CAIPE-Statement-of-Purpose-2016.pdf.

FOUCAULT, M. Microfísica do Poder. In: O nascimento do hospital. 27 ed. Rio de Janeiro: Ed Graal; 2009. p. 79-111.

GARCIA, T.B. Sistematização da assistência de enfermagem: aspecto substantivo da prática profissional. Esc Anna Nery. v. 20, n. 1, p. 5-10, 2016. Disponível em: doi: 10.5935/14148145.20160001.

HABERMAS, J. Consciência moral e agir comunicativo. 2 ed. Rio de Janeiro: Tempo Brasileiro; 2003.

MENDES-GONÇALVES, R.B. Prática de saúde: processo de trabalho e necessidades. In: AYRES, J.R.C.M.; SANTOS, L. editos. Saúde, sociedade e história: Ricardo Bruno Mendes-Gonçalves. São Paulo: Hucitec; 2017. p. 298-374. (Saúde em Debate).

MOHR, D.C.; BURGESS, J.R.J.F.; YOUNG, G.J. The influence of teamwork culture on physician and nurse resignation rates in hospitals. Health Serv Manage Res. v. 21, n. 1, p. 23-31, 2008. Disponível em: doi: 10.1258/hsmr.2007.007011.

OCHARD, C., SINCLAIR, E.; RYKHOFF, M. The new leadership in health care teams: progress report of development on a promising measure. Arch Health. 2019. v. 1, n. 1, p. 20-6, 2019.

PEDUZZI, M.; AGRELI, H.L.F. Trabalho em equipe e prática colaborativa na Atenção Primária à Saúde. Interface (Botucatu). v. 22, n. Suppl 2, p. 1525-34. 2018. Disponível em: doi: 10.1590/1807-57622017.0827.

PEDUZZI, M. et al. Trabalho em equipe: uma revisita ao conceito e a seus desdobramentos no trabalho interprofissional. Trab Educ Saúde. v. 18, n. Suppl. 1:e0024678, 2020. Disponível em: doi:10.1590/1981-7746-sol00246.

REEVES, S.; XYRICHIS, A.; ZWARENSTEIN, M. Teamwork, collaboration, coordination, and networking: Why we need to distinguish between different types of interprofessional practice. J Interprof Care. v. 32, n. 1, p. 1-3. Disponível em: doi: 10.1080/13561820.2017.1400150.

SANGALETI, C. et al. Experiences and shared meaning of teamwork and interprofessional collaboration among health care professionals in primary health care settings: a systematic review. JBI Database System Rev Implement Rep. v. 15, n. 11, p. 2723-88, 2017. Disponível em: doi: 10.11124/JBISRIR-2016-003016.

SAXON, W. Eleanor C. Lambertsen, 82; Introduced Use of Nurse Team 1998. The New York Times. 1998 Apr. Section D. p. 19. Disponível em: SAXON, W. Eleanor C. Lambertsen, 82; Introduced Use of Nurse Team 1998. The New York Times. 1998 Apr. Section D. p. 19. Disponível em: https://www.nytimes.com/1998/04/10/nyregion/eleanor-c-lambertsen-82-introduced-use-of-nurse-teams.html. Acesso em 01 dezembro 2021.

SCHMUTZ, J.B.; MEIER, L.L.; MANSER, T. How effective is teamwork really? The relationship between teamwork and performance in healthcare teams: a systematic review and meta-analysis. BMJ Open. v. 9 n. 9:e028280, 2019. Disponível em: doi: 10.1136/bmjopen-2018-028280.

SCHNEIDER, B. et al. Organizational climate and culture: Reflections on the history of the constructs in the Journal of Applied Psychology. J Appl Psychol. v. 102, n. 3, p. 468-82, 2017. Disponível em: doi: 10.1037/apl0000090.

SILVA, M.C. et al. Cross-cultural adaptation and validation of the teamwork climate scale. Rev Saude Publica. 2016; v. 50, n. 52, 2016. Disponível em doi: 10.1590/S1518-8787.2016050006484. Erratum in: Rev Saude Publica. v. 10, n. 50(0):52err, 2016.

SOUZA, G.C., et al. Teamwork in nursing: restricted to nursing professionals or an interprofessional collaboration? Rev Esc Enferm USP. v. 50, n. 4, p. 642-49, 2016. English, Portuguese. doi: 10.1590/S0080623420160000500015.

SOUZA, G.C. et al. Trabalho em equipe de enfermagem: circunscrito à profissão ou colaboração interprofissional. Rev Esc Enferm USP. v. 50, n. 4, p. 642-9, 2016. Disponível em: doi:10.1590/S0080-623420160000500015.

THE JOINT COMMISSION. Sentinel Event: Patient Safety. Sentinel Event Statistics Released for 2014. April 29, 2015. Disponível em: https://www.jointcommission.org/resources/patient-safety-topics/sentinel-event/

VALENTINE, M.A.; NEMBHARD, I.M.; EDMONDSON, A.C. Measuring teamwork in health care settings: a review of survey instruments. Med Care. v. 53, n. 4:e16-30, 2015. Disponível em: doi: 10.1097/MLR.0b013e31827feef6.

WORLD HEALTH ORGANIZATION. Framework for Action Interprofessional Education & Collaboration [Internet]. Geneva (SW): WHO; 2010. 42 p. Disponível em:: https://hsc.unm.edu/ipe/resources/who-framework-.pdf. Acesso em 01 dezembro 2021.

XYRICHIS, A.; REEVES, S.; ZWARENSTEIN, M. Examining the nature of interprofessional practice: An initial framework validation and creation of the InterProfessional Activity Classification Tool (InterPACT). J Interprof Care. v. 32, n. 4, p. 416-25, 2018. Disponível em: doi: 10.1080/13561820.2017.1408576.

CAPÍTULO 16
TOMADA DE DECISÃO

Ilna Rocha
Adja Havreluk Paiva de Souza
Isabel Cristina Kowal Olm Cunha

OBJETIVOS
Ao final deste capítulo, o leitor será capaz de:
- compreender o percurso do raciocínio para a tomada de decisão
- definir estratégias para melhor embasar a tomada de decisão
- escolher ferramentas que auxiliem a escolha da estratégia
- analisar as competências necessárias para desenvolver essa habilidade

INTRODUÇÃO

Na atualidade, as mudanças do mundo contemporâneo requerem dos serviços de saúde práticas inovadoras, sendo necessário que seus profissionais tenham perfil diferenciado adequando-se às novas tecnologias e ao trabalho mais compartilhado, demandando novas competências dos enfermeiros, as quais exigem que eles saibam agir, mobilizar e transferir conhecimentos para resolver situações práticas, aprender constantemente e se engajar em resposta às exigências e às necessidades das organizações. A gerência e a adoção de estratégias para mudar o perfil das competências profissionais devem ser feitas por aqueles que conduzem os processos de trabalho, exigindo pessoas que liderem as mudanças sob os preceitos da qualidade e da produtividade (RUTHES, CUNHA, 2008).

Nesse cenário, manter-se atualizado torna-se essencial visto que, como gestor do cuidado, o enfermeiro detém o conhecimento de todo o processo de trabalho da Enfermagem e organiza a assistência prestada pelos membros de sua equipe (técnicos e auxiliares de Enfermagem) (MARQUIS, HUSTON, 2018). O processo de trabalho do enfermeiro transpassa as áreas gerencial, assistencial, ensino e pesquisa, que estão diretamente ligados às práticas do cuidado.

No preparo de enfermeiros para o exercício da gestão, além de capacitar o enfermeiro com competências técnicas, é preciso desenvolver habilidades específicas que lhes permitam tomar decisões individuais e em equipe, liderar com segurança, organizar o trabalho colocando-o a serviço dos usuários, planejar ações profissionais em saúde, utilizar ferramentas e tecnologias gerenciais e tornar o processo de gestão uma situação de aprendizado permanente para todos os profissionais que integram sua equipe (MARQUIS, HUSTON, 2018).

Decidir é a mais específica das atividades de liderança e o cerne da administração (MACEDO, 2002). Tomar decisões é mais do que resolver um problema, pois implica mobilizar valores, estabelecer raciocínios, enfrentar dilemas e decidir pelo que se julga melhor, mais justo, mais condizente para o sujeito e para a sociedade à qual pertence (PERROCA, 1997).

Embora "ter sucesso ao decidir" possa ser aprendido com as experiências de vida e valores pessoais, nem todos aprendem a solucionar problemas e fazer julgamentos sábios por meio do método de tentativa e erro. Para aperfeiçoar a capacidade de decidir é importante utilizar um método processual apropriado, como base teórica para o entendimento e a aplicação de habilidades de raciocínio crítico. A melhor forma de aprender a tomar decisões de qualidade é através de um método estruturado para solucionar problemas e tomar decisões, uma vez que elimina a prática de tentativa e erro e aborda a aprendizagem mediante um processo comprovado, aumentando o raciocínio crítico (MACEDO, 2002).

A ciência da administração exibe várias ferramentas e técnicas de análise de problemas administrativos e Tomada de Decisão (TD). Dentre os diversos modelos para o aperfeiçoamento da Tomada de Decisão na área da saúde, citamos o Processo de Enfermagem, o Processo Tradicional de Resolução de Problemas, o Processo Administrativo de Tomada de Decisão e o Processo Intuitivo de Tomada de Decisão, como modelos mais utilizados (MACEDO, 2002). A seguir no Quadro 1 podemos comparar estes modelos.

Quadro 1 – Modelos de Tomada de Decisão

Processo de Enfermagem	Processo Tradicional	Processo Administrativo	Processo Intuitivo
História/Levantamento de dados	Identificar o problema	Determinar a relevância e condição da situação	Analisar de forma consciente a informação trazida pela intuição *usada principalmente como auxílio, não unicamente
Planejamento	Reunir dados (causas/consequências)	Ajustar objetivo da ação	
Implementação da ação	Investigar possíveis soluções	Elencar opções	
Avaliação	Avaliar alternativas	Examinar melhores opções	

Processo de Enfermagem	Processo Tradicional	Processo Administrativo	Processo Intuitivo
	Selecionar melhor solução	Estabelecer critérios para decidir	
	Implementação da ação	Analisar as possibilidades em relação aos critérios	
	Avaliação	Escolher a opção	
		Avaliar riscos	

Fonte: Autoria própria.

Além disso, valores como honestidade, autocontrole, sensatez, respeito, responsabilidade e justiça (PERROCA, 1997), experiência de vida e preferências individuais também influenciam de maneira determinante a tomada de decisão (MACEDO, 2002). Como em todas as competências, existem conhecimentos, habilidades e atitudes necessários ao enfermeiro para que possa desenvolver-se com excelência (BALSANELLI, FELDMAN, RUTHES, 2011).

Existem infinitas maneiras de se chegar a uma decisão. Algumas enfermeiras se baseiam em técnicas de TD tradicionais, definindo o que julgam ser o melhor para o grupo, impondo a execução das decisões e punindo a não colaboração. Outras procuram utilizar técnicas participativas envolvendo o grupo e solicitando colaboração. Mas, embora possuindo competência técnica, algumas vezes a enfermeira não consegue resultados satisfatórios na decisão tomada. Estes vieses no processo podem estar ligados à forma de pensar e valorar do ser enfermeira (PERROCA, 1997).

A base do trabalho do enfermeiro inclui tomadas de decisão frequentemente, sejam em atividades práticas assistenciais diretas ao paciente ou à gestão em seu ambiente de trabalho, sendo fundamental a importância do desenvolvimento dessa habilidade. Na prática diária do enfermeiro, as decisões tomadas devem ser fundamentadas, baseadas em critérios científicos e não apenas em posicionamento empírico e práticas desgastadas e sem comprovação de sua eficácia.

Na ciência da Administração a principal qualidade de um bom administrador é a capacidade de decidir. Os estudos sobre o Processo de Tomada de Decisão (PTD) são fundamentados na premissa de que o processo decisório poderia ser entendido como sinônimo de administrar, pois em todas as atividades administrativas há decisões implícitas (MARCON, 2006). Neste contexto, a decisão é definida como "o processo de análise e escolha de uma entre várias alternativas possíveis que a pessoa pode seguir" (CHIAVENATO, 2004). Desta maneira o PTD é decidir sobre algo importante, que envolve selecionar uma entre várias alternativas possíveis, especialmente em um grupo de pessoas ou em uma organização.

O complexo processo decisório envolve o tomador de decisão, os objetivos, as preferências, a estratégia, a situação e os resultados. Pode-se dizer que o tomador de decisão está inserido em uma situação, dentro de um contexto, pretende alcançar determinados objetivos, possui preferências pessoais e segue estratégias e cursos de ação para a obtenção dos resultados (MARCON, 2006).

ETAPAS DO PROCESSO DE TOMADA DE DECISÃO

A Tomada de Decisão ocorre no momento em que é necessário escolher uma alternativa, principalmente em situações onde há certo grau de incerteza a respeito dos resultados dessa escolha (BRANCO et al, 2014), sendo considerada uma das principais competências gerenciais.

A maior responsabilidade da Enfermagem como grupo profissional é prover o tipo e a qualidade de assistência de enfermagem que a sociedade necessita. As funções da Enfermagem estão se modificando e tornando-se mais complexas; as atividades necessárias para a execução destas funções têm sido cumulativas e abrangem uma vasta extensão, variando entre atividades simples e rotineiras até aquelas que são extremamente complexas. As funções consideradas complexas são de competência exclusiva do enfermeiro porque demandam julgamento, habilidade e perícia para a sua execução. O desenvolvimento da qualidade de julgamento requer a utilização de conhecimentos pertinentes ao problema e estes são adquiridos através de estudo e experiência (MARQUIS, HUSTON, 2018; MENDES, ANGERAMI, PEDRAZZANI, 1997).

A tomada de decisão envolve elementos fundamentais para um melhor resultado: definição do problema ou identificar a situação, levantamento dos dados ou obter as informações necessárias, definição dos objetivos, busca de opções ou gerar as soluções possíveis e avaliar e escolher a melhor alternativa, operacionalizar a ação e avaliar seus resultados (MARQUIS, HUSTON, 2018; CLANCY, 2003).

A **definição do problema** é a base sobre a qualquer tomada de decisão, pois se o problema não está claramente definido desde o início, a decisão certa pode ser tomada para o problema errado. É importante iniciar a fase de definição do problema com as pessoas mais próximas dele. Porém, independente do instrumento escolhido para a análise dos problemas, este deve resultar em declarações de problemas claras e concisas. A maioria das declarações de problemas são de uma a duas frases longas e identificam o problema e as consequências resultantes (MARQUIS, HUSTON, 2018; CLANCY, 2003).

Coletar os dados disponíveis auxilia a delimitar o problema e estes devem ser rapidamente listados a fim de que as alternativas possam ser identificadas. Levante os dados, a partir da análise do problema e se possível com os envolvidos, a fim de melhor qualificá-lo.

O próximo passo é **definir os objetivos**. Como um ponto no horizonte, os objetivos devem indicar claramente onde o tomador de decisão quer estar em relação ao problema. Os objetivos devem ser específicos e mensuráveis e devem incluir uma linha de tempo para conclusão. Assim como a definição do problema, definir os objetivos errados para o problema certo é uma armadilha comum (MARQUIS, HUSTON, 2018; CLANCY, 2003).

Ao **buscar alternativas** para determinado problema, os gerentes devem expandir seus horizontes e considerar ideias originadas tanto nos serviços de saúde quanto de fora dele. Melhoria Contínua da Qualidade, Gestão da Qualidade Total e Garantia da Qualidade são apenas alguns exemplos de programas hospitalares originados de negócios não ligados à área da saúde. Também é importante incluir "não fazer nada" entre as alternativas listadas ((MARQUIS E HUSTON, 2018; CLANCY, 2003).

Se o PTD prescrito for seguido, a **seleção da melhor alternativa** é geralmente direta. Quando o problema está claramente definido e os objetivos são identificados com precisão, tomar a decisão certa simplesmente exige selecionar a melhor alternativa, ou as melhores alternativas para atingir o objetivo. No entanto, por mais lógico que pareça, a economia comportamental sugere que os valores e preferências pessoais muitas vezes atrapalham a Tomada de Decisão efetiva (MARQUIS E HUSTON, 2018; CLANCY, 2003). Após a escolha da melhor alternativa, é necessária sua **implementação** para obter os resultados.

Ao olharmos o processo e suas etapas muitas vezes consideramos que é muito demorado, analisar e tomar decisão usando todas estas etapas descritas. Todavia com a prática, as decisões mais comuns são tomadas identificando-se mentalmente cada etapa. Apenas naquelas ações mais complexas e que demandam decisões e podem esperar, é que há demora em analisar cada etapa.

A escolha da melhor alternativa é sempre influenciada pelas características pessoais de quem está tomando decisão, seu conhecimento sobre o problema e sua bagagem administrativa para resolver situações semelhantes.

A ciência da Administração nos mostra que as diferentes escolas que representaram as teorias – Clássica, Científica, Relações Humanas, Burocrática, Comportamental e outras – influenciaram e influenciam até os dias atuais a forma como se tomam decisões, quer valorizando as tarefas, a estrutura, o ambiente, as pessoas ou a tecnologia. E a Enfermagem agregou características que foram, aos poucos, moldando o seu Processo de Trabalho, resultando na fragmentação das atividades, impessoalidade nas relações, centralização do poder e uma rígida hierarquia que ainda são heranças marcantes (MARCON, 2006; FERNANDES, SPAGNOL, TREVIZAN, 2003; KURCGANT, 1991). Há, portanto, que se buscar sempre novos modelos, bem como desenvolver novas competências para melhorias nos processos de gestão, notadamente no PTD (TREVISO, PERES, SILVA, SANTOS, 2017).

A arte da Tomada de Decisão é uma habilidade importante que o enfermeiro traz ao seu papel profissional. Infelizmente, muitos gerentes de enfermagem continuam a usar uma abordagem desordenada e indisciplinada para a resolução de problemas (CLANCY, 2003). O enfermeiro necessita conhecê-la e dominá-la para exercer bem a sua função administrativa, principalmente ao assumir chefias. Os professores devem utilizá-la para o ensino de Administração em Enfermagem no sentido de conduzir o aluno ao pleno conhecimento das unidades, seus problemas e formas de intervenção, sendo assim, um excelente instrumento para o processo ensino-aprendizagem (CALDAS, 1994).

As práticas gerenciais das enfermeiras apontam para a identificação com os pressupostos clássicos da Administração, com uma prática baseada na centralização do poder, no controle, na impessoalidade das relações e ênfase do seu trabalho em atividades administrativas burocráticas (MAGALHÃES, DUARTE, 2004). O enfoque das funções administrativas, centrado na assistência ao paciente, traz ao enfermeiro subsídios para o planejamento, coordenação e avaliação da atenção dada às suas necessidades, além de possibilitar melhor conhecimento de seus subordinados e maior controle de funcionamento do serviço, assegurando a conquista e manutenção do seu espaço (LUNARDI FILHO, MAÇADA, LUNARDI, 1995).

Acompanhando as transformações da sociedade contemporânea, as enfermeiras responsáveis pela gerência do cuidado devem buscar cada vez mais inovações na gestão dos serviços, de forma a reduzir as consequências do modelo tradicional de administração, adotado até hoje na maioria das instituições de saúde (FERNANDES, SPAGNOL, TREVIZAN, 2003).

TIPOS DE DECISÃO

As decisões que tomamos são influenciadas pelas condições em que são tomadas e podem ser classificadas em Programadas e Não Programadas.

As **Decisões Programadas** são aquelas baseadas em dados adequados e repetitivos, tomadas em condições estáticas e imutáveis, sob condições de previsibilidade, baseadas na certeza e podem ser computacionais. Como exemplo destas decisões programadas são aquelas em que usamos as rotinas ou protocolos que já conhecemos e a tomada de decisão é rápida, pois não há novidades e conhecemos todos os fatores envolvidos.

As Técnicas de Tomada de Decisões Programadas podem ser as consideradas Tradicionais e as Modernas:

TRADICIONAIS: são aquelas tomadas pelo hábito ou costume, ou por rotinas altamente burocráticas ou através de delegação de objetivos impostos às pessoas. Normalmente estas decisões se dão em ambientes mais rígidos e com uma estrutura organizacional de comunicação mais difícil, então as pessoas não se permitem inovar e tomam decisões repetitivas.

MODERNAS: São aquelas que buscam dados para inovar a decisão e podem fazer uso de programas computadorizados, análise matemática e modelos de simulação, em livre comunicação com a equipe, com os objetivos a serem atingidos negociados com as pessoas. Estas tomadas de decisão baseadas nas técnicas modernas normalmente acontecem e são incentivadas em ambientes inovadores, com a nova geração de trabalhadores.

Já as **Decisões Não Programadas** são aquelas baseadas em dados não adequados, únicos e novos, tomadas em condições dinâmicas e mutáveis, sob condições de imprevisibilidade, baseadas na incerteza e devem ser tomadas sob julgamento pessoal. Um exemplo é tomarmos uma decisão no momento que vivemos a Pandemia da COVID-19: devemos liberar a volta ao trabalho de funcionários que estão em grupo de risco? Como protegê-los? Em situações como esta temos que analisar vários novos fatores que não analisamos anteriormente em outras situações.

As **Técnicas de Tomada de Decisões Não Programadas** podem também ser consideradas Tradicionais e Modernas:

TRADICIONAIS: São aquelas em que se utiliza o julgamento, a intuição e a criatividade, e que se utiliza da Estrutura Organizacional da organização que estabelece o como fazer e quem faz. Um exemplo destas técnicas é quando temos alguma emergência grave com um paciente internado e iniciamos as manobras de ressuscitação após fazermos o julgamento do caso, usarmos nossa intuição e seguirmos o protocolo. É uma decisão não programada, pois não é tomada a todo momento.

MODERNAS: São aquelas em que se utilizam técnicas heurísticas (técnicas matemáticas de solução de problemas, cuja mais importante aplicação se concentra em situações reais de interesse) de solução de problemas aplicadas a situações novas, ou a criação de redes de comunicação capazes de lidar com tarefas novas e soluções inovadoras.

Ferramentas de Apoio à Decisão

Uma ferramenta de apoio à decisão ideal deve ser capaz de ajudar os gerentes de enfermagem a lidar com problemas multifatoriais, a interação potencial de múltiplos problemas e soluções e o impacto de diferentes contextos (EFFKEN, VERRAN, LOGUE, HSU, 2022). As ferramentas disponíveis para auxiliar na TD ideal são inúmeras, sendo que para cada tipo de problema existe uma ferramenta que melhor se adequa a ele.

Um exemplo de importante ferramenta de apoio a TD é a *análise administrativa*, nos ajudando a entender a real situação da empresa. Na área da Enfermagem, além de ajudar na organização ou reorganização dos serviços, a análise administrativa é de inestimável valor para as novas chefias, possibilitando o conhecimento pleno da área a ser chefiada ou dirigida e identificando os problemas porventura existentes. A análise global de todos os aspectos do setor, serviço ou departamento proporciona imparcialidade e possibilita a visão de conjunto, mediante a qual o novo chefe avalia causas e efeitos, interferências e intercorrências dos fenômenos (CALDAS, 1984).

Existe diferencial importante com o uso da tecnologia, pois blogs especializados em administração e gestão de negócios enfatizam que, enquanto antigamente, a análise administrativa era realizada de forma manual através de planilhas, nos dias de hoje, ela é feita de forma mais automatizada através de programas como Método OKR, Análise SWOT, Análise 360, Matriz BCG e Cinco forças de Porter (GRUPO BLB BRASIL, 2017; ALVES (ORG), 2019).

Quadros de decisão restringem a visão do enfermeiro para os problemas apenas dentro dos seus limites de atuação. Porém, independentemente do indivíduo, aprender e compreender os quadros e as analogias que oferecem a melhor visão de um problema é vital para uma boa Tomada de Decisão (CLANCY, 2003; ALVES (ORG), 2019).

Brainstorming ou "tempestade de ideias" é uma maneira eficaz de gerar inicialmente uma ampla gama de alternativas para a solução de um problema. O processo de *brainstorming* permite que o fluxo livre de ideias e os grupos de discussão tendem a ser menos inibidos. Uma vez que uma lista de alternativas foi gerada, alternativas semelhantes podem ser combinadas e revisadas através de um método padronizado, se possível, para chegar até a três ou quatro soluções. Mais de quatro alternativas podem criar muitas variáveis e fatores que prejudicam a avaliação de forma eficaz (CLANCY, 2003; ALVES, 2019).

Árvores de decisão, diagramas de espinha de peixe, histogramas, continuações problemáticas e fluxogramas também são usados como ferramentas de visualização na análise de problemas e análise das alternativas (CLANCY, 2003; ALVES, 2019).

Os enfermeiros, por vezes deparam-se com dilemas éticos associados a questões que incluem autonomia versus paternalismo, direitos dos empregados versus obrigações organizacionais e direitos dos pacientes versus direitos dos empregados. O encontro da ética com a gestão nem sempre envolve objetivos semelhantes, pois a solução mais justa pode envolver conflitos entre os valores econômicos e as implicações morais. Nesses casos, o modelo ético de Tomada de Decisão é a melhor ferramenta para analisar e resolver esses problemas, sendo que a decisão deve se basear nos valores aceitos mundialmente como princípios morais: beneficência, não-maleficência, justiça, autonomia, veracidade e fidelidade (PINHEIRO, 2009).

Grande parte do tempo de um administrador está direcionado para o exame crítico de questões, resolução de problemas e tomada de decisões. O empoderamento a partir de informações de saúde é essencial para a construção do conhecimento e para a formulação de estratégias de enfrentamento dos problemas e nortear a Tomada de Decisão. É indiscutível a importância das informações em cada uma das suas fases, pois o fato de poder contar com informações adequadas e oportunas é fundamental para o sucesso da organização e, consequentemente, do administrador.

A gestão do conhecimento sempre agregará valor a outras ferramentas já existentes, contribuindo com a superação dos desafios que se apresentam à gestão da saúde (PINHEIRO, 2009; PINHEIRO et al, 2016). Alguns elementos de apoio ao processo decisório, como administração do tempo, autonomia, mediação de conflitos e negociação, são apontados como essenciais ao melhor desenvolvimento da habilidade de decidir (PINHEIRO et al, 2016).

Competências para a Tomada de Decisão

Em determinados momentos, percebe-se que as competências estão interligadas, de modo que uma influencia a outra de formas variadas. Tomar decisões é uma habilidade essencial para competências como gestão integrada de processos, criatividade, empreendedorismo, liderança e negociação. Da mesma forma, as competências comunicação, administração de conflitos, negociação, ensino/aprendizagem, criatividade e liderança são essenciais para o processo de tomada de decisões.

O Quadro 2 resume as características necessárias ao enfermeiro para que ele desenvolva satisfatoriamente o processo de Tomada de Decisão como uma competência no seu cotidiano de trabalho (BALSANELLI, FELDMAN, RUTHES, 2011).

Quadro 2 – Conhecimentos, habilidades e atitudes necessárias ao desenvolvimento da tomada de decisão como competência gerencial. São Paulo. 2018

CONHECIMENTOS	HABILIDADES	ATITUDES
Técnica de comunicação	Saber escutar opiniões	Iniciativa
Técnica de planejamento	Saber dialogar	Autonomia
Técnica de tomada de decisão	Administrar conflitos	Carisma
Perfil do cliente	Analisar problemas	Versatilidade
	Motivação	Criatividade
	Negociação	Concentração
	Capacidade de realização	Autoconfiança

CONHECIMENTOS	HABILIDADES	ATITUDES
	Intuição	Empatia
	Argumentar	Determinação
	Orientar e ensinar	Comprometimento
	Persuadir	Raciocínio crítico
	Delegar	Agilidade de raciocínio

Fonte: Adaptado de (BALSANELLI, FELDMAN, RUTHES, 2011).

Existem estudos descrevendo que enfermeiros podem ser treinados para atingir o grau de excelência na assistência direta ao paciente, mas também que precisam ser preparados para a gestão de suas unidades, visto que as instituições precisam que a Enfermagem seja agente ativo na mudança de atitudes que os hospitais vêm enfrentando para se modernizar e tornar-se cada vez mais atrativos para os clientes. Estudos comparativos entre hospitais públicos e privados mostram que os hospitais privados já entenderam esse fenômeno e vêm investindo em treinamentos para os seus enfermeiros. Aprender a tomar decisões é um processo contínuo de desenvolvimento e deve acontecer por etapas, envolvendo teoria e prática, levando os enfermeiros a desenvolver o raciocínio crítico através de questões estratégicas (MARCON, 2006; FERNANDES, SPAGNOL, TREVIZAN, KURCGANT, 1991).

Embora a teoria ensinada no ambiente acadêmico seja muito importante, o desenvolvimento da Tomada de Decisão na formação do enfermeiro é limitado porque na graduação ele não tem o poder decisório de direito. O aluno está em situação de aprendizagem e não em situação real de prática. Assim, o PTD só vai ser desenvolvido na prática no seu local de trabalho, portanto, a responsabilidade não é só do órgão formador, é também da instituição de saúde. A formação não acaba na graduação. E essa é a principal função do setor de educação permanente nas instituições de saúde, manter o desenvolvimento das habilidades e competências necessárias ao enfermeiro para realizar uma assistência e gestão de sua equipe com o menor número de eventos negativos possíveis.

PARA REFLEXÃO

1) Como você definiria a tomada de decisão?
2) Quais as etapas de um Processo de Tomada de Decisão que devem ser observados?
3) Quais ferramentas podem ser usadas para facilitar o Processo de Tomada de Decisão na área da Enfermagem?

CASO – TOMADA DE DECISÃO

Você é enfermeira de um hospital de grande porte, de nível terciário, numa grande capital. Trabalha na unidade de cuidados semi-intensivos já há cinco anos e possui bastante experiência nas atividades da área e no trabalho em grupo com sua equipe e sua liderança é reconhecida. A instituição oferece capacitações constantes utilizando a internet do hospital e a equipe é estimulada a se atualizar. Também tem a cultura de qualidade estabelecida onde busca o erro zero, e estimula todos a registrarem as ocorrências.

No último plantão de domingo, você estava com menos funcionários (escala reduzida pelo final de semana e falta de um membro por doença) e houve um erro na administração de um soro para um paciente. Na verdade, a medicação de um foi instalada em outro, e a acompanhante percebeu, chamou você e fez um escândalo, exigindo que o funcionário fosse exemplarmente punido ou até demitido.

Como você resolveria a questão?

Resolução:

A primeira providência sua é, constatado o erro, acalmar o familiar e paciente, tomando as providências necessárias para a correção: trocar o soro, verificar se houve alterações com o paciente, comunicar ao médico, fazer o registro da intercorrência, conversar com o funcionário responsável e conversar com toda a equipe. O funcionário de imediato reconheceu o erro e justificou-o por estar muito cansado por não ter dormido à noite cuidando da sua mãe que tem Alzheimer e mora com ele. Defina bem o problema que você tem que resolver: é dar o retorno ao familiar? É punir o funcionário que errou? Ou o problema é que houve um erro de medicação na sua equipe e você é em parte responsável e precisará encaminhar o problema? Estabeleça o objetivo da decisão que quer tomar: dar um retorno que satisfaça o familiar? Manter seu funcionário e equipe motivados?

Faça um levantamento de todas as informações que envolvem o caso: porque o funcionário cometeu o erro? Existe justificativa para este erro? Houve falha de processo que ajudou a ocorrer o erro? Liste todas as possibilidades de resolução do problema: dar uma advertência ao funcionário ou outra punição; mandar o funcionário para treinamento; mandar o funcionário para o serviço social para auxiliar o problema pessoal com a mãe; falar com os familiares e demovê-lo da punição; não fazer nada. Escolha a melhor alternativa e a operacionalize, analisando os resultados.

REFERÊNCIAS

ALVES, V.L.S. (Org). Gestão da Qualidade: ferramentas que contribuem para o gerenciamento da qualidade e de riscos nos Serviços de Enfermagem. 3. ed. São Paulo: Martinari, 2019.

BALSANELLI, A.P.; FELDMAN, L.B.; RUTHES, R.M. Tomada de decisão. In: BALSANELLI, A.P. et al. (Org). *Competências Gerenciais: Desafio para o enfermeiro*. São Paulo: Martinari, 2011.

BRANCO, L.D. et al. Assessment of decision making by using questionnaires: systematic review of the literature. Aval. psicol. v. 13, n. 1, p. 67-76, 2014. Disponível em: http://pepsic.bvsalud.org/scielo.php?script=sci_arttext&pid=S167704712014000100009&lng=pt. Acesso em 26 março 2022.

CALDAS, N.P. Administrative analysis in nursing: study in the Organization and Methods area. Rev. bras. enferm. v. 37, n. 2, p. 147-53, 1984. Disponível em: http://www.scielo.br/scielo.php?script=sci_arttext&pi-d=S0034-71671984000200010&lng=em. Acesso em 26 março 2022.

CHIAVENATO, I. Visão Histórica da Administração. In: Administração nos Novos Tempos. 2. ed. Rio de Janeiro: Elsevier, 2004.

CLANCY, T.R. The Art of Decision-making. JONA. v. 33, n. 6, p. 343-9, 2003. RUTHES R.M., CUNHA I.C.K.O. Gestão por competência nas instituições de saúde. IN: Gestão por competências nas instituições de saúde – uma aplicação prática. São Paulo: Martinari. 2008.

EDUARDO, E.A. et al. Analysis of the decision-making process of nurse managers: a collective reflection. Rev. Bras. Enferm. v. 68, n. 4, p. 668-75, 2015. Disponível em: http://www.scielo.br/scielo.php?script=sci_arttext&pid=S003471672015000400668&lng=en. Acesso em 26 março 2022.

EFFKEN, J.A. et al. Nurse managers' decisions: Fast and favoring remediation. JONA. v. 40, n. 4, p. 188-95, 2010. Disponível em: https://pdfs.semanticscholar.org/0397/ab71bc6a7ec102b2a84ccdf5f66646f7652f.pdf. Acesso em 26 março 2022.

FERNANDES, M.S. et al. Nurses managerial conduct: a study based on administration general theories. Rev. Latino-Am. Enfermagem. v. 11, n. 2, p. 161-7, 2003. Disponível em: http://www.scielo.br/scielo.php?script=sci_arttext&pid=S0104-11692003000200004&lng=en. Acesso em 26 março 2022.

GRUPO BLB BRASIL. 5 Ferramentas de Planejamento Estratégico: saiba como usar. 2017. Disponível em: https://www.blbbrasil.com.br/blog/ferra-mentas-planejamento-estrategico/. Acesso em 26 março 2022.

KURCGANT, P. (Coord.). As teorias de administração e os serviços de enfermagem. In: Administração em Enfermagem. São Paulo: EPU, 1991.

LUNARDI FILHO, W.D.; MAÇADA, A.C.G.; LUNARDI, G.L. Sistema de apoio à decisão no planejamento e prescrição de cuidados de enfermagem (SAD-PPCE). Rev. bras. enferm. [Internet]. 1995; v. 48, n. 1, p. 66-77, 1995. Disponível em: http://www.scielo.br/scielo.php?script=sci_arttext&pid=S0034716719950001000108lng=em. Acesso em 26 março 2022.

MACEDO, L. Situação-problema: forma e recurso de avaliação, desenvolvimento de competências e aprendizagem escolar. In: Perrenoud, P., et al. *As competências para ensinar no século XXI: a formação dos professores e o desafio da avaliação*. Porto Alegre: Artmed, 2002.

MAGALHÃES, A.M.M.; DUARTE, E.R.M. Management trends that may lead nursing to new paths. Rev. bras. enferm. 2004; v. 57, n. 4, p. 408-11, 2004. Disponível em: http://www.scielo.br/scielo.php?script=sci_arttext&pid=S00347167200400040000048lng=en. Acesso em 26 março 2022.

MARCON, P.M. O processo de tomada de decisão do enfermeiro no cenário administrativo. 2006. Dissertação (Mestrado de enfermagem) – Programa de Pós-Graduação em Enfermagem, Setor Ciências da Saúde, Universidade Federal do Paraná, 2006. Disponível em: http://www.ppgenf.ufpr.br/Disserta%C3%A7%-C3%A3oPatriciaMarcon.pdf. Acesso em 26 março 2022.

MARQUIS, B.L.; HUSTON, C.J. Tomada de Decisão, solução de problemas, raciocínio crítico e raciocínio clínico: requisitos para uma liderança e administração de sucesso. In: Administração e liderança em enfermagem – teoria e prática. 8. ed. Porto Alegre: Artmed; 2018. Capítulo 1, p. 1-31.

MENDES, I.A.C.; ANGERAMI, E.L.S.; PEDRAZZANI, J.C. Análise Crítica do Processo Decisório de Enfermagem. Rev. Bras. Enferm. [Internet].1977; v. 30, n. 4, p. 404-11, 1977. Disponível em: http://www.scielo.br/scielo.php?script=sci_arttext&pid=S00347167197700 0400404&lng=en. Acesso em 26 março 2022.

MRAYYAN, M.; KHASAWNEH, I. Investigation and profiling the leadership behaviors of Jordanian nursing leaders. Br J Nurs. v 17, n. 9, p. 601-8, 2008. Disponível em: doi:10.12968/bjon.2008.17.9.29249.

PERROCA, M.G. Values that guide decision-making in Nursing. Rev. esc. enferm. USP. v. 31, n. 2, p. 206-18, 1997. Disponível em: http://www.scielo.br/scielo.php?script=sci_arttext&pid=S0080623419970002000038lng=en. Acesso em 26 março 2022.

PILLAY, R. The skills gap in nursing management in South Africa: a sectorial analysis: a research paper. J Nurs Manag. v.18, n. 2, p. 134-44, 2010. Disponível em: doi: 10.1111/j.1365-2834.2010.01063.x.

PINHEIRO, A.L.S. Nursing management in basic units: information as a decision-taking tool. Rev. APS. v. 12, n. 3, p. 262-70, 2009.

PINHEIRO, A.L.S. et al. Health management: the use of information systems and knowledge sharing for the decision making process. Texto contexto – enferm. v. 25, n. 3: e3440015, 2016. Disponível em: http://www.scielo.br/scielo.php?script=sci_arttext&pid=S0104070720160003003005&lng=en. Acesso em 26 março 2022.

PORTER, S. et al. Operational competency development in E and F grade nursing staff: preparation for management. Journal of Nursing Management. v. 14, n. 5, p. 384-90, 2006. Disponível em: Doi.org/10.1111/j.1365-2934.2006.00628.x.

RUTHES, R.M.; CUNHA, I.C.K.O. Gestão por competência nas instituições de saúde. IN: Gestão por competências nas instituições de saúde – uma aplicação prática. São Paulo: Martinari. 2008.

TOREN, O.; WAGNER, N. Applying an ethical decision-making tool to a nurse management dilemma. Nursing Ethics. v. 17, n. 3, p. 393-402, 2010. Disponível em: https://doi.org/10.1177/0969733009355106.

TREVISO. P. et al. Nursing skills in care management. Rev. Adm. Saúde. v. 17, n. 69, p. 1-14, 2017.Disponível em: http://dx.doi.org/10.23973/ras.69.59. Acesso em 26 março 2022.

CAPÍTULO 17
EMPREENDEDORISMO

Vanessa Ribeiro Neves
Rosana Rodrigues Figueira Fogliano

OBJETIVOS
Ao término desse capítulo, você será capaz de:
- Definir empreendedorismo
- Conhecer as características do empreendedor
- Diferenciar os tipos de empreendedorismo
- Ter um panorama do empreendedorismo de negócios no Brasil
- Reconhecer a importância do empreendedorismo na Enfermagem

EMPREENDEDORISMO – CONCEITOS, MOTIVAÇÕES E ATRIBUTOS

O empreendedorismo é considerado a mola propulsora do desenvolvimento econômico e social e vem ganhando cada vez mais espaço na sociedade (SEBRAE, 2013). Um tema muito discutido, afinal, três a cada dez brasileiros gostariam de abrir seu próprio negócio e esse desejo é maior que o de seguir carreira numa empresa privada ou instituição pública (GEM, 2019). Entretanto, muitas pessoas dão início a esse projeto sem perspectiva alguma do mercado de trabalho e acreditam que empreender é sinônimo de abrir uma empresa quando, na realidade, empreender significa identificar problemas e explorar oportunidades (SEBRAE, 2013).

Uma das definições clássicas de empreendedorismo é a do economista Joseph A. Schumpeter, no estudo *"Economic Theory and Entrepreneurial History" (1994)*. Baseado no processo de destruição criativa, no qual a inovação acontece em ondas, ou seja, o velho é destruído para criar o novo, o autor afirma que empreendedor é aquele que produz, aprimora ou reorganiza processos, recursos e/ou materiais, contrapondo o inovador ao habitual (SCHUMPETER E BACKHAUS, 2003). Além disso, empreender envolve a definição, criação e distribuição de valor e benefícios para indivíduos, grupos, organizações e sociedade (DOLABELA, 2003). Segundo McClelland (1987), pioneiro em estudos sobre motivação, o empreendedor possui características comportamentais que o impulsionam para o planejamento, a realização e o poder (DORNELAS, 2005). Os empreendedores são pessoas dispostas a aprender coisas novas, superar desafios, ter e colocar ideias em prática. São essenciais no mercado de trabalho, pois fazem acontecer a evolução todos os dias, em todas as partes do Brasil e do mundo, estimulando a criatividade, promovendo desenvolvimento e, muitas vezes, gerando produtos e serviços inovadores (SEBRAE, 2013; GEM, 2019).

A decisão de empreender pode ser motivada por necessidades, como a ausência de melhores opções de emprego e a escassez de recursos, ou pela oportunidade de planejar e controlar o próprio negócio e, assim, obter realização pessoal, poder e independência (SEBRAE, 2013).

Pesquisas apontam as características que constituem o comportamento empreendedor, algumas consideradas elementos essenciais para o alcance do sucesso, como autonomia, busca de inovação e coragem para assumir riscos (NASSIF et al, 2011). Um estudo realizado com microempreendedores individuais demonstrou que persistência, comprometimento, exigência de qualidade e eficiência, independência, autoconfiança e busca de informações são atributos que compõem o perfil desses profissionais (BEHLING E LENZI, 2019). O Quadro 1, a seguir, relaciona essas características à motivação de empreender por oportunidade:

Quadro 1 – Motivos para empreender por oportunidade

Oportunidade de realização
- Inovação
- Busca de oportunidades
- Iniciativa
- Persistência
- Comprometimento
- Exigência de qualidade e eficiência
- Coragem para correr riscos calculados

Oportunidade de planejamento
- Estabelecimento de metas
- Busca de informações
- Planejamento e monitoramento sistemático

Oportunidade de poder
- Persuasão e rede de contatos
- Independência e autoconfiança

Fonte: Adaptado pelos autores. BEHLING E LENZI, 2019.

O comportamento empreendedor e a cultura do empreendedorismo são considerados importantes instrumentos de transformação social. Pessoas com este perfil são capazes de lidar com adversidades, modificar os ambientes em que atuam, gerir melhor suas próprias vidas e trazer benefícios para a sociedade, independente da obtenção de um negócio próprio. Cabe, portanto, apresentar os tipos de empreendedorismo.

TIPOS DE EMPREENDEDORISMO E PLANO DE NEGÓCIOS

O empreendedorismo pode ser classificado em três tipos de atuação: Intraempreendedorismo, Empreendedorismo de negócio e Empreendedorismo social (COPELLI et al, 2019; WILSON et al, 2012).

Intraempreendedorismo é a aplicação do conhecimento empreendedor e inovador por pessoas que atuam numa determinada organização, com o objetivo de transformar o clima ou a cultura no local de trabalho, melhorar processos ou desenvolver novos produtos ou serviços (WILSON et al, 2012; HEWISON E BADGER, 2006). O comportamento do profissional intraempreendedor deve ser compatível com os objetivos organizacionais e caracterizar-se pela proatividade para identificar problemas e buscar soluções criativas e oportunidades que favoreçam seu desenvolvimento. Os serviços que estimulam o intraempreendedorismo procuram criar condições para que os trabalhadores sintam-se donos do negócio, construindo um clima favorável à inovação.

O empreendedorismo de negócios é o processo de implementação de novos empreendimentos que ofereçam produtos e/ou serviços capazes de obter sucesso e gerar lucro São características de um negócio de sucesso (SEBRAE, 2013).

- **Características mínimas**
    ◊ Sobreviver à fase inicial (três anos e meio)
    ◊ Pagar seus custos
    ◊ Remunerar pessoas, incluindo o proprietário
- **Características ideais**
    ◊ Recuperar o investimento inicial
    ◊ Obter lucro
    ◊ Gerar produtos ou serviços inovadores
    ◊ Ter poucos concorrentes
    ◊ Ter inovação tecnológica
    ◊ Ter inserção internacional
    ◊ Gerar mais de 20 postos de trabalho

Já o conceito de empreendedorismo social relaciona-se ao desenvolvimento de produtos e/ou serviços que solucionem problemas sociais (CASAQUI, 2014), independente da geração de lucro. Tais soluções devem ir ao encontro das demandas identificadas na sociedade, com o envolvimento de atores que dela façam parte e participem da construção de novas alternativas. Emancipação, promoção de cidadania e desenvolvimento de projetos sustentáveis são as bases para o sucesso dessas ações (BACKES, 2008).

Um instrumento fundamental para nortear o empreendedor, tanto de negócios quanto social, é o plano de negócios, documento que descreve os objetivos e as etapas a serem cumpridas desde a concepção até a concretização do empreendimento. O manual intitulado "Como elaborar um plano de negócios", desenvolvido pelo Serviço Brasileiro de Apoio às Micro e Pequenas Empresas (SEBRAE), apresenta o conteúdo desse documento, resumido a seguir (SEBRAE, 2013):

Sumário executivo de um plano de negócios
- Resumo dos principais pontos do plano de negócio
- Dados dos empreendedores
- Dados do empreendimento
- Missão da empresa
- Setores de atividades
- Forma jurídica
- Enquadramento tributário
- Capital social
- Fonte de recursos

Leitura Recomendada
Recomenda-se acessar o manual do Sebrae para o plano de negócios. Para alguns aparelhos, por meio do Google Play (Android) ou da App Store (iOS) para acessar o conteúdo do QR Code.

EMPREENDEDORISMO NO BRASIL

Segundo o programa da Global Entrepreneurship Monitor (GEM), que avalia anualmente o nível das atividades empreendedoras no mundo, a taxa de empreendedorismo no Brasil em 2019, entre pessoas de 18 a 64 anos, foi de 38,7%. Considerado alto em relação à avaliação da série histórica, esse índice demonstra o quanto o empreendedorismo está presente na vida dos brasileiros (GEM, 2019).

Esse avanço do empreendedorismo no Brasil aconteceu a partir de 1990, período de incentivo à abertura de micro e pequenas empresas, impulsionado pelo avanço tecnológico (ANDRADE et al, 2015). As micro e pequenas empresas no Brasil representam enorme destaque econômico, são responsáveis por grande parte da oferta de empregos formais e informais, além de impactarem na exportação e no Produto Interno Bruto (PIB) (ANDRADE et al, 2015).

Segundo a Lei Geral das Microempresas e Empresas de pequeno porte elas podem ser classificadas com base na receita bruta anual (SEBRAE, 2020).

- Microempresa: Sociedade empresária, sociedade simples, empresa individual de responsabilidade limitada e o empresário, devidamente registrado nos órgãos competentes, que aufira cada ano calendário. Apresentam Receita Bruta Anual igual ou inferior a R$ 360.000,00.
- Empresa de pequeno porte: São as empresas que apresentam adicionais de exportação de até o limite de R$ 4.800.000,00. Apresentam Receita Bruta Anual superior a R$ 360.000,00 e igual ou inferior a R$ 4.800.000,00.
- Microempreendedores individual: São pessoas que trabalham por conta própria e se legalizam por pequenos empresários optantes pelo Simples Nacional. Apresentam Receita Bruta Anual igual ou inferior a R$ 81.000,00.

Sabe-se, também, que o brasileiro empreende por necessidade, não por oportunidade. O Quadro 2, a seguir, apresenta os motivos pelos quais as pessoas empreendem no Brasil (GEM, 2019).

Quadro 2 – Motivos para empreender no Brasil

Motivo para empreender	%
Escassez de empregos formais	88,4
Desejo de fazer a diferença no mundo	51,4
Desejo de enriquecer ou ter uma renda muito alta	36,9
Desejo de manter uma tradição familiar	26,6

Fonte: Global Entrepreneurship Monitor. Empreendedorismo no Brasil (GEM, 2019).

Capacidade empreendedora, abertura de mercado e internacionalização, características da força de trabalho e composição da população são os principais fatores que favorecem a abertura e manutenção de novos negócios no Brasil. Já as limitações para o início e permanência desses negócios estão relacionadas ao contexto político, econômico, institucional e social, à corrupção e à falta de políticas governamentais e apoio financeiro e educacional para fomento do empreendedorismo (BULGACOV et al, 2011).

Em se tratando dos jovens empreendedores, a maior parte emprega poucas pessoas em negócios cujas estruturas não são adequadas ao enfrentamento de riscos. Somado ao baixo índice de escolaridade, esse fator compromete o sucesso dos negócios e leva à precarização do trabalho, diante da dificuldade de reinserção no mercado de trabalho formal. São poucos os jovens que empreendem por oportunidade e conseguem aproveitá-las (BULGACOV et al, 2011).

Outra característica marcante do empreendedorismo no Brasil é o fato de estar voltado para o mercado interno. Em 2019, apenas 3% dos empreendedores, tanto iniciais quanto estabelecidos, afirmavam ter ou pretender ter clientes de fora do país. A formalização é outro desafio, considerando que apenas 26% dos empreendedores brasileiros estavam formalizados nessa época (GEM, 2019).

Comparando os dados de 2018 e 2019, observa-se que a taxa de novos empreendimentos no Brasil aumentou 6,4%, ao passo que o índice de negócios estabelecidos no país diminuiu 4%, o que corrobora a dificuldade de sobrevida do negócio num cenário de incertezas. Dentre as sugestões dos próprios empreendedores para melhorar este cenário estão a maior facilidade de acesso ao crédito e aos cursos de empreendedorismo, a diminuição dos custos para contratação de mão de obra, a rapidez para abrir uma empresa e a maior oferta de serviços tecnológicos. Já os especialistas recomendam a criação de políticas governamentais de fomento ao empreendedorismo e ações voltadas à educação, capacitação, pesquisa e desenvolvimento nessa área (GEM, 2019).

EMPREENDEDORISMO E ENFERMAGEM

O empreendedorismo na enfermagem configura-se como a busca por oportunidades de novos mercados de trabalho com a atuação profissional centrada na melhoria do cuidado, da educação, dos negócios e da sociedade (COPELLI et al, 2019; WILSON et al, 2012). A enfermagem possui competências múltiplas e uma área de atuação ampla e socialmente reconhecida, podendo explorar as oportunidades e visualizar novos espaços de atuação profissional (COPELLI et al, 2019).

O intraempreendedorismo é inerente à Enfermagem desde os primórdios da profissão, com a atuação de Florence Nightingale, e vem sendo cada vez mais estimulado à medida que vivenciamos a globalização econômica e tecnológica (COLICHI, 2019). A enfermagem é a profissão que apresenta maior contingente de profissionais nos serviços de saúde no Brasil e no mundo (WILSON et al, 2012), sendo expressiva a colaboração da equipe de trabalho na identificação de fragilidades (COLICHI, 2019) e no desenvolvimento de soluções inovadoras, a fim de alavancar a qualidade dos cuidados, melhorar a segurança e promover a satisfação do público atendido.

Certas características são observadas entre os enfermeiros intraempreendedores, tais como (WILSON et al, 2012):

> ✓ Autoconfiança
> ✓ Capacidade de analisar cenários
> ✓ Facilidade de apresentar novas ideias
> ✓ Inquietude
> ✓ Vontade de enfrentar novos desafios
> ✓ Motivação
> ✓ Criatividade
> ✓ Disciplina

Tais características também estão presentes nos profissionais de enfermagem que optam pelo empreendedorismo de negócios como uma possibilidade de trabalho autônomo. O desejo de empreender é motivado não apenas pela necessidade de liberdade e lucratividade (COLICHI, 2019), mas também de realização pessoal e geração de produtos e/ou serviços que melhorem o cuidado.

Nessa perspectiva, o empreendedorismo social em Enfermagem pode promover mudanças em diversos setores da sociedade, atuando diretamente em comunidades, com famílias, no ensino, dentre outros nichos de ação (BACKES et al, 2012). Considerando a visão holística desses profissionais, a prática do empreendedorismo social amplia a gama de possibilidades de negócios que possam não apenas atender às necessidades apresentadas pelo indivíduo, mas também propiciar a compreensão da realidade social na qual ele se insere (BACKES et al, 2010).

Esses profissionais inovadores podem atuar como proprietários de empresas nas áreas assistencial e de educação, pesquisa, gestão e consultoria (COREN, 2018). A Resolução do Conselho Federal de Enfermagem (COFEN) nº 568/2018, regulamenta o funcionamento dos consultórios e clínicas de enfermagem, valorizando o caráter empreendedor do enfermeiro ao reconhecer a personalidade jurídica desses serviços.

Na perspectiva da enfermagem, o empreendedorismo está relacionado com a criação ou aperfeiçoamento de algo, coma finalidade de gerar benefícios aos indivíduos e sociedade. Relacionando o conceito com as áreas de atuação no mercado de trabalho, há uma diversidade de ramos de negócios. Podendo atuar em cuidados primários, secundários e terciários, com predominância da prática assistencial.

Quadro 3 – Empreendedorismo na Enfermagem

ÁREAS DE ATUAÇÃO
• Atividades de Enfermagem Consulta de Enfermagem, procedimentos, orientações e controle Atendimento a pacientes crônicos, gestantes, aleitamento, idosos
• Consultoria Assistência, Administração, Ensino e Pesquisa
• Prestação de serviços Assistência domiciliar Residenciais para idosos
• Comércio Produtos para saúde e bem-estar Representação de produtos
• Comércio Produtos para saúde e bem-estar Representação de produtos
• Atividades de Enfermagem Consulta de Enfermagem, procedimentos, orientações e controle Atendimento a pacientes crônicos, gestantes, aleitamento, idosos
• Outros Coordenação de pesquisa clínica

Fonte: Autoria própria.

Dentre os desafios que surgem ao empreender estão a busca por diferenciais competitivos e as dificuldades para vencer a concorrência, conquistar clientes e obter lucro (NASSIF et al, 2011). Os principais obstáculos vivenciados pelos profissionais de enfermagem empreendedores são o processo burocrático para abertura de novas empresas, a falta de conhecimento sobre gestão de negócios e finanças, a falta de políticas públicas voltadas ao empreendedorismo, a baixa qualificação operacional e a falta de reconhecimento por parte da população (COLICHI, 2019). É nesse cenário que o ensino de empreendedorismo se torna um importante aliado para o sucesso do negócio.

Figura 1 – Tipos de empreendedorismo na Enfermagem.

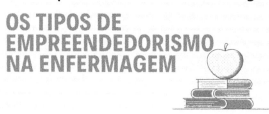

OS TIPOS DE EMPREENDEDORISMO NA ENFERMAGEM

É busca por oportunidades de novos mercados de trabalho com a atuação profissional centrada na melhoria do cuidado, da educação, dos negócios e da sociedade.

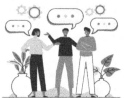

Intraempreendedorismo

É a aplicação do conhecimento empreendedor e inovador feito por colaboradores já pertencentes a uma organização ou serviço de saúde, que inovam propondo novos produtos, serviços ou processos
Melhoria da qualidade do cuidado, processos e segurança dos pacientes
Motivação: Reconhecimento pessoal
Característica: Proatividade

Empreendedorismo de Negócios

É a oportunidades de trabalho autônomo que lhes permitem buscar a realização pessoal para melhorar os resultados do cuidado de saúde.
Autonomia, Inovação, Risco
Motivação: Realização pessoal
Característica: Competitividade

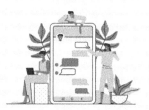

Empreendedorismo Social

São práticas para o desenvolvimento de soluções voltadas aos problemas sociais
Cidadania
Motivação: Comunidade
Características: Cooperatividade.

Características essenciais

Inovação
Risco
Autonomia
Capacidade de análise,
Novas ideias,
Inquietude,
Desafios,
Motivação,
Criatividade.

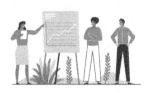

AS CARACTERÍSTICAS EMPREENDEDORAS SÃO DESENVOLVIDAS AO LONGO DA VIDA, POR MEIO DAS EXPERIÊNCIAS ENFRENTADAS

Fonte: Autoria própria.

EMPREENDER EM ENFERMAGEM ENSINO DE EMPREENDEDORISMO

O comportamento empreendedor não é nato, mas desenvolvido ao longo da vida por meio das experiências e oportunidades criadas para tanto (DOLABELA, 2003).

A produção científica sobre o ensino do empreendedorismo em enfermagem está voltada para estudos sobre as características e o comportamento empreendedor dos estudantes e enfermeiros (RONCON E MUNHOZ, 2009; COSTA et al., 2013; TOSSIN et al, 2017).

Pouco se tem produzido sobre estratégias de ensino a serem utilizadas nos cursos de graduação em Enfermagem, quando se acredita ser o período ideal para que esse aprendizado se concretize. Destacam-se na literatura as incubadoras de aprendizagem e a participação dos estudantes em palestras, reuniões e grupos de pesquisa para fundamentar a atuação na prática, meio pelo qual esse aprendizado se concretiza (BACKES et al, 2010).

Além do ensino nos cursos de graduação, iniciativas de instituições como o SEBRAE têm sido um importante meio de capacitar os profissionais, desenvolvendo a cultura do empreendedorismo desde o ensino fundamental até a conclusão dos cursos de graduação. Ainda é um desafio aproximar essas instituições das universidades, dada a dificuldade do corpo docente e dos administradores de compreenderem o comportamento empreendedor como um caminho viável para a autogestão e o desenvolvimento social.

CONSIDERAÇÕES FINAIS

Desenvolvimento econômico e bem-estar social devem ser os objetivos de quem empreende, seja na Enfermagem ou em outros campos de atuação. Antes de compreender o que é empreendedorismo é fundamental ter a clareza de que não se trata de um eufemismo para a informalidade e a precarização do trabalho, sobretudo em cenários onde a desigualdade e as incertezas levam tantos trabalhadores ao desemprego e a uma série de privações.

Políticas e programas que fomentem a cultura do empreendedorismo e as iniciativas para fortalecer o nascimento e a manutenção de negócios, nas mais diversas áreas de atuação, são importantes meios para a concepção de produtos e serviços que solucionem necessidades humanas e viabilizem transformações sociais. O desenvolvimento e a difusão de pesquisas com essa temática poderão fundamentar tais iniciativas e viabilizar essas transformações.

REFERÊNCIAS

ANDRADE, A.C.; DAL BEN, L.W.; SANNA, M.C. Empreendedorismo na Enfermagem: panorama das empresas no Estado de São Paulo. Rev Bras Enferm. v. 68, n. 1, p. 40-4; 2015. Disponível em: http://dx.doi.org/10.1590/0034-7167.2015680106. Acesso em: 05 Jul 2020

BACKES, D.S. et al. Vivência teórico-prática inovadora no ensino de enfermagem. Esc. Anna Nery. v. 16, n. 3, p. 597-602; 2012. Disponível em: http://www.scielo.br/scielo.php?script=sci_arttext&pid=S1414-81452012000300024&lng=en&nrm=iso. Acesso em: 17 Jul 2020.

BACKES, D.S.; ERDMANN, A.L.; BUSCHER, A. O cuidado de enfermagem como prática empreendedora: oportunidades e possibilidades. Acta paul. enferm. v. 23, n. 3, p. 341-7, 2010. Disponível em: http://www.scielo.br/scielo.php?script=sci_arttext&pid=S0103-21002010000300005&lng=en&nrm=iso. Acesso em; 17 Jul 2020.

BACKES D.S., ERDMANN A.L., BUSCHER A. O cuidado de enfermagem como prática empreendedora: oportunidades e possibilidades. Acta paul. enferm. 23 (3).341-347; 2010. Disponível em: http://www.scielo.br/scielo.php?script=sci_arttext&pid=S0103-21002010000300005&lng=en&nrm=iso. Acesso em; 17 Jul 2020.

BEHLING, G.; LENZI, F.C. Entrepreneurial Competencies and Strategic Behavior: a Study of Micro Entrepreneurs in an Emerging Country. BBR. Brazilian Business Review. v. 16, n. 3, p. 255-72; 2019. Disponível em: https://www.scielo.br/scielo.php?pi-d=S180838620190000300255&script=sci_abstract&tlng=pt.Acesso em 17 Jul 2020.

BULGACOV, Y.L.M. et al. Jovem empreendedor no Brasil: a busca do espaço da realização ou a fuga da exclusão?. RAP. V. 45, n. 3, p. 695-720; 2011. Disponível em: https://doi.org/10.1590/S0034-76122011000300007.Acesso em 19 Jul 2020.

CASAQUI, V. Concepções e significados do empreendedorismo social no Brasil e em Portugal: crise, performance e bem comum. OBS Journal. v. 8, n. 2, p. 67-82.; 2014. Disponível em: http://www.scielo.mec.pt/scielo.php?script=sci_arttext&pid=S1646-59542014000200004/. Acesso em: 9 Jul 2020.

COLICHI, R.M.B. et al. Entrepreneurship and Nursing: integrative review. Rev Bras Enferm. v. 72, n. 1, p. 321-30; 2019; DOI: http://dx.doi.org/10.1590/0034-7167-2018-0498 Acesso em; 10 Jul 2020.

CONSELHO REGIONAL DE ENFERMAGEM – SÃO PAULO. RESOLUÇÃO COFEN Nº 568/2018. 2018. Disponível em: http://www.cofen.gov.br/resolucao-cofen-no-0568-2018_60473.html. Acesso em: 19 Jul 2020.

COPELLI, F.H.S.; ERDMANN, A.L.; SANTOS, J.L.G. Empreendedorismo na Enfermagem: revisão integrativa da literatura. Rev. Bras. Enferm. v. 72, n. 1, p. 289-98, 2019. Disponível em: http://www.scielo.br/scielo.php?script=sci_arttext&pid=S0034-71672019000700289&lng=pt. https://doi.org/10.1590/0034-7167-2017-0523. Acesso em: 11 Jul 2020.

COSTA, F.G. et al. Tendências empreendedoras dos enfermeiros de um hospital universitário. Rev Gaúcha Enferm.. v. 34, n. 2, p. 147-54; 2013. Disponível em: http://seer.ufrgs.br/RevistaGauchadeEnfermagem/article/view/29112/27306. Acesso em: 19 Jul 2020.

DOLABELA, F. Pedagogia Empreendedora. São Paulo: Editora de Cultura, 2003.

DORNELAS, J.C. de A. Empreendedorismo: transformando idéias em negócios. 2. ed. Rio de Janeiro: Campus, 2005. _____. Empreendedorismo Coorporativo: como ser empreendedor, inovar e se diferenciar em organizações estabelecidas. Rio de Janeiro: Elsevier, 2001.

GLOBAL ENTREPRENEURSHIP MONITOR. Empreendedorismo no Brasil. 2019. Disponível em: http://www.ibqp.org.br/gem/?gclid=EAIaIQobChMIl6_ChY-236gIVEIWRCh0ZFgLtEAAYAiAAEgIZj_D_BwE /. Acesso em: 05 Jul 2020.

HEWISON, A.; BADGER, F. Taking the initiative: Nurse intrapreneurs in the NHS. Nursing Management.13(3), 14-19; 2006. Disponível em: https://journals.rcni.com/nursing-management/taking-the-initiative-nurse-intrapreneurs-in-the-nhs-nm.13.3.14.s13. Acesso em: 09 Jul 2020.

McCLELLAND, D. C. Characteristics of Successful Entrepreneurs*. The Journal of Creative Behavior, v. 21, n. 3, p. 219-33; 1987. Disponível em: https://onlinelibrary.wiley.com/doi/abs/10.1002/j.2162-6057.1987.tb00479.x.Acesso em: 05 Jul 2020

NASSIF, V.M.J.; ANDREASSI, T.; SIMÕES, F. Competências empreendedoras: há diferenças entre empreendedores e intraempreendedores? Revista de Administração e Inovação. v. 8, n. 3, p. 33-54; 2011. Disponível em https://reader.elsevier.com/reader/sd/pii/S1809203916304272?token=B3504DA1B28E61B6A58CEC66EBA13F9678E3339673DAEBCB5894DA3E01FA29282B360F83DD0ECB0E770C41FE7DA7BF42. Acesso em: 11 Jul 2020.

RONCON, P.; MUNHOZ, S. Estudantes de enfermagem têm perfil empreendedor? Rev. bras. enferm. v. 62, n. 5, 2009. Disponível em: http://www.scielo.br/scielo.php?script=sci_arttext&pid=S0034-71672009000500007. Acesso em: 19 Jul 2020

SCHUMPETER J., BACKHAUS U. The Theory of Economic Development. In: Backhaus J. (eds) Joseph Alois Schumpeter. The European Heritage in Economics and the Social Sciences,1; 2003. Disponível em: https://link.springer.com/chapter/10.1007%2F0-306-48082-4_3#citeas.Acesso em: 05 Jul 2020.

SERVIÇO BRASILEIRO DE APOIO ÀS MICRO E PEQUENAS EMPRESAS – Sebrae. Módulo1 – O empreendedor. Manual do aluno. Disciplina de empreendedorismo. 2013. Disponível em: http://www.bibliotecas.sebrae.com.br/chronus/ARQUIVOS_CHRONUS/bds/bds.nsf/bc0a1b29c05ef9eb60a43c1303b881e8/$-File/5696.pdf. Acesso em: 05 Jul 2020.

SERVIÇO BRASILEIRO DE APOIO ÀS MICRO E PEQUENAS EMPRESAS – Sebrae. Como elaborar um plano de negócios. 2013. Disponível em https://m.sebrae.com.br/Sebrae/Portal%20Sebrae/UFs/AL/Anexos/Como+elaborar+um+Plano+de+Neg%C3%B3cio.pdf. Acesso em: 19 Jul 2020.

SERVIÇO BRASILEIRO DE APOIO ÀS MICRO E PEQUENAS EMPRESAS – Sebrae. Confira as diferenças entre micro empresa, pequena empresa e MEI] 2020. Disponível em: https://www.sebrae.com.br/sites/PortalSebrae/artigos/entenda-as-diferencas-entre-microempresa-pequena-empresa-e-mei,03f5438af1c-92410VgnVCM100000b272010aRCRD. Acesso em: 19 Jul 2020.

TOSSIN, C.B. et al. Perfil empreendedor de docentes do curso de enfermagem de uma universidade pública. Rev enferm UERJ .v. 25:e22233; 2017. Disponível em: http://dx.doi.org/10.12957/reuerj.2017.22233. Acesso em: 19 Jul 2020.

WILSON, A.; WHITAKER, N.; WHITFORD, D. "Rising to the Challenge of Health Care Reform with Entrepreneurial and Intrapreneurial Nursing Initiatives" OJIN: The Online Journal of Issues in Nursing, 09];17(2); 2012. Disponível em: https://doi.org/10.3912/OJIN.Vol17No02Man05.

CAPÍTULO 18
RESOLUÇÃO DE CONFLITOS E NEGOCIAÇÃO

Geisa Colebrusco de Souza Gonçalves

OBJETIVOS
- Ao ler este capítulo o leitor deverá ser capaz de:
- Reconhecer a importância da resolução de conflitos e negociação no processo de trabalho gerencial do enfermeiro
- Reconhecer que os conflitos são inerentes às relações sociais, inclusive no contexto do trabalho em saúde
- Reconhecer diferentes fontes de conflitos: individual, interpessoal e organizacional
- Reconhecer e compreender os diferentes estilos de resolução de conflitos e de negociação e os resultados decorrentes

INTRODUÇÃO

Os conflitos são inerentes às relações humanas, ocorrem quando há diferenças percebidas e incômodas em relação às crenças, valores, atitudes, discordância das prioridades elencadas sobre um fato analisado por uma ou mais pessoas. O conflito é uma experiência em que ao menos uma das partes envolvidas percebe incompatibilidade nos interesses e nas expectativas construídas, e, nesse sentido, essas expectativas se apresentam frustradas. Essas incompatibilidades podem estar relacionadas aos relacionamentos, às decisões, às tarefas ou processos a serem executados, entre outros acontecimentos da vida cotidiana que podem ou não estarem relacionados ao trabalho.

No tocante às relações que se estabelecem nos serviços de saúde, mesmo em torno da atividade de cuidado, isso não é diferente. O conflito manifesta-se inclusive neste ambiente, assim como em qualquer outro espaço no qual exista prática social. Os conflitos estão presentes e podem envolver diferentes atores, entre profissionais da mesma categoria, entre profissionais de categorias e setores diferentes e até mesmo entre profissionais e pacientes, sendo comum que os gerentes e lideranças de enfermagem sejam acionados para "resolver" os conflitos.

Ademais, a área da saúde é reconhecida como um campo no qual julgamentos éticos morais são constantes, situações que comumente podem envolver divergência no julgamento, tomada de decisão e condutas que envolvem normas, valores e crenças de pessoas diferentes. Há uma tentativa de os profissionais de saúde encontrarem o equilíbrio entre os interesses dos pacientes, ou até mesmo priorizá-los em detrimento aos interesses da instituição (TOMASCHEWSKI-BARLEM et al., 2016), contudo, o convívio nem sempre é harmonioso.

Por certo tempo houve uma tentativa de eliminar os conflitos das organizações, negando ou ocultando a sua ocorrência, como se a ausência desses eventos se traduzisse automaticamente num ambiente saudável e de relações profissionais "amigáveis", qualificando a organização como um "ótimo" lugar para trabalhar. Contudo, nas últimas décadas passou-se a compreender o conflito como um fenômeno natural, inerente às relações humanas e presente em qualquer espaço relacional, e, nesse sentido, ao afirmar sua ocorrência é possível adotar estratégias para manejá-lo adequadamente.

Na área da enfermagem, esse tema se torna relevante à medida em que, estamos o tempo todo nos relacionando com outras pessoas, na condição de paciente, de outros trabalhadores da área da saúde. Por essa razão, nas páginas que se seguem, trabalharemos as diversas concepções, estilos e técnicas de resolução de conflito e de negociação e seus possíveis desdobramentos, instrumentalizando para a execução do trabalho gerencial do enfermeiro.

AS RELAÇÕES PROFISSIONAIS E OS CONFLITOS EM SAÚDE

O conflito está presente no cotidiano de trabalho das organizações de saúde, e como consequência, ocupa constantemente o tempo dos gerentes. Conflito é aquele fenômeno que escapa, são os comportamentos observáveis que exigem "tomadas de providências", a discussão entre profissionais, ou entre profissionais e pacientes, a disputa de recursos entre unidades diferentes, as reclamações dos pacientes ou dos profissionais em relação aos processos que ocorrem dentro da instituição (CECÍLIO, 2005).

Embora as interações dos profissionais de saúde precisem estar permeadas por cooperação, compromisso, compartilhamento em prol do atendimento do paciente, a necessidade constante de comunicação e de negociação podem desencadear a ocorrência dos conflitos, sejam estes configurados como pequenas divergências ou até mesmo grandes disputas (D'AMOUR et al, 2005).

O conceito de conflito é polissêmico e multidisciplinar pode ser abordado por diferentes correntes filosóficas e por diferentes áreas do conhecimento: psicologia, sociologia, gestão e administração, direito, ciências políticas, entre outras. Há diversas definições de conflito, uma delas, do campo da sociologia, define o conflito como decorrente da ausência de reconhecimento, seja na esfera do amor, do direito ou das relações solidárias que se estabelecem, e, portanto, o conflito é a luta pelo reconhecimento que lhe foi negado (HONNETH, 2003).

Nesse sentido, inúmeras situações dentro dos serviços de saúde podem gerar conflitos, sejam relacionados à estrutura hierárquica, às normas e regras rígidas e muitas vezes descumpridas pelos trabalhadores, a (in)disponibilidade de recursos materiais e até mesmo incompatibilidade nas metas e objetivos entre profissionais em relação ao cuidado do paciente. O conflito na área da saúde pode resultar em consequências danosas para o paciente e dificultar o cuidado (KIM et al., 2017).

Para Kim e colaboradores (2017), as pesquisas sobre conflitos na área da saúde estão fundamentadas na premissa de que sua natureza é multidimensional, com fatores interpessoais e organizacionais, para além do caráter individual e da subjetividade, esse muitas vezes apontado como o principal.

Na interação necessária entre as pessoas para que o processo de cuidado em saúde ocorra, devido ao caráter coletivo e intersubjetivo, a comunicação nem sempre resultará em entendimento e pode desencadear o conflito. Esses conflitos podem gerar diferentes sentimentos entre os envolvidos, e os desfechos podem ser positivos ou negativos, a depender de como ocorrem e de como são manejados, pelos envolvidos ou terceiros.

Em geral, esses "terceiros", são acionados para "resolver" o conflito que se estabeleceu. Um membro externo e "isento" que avalie a situação e tenta resolvê-la. Nessa perspectiva destaca-se o papel do gestor e do gerente de enfermagem, principalmente quando esses conflitos envolvem os trabalhadores de enfermagem, mas não somente, visto que o conflito pode envolver os pacientes sob sua responsabilidade.

Em pesquisa com profissionais da saúde, os participantes definiram os conflitos quando duas ou mais partes envolvidas estão em desacordo, numa situação de não concordância, de ruptura, e, consequentemente, na troca de argumentos de forma não-pacífica (CLARO, CUNHA, 2017).

Em revisão de literatura realizada por Kim e colaboradores (2017) foram identificados três categorias de conflitos: individual, interpessoal e organizacional. Na categoria individual, elencaram como fatores os traços pessoais, como autoestima, eficácia, controle, visão de mundo, percepção de legitimidade, competência e isolamento social. O conflito individual, também pode ser denominado como intrapessoal (no senso comum chamado de "conflito interno"), em geral, está relacionado à saúde mental e ao bem-estar dos trabalhadores e há tendência em não explicitá-lo. Ou seja, normaliza sua ocorrência e o tolera no ambiente de trabalho sem que seja manejado explicitamente pela própria pessoa ou pela gerência.

Podemos exemplificar o conflito individual ou intrapessoal como sofrimentos e problemas dos profissionais de saúde e enfermagem, causados por baixa autoestima, abuso de substâncias, isolamento dos demais colegas, que podem ou não estar relacionados a problemas de saúde mental como depressão, ansiedade, síndrome do pânico ou síndrome de *Burnout*. Esses trabalhadores adoecidos ou em sofrimento, muitas vezes continuam presentes no ambiente de trabalho, e passam a ser evitados pelos demais. Há uma tendência dos colegas de trabalho e da própria gerência em adotar o evitamento como forma de lidar com o conflito alheio, ou seja, há uma normalização ou tolerância da situação ao perceber que o trabalhador se mostra menos disposto, menos participativo e menos colaborativo na realização das atividades que lhes são atribuídas.

Os conflitos denominados interpessoais são aqueles que ocorrem com frequência e são mais facilmente reconhecidos nos serviços de saúde. Podem ser decorrentes de graus leves de relações hostis entre os diferentes atores sociais, seja por falta de reconhecimento, julgamentos injustos, falta de transparência nos processos, e até apresentar formas mais graves de violência verbal, física e psicológica (KIM et al., 2017).

Os conflitos interpessoais podem se apresentar de inúmeras maneiras, e, em geral, ao longo da vida todas as pessoas vão ter experiências conflituosas, seja na vida profissional ou em outras dimensões da vida. Muitos exemplos podem ser apontados como causas de conflito, seja o "funcionário problema" que acredita ser legítimo, no momento do plantão, usar o celular para atividades pessoais, ou o médico que deixa de prescrever a dieta do paciente e esse demora para sair do longo jejum após o exame e acredita que há má vontade da equipe de enfermagem em liberar a dieta, seja pela demora na liberação do leito para transferência do paciente entre unidades, entre pacientes que dividem o mesmo quarto de internação, ou mesmo não ter sido o profissional escolhido para promoção, participação em evento, curso, grupo de trabalho dentre tantos outros pequenos acontecimentos do dia a dia de um serviço de saúde.

Outra fonte comum de conflito interpessoal está relacionada aos ruídos na comunicação, bem como aos desacordos entre os profissionais da equipe em relação ao plano de cuidados do paciente. Nesse aspecto, destaca-se um dos papéis da enfermagem em "advogar" em prol do paciente, ou seja, essa postura adotada pela enfermagem muitas vezes coloca em risco as relações com outros profissionais ou gerência e podem aflorar rupturas e conflitos no ambiente de trabalho (TOMASCHEWSKI-BARLEM et al., 2016).

É sabido que o conflito não é apenas considerado como um aspecto negativo da vida institucional nas organizações de saúde. Pesquisa com trabalhadores da saúde na atenção primária revelou que os trabalhadores das equipes diante de um conflito tomaram-no como estratégia de superação dos entraves que ocorrem no cotidiano do trabalho. Esses conflitos foram decorrentes das divergências sobre o cuidado, e culminou na reavaliação das prioridades e dos tipos de atividades oferecidas pela equipe, que foram ressignificadas e modificadas (SILVA; ARANTES; FORTUNA, 2019).

Por outro lado, as consequências negativas do conflito estão relacionadas à insatisfação no trabalho, intenção de abandono e pouco comprometimento do trabalhador com a instituição, alta rotatividade, percepção negativa da cultura e do clima organizacional e baixa qualidade do atendimento prestado, impactando na qualidade da assistência (KIM et al., 2017), revelando que as consequências podem ser tanto para os profissionais como para a instituição. Ruídos e falhas de comunicação são apontados como uma das fontes mais comuns e como consequência dos conflitos interpessoais são citados falta de confiança e de respeito, prejuízos nas relações profissionais e no desenvolvimento do trabalho em equipe (SOUZA et al., 2016; KIM et al., 2017).

Conflitos interpessoais no local de trabalho contribuem para o estresse, a tensão psicológica e a exaustão emocional. Atua como um catalisador e aumenta a manifestação de ações hostis, com impacto no comportamento de todos os participantes envolvidos, dando origem a estados emocionais negativos como raiva, agressão e censura. As consequências negativas relacionam-se à redução da satisfação e da cooperação e aumento da desmotivação para as atividades de trabalho, obstruindo os esforços colaborativos na solução dos problemas do próprio trabalho (RAYKOVA et al., 2015).

Outra categoria do conflito é a organizacional e se relaciona, sobretudo, ao (des)alinhamento das funções profissionais à estrutura organizacional e fluxo de trabalho. Nesse sentido, pode ter origens em restrições específicas (não poder acessar determinado espaço da instituição, reservado a um grupo profissional), no escopo dos papéis e das práticas profissionais mal definidas, no controle, na falta de autonomia e de independência no trabalho a ser realizado, nas metas incompatíveis, no excesso de carga de trabalho, na insuficiência de recursos, nas políticas organizacionais pouco claras, ou ainda, relacionadas ao estilo de gestão e de liderança, bem como baixo reconhecimento financeiro e incentivos aos trabalhadores (KIM et al., 2017).

Assim, o conflito é fenômeno cíclico, suas fontes, consequências e suas respostas ocorrem nos níveis individual, interpessoal e organizacional, sendo que os gerentes têm um papel fundamental em cada um dos níveis em que ocorre (BOCHATAY et al., 2017).

Os conflitos interpessoais podem assumir também outras definições, como interprofissional ou intra profissional, o primeiro quando ocorre entre colegas de profissões diferentes, por exemplo, entre médicos e enfermeiros, já o segundo, quando ocorre entre trabalhadores do mesmo grupo profissional, por exemplo, entre enfermeiros (SOUZA et al., 2016), mas todas essas definições, interpessoal, interprofissional ou intra profissional referem-se ao mesmo tipo de fenômeno.

Outras definições a respeito do conflito referem-se ao nível de seu desenvolvimento e de sua intensidade: conflitos latentes, emergentes ou manifestos. Os conflitos latentes são aqueles em que implicitamente se reconhecem uma diferença entre as partes envolvidas, mas não foram externalizadas. Os conflitos emergentes são aqueles nos quais a divergência já é reconhecida e o conflito manifesto é aquele em que já existe uma disputa/luta entre as partes envolvidas em relação às divergências existentes (MOORE, JAYASUNDERE, THIRUNAVUKARASU, 2009).

Em síntese, o conflito, seja intrapessoal, interpessoal ou organizacional, por si só, pode ser fonte de transformação e promover mudanças nas relações de trabalho na perspectiva de fortalecer os profissionais e a instituição, contudo, há também uma possibilidade de na sua ocorrência, provocar rupturas, confrontos, especialmente quando não manejados adequadamente e impactar na qualidade da assistência prestada.

RESOLUÇÃO DE CONFLITOS

O manejo adequado dos conflitos talvez seja um dos aspectos mais relevantes da prática gerencial, visto que é impossível evitar completamente que eles ocorram. Ao reconhecer que os conflitos são inerentes às relações humanas e que a área da saúde é iminentemente relacional, torna-se necessário compreender que existem diferentes estilos e técnicas para alcançar uma solução e um desfecho positivo.

Dessa forma, o desafio do enfermeiro é gerir bem o conflito, que, invariavelmente acontecerá nas relações de trabalho. No que se refere a característica do trabalho em saúde, que trata de problemas muito complexos, o desempenho profissional individual é colocado em segundo plano, o interesse primordial é que haja corresponsabilização por meio da colaboração e estreita relação entre profissionais. Nesse sentido, é preciso que as percepções individuais, inclusive do ponto de vista profissional, não desencadeiam conflitos entre os profissionais, e que as diferenças possam alcançar o "comum acordo".

Desse modo, vale retomar a ideia que o conflito por si só não é necessariamente negativo, mas o manejo do conflito é que pode resultar em desfechos positivos ou negativos. Assim, no gerenciamento do conflito pode ser necessário utilizar diferentes estratégias e até mesmo realizar negociações para que seja alcançado o melhor cenário, àquele que menos prejudique os valores das pessoas envolvidas.

Um dos mais reconhecidos estilos de gerenciamento de conflitos descritos na literatura foi proposto inicialmente por *Blake e Mouton*, em 1964, e, posteriormente, foi reinterpretado por *Kilmann e Thomas*, em 1974. Os autores descreveram cinco diferentes estilos de resolução de conflitos: competição/ dominação; colaboração/ integração; compromisso/ concessão mútua; evitamento e acomodação (MCINTYRE, 2007).

O instrumento criado por *Thomas e Kilmann* avalia o comportamento do indivíduo em situações de conflito, nesse comportamento duas dimensões são avaliadas: **assertividade**, o quanto o indivíduo tenta satisfazer suas próprias preocupações ao manejar o conflito e **cooperação**, o quanto a pessoa está aberta para satisfazer as preocupações de outras pessoas envolvidas no conflito. A presença e predomínio dessas duas dimensões são avaliadas em relação aos cinco estilos de resolução de conflitos (THOMAS; KILMANN, 2008).

Figura 1. Estilos e dimensões do gerenciamento de conflito.

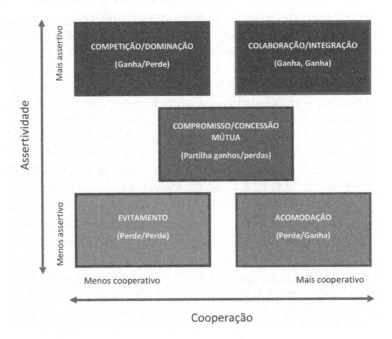

Fonte: Autoria própria, com base em THOMAS E KILMANN (2008).

- **COMPETIÇÃO/DOMINAÇÃO:** Embora assertiva, a competição não é cooperativa, há uma preocupação extrema consigo mesmo e quase nenhuma com a outra pessoa, ou seja, dá-se mais importância para o resultado do que para a relação entre as partes envolvidas. Caracteriza-se por uma forma enérgica de resolver os conflitos, orientada ao atendimento das próprias demandas em detrimento das demandas alheias. Utiliza qualquer poder que detém para alcançar os seus objetivos. Competir pode significar defender os próprios direitos ou os valores que acredita estar correto, ou simplesmente para vencer uma discussão. Muitas vezes está associado a um estilo autoritário, competitivo, adota a estratégia de ganhar para outro perder, o que muitas vezes não trata diretamente as causas do conflito que podem aflorar em momentos futuros (MCINTYRE, 2007; THOMAS; KILMANN, 2008; CLAY-WILLIAMS et al., 2018).
- **COLABORAÇÃO/INTEGRAÇÃO:** A resolução de conflito colaborativa/ integrativa é tanto assertiva como cooperativa, ao colaborar, as pessoas envolvidas tentam elaborar conjuntamente uma solução que satisfaça plenamente as preocupações de ambas. As partes envolvidas analisam em profundidade a questão conflituosa, identificam as preocupações subjacentes e o objetivo é encontrar uma alternativa viável, que atenda a todos. Explora o desacordo para aprender uns com os outros, ou seja, resolve uma condição que ao invés de usar o estilo de confronto e competição tenta encontrar uma solução criativa para o problema interpessoal. O estilo colaborativo reflete tanto a importância para o resultado como preocupação para com o relacionamento. Como resultado, ambas as partes precisam encontrar maneiras de obter o que cada uma delas precisa enquanto aprimoram o relacionamento. Exige comunicação aberta e honesta, o foco desse estilo é a resolução de problemas, sendo considerado o estilo mais eficaz na gestão de conflitos. Também pode ser chamada de ganha/ganha. Utilizada quando todas as partes envolvidas apresentam interesses/valores muito importantes (MCINTYRE, 2007; THOMAS; KILMANN, 2008; CLAY-WILLIAMS et al., 2018).
- **COMPROMISSO/CONCESSÃO MÚTUA:** o compromisso ou concessão mútua atinge um ponto intermediário em relação às duas dimensões: assertividade e cooperação. Há um comprometimento em encontrar uma solução conveniente e mutuamente aceitável, que satisfaça ao menos em partes as demandas dos envolvidos. É o meio termo entre competir e acomodar-se, ao mesmo tempo em que não se evita e não se explora a situação conflituosa em profundidade. Busca fazer concessões e diminuir as diferenças entre as partes, ambas cedem em algumas coisas e ganham em outras. Tanto o relacionamento como os resultados são considerados importantes,

mas, em vez de criar valor adicional para que os envolvidos possam obter o que precisam, esse estilo "dividirá a diferença", sejam elas perdas ou ganhos. Esse estilo de resolução de conflito também pode ser considerado temporário, uma vez que nenhum dos envolvidos fica plenamente satisfeito, os motivos são arrastados e dão base para futuros conflitos (MCINTYRE, 2007; THOMAS; KILMANN, 2008; CLAY-WILLIAMS et al., 2018).

- **EVITAMENTO:** Esse estilo de resolução de conflitos não é nem assertivo nem cooperativo. Ao evitar resolver o conflito, a pessoa não defende nem os seus interesses nem o da outra parte, reflete uma baixa consideração pelo resultado e também pelo relacionamento. Pode ser utilizado em situações em que é preciso manter a diplomacia, adiar o confronto para um momento mais oportuno ou se retirar da situação ameaçadora. O evitamento é utilizado quando o problema não é tão importante, quando se reconhece que pode haver perdas significativas (impossibilidade de ganhar) ou quando é preciso ganhar tempo para ter acesso a mais informações que possam contribuir na resolução do problema, e até mesmo quando tentar resolver o conflito pode ser uma ameaça. Embora ao evitar possa parecer que a situação conflituosa deixe de existir é muito provável que ela emerja futuramente e de forma mais complexa, ou seja, o evitamento deve ser considerado uma forma momentânea de resolver o conflito, e deve ser retomado assim que a situação for mais favorável para aquele que o evitou (MCINTYRE, 2007; THOMAS; KILMANN, 2008; CLAY-WILLIAMS et al., 2018).
- **ACOMODAÇÃO:** a acomodação também se mostra pouco assertiva e pouco cooperativa, pode ser compreendida como um estilo oposto à competição. Ao acomodar se, a pessoa negligencia as próprias preocupações e deixa com que as demandas da outra parte sejam satisfeitas. Existe um elemento de auto sacrifício, de caridade altruísta e até obediência, ao renunciar a preocupação consigo mesmo e apresentar maior preocupação para com o outro. Reflete pouca importância para o resultado, mas uma grande preocupação com o relacionamento. Esse estilo de resolução de conflitos pode ser útil em situações em que reconhece que o assunto é muito importante para a outra pessoa, quando quer manter a harmonia, quando não quer aumentar a situação conflituosa, quando envolve posições hierárquicas e de poder desiguais, ou quando se pretende acumular credibilidade para que em outras situações seus interesses sejam priorizados (MCINTYRE, 2007; THOMAS; KILMANN, 2008; CLAY-WILLIAMS et al., 2018).

Cabe destacar que a motivação e os objetivos das pessoas envolvidas no conflito são determinantes para adoção de um ou outro estilo de solução. Se o objetivo é vencer a todo custo, ou promover uma solução harmônica que satisfaça ambas as partes, ou até mesmo evitar que seja gerenciado naquele momento, um ou outro estilo deve ser recrutado. Ou seja, não há um estilo absoluto, certo e único, e mesmo que usualmente um enfermeiro se apoie em um dos estilos, poderá utilizar os demais a depender da situação que se apresente, com a clareza de que estilos diferentes produzem resultados diferentes: ganha/perde, perde/perde, ganha/ganha ou partilha dos resultados, independentemente se positivos ou negativos (THOMAS; KILMANN, 2008; CLAY-WILLIAMS et al., 2018).

É preciso também considerar que sob pressão, os gerentes podem adotar estilos diferentes de resolução de conflito e negociação do que em situações rotineiras, visto que o tempo é um recurso primordial nas duas situações (CLAY-WILLIAMS et al., 2018).

Em casos de conflitos éticos[1] pode se utilizar a deliberação moral como forma de manejar o conflito. Ainda, a gestão democrática e participativa nos conflitos se torna fundamental nas instituições de saúde visto que pode significar aprendizagem coletiva e a eficácia organizacional.

Outra estratégia descrita na literatura é a mediação, método definido como dialógico, cooperativo, que contribui para o crescimento individual e coletivo uma vez que promove reflexão acerca de comportamentos, direitos e deveres aplicável nos conflitos na área da saúde (CLARO; CUNHA, 2017). Num contexto em que há judicialização crescente dos direitos sociais, a mediação tem sido utilizada de forma institucional com a finalidade de resolver conflitos, sobretudo conflitos que se relacionam à prestação do serviço. Colocada como uma possibilidade pelas instituições, a finalidade da mediação é o entendimento e acordo entre as partes, cujos custos e prazos são menores do que quando judicializados e com possibilidade de manutenção das relações conflituosas (RIBEIRO, 2018).

NEGOCIAÇÃO

A negociação, como puderam perceber ao longo deste capítulo, pode estar presente ou ausente na condução de um conflito. É preciso considerar que nem sempre a negociação envolve uma situação conflituosa, ou um conflito de fato utilizar-se-á da negociação para resolvê-lo. Negociação e conflito podem estar presentes numa mesma situação ou serem abordados como processos completamente diferentes.

Sempre que as pessoas não conseguirem atingir seus objetivos de forma colaborativa, elas podem iniciar uma negociação. A negociação é intrínseca à atividade social e abordada por diversos campos do conhecimento como matemática, gestão, comportamento organizacional, psicologia social,

---
1 Para saber mais sobre resolução de conflitos éticos leia o capítulo 27. Aspectos éticos na prática gerencial da enfermagem, deliberação moral.

psicologia cognitiva, economia, comunicação, sociologia e ciência política (THOMPSON; WANG; GUNIA, 2010).

A negociação, portanto, se inscreve como uma das possíveis abordagens construtivas da resolução de conflitos, ao considerar que para ser efetiva precisa estabelecer acordos mutuamente benéficos. Embora possa ser considerado por si só como um gerador de conflitos, conforme constatou pesquisa com enfermeiros (EDUARDO et al., 2016) compreende-se que o processo de negociação, tanto quanto a mediação são vias complementares de uma postura pacífica e de cidadania (CUNHA; LOPES, 2012).

A negociação pode também significar e demandar acordos em que os conflitos não são tão explícitos, embora posicionamentos antagônicos estejam presentes e sejam concretos. É possível fazer negociações entre trabalhadores e empregadores sem que um conflito seja estabelecido. Negociamos em vários âmbitos da vida, nas relações familiares e afetivas além do espaço de trabalho. Parte-se da premissa que negociação tem essa dupla característica, tanto estratégia para resolver um conflito já estabelecido, quando se adota uma postura mais cooperativa, como também pode ser uma estratégia para evitar o conflito/confronto manifesto.

A negociação é definida como um processo, não como um evento singular, para resolução de problemas no qual duas ou mais pessoas com visões, interesses ou percepções concorrentes discutem voluntariamente acerca dessas diferenças para alcançar acordos ou soluções que sejam mutuamente satisfatórias (MOORE, 2009).

Por que então tratar negociação como tema à parte da resolução de conflitos? Conforme foi dito, negociação não necessariamente está relacionada a uma situação de conflito, mas é uma relação de dependência para solução de problemas. Ou seja, os gerentes nos serviços de saúde fazem negociações tanto com os níveis hierárquicos superiores como com os trabalhadores de suas equipes, para esclarecer papéis, responsabilidades e distribuir recursos entre os setores que atendem os pacientes. Se a negociação for realizada de maneira eficaz, é provável que não se estabeleça uma situação de conflito (CLAY-WILLIAMS et al., 2018).

Em publicação do *Institute for Healthcare Improvement* (IHI), *Framework for Safe, Reliable and Effective Care* os autores definiram os principais componentes da cultura organizacional no cuidado em saúde, dentre eles destaca-se a negociação, liderança, prestação de contas, trabalho em equipe, segurança psicológica e comunicação (FRANKEL et al., 2017).

Dessa forma, no trabalho gerencial do enfermeiro, os instrumentos de trabalho são, em geral, intangíveis, como o planejamento, trabalho em equipe, liderança, comunicação, resolução de conflitos, negociação, entre outros e existem inúmeras situações que ocorrem no cotidiano dos serviços de saúde que exigem negociação: a troca de folga, escala de férias, cobertura em outro setor/período, decisão sobre quem participará do curso externo, horário e escala de pausa no plantão, situações que nem sempre se percebe o processo de negociação, com etapas bem claras e definidas.

Na literatura existe uma infinidade de ferramentas que podem auxiliar no processo de negociação. Uma delas, descreve o processo de negociação a partir de sete elementos: Interesses, Opções, Critérios, Alternativas, Compromissos, Comunicação e Relacionamento, descritos na Figura 2. Para o autor, a negociação deve ser compreendida como uma construção criativa, sendo possível alcançar bom relacionamento e bom resultado se houver preparo e criatividade do negociador (WEISS, 2018).

Weiss (2018) destaca que os **interesses** não são necessariamente as posições preestabelecidas ao processo de negociação, podem ser os objetivos, as necessidades subjacentes, as preocupações e os medos envolvidos nesse processo (por exemplo, aspiração de um aumento de salário e o medo de não ter como sustentar a família). As **opções** são aquelas identificadas desde o início e outras tantas criadas ao longo da negociação. Os **critérios** são as medidas objetivas que podem validar a imparcialidade da negociação, como preços, regras, regulamentos etc. A **alternativa** é aquela que o negociador estabelece para atender aos próprios interesses caso não consiga chegar num acordo e essa independe da concordância da outra parte envolvida. Em inglês usualmente a melhor alternativa é também denominada BATNA (*Best Alternative to a Negociated Agreement*). A **comunicação** precisa ser clara e eficaz, e a validação do que foi compreendido é muito importante no processo de negociação, e por fim, o **relacionamento** é o tipo de vínculo que se quer estabelecer a longo prazo, baseado em confiança, respeito, empatia, para que outras negociações possam ser feitas no futuro (WEISS, 2018).

Figura 2. Os sete elementos.

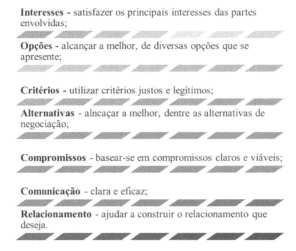

Fonte. Baseado em Jeff Weiss (2018).

Os resultados da negociação incluem características integrativas e distributivas. Quando integrativo, o resultado negociado satisfaz os interesses de ambas as partes de forma que esse não pode ser melhorado sem prejudicar o resultado dos demais envolvidos. Um exemplo sempre citado na negociação integrativa diz respeito a Otimização de Pareto e a disputa da laranja por duas irmãs que resolveram o problema cortando-a ao meio, de modo que cada uma ficasse com 50% da laranja. No entanto, as irmãs perceberam mais tarde que enquanto uma precisava do suco, a outra queria a casca, e ao não perceberem isso na negociação, o resultado alcançado foi subótimo e não integrativo porque existia uma outra solução viável que melhoraria e maximizaria o resultado para ambas, uma ficaria com toda a casca enquanto outra com todo o suco (THOMPSON; WANG; GUNIA, 2010).

A característica distributiva da negociação refere-se a como os negociadores dividem ou repartem entre si recursos que são escassos. A título de exemplo, uma pessoa recebe R$ 100,00 para dividir com outra pessoa. Ao propor uma forma de distribuição, se a outra parte concordar, a divisão proposta entra em vigor. Se a outra parte rejeitar a proposta, ninguém recebe nada. A divisão que uma parte propõe pode ser percebida como justa e aceitável pela outra parte. Nesse caso, a característica distributiva da negociação é a proporção dos R$ 100,00 originais que cada negociador aceita receber (30/70; 50/50; 20/80 entre outras) (THOMPSON; WANG; GUNIA, 2010).

É preciso considerar também as regras de ouro para que o processo de negociação flua. Nesse sentido, cuidar do processo é mais importante do que almejar o resultado da negociação. Quando há empenho no processo, o resultado é alcançado de forma natural. A força motriz da negociação é o interesse das partes, nesse sentido, é preciso que exista uma relação de dependência entre as partes (interesses que são negociados, caso contrário, não existe negociação). Além disso, quando há muito envolvimento emocional, o processo racional da negociação pode ser atravancado. O objetivo da negociação é estabelecer um ritmo controlado e resolutivo dos problemas e das divergências encontradas (CLAY-WILLIAMS et al., 2018).

Resultados bem sucedidos no processo de negociação geralmente dependem de estabelecer uma série de pequenos ou grandes acordos em andamento entre indivíduos ou grupos, sendo que desenvolver habilidades de negociação são cruciais para que se alcance esses resultados (CLAY-WILLIAMS et al., 2018).

A negociação não é apenas uma prática para resolução de problemas individuais, é possível também considerar como aspecto coletivo, sobretudo acerca dos coletivos de trabalhadores. É possível tomar o processo de negociação numa perspectiva mais ampla, como por exemplo para estabelecimento de acordos trabalhistas e de melhores relações de trabalho. Neste capítulo tomaremos como exemplo as negociações dos trabalhadores da enfermagem que atuam nos serviços de saúde.

Partiremos, portanto, para outra definição, a da negociação coletiva, descrita como processo político no qual diferentes atores, muitas vezes em posições sociais e hierárquicas diferentes, definem as condições nas quais se dará a relação entre trabalho e capital. Nesse sentido, a experiência política, cultural e social de uma determinada sociedade tem papel importante nesse processo, define quais são as práticas aceitas, os níveis de influência exercidos nas decisões além do significado do que pertence à esfera pública e à esfera privada (CARDOSO; LIMA, 2020).

Enquanto negociação coletiva, a enfermagem vem empunhando uma bandeira há décadas em relação às 30 horas semanais referente à jornada de trabalho. Tramita na Câmara de Deputados o Projeto de Lei nº 2.295/2000 que altera a Lei nº 7.498, de 1986, de uma jornada de trabalho de seis horas diárias e 30 horas semanais para Enfermeiros, Técnicos e Auxiliares de Enfermagem (BRASIL, 2000). O referido projeto de lei sofreu várias alterações e obstruções, segue ainda em tramitação, pautado há mais de 20 anos.

Outra negociação coletiva da profissão é em relação ao piso salarial. O Projeto de Lei nº 2.564 de 2020 visa determinar um piso salarial para Enfermeiros, Técnicos e Auxiliares de Enfermagem, e propõe alterações na mesma lei citada anteriormente, a Lei nº 7.498, de 25 de junho de 1986 (BRASIL, 2020).

Cabe destacar e refletir o papel do Estado, fundamental para elaboração de leis e dos conteúdos das negociações coletivas, na garantia de diversos direitos trabalhistas. Além do Estado, o contexto econômico influencia as negociações coletivas, em momentos de crise econômica em que há aumento do contingente de trabalhadores desempregados, há maiores dificuldades de ampliar os direitos e inclusive de manter parte dos direitos conquistados previamente, ou seja, é possível que direitos sejam perdidos diante de crises financeiras (CARDOSO; LIMA, 2020).

Portanto, as negociações coletivas apresentam limites e possibilidades construídas com bases sociais, políticas e econômicas (CARDOSO; LIMA, 2020). O processo de negociação coletiva na enfermagem é encabeçado pelas entidades de classe como o Conselho Federal de Enfermagem (COFEN) e os Conselhos Regionais de Enfermagem (COREN), além de receber apoio de outras entidades que representam os trabalhadores vinculados à profissão, como os sindicatos e as associações, com destaque para a Associação Brasileira de Enfermagem (ABEN).

Outras negociações coletivas em tramitação para a enfermagem perpassa a busca por condições adequadas de repouso, denominadas salas de descompressão, o dimensionamento mínimo do pessoal de enfermagem, aposentadoria especial para os trabalhadores da enfermagem bem como a exigência de que o curso de graduação de enfermagem seja exclusivamente no formato presencial.

Embora saibamos o papel do Estado e das entidades de classe nos acordos coletivos, compreende-se que o engajamento individual é um importante instrumento para exercício da democracia e negociação, em busca da garantia dos direitos na profissão da enfermagem. Sem ignorar o que compete a cada um dos espaços decisórios, espera-se que a força de trabalho em enfermagem, individualmente, possa fomentar a negociação coletiva, seja participando das consultas públicas sobre os temas profissionais, acompanhando a tramitação dos projetos de lei e inclusive acionando os parlamentares que elegeram a votarem de acordo com os interesses do coletivo da profissão.

CONSIDERAÇÕES FINAIS

Neste capítulo foram abordados alguns dos instrumentos gerenciais requeridos no processo de trabalho do enfermeiro, as estratégias e estilos de resolução de conflitos e de negociação, que recruta conhecimentos, habilidades e atitudes específicas quando ocorre nas instituições de saúde e no processo de cuidado.

Destacou-se a importância de reconhecer que os conflitos são inerentes às relações sociais, e mesmo na área da saúde é comum à sua ocorrência, seja entre pessoas da mesma equipe, entre a equipe e a organização, ou até mesmo conflitos interpessoais que envolvem profissionais e pacientes. Negá-los ou suprimi-los pode ter efeitos nefastos, por essa razão o manejo adequado, eleger o estilo de resolução de conflito mais pertinente a cada situação apresentada no cotidiano do trabalho, é uma das atribuições do processo de trabalho gerencial da enfermagem.

É preciso considerar também a negociação enquanto processo individual e coletivo presente na prática do enfermeiro, que pode ser guiada por ferramenta específica. Existem várias situações do cotidiano em que exige negociação, sejam elas pequenas ou grandes. Nas negociações individuais, destaca-se os sete elementos: interesses, opções, critérios, alternativas, compromissos, comunicação e relacionamento. No que concerne as negociações coletivas mesmo que em geral são lideradas pelas entidades de classe, cabe aos profissionais individualmente se engajarem por meio do acompanhamento das discussões, das consultas públicas, acionando os representantes eleitos para apresentarem propostas (projetos de lei) ou votarem a favor da profissão nos projetos de lei que estão em tramitação.

PARA REFLEXÃO

- Quando você se envolve num conflito, consegue identificar quais os valores e as prioridades conflitantes com a outra parte envolvida?
- Você considera utilizar estratégias diferentes de resolução de conflito, a depender do gradiente de assertividade e colaboração?
- No seu cotidiano, o quanto está envolvido nas pautas de negociação coletiva? Para além das negociações individuais? Consegue identificar estratégias para ambos os tipos de negociação?

REFERÊNCIAS

BOCHATAY, Naike; BAJWA, Nadia M.; CULLATI, Stéphane; MULLER-JUGE, Virginie; BLONDON, Katherine S.; PERRON, Noëlle Junod; et al. A Multilevel Analysis of Professional Conflicts in Health Care Teams: Insight for Future Training. Acad Med. v. 92, n. 11S Association of American Medical Colleges Learn Serve Lead: Proceedings of the 56th Annual Research in Medical Education Sessions, p. S84-S92. 2017. doi: 10.1097/ACM.0000000000001912.

BRASIL. Projeto de Lei nº 2.295 de 11 de janeiro de 2000. Dispõe sobre a jornada de trabalho dos Enfermeiros, Técnicos e Auxiliares de Enfermagem [Internet]. Brasília (DF): Câmara dos Deputados; 2000. Jan. 11. Disponível em: https://www.camara.leg.br/proposicoesWeb/fichadetramitacao?idProposicao=17915. Acesso em: 18 de abril de 2021.

BRASIL. Projeto de Lei nº 2,564 de 2020. Altera a Lei nº 7.498, de 25 de junho de 1986, para instituir o piso salarial nacional do Enfermeiro, do Técnico de Enfermagem, do Auxiliar de Enfermagem e da Parteira [Internet]. Brasília (DF): Senado Federal; 2020. Disponível em: https://www25.senado.leg.br/web/atividade/materias/-/materia/141900. Acesso em: 18 de abril de 2021.

CARDOSO, Ana Cláudia Moreira; LIMA Cláudia Rejane. A negociação coletiva e as possibilidades de intervenção nas situações de risco à saúde no trabalho. Rev Bras Saúde Ocup. v. 45, n. e2. p. 1-11. 2020. doi:10.1590/2317-6369000004118.

CECÍLIO, Luiz Carlos de Oliveira. É possível trabalhar o conflito como matéria-prima da gestão em saúde? Cadernos de Saúde Pública. v. 21, n. 2. p. 508-516. 2005. https://doi.org/10.1590/S0102-311X2005000200017.

CLARO, Raquel Filipa Soares, CUNHA, Pedro Fernando Santos Silva da. Estratégias de gestão construtiva de conflitos: uma perspectiva dos profissionais de saúde. Psic Saúde Doenças. v. 18, n. 1, p. 55-68. 2017. doi: 10.15309/17psd180105.

CLAY-WILLIAMS, Robyn; JOHNSON, Andrew; LANE, Paul; LI, Zhicheng; CAMILLERI, Lauren; WINATA, Teresa; KLUG Michael. Collaboration in a competitive healthcare system: negotiation 101 for clinicians. J Health Org Manag. v. 32, n. 2, p. 263-78. 2018. doi:10.1108/JHOM-12-2017-0333.

CUNHA, Pedro; LOPES, Carla. Cidadania na gestão de conflitos: a Negociação na, para, e com a Mediação? Antropológicas. v. 3, n. 12, p. 38-43. 2012.

D'AMOUR, Danielle; FERRADA-VIDELA, Marcela; RODRIGUEZ, Letícia San Martin; BEAULIEU, Marie-Dominique. The conceptual basis for interprofessional collaboration: core concepts and theoretical frameworks. J Interprof Care. v. 19, n. Suppl 1, p. 116-31. 2005. doi:10.1080/13561820500082529.

EDUARDO, Elizabete Araujo; PERES, Aida Maris; KALINOWSKI, Carmen Elizabeth; CUNHA, Isabel Cristina Kowal Olm; BERNARDINO, Elizabeth. O negociador que se tem e o negociador que se quer na enfermagem. Texto contexto Enferm. v. 25, n. 3, p. e1030015. 2016. doi:10.1590/0104-07072016001030015.

FRANKEL, Allan; HARADEN, Carol; FEDERICO, Frank; LENOCI-EDWARDS Jennifer. Framework for safe, reliable, and effective care: a white paper. Institute for Healthcare Improvement and Safe & Reliable Healthcare. Cambridge: MA. 2017.

HONNETH, Axel. Luta por reconhecimento: a gramática moral dos conflitos sociais. São Paulo: Ed 34, 2003.

KIM, Sara; BOCHATAY, Naike; RELYEA-CHEW Annemarie; BUTTRICK, Elizabeth; AMDAHL, Chris; KIM, Laura, et al. Individual, interpersonal, and organizational factors of healthcare conflict: A scoping review. J Interprof Care. v. 31, n. 3, p. 282-90. 2017. doi: 10.1080/13561820.2016.1272558.

MCINTYRE, Scott Elmes. Como as pessoas gerem o conflito nas organizações: Estratégias individuais negociais. Anal Psicol. v. 25, n. 2, p. 295-305. 2007. doi:10.14417/ap.447.

MOORE, Christopher W; JAYASUNDERE, Ramani; THIRUNAVUKARASU M. The mediation process: Trainees' Manual Community Mediation Program. Sri Lanka: Ministry of Justice and Law Reform; 2009.

Raykova, Ekaterina L; Semerjieva, Mariya A; Yordanov, Georgi Y; Cherkezov, Todor D. Dysfunctional Effects of a Conflict in a Healthcare Organization. Folia Med (Plovdiv). v. 57, n. 2, p. 133-137. 2015. doi: 10.1515/folmed-2015-0032.

RIBEIRO, Wesllay Carlos. A mediação como meio de resolução de conflitos na área de saúde. Rev Dir Sanit. v. 18, n. 3, p. 62-76. 2018. doi:10.11606/issn.2316-9044.v18i3p62-76.

SILVA, Iramildes Souza; ARANTES, Cassia Irene Spinelli, FORTUNA, Cinira Magali. Conflict as a possible catalyst for democratic relations in the work of the Family Health team. Rev Esc Enferm USP. v. 53, n. s/n, p. e03455. 2019 doi: 10.1590/S1980-220X2018003403455.

SOUZA, Geisa Colebrusco; PEDUZZI, Marina; SILVA, Jaqueline Alcantara Marcelino; CARVALHO Brígida Gimenez. Teamwork in nursing: restricted to nursing professionals or an interprofessional collaboration? Rev Esc Enferm USP. v. 50, n. 4, p, 640-647. 2016. doi:10.1590/S0080-623420160000500015.

THOMAS, Kenneth W; KILMANN, Ralph H. Thomas-Kilmann Conflict Mode Instrument. Profile and interpretive report. Jane Sample. 2008.

THOMPSON, Leigh L; WANG, Jiunwen; GUNIA, Brian C. Negotiation. Annu. Rev. Psychol. v. 61, p. 491-515. 2010.

TOMASCHEWSKI-BARLEM, Jamila Geri; LUNARDI, Valéria Lerch; BARLEM, Edison Luiz Devos; RAMOS, Aline Marcelino; SILVEIRA Rosimery Silva; VARGAS, Mara Ambrosina de Oliveira. Como enfermeiros vêm exercendo a advocacia do paciente no contexto hospitalar? - uma perspectiva foucaultiana. Texto Contexto Enferm. v. 25, n. 1, p. e2560014. 2016. doi:10.1590/0104-0707201600002560014.

WEISS, Jeff. Negociações eficazes. Tome a iniciativa. Gerencie Conflitos. Chegue ao sim. Rio de Janeiro: Sextante, 2018.

SEÇÃO 5
GERENCIAMENTO DE PROCESSOS ASSISTENCIAIS

CAPÍTULO 19
PROTOCOLOS ASSISTENCIAIS GERENCIADOS

Adja Havreluk Paiva de Souza
Alexandre Pazetto Balsanelli
Lúcia Giunta

OBJETIVOS

Ao finalizar a leitura deste capítulo, você será capaz de:
- Compreender a importância da integração de protocolos assistenciais no serviço de Saúde
- Destacar a assistência de enfermagem baseada em evidências
- Distinguir a contribuição dos membros da equipe assistencial na elaboração do protocolo
- Contribuir na elaboração de um protocolo com qualidade

INTRODUÇÃO

Instituições de saúde, públicas e privadas, que monitoram continuamente seus indicadores de qualidade da prática clínica com intuito de garantir a segurança e qualidade na assistência ao paciente vêm utilizando como ferramenta os Protocolos Assistenciais Gerenciados (PAG), os quais contribuem na sistematização da atuação da equipe que presta cuidados, padronizam de maneira orientada o trabalho de profissionais qualificados estabelecendo limites de ação entre as diversas categorias profissionais, reduzem a variabilidade da assistência dos pacientes com condições clínicas semelhantes, diminuindo a chance de eventos adversos, e dessa forma contendo o índice de morbimortalidade (KRAUZER et al, 2018).

Desta forma este capítulo quer discutir a importância da utilização de protocolos para organizar as práticas clínicas e gerenciais, a integração da equipe para sua construção e o como construir estas normativas pautadas em evidências científicas.

PROTOCOLOS ASSISTENCIAIS E PRÁTICA BASEADA EM EVIDÊNCIAS

Na prática clínica dos enfermeiros, não é incomum surgirem dúvidas e questionamentos sobre quais seriam as melhores práticas, ou intervenções de enfermagem, para as necessidades de cuidado dos pacientes (PRAVIKOFF et al, 2005). Perguntas aparentemente simples, como: *"qual tipo de curativo deveria ser utilizado?"* requerem um processo racional e análise crítica para tomada de decisão e escolha da melhor, ou mais adequada, intervenção para o benefício do paciente. Entretanto, também não é incomum, que tais problemas e dúvidas diárias não sejam objeto de respostas sustentadas por evidências da literatura científica, mas sim, respondidas com base unicamente em opiniões e tradições, ou no conhecimento derivado do que foi aprendido na formação (graduação) e na experiência pessoal e de colegas (PRAVIKOFF et al, 2005).

A Enfermagem, com sua origem histórica de prestação de cuidados de forma caridosa realizado por religiosas, adquiriu o formato profissional com Florence Nightingale, que trouxe reflexões sobre a assistência baseada em conhecimento científico e a incorporação de saberes à prática. Porém, até a metade do século passado, as atividades de pesquisa em enfermagem ainda eram limitadas e voltadas mais ao meio acadêmico (REICHEMBACH et al, 2017).

A Prática Baseada em Evidências (PBE) surgiu na década de 1970 do século passado na Inglaterra, num movimento que buscava aplicar o resultado de pesquisas científicas bem desenhadas na prática clínica aliado a preferência do paciente (BRASIL, 2017a), tendo como componentes: técnicas de tomada de decisão clínica, acesso às informações científicas e análise da validade dessas informações, principalmente averiguando os graus de eficiência e efetividade que possuem. No início, este termo foi utilizado majoritariamente na medicina e aos poucos se difundiu na prática da assistência de enfermagem, sendo hoje reconhecido como Prática de Enfermagem Baseada em Evidências (PEBE).

Para que a tomada de decisão, assistencial e gerencial, dos enfermeiros alcance os resultados previstos deve existir a associação dos seguintes fatores: estar apoiada pela evidência da investigação atualizada; competência clínica (educação formal, conhecimento acumulado, experiência passada, experiência mais recente, nível de competência); crenças, atitudes, valores, tradição; rotina, fatores relacionados com o paciente e família e fatores organizacionais. Sendo essencial que as organizações/instituições governamentais ofereçam as condições necessárias para apoiar e promover a PEBE estimulando assim autoconfiança para desenvolver uma prática segura, desenvolvendo a profissão com consequente ganho de saúde à população (BRASIL, 2017a).

Os protocolos são considerados diretrizes assistenciais para o manejo clínico, proporcionando apoio teórico e científico, com informações atuais baseadas em evidências que auxiliam efetivamente a tomada de decisão tornando o cuidado mais ágil sem perder sua qualidade (BRASIL, 2017b).

Vastamente aplicados como instrumentos de modificação do comportamento de profissionais de saúde quando implementados corretamente, preferencialmente utilizando abordagem participativa na sua construção, validação e divulgação (GRIMSHAW E RUSSEL, 1993) tem a capacidade de melhorar significativamente o processo de cuidado algo em torno de 93% como demonstra uma revisão sistemática clássica sobre os efeitos de protocolos na prática clínica e 82% de melhores desfechos na assistência (DE DOMENICO E IDE, 2003).

A maioria dos protocolos são multiprofissionais e interdisciplinares, devendo ser construídos pela equipe de saúde com todas suas lideranças envolvidas, baseados em preceitos legais, éticos, técnicos e científicos fundamentados, sendo que a prática baseada em evidências (PBE) guia sua elaboração (WEBER et al, 2019). Devem-se incluir profissionais especialistas e relevantes na área e usuários finais. Além disso, contar com profissionais com experiência em metodologia de pesquisa científica, em busca de evidências, análise crítica da literatura científica e análise de custo-efetividade.

PROTOCOLOS ASSISTENCIAIS NOS CENÁRIOS DE PRÁTICA

Os protocolos assistenciais também se inserem no contexto da gestão da qualidade e segurança do paciente, e os específicos para condições de maior risco estão previstos na legislação pertinente (BRASIL, 2013a; BRASIL, 2013b; BRASIL, 2013c; BRASIL, 2013d); e devem, obrigatoriamente, ser implementados nos serviços de saúde do Brasil, sendo possível sua adaptação aos diferentes contextos destes serviços.

> **Nota:** os protocolos básicos de segurança do paciente são:
> Prevenção de Quedas
> Identificação do Paciente
> Segurança na Prescrição, Uso e Administração de Medicamentos
> Cirurgia Segura
> Prática de Higiene das Mãos em Serviços de Saúde
> Prevenção de Úlcera por Pressão
> Estão disponíveis em: https://www.saude.gov.br/acoes-e-programas/programa-nacional-de-seguranca-do-paciente-pnsp/protocolos-basicos-de-seguranca-do-paciente

Além dos protocolos básicos de segurança do paciente, os serviços de enfermagem podem, a partir de situações da prática, elaborar protocolos assistenciais fundamentados nas melhores evidências e que, de modo geral, incluem as seguintes etapas (PIMENTA et al, 2015; PIMENTA et al, 2017; LARRABEE, 2011):

- Definir claramente a dúvida sobre a assistência e convertê-la em uma pergunta a ser respondida
  ◊ Estratégia PICO (SANTOS et al, 2007):
    - **P** = população/paciente/problema clínico de interesse
    - **I** = intervenção ou ações de cuidado de interesse para o problema, podem ser de prevenção, diagnóstico, tratamento, risco etc.
    - **C** = comparação ou controle, ações de cuidado que podem ser realizadas em comparação com a intervenção de interesse
    - **O** = *outcomes*, são os desfechos ou resultados esperados/relevantes para a questão de interesse
- Identificar as representações das áreas que devem ser envolvidas nas diferentes fases – elaboração; aprovação; implementação e monitoramento dos resultados
  ◊ Educação permanente; qualidade; assistência; pesquisa e outras se necessário
  ◊ Definir o grupo de trabalho
- Estabelecer os parâmetros e realizar a busca na literatura
  ◊ Selecionar descritores
  ◊ Identificar bases de dados
  ◊ Selecionar os artigos científicos relevantes
- Selecionar e avaliar criticamente as evidências para responder à questão formulada
  ◊ Considerar a hierarquia das evidências
  ◊ São confiáveis?
  ◊ São válidas?
  ◊ São relevantes?
  ◊ Podem auxiliar na resposta à questão clínica?
- Sintetizar as melhores evidências
  ◊ Considere sua realidade e se os achados da literatura são similares ao seu problema de interesse – é possível transferir os resultados das pesquisas para seu contexto?
- Descrever o protocolo
  ◊ considerar os recursos disponíveis e o contexto em que o serviço está inserido
  ◊ considerar características e preferências dos pacientes

- Submeter à aprovação das instâncias pertinentes
    ◊ Se aborda práticas exclusivas da enfermagem, conforme legislação do exercício profissional, deve ser aprovado pelo Responsável Técnico do serviço de enfermagem
    ◊ Se as intervenções envolvem outros grupos profissionais devem ser aprovadas pelos responsáveis das áreas envolvidas e pela direção da instituição
- Planejar e realizar a implantação
    ◊ Identificar unidades em que é aplicável
    ◊ Definir treinamentos necessários
- Avaliar os resultados
    ◊ Monitorar a adesão às práticas/intervenções recomendadas no protocolo
    ◊ Monitorar os desfechos relevantes, favoráveis ou adversos, relacionados às intervenções recomendadas no protocolo
- Revisão do Protocolo, a intervalos periódicos, para atualização das intervenções e recomendações, com as publicações sobre o tema.

Na priorização dos temas que serão objeto de protocolos é importante considerar as características institucionais e do serviço em que serão aplicados, além dos critérios de frequência, custo e risco, ou seja, quais condições clínicas são de elevada ocorrência; alto custo em termos de consumo de recursos da organização ou de alto risco para a segurança do paciente, considerando a gravidade e/ou complexidade das intervenções. Idealmente um protocolo deveria contemplar práticas que reúnam estes fatores (MINATEL E SIMÕES, 2003). Destaca-se, ainda, a importância dos indicadores de qualidade assistencial na monitoração dos resultados para o paciente e a integração com a área de qualidade e segurança, que serão discutidos em outros capítulos desta obra.

CONSIDERAÇÕES FINAIS

A literatura sobre Prática Baseada em Evidências é extensa e demonstra os benefícios da incorporação de protocolos na prática clínica. Cabe aos gestores dos serviços de saúde, em geral, e dos serviços de enfermagem em particular, a responsabilidade pela organização de estruturas de apoio para que a PBE seja uma realidade nas instituições de saúde. Os Protocolos Assistenciais Gerenciados são de grande importância para a monitoração dos resultados do paciente, de forma a explicitar as contribuições da Enfermagem e o valor do cuidado prestado.

Nota 1: para saber mais sobre construção e implantação de protocolos assistenciais de enfermagem, consulte as publicações específicas sobre o tema que constam das referências deste capítulo.

Nota 2: o termo Úlcera por Pressão utilizado está descrito nos artigos e legislações referendadas no capítulo. Em 2016, o *National Pressure Ulcer Advisory Panel* (NPUAP) anunciou a mudança na terminologia para Lesão por Pressão. Maiores informações disponíveis em: https://npiap.com/

PARA REFLEXÃO

Considerando o que foi discutido neste capítulo:
- Você acredita que a adoção de protocolos assistenciais gerenciados contribuem para a melhoria da qualidade dos serviços de enfermagem? Por quê?
- Quais os protocolos assistenciais você conhece? E quais você aplica na sua prática?
- Como você entende seu papel e responsabilidade para a melhoria dos resultados assistenciais?

REFERÊNCIAS

BRASIL. Ministério da Saúde (MS). Portaria nº 529, de 1o de abril de 2013. Institui o Programa Nacional de Segurança do Paciente (PNSP). Brasília-DF. 2013 a. D.O.U. nº 62, de 02 de abril de 2013, Seção 1; p. 43-44. Disponível em: http://www.in.gov.br/web/guest/inicio. Acesso em: 20 Julho 2020.

BRASIL. Ministério da Saúde (MS). Portaria nº 1.377, de 09 de julho de 2013. Aprova os Protocolos de Segurança do Paciente. Brasília-DF. 2013 b. D.O.U. No 131, de 10 de julho de 2013, Seção 1; p. 47. Disponível em: http://www.in.gov.br/web/guest/inicio. Acesso em: 20 Julho 2020.

BRASIL. Agência Nacional de Vigilância Sanitária-ANVISA. Diretoria Colegiada. Resolução – RDC nº 36, de 25 de julho de 2013. Institui ações para a segurança do paciente em serviços de saúde e dá outras providências. Brasília-DF, 2013 c. D.O.U. nº 143, de 26 de julho de 2013. Seção 1; p. 32-33. Disponível em: http://www.in.gov.br/web/guest/inicio. Acesso em: 20 Julho 2020.

BRASIL. Ministério da Saúde. Portaria nº 2.095, de 24 de setembro de 2013.

Aprova os Protocolos Básicos de Segurança do Paciente. Brasília-DF, 2013 d. D.O.U. Nº 186, de 25 de setembro de 2013. Seção 1; p. 113. Disponível em: http://www.in.gov.br/web/guest/inicio. Acesso em: 20 Julho 2020.

BRASIL. Conselho Regional de Enfermagem. Protocolos Assistenciais. [Internet] Sergipe; 2017 a. Disponível em: http://se.corens.portalcofen.gov.br/wp-content/uploads/2017/02/MODELO-PROTOCOLOS-ASSISTENCIAIS.pdf. Acesso em 03 de julho de 2020.

BRASIL. Ministério da Saúde. Agência Nacional de Vigilância Sanitária. Assistência Segura: Uma Reflexão Teórica Aplicada à Prática. [Internet] Brasília (DF); 2017 b. Disponível em: http://portal.anvisa.gov.br/documents/33852/3507912/Caderno+1+-+Assist%C3%AAncia+Segura++Uma+Reflex%C3%A3o+-Te%C3%B3rica+Aplicada+%C3%A0+Pr%C3%A1tica/97881798-cea-0-4974-9d9b-077528ea1573. Acesso em 03 de julho de 2020.

DE DOMENICO EBL, IDE CAC. Enfermagem baseada em evidências: princípios e aplicabilidades. Rev. Latino-Am. Enfermagem [Internet]. 2003 Feb [cited 03 de Julho de 2020]; 11(1): 115-118. Available from: http://www.scielo.br/scielo.php?script=sci_arttext&pid=S0104-11692003000100017&lng=en. https://doi.org/10.1590/S0104-11692003000100017.

GRIMSHAW, J.M.; RUSSELL, I.T. Effect of clinical guidelines on medical practice: a systematic review of rigorous evaluations. Lancet. v. 342, n. 8.883, p. 1317-22, 1993. Disponível em: doi: https://doi.org/10.1016/0140-6736(93)92244-N.

KRAUZER, I.M. et al. A Construção de Protocolos assistenciais no trabalho em enfermagem. REME. v. 22, n. e1087, 2018. Disponível em: http://reme.org.br/artigo/detalhes/1225 DOI:10.5935/1415-2762.20180017. Acesso em 03 julho 2022.

LARRABEE, J.H. Nurse to Nurse Prática Baseada em Evidências em Enfermagem. Porto Alegre AMGH, 2011.

MINATEL, V.F.; SIMÕES R.O. A trilha para demonstrar uma prática baseada em evidências – guias de conduta de enfermagem. In: Bork AMT. Enfermagem de Excelência: da visão à ação. Editora Guanabara Koogan Rio de Janeiro, 2003.

PIMENTA, C.A.M., et al. Guia para construção de protocolos assistenciais de enfermagem. COREN-SP – São Paulo: COREN-SP,2015. Disponível em: < https://portal.coren-sp.gov.br/publicacoes/livros/>. Acesso 21 julho 2020.

PIMENTA C.A.M., et al. Guia para implementação de protocolos assistenciais de enfermagem: integrando protocolos, prática baseada em evidência e classificações de enfermagem. São Paulo: Coren-SP, 2017. Disponível em: < https://portal.coren-sp.gov.br/publicacoes/livros/>. Acesso 21 julho 2020.

PRAVIKOFF, D.S.; TANNER, A.B.; PIERCE, S.T. Readiness of U.S. Nurses for Evidence Based Practice: Many don't understand or value research and have had little or no training to help them find evidence on which to base their practice. AJN. v. 105, n. 9, p. 40-51, 2005.

REICHEMBACH DANSKI, M.T. et al. Importância da prática baseada em evidências nos processos de trabalho do enfermeiro. Cienc. Cuid. Saúde. v. 16, n. 2, 2017. Disponível em: http://periodicos.uem.br/ojs/index.php/CiencCuidSaude/article/view/36304. Acesso em: 03 julho de 2020.

SANTOS, C.M.C.; PIMENTA, C.A.M.; NOBRE, M.R.C. A estratégia PICO para a construção da pergunta de pesquisa e busca de evidências. Rev. Latino-Am. Enfermagem. v. 15, n. 3, p. 508-11, 2007. Disponível em: http://www.scielo.br/scielo.php?script=sci_arttext&pid=S0104-11692007000300023&lng=pt. https://doi.org/10.1590/S0104-11692007000300023. Acesso em 26 julho 2020.

WEBER, M.L. et al. Prática de enfermagem baseada em evidências e suas implicações no cuidado: uma revisão integrativa. REVISTA ENFERMAGEM ATUAL IN DERME, 90-28, 2019. Disponível em: http://revistaenfermagematual.com.br/index.php/revista/article/download/529/58.

CAPÍTULO 20
INDICADORES ASSISTENCIAIS E GERENCIAIS

Rosana Rodrigues Figueira Fogliano
Luciola D'Emery Siqueira

OBJETIVOS
Ao término desse capítulo, você será capaz de:
- Conceituar Indicadores de desempenho
- Conhecer a gestão dos indicadores no serviço de enfermagem
- Pontuar os desafios para o gestor em enfermagem no uso de Indicadores

INTRODUÇÃO

Medir e avaliar produtos e serviços é um desafio para gestores de qualquer organização e tornou-se prioridade para a saúde. Fatores como a presença de várias especialidades, equipe multiprofissional, aumento da criticidade dos pacientes, alta tecnologia, alto custo dos procedimentos e escassez de financiamento tornam complexa a gestão desses serviços (BRASIL, 2013 b; FARIAS E ARAUJO, 2017).

Para auxiliar nessa ação é indispensável a utilização de ferramentas de gestão que forneçam informações relevantes para o processo decisório. A utilização do indicador como uma ferramenta de melhoria possibilita o controle da gestão, por meio das medições sistemáticas e periódicas dos resultados dos serviços, permitindo com isso, realizar intervenções precisas e fundamentadas para impulsionar a assistência (FUNDAÇÃO NACIONAL DA QUALIDADE, 2014).

DEFINIÇÃO DE INDICADORES

Existem várias definições de indicadores também chamados de indicadores de desempenho. É importante entender em qual campo de atividade estão relacionados. Por exemplo: Epidemiologia, Estatística, Saúde Pública, Administração ou Qualidade. (HEALTH INDICATORS, 2018)

A Atenção Primária à Saúde (APS) é um *locus* privilegiado de cuidado dentro do Sistema Único de Saúde (SUS). Sendo a Atenção Básica um importante pilar da lógica de saúde do SUS, pautada principalmente na integralidade, longitudinalidade, equidade, universalidade e participação social. Ainda, sua ampla abrangência para promover, prevenir, proteger, diagnosticar, tratar, reabilitar, reduzir danos, e cuidar de forma paliativa e vigilante da saúde da população.

Para isso, estratégias de monitoramento e avaliação são de fundamental importância para que as ações consigam impactar na saúde da população. Há uma gama de indicadores relacionados à APS que monitoram e acompanham o desenvolvimento do SUS. Os indicadores da APS são utilizados para orientar os repasses de recursos nas esferas do governo e cabe à gestão local inserir tais indicadores no sistema.

O SISAB (Sistema de Informação em Saúde para a Atenção Básica) é o sistema de informação da atenção básica para estratégias da Política Nacional da Atenção Básica (PNAB).

O SISAB possibilita avaliar as condições sanitárias e de saúde da população nas diversas regiões do país, por meio de relatórios dos indicadores. O Quadro 1 apresenta os indicadores de desempenho da atenção básica para o ano de 2020.

Quadro 1 – Indicadores de Desempenho da Atenção Básica para 2020

- Proporção de gestantes com pelo menos 6 (seis) consultas pré-natal realizadas, sendo a primeira até a 20ª semana de gestação
- Proporção de gestantes com realização de exames para sífilis e HIV
- Proporção de gestantes com atendimento odontológico realizado
- Cobertura de exame citopatológico
- Cobertura vacinal de Poliomielite inativada e de Pentavalente
- Percentual de pessoas hipertensas com pressão arterial aferida em cada semestre
- Percentual de diabéticos com solicitação de hemoglobina glicada

Fonte: BRASIL, 2020.

Na administração, **Indicadores** *são instrumentos que contribuem para identificar, medir e descrever aspectos relacionados ao desempenho de um processo, em relação à eficiência, eficácia ou nível de satisfação e permite acompanhar sua evolução ao longo do tempo e compará-lo com outras organizações.*

Segundo a Organização Pan-Americana de Saúde (OPAS), os **indicadores de saúde** *são medidas que demonstram as características específicas* *de saúde em uma determinada população, reproduzindo os resultados das intervenções em saúde.* (HEALTH INDICATORS, 2018)

Indicadores de serviços de saúde: *são dados coletados, padronizados que possibilitam a comparação, fornecem informações a respeito das características do problema e devem ter padrões bem definidos de coleta e análise.* (HEALTH INDICATORS, 2018)

CARACTERÍSTICAS DO INDICADOR

Todo indicador deve ter um objetivo alinhado com a estratégia do serviço de saúde. Podem ser usados para analisar tendências, acompanhar mudanças, implementar a melhoria da qualidade, servir de *benchmarking* ao longo do tempo e avaliar resultados obtidos, sugerindo e planejando ações de melhoria. (LEÃO et al, 2008)

Para estruturar a informação, o indicador deve ter propriedades essenciais básicas que demonstrem a sua qualidade. Deve ser **mensurável** e ter um grau de **validade e confiabilidade,** ou seja, consegue medir efetivamente uma determinada realidade ou ocorrência e ao mesmo tempo ser reproduzido por outros pesquisadores, frente a um mesmo evento. Além disso, ser **sensível e específico** para detectar instabilidade ao longo do tempo e medir somente a realidade analisada. **Disponível e simples**, seus dados devem ser de fácil acesso e de fácil obtenção. Permite **comparação** de diferentes realidades. **Baseado em evidências** e de **baixo custo**. (MAINZ, 2003; BITTAR, 2001)

ESTRUTURA PARA CRIAR INDICADORES

Para que possamos gerenciar os indicadores é necessário preparar uma estrutura que contemple equipamentos, sistemas de apoio para coleta dos dados, capacitação da equipe, formas de monitoramento e reuniões para discussão. (FNQ, 2014)

Além disso, é preciso identificar o que se quer medir, ou qual informação será avaliada e quais são as evidências científicas encontradas, ou seja, o que é importante medir para que o produto tenha um melhor resultado.

A sua apresentação deve ter uma estrutura lógica construída geralmente por uma expressão matemática, em que o numerador representa a ocorrência do evento e o denominador a população em risco para o evento. (GASTAL et al, 2006; e ESCRIVÃO, 2004)

Exemplo:

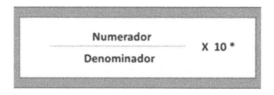

*utiliza-se geralmente uma base comum: 10^* (100, 1.000, 10.000 etc.), que irá depender da relação entre o numerador e o denominador, no sentido de tornar o resultado mais próximo de um número inteiro. (BITTAR, 2001)

Exemplo 1:

Incidência de Queda de Paciente (n=1.000)	• Nº de Quedas: 8 • Nº de Paciente-dia: 7.754

Fórmula: Incidência de Queda de Paciente = n° de quedas x 1.000
                                               n° de pacientes/ dia
Incidência de Queda de Paciente = 08/7754 x 1.000 = 0,00103 x 1.000 = 1,03

Exemplo 2:

Incidência de flebite (n = 100)	• Número de flebites: 37 • Número de paciente dia: 3.542

Fórmula: Incidência de Flebite = n° de casos de flebite x100
                                     n° de pacientes / dia com acesso venoso periférico
Incidência de Flebite = 37/3.542 x 100 = 0,0104 x100 = 1,04

O indicador pode ser expresso por uma taxa ou coeficiente, um índice, um número absoluto ou um evento. (BITTAR, 2001)

- **Taxa ou coeficiente**: É a divisão entre duas informações de mesma grandeza gerando um valor que pode ser expresso como porcentagem. O numerador expressa o número de vezes que um evento ocorreu, e o denominador expressa o número de vezes que ele poderia ter ocorrido, multiplicado por uma base 10^* *(100, 1.000, 10.000 etc.)*. (BITTAR, 2001)

Exemplo: Taxa de mortalidade por infecção respiratória aguda em menores de 5 anos (HEALTH INDICATORS, 2014)

Numerador: número de óbitos por infecção respiratória aguda em menores de 5 anos (x 1.000)

Denominador: número de crianças menores de 5 anos na população no ano considerado

- **Índice:** *É a relação entre duas informações de grandezas distintas gerando um valor, ou seja, a relação entre dois números ou a razão entre determinados valores.* (BITTAR, 2001)

Exemplo: Índice de exames laboratoriais por internação
Numerador: Número de exames laboratoriais
Denominador: Total de saídas

- **Número absoluto:** *Números absolutos podem ser indicadores, à medida que se comparam valores iguais, maiores ou menores a ele, resultantes de atividades, ações ou estudos de processos, resultados, estrutura ou meio ambiente.*

Exemplo: Total de parto normal no período

- **Evento:** Um resultado benéfico ou não. (BITTAR, 2001)

Exemplo: Reação alérgica, não conformidade ou outro resultado adverso ou não.

TIPOS DE INDICADORES

A literatura aponta para vários tipos de indicadores, vai depender do tipo de dados empregados na sua construção. Podem medir aspectos quantitativos e qualitativos referentes a dados demográficos, socioeconômicos, de mortalidade, fatores de risco, aos níveis organizacionais, a produção do serviço, grupos populacionais, parâmetros de qualidade, específicos e outros aspectos (FNQ, 2014 E BITTAR, 2001). Contudo, aqui serão considerados os aspectos relativos aos serviços de saúde quanto aos níveis organizacionais, produtividade, qualidade e segurança dos pacientes.

Indicadores por níveis organizacionais

Essa classificação permite separar indicadores por níveis hierárquicos da organização.

- ✓ **Estratégicos:** Usados para monitorar os objetivos estratégicos. *Exemplo índice de satisfação dos clientes.*
- ✓ **Táticos:** Usados para monitorar o desempenho dos processos. *Exemplo: percentual de entregas aos clientes dentro do prazo.*
- ✓ **Operacionais:** Usados para controlar os processos. *Exemplo: tempo por etapa do processo de produção.*

Indicadores de produtividade

Medindo a **eficiência,** ou seja, medem a proporção de recursos consumidos com relação às saídas dos processos; quanto se consegue produzir com os meios disponibilizados.

Exemplo: total de crianças atendidas em um consultório pediátrico

Indicador de qualidade em saúde (eficácia)
São definidos como a medida de uma atividade, ou uma medida quantitativa que pode ser usada como um guia para monitorar e avaliar a qualidade da assistência e as atividades dos serviços. (BITTAR, 2001)

A avaliação da qualidade dos serviços de saúde está pautada nas questões qualitativas e/ou quantitativas em relação à estrutura, aos processos e aos resultados, proposto por Donabedian (1988), precursor da avaliação da qualidade na década de 60, que propôs conceitos e nomenclatura, baseado em três aspectos do cuidado em saúde: Estrutura, processo e resultado. (DONABEDIAN, 1980)

- ✓ **Estrutura**: Indica as características dos contextos em que ocorre o cuidado, ou seja, recursos físicos, humanos, financeiros, materiais e equipamentos, indispensáveis para promover a atividade assistencial. (BITTAR, 2001)

Exemplos: número de profissionais de enfermagem; percentual de equipamentos adequados para uso.

- ✓ **Processo**: refere-se à relação entre prestador e receptor do cuidado e ao conjunto de atividades desenvolvidas durante o cuidado em saúde. (BITTAR, 2001)

Exemplo: incidência de lesão por pressão.

- ✓ **Resultado:** Compreende o resultado final da assistência prestada, considerando a melhora do usuário, assistência prestada com qualidade e grau de satisfação de padrões e de expectativas. (BITTAR, 2001)

Exemplo: satisfação no trabalho; taxa de mortalidade.

Indicadores de segurança do paciente. (REDE, 2008; BRASIL, 2013 a)

Esse conjunto de indicadores foi lançado em 2013, pelo Ministério da Saúde brasileiro, no Programa Nacional de Segurança do Paciente (PNSP), com a finalidade de minimizar a ocorrência de incidentes nos serviços de saúde – eventos ou situações que geraram dano impróprio para o paciente. (BRASIL, 2013 a)

- ✓ **I**dentificação correta do paciente: *Número de eventos adversos devido a falhas na identificação do paciente*
- ✓ Comunicação: *termo de consentimento informado*
- ✓ Administração de Medicamentos: *Taxa de erros na prescrição de medicamentos*
- ✓ Cirurgia segura: *Número de cirurgias em local errado*

- ✓ Higienização das mãos: Consumo de preparação alcoólica para as mãos: monitoramento do volume de preparação alcoólica para as mãos utilizado para cada 1.000 pacientes-dia
- ✓ Reduzir risco de quedas e lesão por pressão: *percentual de pacientes submetido em avaliação de risco para lesão por pressão na admissão*

FICHA TÉCNICA PARA CONSTRUÇÃO DE INDICADORES

Na construção do indicador é recomendado a elaboração de uma ficha seguindo uma sequência de itens bem definidos, que explicam: o que se quer medir, como, porquê, onde, quando o indicador será medido, e quem realizará a medida. (HEALTH INDICATORS, 2018 E REDE, 2008) Existem vários modelos de ficha técnica, cada organização utiliza o que atende mais aos seus objetivos.

Componentes da ficha técnica:
- Nome do indicador (identificar o objeto de mensuração)
- Nível do indicador (estratégico, tático ou operacional) ou estrutura, processo e resultado
- Tipo (taxa, razão, proporção etc.)
- Equação para o cálculo: a fórmula é uma relação matemática, onde o numerador representa o total de ocorrências ou eventos e o denominador é o total da população de risco selecionada.
- Responsável pela elaboração (descrever quem será responsável pela medição e pelo seu desempenho)
- Frequência com que será medido (mensal, semestral, anual etc.)
- Objetivo ou meta (levantar a situação atual do indicador e estabelecer metas de desempenho)
- Observações que são orientações sobre o indicado

Tomemos como exemplo o indicador "Cobertura de exame citopatológico" vamos analisar como ele é constituído e quais ações podem ser realizadas pela equipe de saúde para aprimorar o seu desempenho.

Quadro 2 – Modelo de ficha técnica

INDICADOR	
TÍTULO	Cobertura de exame citopatológico
CLASSIFICAÇÃO	Processo
DEFINIÇÃO	Proporção de mulheres com idade entre 25 a 64 anos atendidas na APS que realizaram 1 exame citopatológico do colo do útero no intervalo 3 anos, em relação ao total de mulheres na mesma faixa etária estimadas do município.
USO	Avaliar a adequação do acesso ao exame preventivo para câncer do colo do útero. Expressa a realização de um exame a cada três anos, segundo as Diretrizes Nacionais. Avaliar o cumprimento de diretrizes e normas para a prevenção do câncer do colo do útero. Subsidiar o processo de planejamento, gestão e avaliação da saúde da mulher
PERIODICIDADE DE MENSURAÇÃO	Quadrimestral
PARÂMETRO	>=80%
META	40%
FÓRMULA DE CÁLCULO	Nº de mulheres de 25 a 64 anos que realizaram exames citopatológico nos últimos 3 anos (Parâmetro de Cadastro/População IBGE x Projeção de mulheres de 25 a 64 anos **ou** Nº de mulheres de 25 a 64 anos cadastradas)
INDICADOR	
POLARIDADE	Positiva – Quanto maior melhor
LIMITAÇÕES	Para à população que utiliza a Atenção Primária à Saúde
OBSERVAÇÕES	Quando o número de mulheres cadastradas pela equipe/município supera a quantidade projetada de mulheres no ano para o município pelo IBGE é utilizado o número de mulheres cadastradas. O indicador na granulação equipe tem como função o suporte ao monitoramento dos resultados, para que o gestor identifique onde o necessita mais atenção, entretanto para o pagamento será considerado o valor no nível municipal.

Fonte: Adaptado pelos autores: REDE Interagencial de Informação para a Saúde. Ripsa. Indicadores básicos para a saúde no Brasil: conceitos e aplicações (REDE, 2008).

SISTEMA INFORMATIZADO DE INDICADORES

Após a elaboração da ficha técnica, a coleta e sistematização dos dados deve ser bem planejada para resultar em informações confiáveis. O indicador deve representar ao que está sendo avaliado e manter essa representatividade no decorrer do tempo. O sistema de informação funciona como elemento essencial para o gerenciamento e monitoramento do desempenho dos serviços, tornando as informações transparentes, para direcionar as ações de melhorias e comparações. (HEALTH INDICATORS, 2018)

Seu objetivo está relacionado à coleta, armazenamento, e a disponibilização, em tempo real, desses dados para avaliação dos resultados e gestão da qualidade da assistência, com base em evidências. Para a implementação de um sistema de indicadores é necessário determinar o que será medido e monitorado, quais serão os métodos de monitoramento, quando será realizado e quando os resultados serão avaliados. (REDE, 2008; LABBADIA et al, 2011)

> Vale lembrar, a importância do treinamento dos membros da equipe de enfermagem para utilizar o sistema informatizado de indicadores. A utilização correta do sistema resultará em informações fidedignas. (VITURI E ÉVORA, 2015)

UTILIZAÇÃO DOS INDICADORES NA ENFERMAGEM

Na enfermagem, a preocupação com a qualidade e seu monitoramento não é recente. Por volta de 1856, Florence Nightingale durante a guerra da Crimeia, utilizou medidas inovadoras após a implantação de mudanças organizacionais e padrões sanitários. Como resultado de seu trabalho, os índices de mortalidade diminuíram devido à implementação de ações de melhorias. (FRELLO E CARRARO, 2013) Para interpretar a análise dos indicadores de mortalidade foram construídos gráficos estatísticos denominados "Rose Diagram" ou "Coxcomb" para medir o resultado do cuidado de saúde, sinalizados em três cores distintas. O gráfico apresentava 12 ângulos que correspondiam aos meses do ano. As diferentes cores permitiam diferenciar as doenças previsíveis, mortes por ferimentos e mortes por outras causas. (PROGRAMA DE QUALIDADE HOSPITALAR, 2012)

Mais recentemente, em 1996, nos Estados Unidos da América (EUA), *American Nurse Association* (ANA) desenvolveu indicadores relacionados à qualidade do atendimento. Foi um momento no qual foram desenvolvidos estudos que evidenciaram a relação da falta de pessoal de enfermagem com o aumento da mortalidade. Dessa forma foram construídos os indicadores sensíveis de enfermagem baseados na tríade de Donabedian estrutura, processo e resultados. A princípio foram identificados 10 indicadores, dentre eles, os indicadores assistenciais apresentados no Quadro 2 (SANTOS et al, 2013).

Quadro 2 – Indicadores sensíveis de qualidade

✓ Taxa de Infecção Hospitalar (para infecções do Trato Urinário e Cateter Venoso Central)
✓ Taxa de Acidente com o Paciente (queda)
✓ Satisfação do paciente com cuidados de enfermagem
✓ Satisfação do Paciente com controle de dor
✓ Satisfação do paciente sobre informação educacional recebida
✓ Manutenção da integridade da pele (úlcera por pressão)
✓ Satisfação da equipe de enfermagem
✓ Total enfermeiros /técnicos e auxiliares
✓ Taxa de horas de enfermagem por pacientes/dia
✓ Proporção de enfermeiros, técnicos e auxiliares na assistência direta

Fonte: Adaptado do NAGEH - PROGRAMA DE QUALIDADE HOSPITALAR, 2012.

Esses indicadores serviram de modelo para a enfermagem no Brasil. Em 1991 o movimento pela qualidade estava em expansão, por meio dos programas de acreditação e o Programa de Controle de Qualidade Hospitalar – CQH, foi criado para realizar a coleta dos indicadores de qualidade de hospitais públicos e privados. O subgrupo Núcleo de Apoio à Gestão Hospitalar (NAGEH), desenvolveu o manual de indicadores, apresentando sua definição, e orientações quanto ao cálculo, frequência, dimensão da coleta e outras informações. (SANTOS et al, 2013)

Dessa forma, foram criados 16 indicadores, sendo seis indicadores de processo e dez gerenciais que retratam a realidade dos serviços de enfermagem. apresentados a seguir: (SANTOS et al, 2013)

Relação dos Indicadores de processos e gerenciais
✓ Incidência de queda de paciente
✓ Incidência de extubação não planejada
✓ Incidência de perda de sonda nasogastroenteral para aporte nutricional
✓ Incidência de não conformidade relacionada à administração de medicamentos pela enfermagem
✓ Incidência de úlcera por pressão
✓ Incidência de flebite

- ✓ Taxa de absenteísmo de enfermagem
- ✓ Índice de treinamento de profissionais de enfermagem
- ✓ Taxa de acidente de trabalho de profissionais de enfermagem
- ✓ Taxa de rotatividade de profissionais de enfermagem (*Turn Over*)
- ✓ Horas de enfermeiro/cuidado intensivo
- ✓ Horas de técnico de enfermagem/cuidado intensivo
- ✓ Horas de enfermeiro/cuidado semi-intensivo
- ✓ Horas de técnico e/ou auxiliar enfermagem/ cuidado semi-intensivo,
- ✓ Horas de enfermeiro/cuidado mínimo e intermediário
- ✓ Horas de técnico e/ou auxiliar enfermagem/ cuidado mínimo e intermediário

Leitura Recomendada

Recomenda-se acessar o Manual de Indicadores de Enfermagem, NAGHE – CQH, 2012. Para alguns aparelhos, por meio do Google Play (Android) ou da App Store (iOS) para acessar o conteúdo do QR Code.

Até hoje, a busca de melhoria contínua da qualidade assistencial faz parte da rotina do serviço de enfermagem e para tanto se faz necessário a avaliação sistemática do cuidado por meio dos indicadores. Outros indicadores são construídos e validados, conforme a especialidade e realidade de cada serviço. Permitindo aos gestores a mensuração dos resultados com base em evidências.

ANÁLISE CRÍTICA DO INDICADOR

Os indicadores podem ser implantados em todas as áreas dos serviços de saúde uma vez que, os dados geram informação, que serão interpretadas para gerar conhecimento. A apresentação dos indicadores em relatórios periódicos com gráficos de desempenho e uma análise dos resultados é uma prática de gestão esperada. A análise do indicador deve possibilitar comparações com outros serviços de saúde, em um mesmo serviço, entre diferentes setores e ao longo do tempo no mesmo setor.

Figura 1 – Estrutura para analisar o Indicador

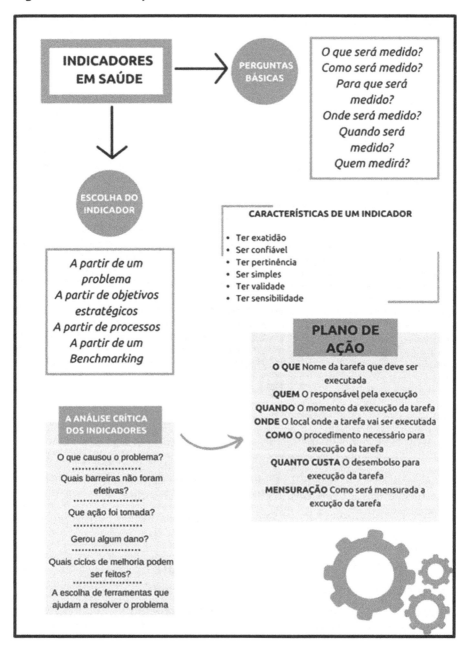

Fonte: Adaptado da Revista Melhores Práticas em Qualidade e Gestão em Saúde. Edição 24, ano 7. 2018.

> **Caso – Análise Crítica de Indicador**
> Analisando a série histórica do indicador incidência de queda no ano de 2019 em um serviço de saúde, observamos que nos meses de Janeiro, Março, Abril, Agosto e Novembro tivemos aumento da incidência de queda, onde constatou-se maior número de pacientes com risco para queda e prolongado período de internação. Dentre os eventos ocorridos, nenhum causou dano fatal ao paciente. Apresenta a análise crítica do caso respondendo: O que causou o problema? Quais as barreiras não foram efetivas? Qual a ação que foi tomada? Gerou algum dano? Quais os ciclos de melhoria podem ser feitos?

CONSIDERAÇÕES FINAIS

Ferramentas de gestão da qualidade, como os indicadores de serviços de saúde, têm um elevado potencial para mensurar os resultados de forma sistemática e estruturada, sendo fundamental para o gerenciamento dos serviços de saúde. Independentemente da esfera de gestão, seja estratégico, tático ou operacional, os indicadores fornecem dados confiáveis para a tomada de decisão, desde que todo o processo de gerenciamento dos dados seja realizado de forma consistente pelos gestores.

Estudos recentes apontam desafios para a correta utilização dos indicadores no planejamento da gestão do cuidado em Enfermagem. A subnotificação é um dos maiores problemas a ser enfrentado (SANTOS et al, 2013). Dessa forma, a principal forma para aprimorar essa situação é impulsionar a disseminação da informação e da cultura da qualidade para sustentar a tomada de decisões.

Para a enfermagem a implementação de indicadores como ferramenta de gestão auxilia a melhoria da qualidade, entretanto requer que a cultura institucional valorize a informação e incentive a coleta e gerenciamento dos dados, oferecendo sistemas de fácil uso e compreensão para que as equipes sintam-se estimuladas à coleta, avaliação e apresentação das informações.

Ausência de sistemas de informação e outras fontes de dados organizadas, lacunas de dados por capacidade técnica limitada, falta de sustentabilidade financeira dos sistemas de informação, falta de política institucional voltada para gestão da qualidade, são alguns desafios enfrentados pelos serviços de saúde.

REFERÊNCIAS

BITTAR, O.J.N.V. Indicadores de qualidade e quantidade em saúde. Rev Adm Saúde. v. 3, n. 2, p. 21-8; 2001. Disponível em: http://www.saude.am.gov.br/planeja/doc/indicadores.pdf. Acesso em 10 Jun 2020

BRASIL. Agência Nacional de Vigilância Sanitária. Programa Nacional de Segurança do Paciente. Portaria 529 de 1 de abril de 2013. Brasilia: ANVISA. 2013 a. Disponível em: https://www20.anvisa.gov.br/segurancadopaciente/index.php/legislacao/item/portaria-529 Acesso em: 10 Jun 2020.

BRASIL. Agência Nacional de Vigilância Sanitária. Assistência Segura: Uma Reflexão Teórica Aplicada à Prática. Série Segurança do paciente e Qualidade em Serviçosde Saúde. Brasília: ANVISA. 172 p, 2013 b. Disponível em http://portal.anvisa.gov.br/documents/33852/3507912/Caderno+1+-+Assistencia+Segura+--+Uma+Refle-xao+Teorica+Aplicada+a+Pratica/97. Acesso em: 12 Jun 2020

BRASIL. Ministério da Saúde. Secretaria de Atenção Primária à Saúde. Portaria que dispõe sobre os indicadores para pagamento por desempenho. Documento define as ações estratégicas em indicadores para 2020. Disponível em: https://aps.saude.gov.br/noticia/6594. Acesso em 06 junho 2022.

DONABEDIAN A. Basic approaches to assessment: structure, process and outcome. In: Donabedian A, editor. The definition of quality and approaches to its assessment. Ann Arbor: Health Administration Press; 1980. p. 77-128.

ESCRIVÃO, J.A. Uso de indicadores de saúde na gestão de hospitais públicos da região metropolitana de São Paulo. FGV. 2004. Disponível em: https://bibliotecadigital.fgv.br/dspace/handle/10438/3151 Acesso em: 10 Jun 2020.

FARIAS, D.C.; ARAUJO, F.O. Gestão hospitalar no Brasil: revisão da literatura visando ao aprimoramento das práticas administrativas em hospitais. Ciência & Saúde Coletiva. v. 22, n. 6, p. 1895-904; 2017. Disponível em: https://www.scielo.br/pdf/csc/v22n6/1413-8123-csc-22-06-1895.pdf Acesso em 12 Jun 2020.

FUNDAÇÃO NACIONAL DA QUALIDADE. Sistema de Indicadores. São Paulo: Fundação Nacional da Qualidade. 83 p.; 2014. Disponível em: http://www.cqh.org.br/portal/pag/anexos/baixar.php?p_ndoc=683&p_nanexo=562 Acesso em: 12 Jun 2020.

FRELLO, A.T.; CARRARO, T.E. Contribuições de Florence Nightingale: uma revisão integrativa da literatura. Esc. Anna Nery. v.17, n. 3, p. 573-79; 2013. Disponível em: https://doi.org/10.1590/S1414-81452013000300024. Acesso em 13 Jun 2020.

GASTAL, F.L. et al. Introdução a indicadores de desempenho: treinamento por Ead. Organização Nacional de Acreditação – Brasília, 2006.

HEALTH INDICATORS: CONCEPTUAL AND OPERATIONAL CONSIDERATIONS (SECTION 1). Pan American Health Organization (PAHO). 2018 Disponível em https://www.paho.org/hq/index.php?option=com_content&view=article&id=14401:health-indicators-conceptual-and-operational-considerations-section-1&Itemid=0&showall=1&lang=en. Acesso em 02 Jun 2020.

LABBADIA, L.L. et al. Sistema informatizado para gerenciamento de indicadores da assistência de enfermagem do Hospital São Paulo. Rev Esc Enferm USP. v. 45, n. 4, p. 1.013-7, 2011. Disponível em: https://doi.org/10.1590/S0080-62342011000400032 Acesso em: 13 Jun 2020.

LEÃO, E.R. et al. Qualidade em saúde e indicadores como ferramentas de gestão. São Caetano do Sul: Yendis Editora. 2008.

MAINZ, J. Defining and classifying clinical indicators for quality improvement. Int J Qual Health Care. v. 15, n. 6, p. 523-3; 2003. Disponível em: https://doi.org/10.1093/intqhc/mzg08. Acesso em 03 Jun 2020.

PROGRAMA DE QUALIDADE HOSPITALAR. Manual de Indicadores de Enfermagem NAGEH. 2012. Disponível em: http://www.cqh.org.br/portal/pag/doc.php?p_ndoc=125. Acesso em 13 Jun 2020.

REDE Interagencial de Informação para a Saúde. Ripsa. Indicadores básicos para a saúde no Brasil: conceitos e aplicações. 2. ed. – Brasília: Organização Pan-Americana da Saúde. 349; 2008. Disponível em: https://www.nescon.medicina.ufmg.br/biblioteca/registro/Indicadores_Acesso em 13 Jun 2020.

SANTOS, C.T. et al. Indicador de qualidade assistencial úlcera por pressão: análise de prontuário e de notificação de incidente. Rev. Gaúcha Enferm. v. 34, n. 1, p. 111-8, 2013. Disponível em: http://www.scielo.br/scielo.php?script=sci_arttext&pid=S198314472013000100014&lng=en Acesso em 06 Jul 2020.

VITURI, D.W.; ÉVORA, Y.D.M. Gestão da Qualidade Total e enfermagem hospitalar: uma revisão integrativa de literatura. Rev. bras. enferm. v. 68, n. 5, p. 945-52; 2015. Disponível em: https://doi.org/10.1590/0034-7167.2015680525i Acesso em 13 Jun 2020.

CAPÍTULO 21
COMUNICAÇÃO ESTRUTURADA

Rosana Rodrigues Figueira Fogliano
Elena Bohomol

OBJETIVOS
Ao término desse capítulo, você será capaz de:
- Conhecer as principais ferramentas de comunicação estruturada
- Compreender que a comunicação estruturada auxilia na colaboração e nos aspectos relacionais entre profissionais dentro da instituição
- Refletir sobre como os processos de comunicação estruturados podem mitigar eventos adversos
- Refletir sobre a importância da comunicação estruturada na organização do processo de trabalho do enfermeiro

INTRODUÇÃO

Comunicação é um processo de troca de informações transmitidas e compreendidas entre duas ou mais pessoas (CHIAVENATO, 2014), em geral, e pode assumir diferentes formas, escrita, oral, libras, online, entre outras. Na área da saúde é considerado um processo complexo e dinâmico, diante do grande fluxo de informações, diversidade de profissionais e ampla demanda de atividades (BRASIL, 2013). É considerada como instrumento essencial para a qualidade e a segurança do paciente, assim como, uma ação estratégica para interação entre os serviços, profissionais e pacientes. Para que a comunicação seja eficaz, a informação deve ser transmitida de forma completa, clara, breve e oportuna (BRASIL, 2013).

Entretanto, a ocorrência de falhas no processo de comunicação gera risco à segurança do paciente e são responsáveis por múltiplos erros no contexto do cuidado. A falha mais comum ocorre por omissão de dados essenciais ao cuidado do paciente, seja por parte do emissor ou do receptor, que pode não entender ou não se lembrar de toda informação recebida (BRASIL, 2013). A comunicação ineficaz é uma das maiores causas para a ocorrência de eventos adversos e o processo de transição de cuidado é determinante para que as falhas aconteçam (PENA; MELLEIRO, 2018).

Para minimizar essa barreira, instituições como *Agency for Healthcare Research and Quality*, o *Institute of Medicine*, o *Institute for Healthcare Improvement*, recomendam a utilização de ferramentas e estratégias de comunicação e limitar a ocorrência de erros (BRAND et al, 2015).

No Brasil, com a implementação do Programa Nacional de Segurança do Paciente (PNSP), visa prevenir, monitorar e reduzir a incidência de eventos adversos nos cuidados oferecidos, e promover melhorias relacionadas à segurança do paciente e a qualidade em serviços de saúde no país. Uma de suas metas é o aprimoramento da comunicação institucional (BRASIL, 2016).

Para sua implantação, questões como engajamento, treinamento e motivação de todos os profissionais da equipe de saúde, são considerados importantes para promover mudanças efetivas no processo de comunicação nos serviços.

Existem várias ferramentas disponíveis e este capítulo apresenta algumas que são utilizadas em serviços de saúde visando promover uma assistência segura, eficiente e eficaz para os pacientes internados e profissionais que atuam diretamente na assistência. Ou seja, discorre-se aqui, o processo de comunicação estruturada como instrumento potente para melhoria da qualidade da assistência de saúde.

COMUNICAÇÃO ESTRUTURADA

A comunicação estruturada é uma forma organizada de transmitir a informação. Para isso, utilizam-se ferramentas padronizadas e sistematizadas, na forma verbal ou escrita, com o intuito de promover a melhoria da transferência de informação, entre profissionais de saúde e familiares e pacientes e/ou entre as equipes de profissionais.

LISTA DE VERIFICAÇÃO OU CHECKLIST

Um tipo de comunicação estruturada é chamado de lista de verificação ou *checklist*. É utilizada em vários contextos e serve para auxiliar o raciocínio clínico, a memória, a organização, a tomada de decisão objetivando minimizar os riscos mais comuns e evitáveis relacionados aos procedimentos. Apresenta uma sequência de ações para instruir a equipe de saúde a se concentrar nas tarefas a serem cumpridas naquele dia (HAUGEN et al, 2019). Diferentes tipos de listas de verificação podem ser desenvolvidos, e algumas informações devem estar presentes para fornecer o melhor resultado ao cuidado do paciente.

Segundo Verdaasdonk e colaboradores (2009), para propor uma lista de verificação, alguns aspectos devem ser pensados e contemplados, tais como:
1. Finalidade/Propósito que explique sua existência (exemplo: ser um guia para determinada atividade, como execução de um procedimento);

2. Situações para seu uso (frequência de uso normal, excepcional, emergências);
3. Filosofia (avalia o sistema e a performance humana);
4. Método (por chamada/resposta; por verificação direta);
5. Desenho (destacar os aspectos e requerimentos; devem ser consistentes, claros, diretos);
6. Viabilização (em papel que é menos complexo; usado em qualquer circunstância ou eletrônico que pode ter diversos modelos; custos; complexidade).

Todavia, para desenvolver uma lista de verificação, alguns aspectos devem ser levados em conta, tais como: entender que é um processo sistemático, ter como foco definido o atendimento de uma necessidade (comunicação clara e objetiva), definir os objetivos (qual é a mensagem a ser emitida); estabelecer as áreas de implementação; estabelecer a sequência ordenada e lógica dos assuntos; fazer revisões na lista; testar a lista; ter a aprovação das pessoas que a testarão; treinar quem vai utilizar; ajustar o instrumento; implementar; ter a aprovação do instrumento e programar revisão periódica do mesmo (VERDAASDONK et al, 2009).

Desde 2008, a Organização Mundial de Saúde (OMS) tem proposto a utilização de uma lista de verificação para a segurança dos procedimentos cirúrgicos e anestésicos, como o segundo desafio global, de modo a garantir a cirurgia correta, no paciente certo, e, em local correto. A recomendação da utilização da lista de verificação também faz parte do PNSP, devendo ser implementada em todas as instituições do Brasil (BRASIL, 2016).

Essa lista de verificação é um processo estruturado para garantir o local de intervenção correto, o procedimento correto e o paciente correto, incluindo procedimentos realizados fora do centro cirúrgico. Realiza a identificação do local da intervenção cirúrgica e inclui o paciente no processo de marcação. Além disso, verifica a apresentação de todos os documentos e funcionamento dos equipamentos.

É composta por três momentos: Antes da indução anestésica *(sign in)*, antes da incisão *(time out)* e antes do paciente sair do centro cirúrgico *(sign out)*. Sua eficácia tem sido demonstrada na melhoria da cultura, segurança dos procedimentos cirúrgicos e satisfação do cliente (HAUGEN et al, 2019; BERGS et al, 2014; PIRES et al, 2015). Ao se fazer uma analogia com um time de basquetebol, realizar o procedimento permite: Redirecionar o time; voltar para a perspectiva inicial; visualizar novas estratégias; avaliar as condutas; diminuir o estresse; concentrar; dar fôlego e desestabilizar o oponente (este último, obviamente na perspectiva do jogo).

A Figura 1 apresenta os três momentos da lista de verificação de cirurgia segura. Todavia, segundo a OMS cada instituição pode adaptá-la frente às características de atendimento com vistas a assegurar que os maiores riscos sejam mitigados.

Figura 1 – Lista de Verificação de cirurgia segura.

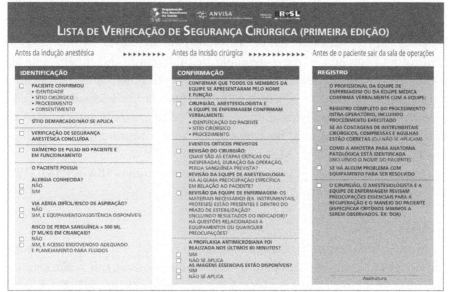

Fonte: Brasil, Anvisa (BRASIL, 2013).

INSTRUMENTOS DE COMUNICAÇÃO PARA A TRANSIÇÃO DO CUIDADO

O trabalho em equipe frágil e a comunicação deficiente entre os profissionais de saúde estão relacionados a incidentes de segurança do paciente. No entanto, os fatores organizacionais responsáveis por essas questões ainda são pouco explorados pelas pesquisas científicas. Nesse sentido, as falhas de comunicação estão presentes nos mais diversos processos de cuidado, e estudo aponta que 86% ocorrem na transição do cuidado; 43% na comunicação entre os diferentes profissionais; 25% na comunicação entre profissionais da mesma categoria, mas de equipes diferentes; 23% devido à hesitação em comunicar (RABOL et al, 2011).

A comunicação na transição do cuidado, também reconhecida pelo termo passagem de plantão ou a troca de turno, conforme apresentado no Capítulo 12 é uma das importantes formas de comunicação estruturada para a profissão de enfermagem e é o que garante a continuidade no processo de trabalho da Enfermagem, para assegurar a continuidade da assistência durante as vinte e quatro horas de atendimento, sobretudo em contextos hospitalares.

O Conselho Regional de Enfermagem do Estado de São Paulo – COREN-SP possui parecer técnico específico sobre a passagem de plantão, e aponta que a comunicação estruturada vem a ser um facilitador para as equipes de trabalho (COREN-SP, 2013). O Centro de Colaboração da OMS em Soluções de Segurança do Paciente sugere outra abordagem padronizada para a comunicação durante a transição do cuidado e propõe a técnica SBAR.

Duas expressões estão sendo utilizadas para descrever os processos de transição do cuidado. Um é o "*handoff*" definido como transferência de autoridade e responsabilidade, que ocorre entre profissionais, para os cuidados assistenciais ao paciente. O outro termo "*handover*" relacionado a transferência de informações entre um profissional e outro, uma equipe a outra, ou da equipe ao paciente e/ou família, para garantir a continuidade dos cuidados e a segurança (PENA; MELLEIRO, 2018).

Apresentaremos a seguir, as ferramentas estruturadas SBAR, FAST HUG utilizadas para padronização da comunicação.

SBAR

SBAR é uma ferramenta de comunicação estruturada e utiliza o acrônimo de quatro componentes para **S** = *Situation* (Situação), **B** = *Background* (História Prévia ou Antecedentes), **A** = *Assessment* (Avaliação), **R** = *Recommendation* (Recomendação) (MULLER et al, 2018).

Foi adaptada nos serviços de saúde para fornecer a troca de informação sobre a situação e condições do paciente de forma clara, correta, objetiva e organizada entre as equipes e profissionais, principalmente durante eventos críticos, transferência de turnos ou transferências de pacientes. Apresenta variações na sua apresentação, como: ISBARD e SBARD, no qual se acrescenta o (I=Identificação) e o D (D=Decisão).

Sua implementação proporciona melhor segurança do paciente, aumenta a clareza da informação e melhora a eficácia da equipe. Um estudo de revisão utilizando o SBAR por meio de diferentes estratégias em ambientes clínicos diferentes (hospitais, centro de reabilitação e lares de idosos) evidenciou eficácia da comunicação telefônica entre enfermeiro e médicos em situações críticas (MULLER et al, 2018). Esta ferramenta ganhou popularidade nos serviços de saúde nos Estados Unidos da América, evidenciado em uma revisão sistemática a utilização do mnemônico em 34% dos artigos encontrados (MARDIS et al, 2016).

Sua estrutura é apresentada em quatro etapas:

Quadro 1 – Técnica de Comunicação SBAR

		Questões	Descrição	Exemplo
S	Situation	O que está acontecendo com o paciente? Qual é a situação que você quer comunicar?	Primeiro, o profissional apresenta a situação, identificando-se, a seguir, informa o nome do paciente e descreve brevemente o problema.	Dr. Pires, sou a enfermeira Priscila e estou ligando para falar sobre o Sr. Pereira que está com dificuldade para respirar.
B	Background	Quais são os antecedentes ou o contexto deste paciente?	O profissional então fornece uma história prévia como o diagnóstico do paciente ou o motivo de admissão, estado de saúde ou outros aspectos relevantes. Os dados do paciente devem ser revisados e verificar se há algum cuidado que pode ter sido antecipado.	Ele é um homem de 54 anos com doença pulmonar crônica, que tem se agravado com o tempo e agora ele está agudamente pior.
A	Assessment	Qual é o problema?	Em seguida, são passadas informações específicas sobre sinais vitais, recentes, resultados de exames de laboratórios e outras informações relacionadas ao estado atual. Esta seção pode incluir um possível diagnóstico ou impressão clínica.	Seus sinais vitais são: ... Eu não ouço nenhum ruído respiratório à direita e tenho a impressão de que ele tem um pneumotórax.
R	Recommendation	Quais seriam os próximos passos para a gestão do cuidado ao paciente?	Uma sugestão deve ser proposta pelo profissional para o cuidado continuado do paciente. A necessidade imediata deve ser dada de forma clara e específica, incluindo o que é necessário para resolver o problema.	Eu preciso que o senhor venha vê-lo imediatamente. Eu acho que ele precisa de um dreno torácico.

Fonte: Adaptado pelos autores do exemplo publicado pelo Institute for Healthcare Improvement (MULLER et al, 2018).

Evidentemente, para o uso adequado da ferramenta deve haver um treinamento. O exemplo acima traz bem claro a comunicação de um profissional da unidade que está relatando um problema de saúde ao médico responsável. Caso seja utilizada para a comunicação entre turnos, outros informes relevantes podem ser inseridos de tal forma que fique claro ao turno seguinte as principais informações e recomendações para a transição do cuidado.

FAST HUG

A palavra **FAST HUG** que significa um "abraço rápido" é um mnemônico utilizado para uniformizar as condutas por meio de uma lista de verificação. Foi criado pelo médico intensivista Jean Louis Vincent com o objetivo de sistematizar o atendimento ao paciente crítico. Inclui sete itens que são aplicados diariamente para uniformizar e alinhar a assistência e evitar a existência de erros e descuidos nos cuidados intensivos. Essa ferramenta auxilia a equipe a focar a atenção em pontos importantes da assistência ao paciente e consequentemente realizar a conduta adequada (MANOLI et al, 2018; SANTOS et al, 2017).

São apresentados na sequência: *Feeding* (Alimentação), **A**nalgesia, *Sedation* (Sedação), *Thromboembolic prevention* (Profilaxia de trombose venosa), *Head of bed elevated* (decúbito elevado), stress *Ulcer prophylaxis* (profilaxia de lesão por pressão) e *Glucose control* (controle glicêmico), conforme apresentado no Quadro 2.

Quadro 2 – Sequência dos itens *FAST HUG*

Feeding	Alimentação
	Avaliação do suporte nutricional por via enteral ou parenteral
Analgesia	Analgesia
	Avaliação da dor utilizando escalas apropriadas e administração de analgésicos
Sedation	Sedação
	Avaliação dos níveis de sedação por meio de Escalas de sedação específicas
Thromboembolic prevention	Profilaxia de trombose venosa
	Aplicação de protocolos específicos
Head of bed elevated	Decúbito elevado
Ulcer prophylaxis	Profilaxia de úlcera de stress
	Avaliação do risco para lesão por pressão e aplicação do Protocolo de prevenção de lesão por pressão
Glucose control	Controle glicêmico
	Monitorização frequente da glicemia

Fonte: Adaptado pelos autores (BEZERRA, 2020).

RONDAS INTENCIONAIS PARA A GESTÃO DO CUIDADO

Uma ferramenta que tem sido apontada como importante para a diminuição de eventos adversos durante a hospitalização do paciente é a Ronda Intencional (RI), palavra traduzida do inglês *Round Intencional*. Ela permite uma interação regular e melhor engajamento entre profissionais da enfermagem e pacientes e familiares/acompanhantes. Trata-se de um processo estruturado em que os profissionais de enfermagem realizam avaliações com os pacientes a cada duas horas, no máximo, utilizando protocolos e documentações padronizadas.

Existem poucos estudos sobre o uso das RI no mundo e são praticamente inexistentes no Brasil. Ela tem sido recomendada pelas agências de acreditação como uma ferramenta para a segurança do paciente, além de assegurar a consistência e compreensão do cuidado oferecido a todos os pacientes pelos enfermeiros, oferecer-lhes tempo destinado ao cuidado, aumentar a responsabilidade dos enfermeiros para padronizar o cuidado, melhorar a comunicação e relação entre o profissional e paciente, aumentar a visibilidade dos enfermeiros, aumentar sua habilidade em antecipar e abordar de forma proativa as necessidades dos pacientes, melhorar a comunicação entre a equipe e o trabalho em equipe e promover o empoderamento do paciente (SIMS et al, 2018).

As etapas para sua utilização são:
- Utilização de uma frase de abertura em que o enfermeiro se introduz e tranquiliza o paciente;
- Realização das tarefas agendadas;
- Discussão dos quatro elementos da Ronda Intencional os "4 P":
  - ✓ **Pain** (Dor: Perguntar ao paciente para ele descrever o nível de dor utilizando, se possível, a escala numérica 0-10);
  - ✓ **Positioning** (Posicionamento – Certificar-se de que o paciente está confortável e avaliar o risco para lesões por pressão);
  - ✓ **Personal needs** (Necessidades pessoais e fisiológicas: agendar visitas para evitar o risco de quedas);
  - ✓ **Placement** (Itens do paciente, como óculos ou celulares, e garantir que estejam de fácil acesso).
- Análise do ambiente;
- Finalização do cuidado com a pergunta "Há algo mais que eu possa fazer antes de ir?";
- Informação de quando o enfermeiro retornará;
- Documentação deste RI, em uma lista de verificação, que permita descrever os horários em que foi realizada e anotar os itens verificados.

REUNIÕES RÁPIDAS: HUDDLE, BRIEFS E DEBRIFS

Huddle é uma ferramenta de trabalho de equipe que melhora a comunicação eficaz entre os profissionais de saúde. São reuniões rápidas e frequentes (15 a 20 min), realizadas normalmente no início de cada dia de trabalho ou turno, com grupos multiprofissionais para compartilhar informações sobre o fluxo diário dos pacientes. Essas reuniões devem acontecer dentro do ambiente de trabalho, com a participação de todos os profissionais de forma respeitosa e sem limites hierárquicos, para que possa alcançar todo seu potencial na discussão da prestação do cuidado. Tem o objetivo de oferecer às equipes uma forma de gerenciar a qualidade e a segurança, elaborar estratégias, aumentando a comunicação, confiança e relacionamento interpessoal. O *Huddle* permite que as equipes possam reavaliar os trabalhos realizados e planejar ações futuras (GLYMPH et al, 2015).

A sigla **HUDDLE** significa: **Healthcare** (Cuidado de saúde), **Utilizing** (Utilização), **Deliberate** (Deliberar), **Discussion** (Discussão), **Linking, Events** (Eventos relacionados). A sigla tem por finalidade lembrar os profissionais de saúde da importância de uma discussão ponderada que vincule os eventos à sua ocorrência, aumentando, portanto, a consciência sobre a segurança do paciente e a comunicação interprofissional (GLYMPH et al, 2015).

O uso sistemático da ferramenta de comunicação estruturada tem apresentado resultados positivos nas questões assistenciais. Nesse sentido, um estudo demonstrou a redução da taxa de readmissão dos pacientes em 0,56% dos casos (TOWNSEND et al, 2017). Em outro estudo, a ferramenta auxiliou na criação de ambientes equitativos facilitando a comunicação entre as equipes de frente com as lideranças (ALDAWOOD et al, 2020). E sua implementação melhorou o fluxo de pacientes pediátricos do pronto socorro para a unidade de destino (MCBETH et al, 2017).

Os aspectos que devem ser observados para o trabalho com o Modelo *Huddle*, incluem: Orientar a equipe quanto a forma de resolver problemas ou compartilhar as informações necessárias a todos os membros da equipe de atendimento; Combinar a melhor hora e o local; Reunir a equipe no local que for mais conveniente para todo; Ter objetivos definidos para cada Huddle; Limitar a duração de no máximo 15 minutos e Revisar os objetivos, analisar o trabalho realizado e planejar as próximas etapas (BRINDLE et al, 2018).

Os termos *Briefing* e *Debriefing são* utilizados nas práticas de aprendizagem baseadas em simulação, em que na primeira ocorre a interação entre o facilitador e o aluno, podendo ser descrita como a sessão de orientação realizada antes do início de uma experiência de aprendizagem, cujas instruções ou informações preparatórias são dadas aos participantes. O *debriefing* é a etapa em que os estudantes refletem sobre suas ações e interações com o cenário. Tem como principal propósito aprender com a experiência de determinada situação ou em determinado contexto. O *debriefing* foi utilizado nos domínios militar e aeronáutico, onde tinha como objetivo permitir a expressão de sentimentos e emoções em situações de crise e após a execução de determinada missão (MAZZO et al, 2019).

Considerando a relevância das reflexões nas práticas de ensino-aprendizagem, mais ferramentas informativas e de esclarecimento têm sido utilizadas para o aprimoramento da comunicação entre as pessoas. Portanto, o *Briefing* e *Debriefing* têm sido aplicados em contextos hospitalares, na gestão de unidades, em cenários complexos e críticos, para que o desempenho da equipe seja melhor propiciando um atendimento de qualidade ao paciente (GOMES et al, 2016).

O Briefing é uma reunião da equipe realizada antes do início de um procedimento ou no começo do dia, sobre as principais informações, plano de ação, função e responsabilidade dos membros da equipe incentivando a participação de todos. Oferece a oportunidade de identificar os fatores que possam levar ao erro. Segue uma lista de verificação ou uma sequência de conteúdo (AGENCY FOR HEALTHCARE RESEARCH AND QUALITY, 2016) apresentada no Quadro 3.

Quadro 3 – Exemplo de *Briefing* do plano de trabalho do enfermeiro

Etapa	Modo
Dividir em pequenos grupos com pessoas de sua unidade, área de trabalho ou organização.	• Reunir a equipe de trabalho, enfermeiros e técnicos de enfermagem
Definir quem deve liderar o *briefing* e quem deve participar	• Enfermeiro lidera o *briefing* para a equipe, após a passagem de plantão, em local adequado para traçar o plano de cuidados
Desenvolver uma lista de verificação para orientar o *briefing*	• Distribuir as funções e responsabilidades para cada membro da equipe • Listar as prioridades assistenciais dos pacientes: coleta de exames, preparo para cirurgia, encaminhamento para exame, acesso vascular, medicações, curativos e cuidados de higiene e conforto
Discuta quais resultados você espera ver como resultado da implementação de *briefs*	• Orientar a melhor conduta a ser seguida

Fonte: Adaptado pelos autores: Agency for Healthcare Research and Quality (AGENCY FOR HEALTHCARE RESEARCH AND QUALITY, 2016).

Debriefing é uma reunião informal que ocorre após um evento ou procedimento. Permite avaliar o que foi bem, o que deve mudar e o que precisa melhorar. Oferece a oportunidade de melhorar o desempenho e eficácia da equipe. Os tópicos que devem ser abordados na reunião são: A comunicação foi clara? As funções e responsabilidades foram compreendidas? A consciência situacional foi mantida? A distribuição da carga de trabalho foi adequada? Foi perguntada ou oferecida ajuda para a assistência? Houve erros ou foram evitados? O que deu certo, o que deve mudar, o que pode ser melhorado? (AGENCY FOR HEALTHCARE RESEARCH AND QUALITY, 2016).

O uso do *debriefing* permite verificar o processo e se as atividades que constituem os cuidados de saúde foram adequadamente desempenhadas, estabelecendo como um indicador de processo na avaliação da qualidade.

CONSIDERAÇÕES FINAIS

Os serviços de saúde são ambientes complexos, exigentes e dinâmicos e a comunicação eficaz é um processo crítico para a prestação do cuidado seguro, nesse sentido, faz se necessário a utilização de instrumentos para comunicação estruturada. Interrupções na comunicação são fatores contribuintes importantes na ocorrência de incidentes de segurança do paciente. Conhecer ferramentas de comunicação estruturada apropriada e desenvolver habilidades para seu uso é uma necessidade para a formação dos enfermeiros e profissionais da saúde, no intuito de promover mudanças atitudinais, para obter melhores resultados assistenciais.

Caso – SBAR

Caso: Trata-se da Paciente AGE, 36 anos, internada no leito 805. Duas horas pós parto normal, apresenta sangramento vaginal em grande quantidade.

Estruture a passagem de plantão para o médico plantonista com a ferramenta SBAR e adicione informações que julgar necessárias.

REFERÊNCIAS

AGENCY FOR HEALTHCARE RESEARCH AND QUALITY. TeamSTEPPS Fundamentals Course: Module 4. Leading Teams. 2016. Disponível em: <https://www.ahrq.gov/teamstepps/instructor/fundamentals/module4/igleadership.html#im11>. Acesso em: 2 Fev 2021.

ALDAWOOD, F., et al. Enhancing teamwork communication and patient safety responsiveness in a paediatric intensive care unit using the daily safety huddle tool. BMJ Open. 9:e000753, 2020. Disponível em <https://bmjopenquality.bmj.com/content/bmjqir/9/1/e000753.full.pdf>. Acesso em: 16 Set 2020.

BRAND, S.I. et al. Team strategies and tools to enhance performance and patient safety training: The effect of training on both nursing staff perceptions regarding physician behaviors and patient satisfaction scores in the ED. J. Hosp. Adm, 4(2), 2015. Disponível em: <http://www.sciedupress.com/journal/index.php/jha/aricle/view/6028/3854>. Acesso em: 16 Ago 2020.

BRASIL. Agência Nacional de Vigilância Sanitária. Assistência Segura: Uma reflexão teórica aplicada à prática. Série Segurança do paciente e qualidade em serviços de saúde. Brasília: ANVISA. 172p. 2013. Disponível em: <http://portal.anvisa.gov.br/documents/33852/3507912/Caderno+1+-+Assistencia+Segura+-+Uma+Reflexao+Teorica+Aplicada+a+Pratica/97>. Acesso em: 12 Jun 2020.

BRASIL. Ministério da Saúde. Agência Nacional de Vigilância Sanitária. Implantação do núcleo de segurança do paciente em serviços de saúde. Brasília (DF); 2016. Disponível em: <https://www20.anvisa.gov.br/segurancadopaciente/index.php/publicacoes/item/caderno-6-implantacao-do-nucleo-de-seguranca-do-paciente>. Acesso em: 16 Ago 2020.

BERGS, J., et al. Systematic review and meta-analysis of the effect of the World Health Organization surgical safety checklist on postoperative complications. Br J Surg. v. 101, n. 3, p. 150-58, 2014. Disponível em: https://bjssjournals.onlinelibrary.wiley.com/doi/full/10.1002/bjs.9381. Acesso em: 16 Ago 2020.

BEZERRA, C.G. FAST HUG EPM: uma abordagem sistemática ao paciente crítico. 2020. Disponível em: <https://docplayer.com.br/3652670-Fast-hug-epm-uma-abordagem-sistematica-ao-paciente-critico.html>. Acesso em: 16 Set 2020.

BRINDLE, M.E., et al. Implementation of surgical debriefing programs in large health systems: an exploratory qualitative analysis. BMC Health Services Research v. 18, p. 210, 2018. Disponível em: <https://bmchealthservres.biomedcentral.com/articles/10.1186/s12913-018-3003-3>. Acesso em: 2 Fev 2021.

CHIAVENATO, I. Administração: Teoria, processo e prática 5ª ed. 2014. Manole

CONSELHO REGIONAL DE ENFERMAGEM DE SÃO PAULO. Parecer COREN--SP CAT nº 009/2010. Passagem de plantão. 2013. Disponível em: <https://portal.coren-sp.gov.br/wp-content/uploads/2013/07/parecer_coren_sp_2010_9.pdf>. Acesso em: 27 Ago 2020.

GLYMPH, D.C., et al. Healthcare utilizing deliberate discussion linking events (HUDDLE): A systematic review. AANA J. v. 83, n. 3, p. 183-8, 2015. Disponível em: https://www.semanticscholar.org/paper/Healthcare-Utilizing-Deliberate-DiscussionLinkingGlymphOlenick/72d688f22ef0525a85d9cc3845d60243745dbece. Acesso 2 Out 2020.

GOMES, J.A.; MARTINS, M.M.; FERNANDES, C.S. Instrumentos para avaliar a qualidade e segurança no bloco operatório – revisão integrativa. Cogitare Enferm. v, 21, n. esp, p. 01-09, 2016. Disponível em: <https://revistas.ufpr.br/cogitare/article/view/45640/pdf>. Acesso em: 2 Fev 2021.

HAUGEN, A.S.; SEVDALIS, N.; SØFTELAND, E. Impact of the World Health Organization surgical safety checklist on patient safety. Anesthesiology. v. 13, n. 2, 2019. Disponível em: <https://anesthesiology.pubs.asahq.org/article.aspx?articleid=2730437>. Acesso em: 10 Ago 2020.

MANOLI, N.A., et al. Fast hug: uma ferramenta para farmácia clínica na atenção e segurança do paciente crítico. Colloquium Vitae. v.10, n. 2, p. 59-64, 2018. Disponível em: <https://pdfs.semanticscholar.org/7efb/90e54d13a87f54cc1480202df2badb377455.pdf?-ga=2.31950718.1320883708.1601420259-1429804722.1594066054>. Acesso em: 16 Ago 2020.

MARDIS, T., et al. Bedside Shift-to-Shift Handoffs: A systematic review of the literature. J Nurs Care Qual. v. 31, n. 1, p. 54-60, 2016. Disponível em: <https://journals.lww.com/jncqjournal/Abstract/2016/01000/Bedside_Shift_to_Shift_Handoffs__A_Systematic.9.aspx>. Acesso em: 27 Ago 2020.

MAZZO, A., et al. Implications of the use of sound and image in the evaluation of debriefing. REME – Rev Min Enferm. v. 23, n. e-1159, 2019. Disponível em: http://reme.org.br/artigo/detalhes/130110.5935/1415-2762.20190007. Acesso em: 2 Fev 2012.

MCBETH, C.L.; DURBIN-JOHNSON, B.; SIEGEL, E.O. Interprofessional Huddle: One children 's hospital' s approach to improving patient flow. Pediatr Nurs. v.43, n. 2, p. 71-6, 2017. Disponível em: <https://www.researchgate.net/publication/321677691_Interprofessional_Huddle_One_Children's_Hospital's_Approach_to_Improving_Patient_Flow>. Acesso 14 Set 2020.

MÜLLER, M., et al. Impact of the communication and patient hand-off tool SBAR on patient safety: a systematic review. BMJ Open. 16]; v. 8, n. 8:e022202, 2018.

Disponível em: <https://bmjopen.bmj.com/content/bmjopen/8/8/e022202.full.pdf>. Acesso em: 27 Ago 2020.

PENA, M.M.; MELLEIRO, M.M. Eventos adversos decorrentes de falhas de comunicação: reflexões sobre um modelo para transição do cuidado. Rev Enferm UFSM. v. 8, n. 3, p. 616-25, 2018. Disponível em: <https://periodicos.ufsm.br/reufsm/article/view/25432/pdf>. Acesso em: 27 Ago 2020.

PIRES, M.P.O.; PEDREIRA, M.L.G.; PETERLINI, M.A.S. Surgical Safety in Pediatrics: practical application of the pediatric surgical safety checklist. Rev. Latino-Am. Enfermagem. v. 23, n. 6, p. 1105-12, 2015. Disponível em: <https://www.scielo.br/pdf/rlae/v23n6/pt_0104-1169-rlae-23-06-01105.pdf>. Acesso em: 16 Ago 2020.

RABOL, L.I. et al. Descriptions of verbal communication errors between staff. An analysis of 84 root cause analysis. BMJ Qual Saf. v. 20, n. 3, p. 268-74, 2011. Disponível em: < https://pubmed.ncbi.nlm.nih.gov/21209139/>. Acesso em: 27 Ago 2020.

SANTOS, R.R. et al. Fast Hug: um aliado na manutenção diária dos cuidados de enfermagem ao paciente crítico. Enfermagem Foco. v .8, n. 1, p. 57-61, 2017. Disponível em: <http://revista.cofen.gov.br/index.php/enfermagem/article/view/840>. Acesso 28 Jul 2020.

SIMS, S., et al. Realist synthesis of intentional rounding in hospital wards: exploring the evidence of what works, for whom, in what circumstances and why. BMJ Qual Saf. 0:1–15, 2018. Disponível em: <https://qualitysafety.bmj.com/content/27/9/743>. Acesso em: 02 Out 2020.

TOWNSEND, C.S.; MCNULTY, M.; GRILLO-PECK, A. Implementing huddles improves care coordination in an Academic Health Center. Prof Case Manag. v. 22, n. 1, p. 29-35, 2017. Disponível em: <https://journals.lww.com/professionalcasemanagementjournal/Abstract/2017/01000/Implementing_Huddles_Improves_Care_Coordination_in.6.aspx>. Acesso 2 Out 2020.

VERDAASDONK, E.G.G., et al. Requirements for the design and implementation of checklists for surgical processes. Surg Endosc. v. 23, p. 715-26, 2009. Disponível em: <https://link.springer.com/article/10.1007/s00464-008-0044-4>; Acesso em: 27 Ago 2020.

SEÇÃO 6
QUALIDADE E SEGURANÇA DO PACIENTE

CAPÍTULO 22
AVALIAÇÃO DE QUALIDADE DOS SERVIÇOS DE SAÚDE

Elena Bohomol

OBJETIVOS

Após completar esse capítulo, você será capaz de:
- Descrever a importância dos Programas de Avaliação da Qualidade
- Citar os principais Programas de Avaliação da Qualidade utilizados no Brasil
- Apresentar diferenças entre os Programas de Acreditação e Certificação
- Refletir sobre a participação da equipe de enfermagem para o alcance dos padrões de qualidade nas instituições de saúde

INTRODUÇÃO

A Gestão da Qualidade é uma estratégia utilizada nas organizações em que se procura otimizar a produção e diminuir os custos, sejam eles financeiros, humanos ou materiais. Diferentes conceitos de Qualidade foram definidos por mestres consagrados como Edward Deming ao afirmar que a "Qualidade é atender continuamente às necessidades do cliente, a um preço que ele esteja disposto a pagar" ou Joseph Juran para quem a "Qualidade é adequação ao uso". Nos serviços de saúde, no entanto, a Qualidade é um processo dinâmico, ininterrupto e de exaustiva atividade permanente de identificação de falhas nas rotinas e procedimentos, que devem ser periodicamente revisados, atualizados e difundidos, e que envolvam alta direção e estimulem a participação de todos os colaboradores (OLIVEIRA et al., 2017).

Portanto, uma organização que pretenda ser capaz de entregar produtos e serviços de qualidade aos seus clientes ou usuários precisa que todos os seus departamentos, setores e colaboradores maximizem seu desempenho e se envolvam neste processo. Não basta um setor aperfeiçoar o trabalho de forma isolada para atender os clientes, mas é necessário que se integre às diversas e diferentes áreas para que todos entreguem os seus produtos e serviços com qualidade. Assim, ao longo dos anos, inúmeras formas (como planejamento estratégico; revisão de processo; times de qualidade; *housekeeping* ou

5S; gestão de riscos) foram desenvolvidas para que as organizações viabilizassem a implantação dos seus sistemas de qualidade (SILVA et al, 2016).

No setor de saúde, a Certificação e a Acreditação são algumas dessas estratégias. As instituições de saúde, principalmente as hospitalares, têm buscado nos processos de Certificação e Acreditação uma forma de diferenciação, pois eles permitem uma avaliação objetiva da qualidade (SILVA et al, 2016). Melhoria contínua dos processos assistenciais, de gestão e de recursos humanos e custos; tem força competitiva; é uma ferramenta de *marketing*; atende a demanda do consumidor; modifica a cultura da organização e contribui para a segurança do paciente.

O objetivo deste capítulo é apresentar os principais programas de avaliação da qualidade utilizados no Brasil.

AVALIAÇÃO DA QUALIDADE

Muitas vezes os termos Certificação e Acreditação são utilizados como sinônimos, porém há diferenças entre eles. Na certificação, é a instituição que define o escopo do que será mensurado, ou seja, se serão todos os processos e áreas da instituição ou apenas parte deles. Na Acreditação, o escopo é definido pelo Manual de Acreditação e envolve toda a instituição. Alguns dos programas utilizados no Brasil são apresentados a seguir, no entanto, eles não se esgotam neste capítulo.

Organização Nacional de Acreditação

A Organização Nacional de Acreditação (ONA) é uma organização não governamental e sem fins lucrativos que certifica a qualidade de serviços de saúde no Brasil, com foco na segurança do paciente. Foi fundada em 1999, por entidades públicas e privadas do setor de saúde, período em que surgiram as primeiras iniciativas regionais de acreditação e o Manual de Acreditação de Hospitais para América Latina e Caribe, publicado pela Federação Brasileira de Hospitais, Federação Latino-americana de Hospitais e Organização Pan-Americana da Saúde – OPAS.

Baseado no manual original da OPAS, nas metodologias internacionais existentes e na experiência e no trabalho dos quatro grupos regionais, elaborou-se o Manual Brasileiro de Acreditação de Hospitais, em 1998. Tem como base padrões e requisitos explícitos, formalmente aprovados, revistos e atualizados periodicamente.

O Manual contém quatro seções: Gestão Organizacional; Atenção ao Paciente; Diagnóstico e Terapêutica e Gestão de Apoio. Cada seção é composta por diversas subseções (tratam do escopo distinto de cada serviço ou processo, por exemplo: Assistência Farmacêutica, Terapia Antineoplásica; Sistema de Informação etc.) com seus padrões específicos, que orientam as atividades e o desempenho desejável para o alcance do nível. Os padrões são mais bem esclarecidos no item Requisito do padrão, isto é, são itens a serem cumpridos pela organização, separados conforme o nível a ser alcançado (Quadro 1).

Quadro 1 – Exemplo de Padrão e Requisitos do Padrão da ONA

Nível 1

Seção: Gestão Organizacional	**Subseção:** Liderança
Padrão	Possui uma estrutura de liderança com responsabilidades definidas de acordo com os requisitos formais, técnicos e de estrutura, conforme perfil da organização; dispões de planejamento estratégico e políticas institucionais com ênfase na segurança dos pacientes e partes interessadas
Requisitos do Padrão (parte deles)	Estrutura gerencial atualizada e divulgada para toda a organização
	Corpo técnico administrativo habilitado e capacitado
	Condições operacionais e de infraestrutura que permitam a execução das atividades de liderança
	Constituição e acompanhamento das Comissões obrigatórias e legais e as de apoio à gestão
	Gerenciamento do Corpo Clínico

Fonte: Manual da ONA (ORGANIZAÇÃO NACIONAL DE ACREDITAÇÃO, 2018).

É a ONA que concede o certificado "Acreditado" à organização de saúde, mediante o parecer da avaliação realizado pelas Instituições Acreditadoras (IACs) e é quem regulamenta e controla todo o processo.

A Acreditação da ONA pode ocorrer em três níveis: Nível 1: Acreditado- Para instituições que atendem aos critérios de segurança do paciente em todas as áreas de atividade, incluindo aspectos estruturais e assistenciais. Nível 2: Acreditado Pleno – Para instituições que, além de atender aos critérios de segurança, apresentam gestão integrada, com processos ocorrendo de maneira fluida e plena comunicação entre as atividades. Nível 3: Acreditado com Excelência – O princípio deste nível é a "excelência em gestão". A instituição já deve demonstrar uma cultura organizacional de melhoria contínua com maturidade institucional. Os níveis 1 e 2 são válidos por dois anos e o nível 3, por três anos. Após o período a instituição deve ser recertificada (ORGANIZAÇÃO NACIONAL DE ACREDITAÇÃO, 2018). Os três níveis de acreditação da ONA são reconhecidos internacionalmente e certificados pela *Internacional Society for Quality in Health Care* (ISQua).

Joint Commission International

A Acreditação da *Joint Commission International* (JCI) é oriunda do Programa Americano de Acreditação atualmente intitulado *The Joint Commission* e iniciou suas atividades em 1952. Tem como estratégia a ampliação e difusão de seus padrões em aspecto mundial e atualmente possui centenas de organizações de saúde, em diversos países, com credenciamento inclusive no Brasil.

A JCI identifica medidas e ações de melhores práticas em termos de qualidade e segurança do paciente, em diversos setores da saúde, como hospitais, centros médicos, atendimento domiciliar, atenção básica, que são avaliados por especialistas para receberem seu selo de Acreditação, mediante seu Manual de Acreditação.

Uma instituição interessada nesta acreditação deve realizar um diagnóstico inicial, isto é, preparar-se (que inclui: conhecer os padrões e o processo de avaliação; planejar o preparo da instituição; rever políticas e procedimentos; focar as melhorias que devem ser feitas; trabalhar para superar os obstáculos; realizar auditorias internas; treinar continuamente para que as mudanças sejam sustentáveis; avaliar e refinar processos de toda a instituição) e solicitar a avaliação final para a JCI. A avaliação pode ser feita por uma equipe de avaliadores brasileiros e ou estrangeiros, para alcançar o nível de Acreditado, conferido para a instituição que estiver em total conformidade em praticamente todos os padrões.

O Manual da JCI para Hospitais é dividido em quatro seções: 1. Requisitos para participação na acreditação; 2. Padrões centrados no paciente; 3. Padrões de gestão das organizações de saúde; 4. Padrões de hospital de centro médico acadêmico. No Manual apresentam os padrões, propósitos e elementos de mensuração (JOINT COMMISSION INTERNATIONAL, 2019).

Para melhor entendimento, os padrões da JCI definem a expectativa, as estruturas ou as funções de desempenho que devem estar estabelecidas para que uma organização seja acreditada. As Metas Internacionais de Segurança dos Pacientes da JCI são consideradas padrões e avaliadas da mesma forma que os demais padrões dos diferentes capítulos, que compõem as seções apresentadas.

O propósito dos padrões ajuda a explicar o significado completo do padrão, isto é, descreve a finalidade e a base lógica do padrão. O propósito fornece uma explicação de como o padrão se encaixa no programa total, define os parâmetros exigidos, bem como as metas que devem ser alcançadas.

Os elementos mensuráveis (MEs) de um padrão indicam o que é revisado em cada um, sua contagem durante o processo de avaliação no local e identificam as exigências para a conformidade completa ou parcial. Além disso, os MEs se destinam a esclarecer os padrões e contribuir para a organização compreender as exigências definidas, a organizar a educação dos líderes e trabalhadores de saúde e conduzir adequadamente a instituição na preparação da Acreditação (Quadro 2) (JOINT COMMISSION INTERNATIONAL, 2017).

Quadro 2 – Exemplo de Padrão, Propósito e Elementos de Mensuração da JCI

Seção: Padrões centrados no paciente	**Capítulo:** Gerenciamento e Uso de Medicamentos (MMU)
Padrão MMU 3.3:	A instituição dispõe de um sistema de recolhimento de medicamentos
Propósito de MMU 3.3:	A instituição dispõe de um processo para identificar, recuperar e devolver ou destruir de forma segura e apropriada os medicamentos cujo recolhimento foi determinado pelo fabricante ou fornecedor. Existe uma política ou procedimento que define o uso ou destruição de medicamentos com prazo e validade sabidamente vencida ou fora de uso.
Elementos de Mensuração de MMU 3.3:	Existe um sistema em funcionamento para o recolhimento de medicamentos.
	Políticas e procedimentos definem o uso de quaisquer medicamentos com prazo de validade sabidamente vencido ou fora de uso.
	Políticas e procedimentos definem a destruição de quaisquer medicamentos com prazo de validade sabidamente vencido ou fora de uso

Fonte: Padrões de Acreditação da Joint Commission International para Hospitais (JOINT COMMISSION INTERNATIONAL, 2017).

Tracer

A JCI utiliza o método de avaliação pelo *tracer*, ou seja, rastreamento. A trajetória de um ou mais pacientes internados é acompanhada e analisada junto com os procedimentos realizados, verificando a conformidade com os padrões do Manual. Normalmente são avaliadas as relações do caso do paciente com os sistemas gerais da organização (medicamentos, informação, infecção, ambiente); os prontuários dos pacientes são cuidadosamente avaliados, verificando-se o registro completo da assistência; o avaliador conversa com visitantes e familiares, além do próprio paciente; colaboradores e médicos são questionados sobre processos, cuidados em relação à assistência, documentação, treinamentos; a segurança das instalações é avaliada a todo o momento. Tal procedimento permite uma avaliação centrada no paciente durante sua estada no serviço de saúde.

Acreditation Canada

O *Canadian Council for Health Services Accreditation* (CCHSA), fundado no Canadá na década de 50 (*Accreditation Canada*), tem o atual programa de Acreditação Qmentum e as instituições hospitalares brasileiras têm buscado esta acreditação desde 2014.

O Qmentum ou Momento Qualidade é um conceito de que as organizações vivem momentos de qualidade, com ciclos constantes de melhoria e objetiva melhorar a qualidade e segurança do cuidado; entender as necessidades da população assistida; e diminuir custos, asseguradas pelas práticas organizacionais exigidas (ROPs), com benefícios aos pacientes, clientes, colaboradores e voluntários. Está alicerçado em três pilares: governança clinica, medicina baseada em evidência e menos sobrecarga em colaboradores no processo de acreditação. O nome faz referência a um movimento mundial que considera o contexto e oferece uma forma de atendimento da excelência mais ajustada à realidade das instituições de saúde. O método foca no entendimento dos processos e desacelera a padronização sem valor agregado, diminuindo a burocracia, a papelada e racionalizando o tempo.

Os princípios da metodologia Qmentum incluem o processo de educação para a efetivação da governança clínica, times de trabalho, linhas estratégicas, gestão do conhecimento, política da segurança, protocolos, maturidade institucional e as necessidades de melhoria.

São focos da avaliação Qmentum: Governança; Planejamento do trabalho; Estrutura assistencial; Assistência ambulatorial; Assistência farmacêutica; Assistência obstétrica e perinatal; Atenção primária à saúde; Atendimento às urgências e emergências; Cuidados cirúrgicos; Cuidados intensivos; Diagnóstico por imagem; Equipe cirúrgica; Preparo para o caso de desastres e emergências; Reprocessamento e esterilização de materiais; Prevenção e controle de infecção; Laboratório biomédico e Serviço de transfusão de sangue; além dos processos relacionados à infraestrutura e apoio.

Estes segmentos embasam o desenvolvimento das ROPs em uma instituição, que são elaboradas, implementadas e avaliadas por times. Constitui-se uma ROP um conjunto de práticas que proporciona ligação direta entre o conhecimento da organização, a estratégia, a qualidade e a segurança do cuidado. Ela é apresentada como uma meta estabelecida, acompanhada por testes de conformidade que irão avaliar a sua eficácia.

Os testes de conformidade também acontecem durante a visita da equipe de avaliadores que se utiliza da metodologia *tracer* (técnica de rastreamento). Neste método, além da documentação necessária para cumprir os testes de conformidade, é preciso ainda apresentar aos avaliadores as evidências de que as políticas e processos desempenhados nas áreas auditadas estão sendo praticados em toda a organização hospitalar e essa avaliação se dá por meio de entrevistas (grupo focal) com pacientes e familiares, funcionários, serviços terceirizados, fontes pagadoras e quando relevante com representantes da comunidade do entorno (Quadro 3) (ACREDITATION AGRÉMENT, 2017).

Quadro 3 – Exemplo de avaliação de um ROP – QMentum

Higienização das Mãos

- Elenca os itens que devem ser observados por todos os colaboradores e pela gestão da instituição.
- Entre os itens da ROP que devem ser observados estão: a disponibilidade em todo hospital de dispositivos para higienização, álcool gel, pias entre outros.
- De igual forma, deve ser de conhecimento de todos, a técnica adequada de higienização, a definição e divulgação de rotinas que estabeleçam esse procedimento e, por fim, o teste de conformidade da ROP, para checar se a mesma está sendo observada.

Fonte: Acreditation Agrément (ACREDITATION AGRÉMENT, 2017).

O modelo também examina a Cultura de Segurança do paciente sob a ótica dos colaboradores e médicos da instituição, como uma pesquisa de censo a fim de olhar para os aspectos que necessitam ser melhorados. A pesquisa é baseada no modelo da *Agency for Healthcare Research and Quality* (AHRQ), que é uma agência federal americana encarregada de promover pesquisas para melhorar a segurança e a qualidade do sistema de saúde. O questionário sobre Cultura de Segurança intitulado Hospital Survey on Patient Safety Culture, validado no Brasil permite que as instituições façam um *benchmarking* com outras, além de se compararem consigo mesmas ao longo do tempo (REIS, LAGUARDIA, MARTINS, 2012).

Para a avaliação por este modelo é necessário que sejam seguidos os seguintes passos: autoavaliação; reunião introdutória com a alta administração; avaliação dos processos prioritários; *tracer*; grupos focados; troca de informações entre avaliadores; revisão; preenchimento do portal online pelos avaliadores; *debriefing* (que é o relatório com um resumo do que foi visto nas áreas, sempre apontando para os pontos fortes e oportunidades de melhoria).

O Qmentum permite obter três níveis de Acreditação: Ouro (trata de estruturas e processos básicos ligados aos elementos fundamentais da segurança e da melhoria da qualidade); Platina (mantém e desenvolve os elementos fundamentais de qualidade e segurança e enfatiza os elementos principais de um atendimento centrado no paciente) e Diamante (foca em alcançar a qualidade monitorando os desfechos utilizando evidências e melhores práticas para aprimorar serviços e fazendo *benchmarking*, isto é, troca de informação com instituições pares). Cada tipo de qualificação pode ser conferida diretamente ou com recomendação (que deverá ser tratada) e um acompanhamento anual deve ser enviado ao Canadá (ACREDITATION AGRÉMENT, 2017).

International Organization for Standardization

A *International Organization for Standardization* (ISO), federação mundial de entidades nacionais de normalização com sede em Genebra, é uma organização não-governamental, dispõe de um grupo de normas técnicas que estabelecem um modelo de gestão da qualidade com reconhecimento nacional e internacional. A Certificação, que representa um diferencial de mercado, assegura boas práticas de gestão, desenvolvimento dos colaboradores e relacionamento sustentável entre clientes e fornecedores. É representada no Brasil pela Associação Brasileira de Normas Técnicas (ABNT) que aprova a Norma Brasileira (NBR).

Dentro das normas da família ISO 9000, em especial a NBR ISO 9001 apresenta diretrizes para a Gestão da Qualidade e é adotada por organizações de diversos segmentos em todo o mundo. Propõe uma abordagem sistemática a ser seguida pelas empresas prestadoras de serviço, visando promover a satisfação do cliente e o desenvolvimento da qualidade em todos os níveis de atividade como forma de melhoria contínua e retroalimentação (ASSOCIAÇÃO BRASILEIRA DE NORMAS TÉCNICAS, 2020).

Diferente dos programas de Acreditação, a Certificação ISO permite a avaliação de um departamento de uma instituição como a Unidade de Terapia Intensiva ou Laboratório.

Mais recente, as normas da família ISO 14000 vêm sendo objeto de interesse em diversas organizações, inclusive hospitalares, pois têm como objetivo direcionar a padronização para as questões ambientais. É uma estratégia sistemática para implementar, monitorar, avaliar, auditar, certificar e manter um Sistema de Gestão Ambiental com o foco de reduzir e eliminar impactos adversos ao meio ambiente.

O procedimento para se obter a Certificação do Sistema da Qualidade ou Sistema de Gestão Ambiental de uma empresa pela ISO constitui-se das seguintes etapas: Aquisição das normas; Estudo das normas; Implementação do sistema, segundo os requisitos da norma aplicável; Solicitação para avaliação do sistema implantado por instituições autorizadas; Certificação.

Como os programas de Acreditação, o processo de Certificação ISO também sofre reavaliações periódicas, com novos processos de avaliação.

Planetree

Organização centrada no paciente ou *Patient-Centered Care* surgiu como organização sem fins lucrativos como Planetree, fundada em 1978, por Angelica Thieriot, em São Francisco, Califórnia, Estados Unidos da América (EUA). Os princípios que fundamentam a assistência à saúde do Planetree baseiam-se na humanização do ambiente e da relação entre o paciente e o corpo clínico. Possui métodos pioneiros para personalização, humanização e desmistificação da experiência do cuidado aos pacientes, residentes e seus familiares. Hoje, o Planetree é internacionalmente reconhecido como inovador em práticas centradas nos pacientes, configurando seu modelo de assistência e utiliza uma abordagem única em uma comunidade internacional crescente de hospitais, instituições de longa permanência, hospitais de saúde comportamental, centros ambulatoriais, centros de saúde, farmácias e bibliotecas de ciências da saúde. Chamado de programa de Designação Planetree, foi criado para reconhecer serviços de saúde em todo mundo que adotam e implementam o cuidado centrado no paciente de modo compreensivo (PLANETREE, s.d.).

Uma organização com Cuidado Centrado no Paciente caracteriza-se por valorizar que:
- ✓ Paciente é um indivíduo para ser cuidado, não uma condição médica a ser tratada.
- ✓ Cada paciente é único e tem necessidades diferentes.
- ✓ Pacientes são parceiros e têm o conhecimento e expertise necessária para seu cuidado.
- ✓ Os familiares e amigos dos pacientes também são parceiros.
- ✓ O acesso a informações claras de saúde é essencial para incentivar os pacientes a participarem de seu cuidado e as organizações centradas no paciente têm a responsabilidade de disponibilizar acesso a essas informações.
- ✓ A oportunidade de decidir é essencial para o bem estar dos pacientes e as organizações centradas no paciente têm a responsabilidade de maximizar essas oportunidades de escolhas e respeitar tais escolhas.
- ✓ Cada membro da organização é um cuidador que tem o papel de suprir as necessidades de cada paciente. Os colaboradores podem conhecer as necessidades de modo mais eficaz se a organização oferecer suporte para atingirem suas inspirações profissionais, também como objetivos pessoais.

O cuidado centrado no paciente é a chave para um sistema de assistência a saúde de alta qualidade e uma base necessária para assistência segura, efetiva, eficiente, conveniente e equilibrada (PLANETREE, s.d.).

Para a Designação Planetree a organização deve atender a critérios que são elaborados para aplicação em todo e qualquer serviço de saúde, de todos os portes, em qualquer localização ou que tenha afiliação formal com Planetree. O escopo e extensão desses critérios refletem as experiências das organizações que já têm se engajado e aprimorado na assistência centrada no paciente há diversos anos.

A designação é concedida para a instituição como um todo e não apenas para uma unidade ou uma linha de cuidado e possui três níveis hierárquicos de reconhecimento: Bronze, Prata e Ouro.

Os serviços que se inscreverem para Designação Planetree devem apresentar uma autoavaliação completa e após recebê-la (juntamente com os materiais submetidos pela organização candidata) o Planetree agenda uma visita ao local que consiste em: Observação dos serviços; Visita à instituição; Grupos focais com pacientes e familiares; Grupos focais com colaboradores e líderes da organização (incluindo membros da alta liderança); Reunião com o comitê de pacientes e familiares; Entrevistas randomizadas com pacientes, residentes e colaboradores; Revisão dos resultados dos dados mensurados; Reunião com o grupo que coordena a implementação Planetree na organização como um todo de práticas centradas no paciente.

O programa apresenta onze sessões (1. Estruturas e funções necessárias para implementação, desenvolvimento e manutenção dos conceitos e práticas centradas no paciente; 2. Interações humanas / dignidade, independência e escolha; 3. Promoção do paciente/educação, escolha e responsabilidade; 4. Envolvimento da família; 5. Nutrição; 6. Ambiente de cura: arquitetura e design; 7. Programa de artes/atividades representativas e de entretenimento; 8. Espiritualidade e diversidade; 9. Terapia integrada / caminhos do bem estar; 10. Comunidades saudáveis/melhoria da jornada de vida; 11. Medidas) e seus critérios, para serem avaliados (Quadro 4).

Quadro 4 – Planetree

Seção 5	Nutrição	Questões que requerem resposta
Critérios Bronze e Prata	Um sistema é estabelecido para disponibilizar aos pacientes/residentes, familiares e colaboradores acesso a uma variedade de alimentos frescos e saudáveis. As preferências pessoais dos pacientes / residentes e rotinas em relação à nutrição são consideradas e acomodadas o quanto possível, incluindo, mas não limitando os horários para alimentação, restrições nutricionais, crenças religiosas e normas culturais.	1. Disponibilizar exemplos de abordagens da organização que tornaram as refeições menos institucionalizadas e mais personalizadas. 2. Descreva maneiras disponíveis para acomodar as preferências dos pacientes / residentes e as rotinas relacionadas às refeições. Abordar, no mínimo, as escolhas dos alimentos e horários das refeições. 3. Que esforços têm assegurado que os pacientes/residentes, visitantes e colaboradores tenham acesso a alimentos saudáveis 24 horas por dia? Certifique-se em abordar os alimentos disponíveis para os colaboradores do noturno e os que trabalham nos fins de semana. 4. Descreva os mecanismos estabelecidos que possibilitem personalização da experiência nutricional dos pacientes/residentes com restrições alimentares. 5. Como é gerenciada as normas culturais dos pacientes/residentes em relação à nutrição?

Fonte: Planetree, s.d.

Magnet Recognition®

O programa Magnet Recognition® ou Programa de Reconhecimento Magnet® foi desenvolvido em 1994 pela American Nurses Credentialing Center (Programa de Acreditação dos Serviços de Enfermagem) baseado nos padrões da American Nurses Association (ANA) dos EUA. Tem como objetivos promover os programas de excelência dos cuidados de enfermagem; promover resultados positivos ao paciente; disseminar o sucesso das práticas de enfermagem.

O termo Magnet significa atração; magnetismo e as instituições que cumprem os padrões do programa são vistas como melhores organizações para se trabalhar, traduzido em maior permanência e satisfação dos profissionais e menor absenteísmo (KELLY, VOTTERO, MCAULIFFE, 2018).

O Programa de Reconhecimento Magnet® tem como escopo os seguintes elementos: Liderança Transformacional; Estrutura de *Empowerment*; Prática Profissional Exemplar; Novos conhecimentos, Inovações e Melhorias; e, Resultados Empíricos (HOSPITAL ISRAELITA ALBERT EINSTEIN, 2022)

Os líderes são agentes transformadores de uma organização no que tange aos valores, crenças e comportamentos para acompanhar os desafios das mudanças atuais nos serviços de saúde. Ele deve conhecer a organização, envolver a equipe para o desenvolvimento de novos comportamentos de excelência.

Outro elemento é o Fortalecimento da Prática que se dá pelo desenvolvimento de parcerias fortes entre profissionais e instituições para a melhoria dos resultados para os pacientes e a saúde da comunidade. Desta forma, o processo de tomada de decisão torna-se mais ágil. Para tanto é necessário que haja apoio ao desenvolvimento profissional, a promoção da autonomia e a autoridade para a tomada de decisão em relação aos processos assistenciais. Promover o *Empowerment* permite a descentralização e a transformação dos processos assistenciais, tornando-os efetivos e menos burocráticos.

A Prática Profissional Exemplar é outro aspecto e está relacionado ao desempenho dos profissionais de enfermagem, tanto no aspecto assistencial da qualidade do cuidado como na sociedade e também nos relacionamentos entre paciente, família e comunidade, a interface com a equipe interdisciplinar e a adoção de novos conhecimentos e evidências na prática diária. Para esta prática os fatores que devem estar vigentes são a cultura de segurança implantada, o desenvolvimento da organização sistêmica da assistência de enfermagem, os protocolos e guias de conduta.

O Programa de Reconhecimento Magnet® estimula a Enfermagem a desenvolver novas evidências por meio de pesquisas científicas, a aplicá-las em sua prática profissional e a desenvolver inovações e melhorias relacionadas ao cuidado com o paciente.

O componente Resultados Empíricos se refere à avaliação das experiências e a análise de indicadores relacionados à prática de enfermagem, exemplificados pelo monitoramento de eventos adversos, atividades dos recursos humanos (horas trabalhadas da Enfermagem), indicadores sensíveis de enfermagem, índices de satisfação tanto do paciente e família quanto dos profissionais (HOSPITAL ISRAELITA ALBERT EINSTEIN, 2022).

Um hospital Magnet® é aquele que consegue a excelência nos cuidados de enfermagem, a retenção da equipe de enfermagem com grande capacidade para o cuidar e excelentes níveis de satisfação por parte das pessoas que recebem esses cuidados.

A avaliação engloba abordagem dos padrões de cuidado e desempenho profissional, cada qual com os seus critérios de mensuração para garantir sua conformidade, de modo que sejam ressaltadas as forças do magnetismo. O Quadro 5 traz um exemplo de alguns requisitos que devem ser contemplados com documentos comprobatórios por ocasião da autoavaliação organizacional para verificar sua elegibilidade.

Nos EUA há cerca de 550 instituições Magnet®, somadas a 14 de outros países que estão buscando a acreditação dos serviços de enfermagem, inclusive do Brasil.

Quadro 5 – Requisitos Magnet® – Autoavaliação institucional.

Magnet® Requirement	Is Magnet® Requirement Evident/In Place?	GAP – (What aspect of the requirement is not evident/in place?)	Action Plan
The applicant organization must designate one individual as the chief nursing officer (CNO), who is ultimately responsible for sustaining the standards of nursing practice throughout the organization.	Yes☐ No ☐		
The CNO, AVP/nurse director, and/or a nurse manager has oversight and accountability of registered nurses practicing in all care settings.	Yes☐ No ☐		
A professional practice model (PPM) has been developed to guide care delivery.	Yes☐ No ☐		
Registered nurses at all levels and in all settings are involved in the Magnet journey.	Yes☐ No ☐		

Fonte: 2019 Magnet® Application Manual: Organizational Self-Assessment. Magnet Learning Community. Disponível em: https://www.magnetlearningcommunity.org/viewdocument/organizational-self-assessment-tool?ssopc=1

Acreditações específicas

O processo de acreditação é reconhecido por sua complexidade e, consequentemente, tem forte relevância no contexto da saúde. Atender aos padrões e as melhores práticas estabelecidas pelas entidades acreditadoras exige um processo de profissionalização e maturidade de gestão das entidades. Há programas específicos para determinadas áreas. A seguir, se apresentam alguns exemplos, no entanto, não esgotam o assunto sobre acreditações e certificações.

A Empresa Brasileira de Serviços Hospitalares (Ebserh) foi criada por meio da Lei nº 12.550, de 15 de dezembro de 2011, como uma empresa pública vinculada ao Ministério da Educação (MEC), com a finalidade de prestar serviços gratuitos de assistência médico-hospitalar, ambulatorial e de apoio diagnóstico e terapêutico à comunidade, assim como prestar às instituições públicas federais de ensino ou instituições congêneres serviços de apoio ao ensino, à pesquisa e à extensão, ao ensino-aprendizagem e à formação de pessoas no campo da saúde pública. É a maior rede de hospitais públicos do Brasil. O Programa Ebserh de Gestão da Qualidade, criado em 2019, consiste em um sistema próprio de avaliação periódica, que tem como objetivo promover a cultura de melhoria contínua dos serviços prestados à população brasileira pelos hospitais da rede. O Selo Ebserh de Qualidade visa reconhecer formalmente hospitais que realizam atividades de ensino, que atingirem os padrões estabelecidos no sistema de avaliação. O Programa e o Selo Ebserh de Qualidade são norteados pelo Manual de Diretrizes e Requisitos do Selo Ebserh de Qualidade, contém requisitos fundamentais para a prestação do cuidado e para o ensino em um ambiente hospitalar, considerando leis, regulamentos, normas, evidências científicas e boas práticas vigentes. Os requisitos abordam os processos gerenciais, processos de apoio, além dos processos finalísticos, esses focados em assistência e ensino, pesquisa, extensão e inovação em saúde. O manual foi construído para ser utilizado em atividades de autoavaliação e orientar a avaliação externa (EMPRESA BRASILEIRA DE SERVIÇOS HOSPITALARES, s.d.).

No Brasil, as principais normas que avaliam e reconhecem competências técnicas em medicina diagnóstica são o Programa de Acreditação de Laboratórios Clínicos da Sociedade Brasileira de Patologia Clínica/Medicina Laboratorial (PALC SBPC/ML –) e o Sistema Nacional de Acreditação DICQ, da Sociedade Brasileira de Análises Clínicas (SBAC).

Existem outros como Acreditação Nacional Integrada para Organizações de Saúde (NIAHO): possui normatizações no âmbito da segurança assistencial, patrimonial e gestão do corpo clínico, centralizada na obtenção de resultados assistenciais eficazes e eficientes. Entre os seus diferenciais está a abordagem focada em gestão de riscos, ênfase na segurança predial ligada à proteção à vida e à saúde do paciente, planejamento de alta, avaliação rígida do corpo clínico, entre outros.

Ainda a *Healthcare Information and Management Systems Society* (HIMSS): organização mundial sem fins lucrativos, centralizada na missão de otimizar a prestação de assistência à saúde por meio da tecnologia da informação (TI). Sua acreditação define requisitos mínimos que um hospital deve atender relacionados à maturidade de implementação do prontuário eletrônico.

CONSIDERAÇÕES FINAIS

As instituições de saúde tornaram-se mais complexas, havendo maior necessidade e urgência em buscar inovações de produtos e serviço. Portanto, as mudanças são inevitáveis sejam elas para a sobrevivência das instituições ou para sua manutenção em um mercado cada vez mais competitivo.

A decisão por um programa de avaliação externa requer o envolvimento da alta direção e deve ser um pilar do planejamento estratégico institucional. Independente de ser um programa de Acreditação ou Certificação, nacional ou internacional, apenas um ou múltiplos, sua conquista traz à organização uma diferenciação.

A Acreditação, especialmente, conquistou o reconhecimento mundial como estratégia eficaz de gerenciamento e avaliação de qualidade. As melhorias na qualidade assistencial que um programa de tal envergadura possibilita são inúmeras e oferecem ao público, sejam os usuários ou profissionais, indicadores e métricas específicas do atendimento, formalizados em padrões e itens de mensuração. Além disso, é uma ferramenta para o autodesenvolvimento das organizações participantes.

Os programas de acreditação têm a responsabilidade de realizar a atualização de seus manuais frente às mudanças no setor saúde devido às novas legislações, novos serviços ou novos formatos de atuação. Cada revisão de manual pode trazer novidades, a exemplo de avaliação de serviços de telemedicina, transporte, atenção domiciliar, dentre outros, cujos padrões devem ser adotados para o recebimento ou manutenção do certificado de Acreditação.

A equipe de enfermagem tem papel fundamental para o sucesso na implantação e manutenção de um programa de avaliação, uma vez que seu envolvimento e atuação fortalecem as decisões que visam melhorar a qualidade do trabalho e trazem maior segurança ao paciente.

No entanto, existem aspectos positivos e negativos quando se decide por implementar um programa e eles impactam no trabalho dos profissionais e também no da equipe de enfermagem.

É sabido que nem sempre os profissionais visualizam de maneira uniforme a influência do processo da avaliação em sua prática, não se sentem parte do programa e não têm tranquilidade para desenvolver suas atividades, gerando descontentamento e excesso de burocracia, além do estresse e pouca valorização profissional, apesar do trabalho intensivo para a conquista do mérito.

Por outro lado, os aspectos positivos superam os anteriormente apresentados, uma vez que o processo é mobilizador de mudanças e a participação e envolvimento são vistos como possibilidade de crescimento e satisfação no trabalho. Também, permite a aquisição de maior habilidade no trabalho gerencial, por meio da elaboração e análise de indicadores, proporcionando domínio na utilização de ferramentas indispensáveis ao profissional atuante na assistência qualificada ao paciente.

Por fim, um Sistema de Qualidade robusto nas organizações permitirá que elas alcancem o patamar de Organizações de Alta Confiabilidade que visa o envolvimento de todos com a Qualidade, pois perpassam pelo comprometimento da alta liderança em atingir dano zero; por uma cultura de segurança que permeia toda a organização; e, pelo uso de ferramentas altamente efetivas para a melhoria de processos.

CASO: ADMINISTRAÇÃO DE MEDICAMENTO: Tracer.

Caso	Paciente sexo feminino, 66 anos, diabética, natural de Cusco Peru, está no Brasil para o enterro do irmão. Após enterro, sentiu-se mal e foi atendida no pronto socorro apresentando poliúria, polidipsia, polifagia, astenia e desidratação com glicemia capilar maior que 600 mg/dL, diagnosticando-se "Estado hiperosmolar hiperglicêmico". Foi realizado o primeiro atendimento prescrevendo-se hidratação e insulinoterapia em bomba de infusão. Após estabilização do quadro foi encaminhada para unidade de internação para seguimento. Na unidade de internação a prescrição foi alterada para insulina subcutânea, além de controles glicêmicos e dieta para diabético, com previsão de alta para o dia seguinte.
Tracer	Como o foco é o paciente, portanto, o centro das atividades da visita e a conformidade com processos de qualidade. O que seria perguntado ao paciente na unidade de internação? Justifique.
Abordagem	Voltadas à administração de medicamentos – Foco Equipe de Enfermagem: ✓ Condições do paciente e parâmetros; ✓ Verificação da pulseira e duas formas de confirmação; ✓ Apresentação do medicamento e via de administração. ✓ Explicação do porque da dupla checagem. ✓ Voltadas à educação do paciente – Foco Equipe: Médica, Nutrição, Enfermagem: ✓ Como foi a orientação ao paciente estrangeiro; ✓ Como se verificou o seu aprendizado; ✓ Quais aspectos da doença, tratamento, prevenção e cuidados pos alta foram ensinados. ✓ Em caso de nova urgência, qual foi a orientação dada ao paciente
Fechamento	Outras verificações devem ser feitas para garantir que o processo esteja seguro, como: Gerenciamento e armazenamento pela farmácia; Dispensação e recebimento na unidade; Prescrição médica; Preparo e Administração do medicamento; Educação do paciente (equipe multiprofissional); Educação do profissional (todos os envolvimentos no atendimento a este tipo de paciente – desde o PA até a UI)

REFERÊNCIAS

ACREDITATION AGRÉMENT. Canada. Qmentum Standards Critical Care Services. Acreditation Canada; Otawa, 2017.

ASSOCIAÇÃO BRASILEIRA DE NORMAS TÉCNICAS. ABNT NBR ISO 9001:2015. Como usar Disponível em: file:///C:/Users/User/Downloads/9001portalcomousarok.pdf[. Acesso em 10 jun 2020.

EMPRESA BRASILEIRA DE SERVIÇOS HOSPITALARES. EBSERH Sistema de Gestão da Qualidade [s.d.]. Disponível em http://www.ebserh.gov.br/sites/default/files/boletim-de-servico/anexos/2019-08/SEI_23477.018109_2018_30_Anexo%20da%20Port%2012_DAS.pdf Acesso em 13 fev. 2019.

JOINT COMMISSION INTERNATIONAL Padrões de Acreditação da Joint Commission International para Hospitais. 6. ed. Joint Commission Internacional, EUA, 2017.

JOINT COMMISSION INTERNATIONAL. Pathway to JCI Accreditation for Hospitals. Disponível em: http://www.jointcommissioninternational.org/pathway/ Acesso em 13 fev. 2019.

HOSPITAL ISRAELITA ALBERT EINSTEIN. Magnet. Programa de Reconhecimento Magnet® Disponível em: https://www.einstein.br/sobre-einstein/praticas-assistenciais/magnet/sobre. Acesso em 25 jul 2022.

KELLY, P.; VOTTERO. B.A.; CHRISTIE-MCAULIFFE, C.A. Introduction to quality and safety education for nurses. *Core competencies for nursing leadership and management.* Springer Publishing Company. New-York, 2. ed. 2018.

OLIVEIRA, J.L.C. et al. Management changes resulting from hospital accreditation. Rev. Latino-Am. Enfermagem v. 25: e2851. 2017; Disponível em: http://www.scielo.br/scielo.php?script=sci_arttext&pid=S0104=11692017000100312-&lng-en. Epub Mar 09, 2017. https://doi.org/10.1590/1518-8345.1394.2851. Acesso em 12 jun. 2020.

ORGANIZAÇÃO NACIONAL DE ACREDITAÇÃO. Manual das Organizações Prestadoras de Serviço de Saúde – São Paulo: Organização Nacional de Acreditação. Coleção Manual Brasileiro de Acreditação, 2018.

PLANETREE. Designação Internacional Planetree e Reconhecimento Hierárquico. [s.d.] Disponível em. https://www.google.com.br/?gws_rd=ssl#q=Designa%C3%A7%C3%A3o+Internacional+Planetree+e+Reconhecimento+Hier%-C3%A1rquico. Acesso em 13 fev. 2019.

REIS, C.T.; LAGUARDIA, J.; MARTINS, M.O. Translation and cross-cultural adaptation of the Brazilian version of the Hospital Survey on Patient Safety Culture: initial stage. Cad. Saúde Pública, v. 28, n. 11, p. 2.199-210. 2012.

SILVA, N.D.M. et al. Patient safety in organizational culture as perceived by leaderships of hospital institutions with different types of administration. Rev Esc Enferm USP. v. 50, n. 3, p. 487-494. 2016; Disponível em: DOI: http://dx.doi.org/10.1590/S0080-623420160000400016

CAPÍTULO 23
FERRAMENTAS DA QUALIDADE

Guilherme dos Santos Zimmermann
Elena Bohomol

OBJETIVOS

Após completar esse capítulo, você será capaz de:
- Descrever a importância das ferramentas da qualidade e do ciclo de melhoria nos processos de trabalho
- Citar os principais objetivos das ferramentas da qualidade
- Apresentar propostas de utilização de ferramentas da qualidade nos processos
- Refletir sobre a participação da equipe de enfermagem nos processos de melhoria

INTRODUÇÃO

A gestão da área da saúde é de extrema complexidade e desafia os profissionais que nela atuam a mostrar efetividade e eficiência nas suas ações. Os gestores confrontam-se com diversos problemas, muitos relacionados à falta de recursos materiais e humanos, insuficiência e inadequação de serviços, crescimento contínuo nos gastos, necessidade de aquisição de tecnologia somados ao gerenciamento de eventos adversos que podem atingir os pacientes e famílias, profissionais e a própria instituição.

Administrar as organizações de saúde requer de seus gestores competências específicas uma vez que determinam a capacidade de analisar uma situação, apresentar soluções e resolver os problemas, promovendo inovação e otimização dos processos e competitividade entre as instituições (SILVER et al., 2016).

Em sua prática de trabalho o enfermeiro, seja ele em cargo gerencial ou assistencial, se depara com situações diversas, algumas que contribuem negativamente para o cuidado ao paciente, outras que necessitam implementação de processos de melhoria. Todas elas requerem dele tomadas de decisão eficazes e que tragam resultados positivos para o contexto da assistência. Com conhecimento e habilidade na utilização de ferramentas da qualidade, o enfermeiro pode ser capaz de identificar problemas no processo de trabalho, suas possíveis causas, analisar e contribuir para diminuição nas falhas, verificar os resultados, aplicar intervenções, padronizar melhorias e controlar indicadores de resultados, incorporando em suas rotinas práticas seguras e de qualidade aos pacientes e trabalhadores (PAIXÃO et al, 2017).

No decorrer deste capítulo iremos utilizar como base o caso do enfermeiro Caio e exemplificar como as ferramentas da qualidade podem ser aplicadas para melhorar a prática diária.

FERRAMENTAS DE QUALIDADE

A palavra ferramenta significa o utensílio de um trabalhador, de uma arte ou ofício. No contexto da Qualidade são entendidas como práticas que levam à manutenção ou melhorias nas instituições, com fundamentação em dados e fatos. São técnicas utilizadas para definir, mensurar, analisar e propor soluções para os problemas que interferem no bom desempenho dos processos de trabalho (LIMA et al., 2019).

O uso das ferramentas para o gerenciamento da qualidade não está vinculado apenas a um cargo de gerência ou supervisão, tampouco ao departamento de estatística de uma instituição. Deve fazer parte do dia a dia das pessoas para subsidiá-las em seus inúmeros afazeres (SILVER et al, 2016).

As ferramentas são inúmeras e devem ser apropriadas ao problema que se quer estudar ou resolver. Algumas delas requerem conceitos matemáticos mais elaborados ou até, *softwares* específicos para processar seus dados. Todavia, as ferramentas que serão contempladas pelo enfermeiro Caio são simples e algumas necessitam apenas de conhecimentos matemáticos básicos.

CASO - MELHORIA DA QUALIDADE

Caio é um enfermeiro assistencial, formado há dois anos em uma universidade pública. Durante sua trajetória profissional se especializou em enfermagem em emergência.

Em seus plantões no pronto-atendimento de um hospital de grande porte localizado na cidade de São Paulo, Caio se deparava cotidianamente com reclamações dos pacientes e familiares sobre a demora no pronto-atendimento. Buscando melhorar sua prática profissional e contribuir para redução de reclamações e desconforto dos pacientes e familiares, Caio buscou conhecer as ferramentas da qualidade e com apoio de seus gestores iniciou a aplicação de um processo de melhoria.

BRAINSTORMING

Como proposta inicial de atividade do processo de melhoria, Caio reuniu-se com a equipe de enfermagem (técnicos e auxiliares) e enfermeiros do pronto-atendimento para realização de uma seção de *brainstorming* ou tempestade de ideias.

O *brainstorming* trata-se de uma técnica de estimulação de criatividade que tem como objetivo identificação e busca de soluções de problemas. É utilizada em situações em que não há clareza sobre a causa real do problema analisado (SHIREY, 2011).

Para que uma seção de *brainstorming* ocorra, necessita-se de uma pergunta clara e objetiva, um grupo de pessoas que tenham vivência ou expertise no problema e um facilitador que conduz as atividades e retome a pergunta inicial, caso a equipe fuja do tema proposto. Não há um tempo específico para duração da seção, que deve ser previamente acordada ou finalizada quando houver saturação das ideias do grupo (SHIREY, 2011).

Durante sua realização, materiais de apoio são utilizados para que a equipe destaque suas ideias de maneira criativa, como bloco de notas, canetas coloridas, cartolinas, *flip chart*, entre outros. Importante ressaltar a ausência de críticas durante a apresentação das ideias, porque pode inibir a criatividade das pessoas ocasionando a perda da qualidade do *brainstorming*.

Após o término da seção o facilitador reúne e organiza todas as informações obtidas e em um segundo momento, analisa e discute com as áreas envolvidas possibilidades de implantação ou não.

Caso – exemplo do uso da ferramenta brainstorming

A seção de *brainstorming* realizada no pronto atendimento teve duração de 40 minutos. A pergunta feita foi: Quais são os principais motivos de atrasos no pronto atendimento? Durante a seção a equipe destacou problemas que eles percebiam durante sua rotina de trabalho, sendo os mais comentados os seguintes (Quadro 1):

Quadro 1 – Resultado dos motivos de atrasos no pronto atendimento

Motivo de atrasos no pronto atendimento
Sistema informatizado com falhas
Triagem com excesso de pacientes
Encaminhamentos errados
Sinalização inadequada
Consulta médica atrasada
Senhas de atendimento descalibrada

Fonte: Autoria própria.

DIAGRAMA DE CAUSA E EFEITO

O diagrama de Causa e Efeito, também conhecido como diagrama de espinha de peixe, ou diagrama de Ishikawa, foi desenvolvido por Kaoru Ishikawa. Esta ferramenta tem como objetivo uma análise na qual é possível identificar as possíveis causas de um efeito indesejado ou problema, seja ela assistencial ou gerencial (WONG, 2011).

Para execução deste diagrama, é necessária a realização de uma seção de *brainstorming* com o maior número de pessoas possíveis, preferencialmente que tenham vivência ou estejam inseridas no problema estudado. Após a identificação, estes devem ser agrupados em categorias e/ou subcategorias (que equivalem às "espinhas" do peixe) de acordo com suas causas básicas. A mais utilizada é a família dos 6 M's (método, mão de obra, meio ambiente, medição, máquina e material), mas existem outras, como o 4 P's (política, procedimento, pessoal e planta física, não se limitando a elas. Assim, com a melhor visualização das prováveis causas é possível verificar as famílias com maior quantidade de problemas, facilitando e subsidiando a tomada de decisão (CARVALHO et al., 2021).

Caso – exemplo do uso da ferramenta diagrama de Causa e Efeito

A realização do *brainstorming* realizado por Caio com a equipe do pronto-atendimento serviu como base para confecção do diagrama de causa e efeito dos problemas relacionados aos atrasos no atendimento, resultando no diagrama. Apresentado na Figura 1. Ele optou pela família 6Ms, sendo que em método, se incluem aspectos de procedimentos e rotinas; mão de obra, relacionados a treinamento e pessoal; meio ambiente, quesitos que abrangem ergonomia, planta física; medição, aspectos que se relacionam a quantidades, limites ou métricas; máquina, a equipamentos e manutenção e material a utensílios, medicamentos etc.

Figura 1 – Diagrama de Ishikawa

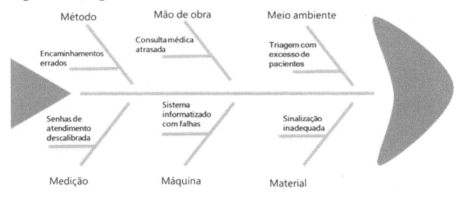

Fonte: Autoria própria.

FICHA DE VERIFICAÇÃO

A Ficha de verificação é um formulário utilizado para registrar a frequência e ocorrência de desvios na qualidade ou na assistência aos pacientes. Esta é uma das ferramentas mais simples utilizadas para coleta de dados e pode contribuir positivamente para tomada de decisão (RISING et al., 2019).

Sua construção deve estar baseada no objetivo da coleta de dados, contendo itens essenciais para identificação dos problemas e desvios relacionados ao objeto estudado. Deve ser um instrumento de fácil aplicação, pois em algumas situações pode ser utilizado por mais de um pesquisador. Além disso, é importante que tenha na ficha instruções e orientações adequadas para que não haja desvios na coleta, prejudicando futuras análises.

Caso – Exemplo do uso da ferramenta ficha de verificação

Para validar e subsidiar a tomada de decisão quanto aos problemas relacionados aos atrasos na unidade de pronto-atendimento, foi utilizado por Caio uma ficha de verificação no qual a equipe de enfermagem anotou durante o período de duas semanas a frequência das reclamações (Quadro 2).

Quadro 2 – Ficha de verificação

Motivo de atrasos no pronto atendimento						
Responsável: Enfermeiro Caio						
Motivos/Dia	01	02	03	04	...	15
Sinalização inadequada						
Sistema informatizado com falhas						
Encaminhamentos errados						
Consulta médica atrasada						
Triagem com excesso de pacientes						
Outros:						

Fonte: Autoria própria.

DIAGRAMA DE PARETO

O diagrama de Pareto foi idealizado por Joseph Juran a partir do pensamento do economista e sociólogo Vilfredo Pareto baseado no princípio 80/20, que dizia que 80% da riqueza mundial está nas mãos de 20% das pessoas. Este princípio traduzido para a qualidade destaca que 80% dos problemas são derivados de 20% das causas (BRAZ, 2015).

O diagrama de Pareto tem como premissa a organização dos problemas por ordem de frequência, da maior para a menor, a partir dos dados coletados através de uma folha de verificação, permitindo uma adequada visualização e priorização (BRAZ, 2015).

Para confecção, os dados coletados devem ser organizados, quando possível, separados por categorias e classificados por ordem de frequência, considerando a amostra coletada em frequência absoluta, frequência relativa e frequência relativa acumulada.

Caso – exemplo do uso do Diagrama de Pareto

Após a realização da ficha de verificação preenchida pela equipe de enfermagem com a frequência dos problemas relacionados aos motivos de atrasos do pronto atendimento, Caio realizou a confecção do Diagrama de Pareto, o que possibilitou a visualizar que a sinalização inadequada e falhas no sistema informatizado foram as mais comumente encontradas, causando 80% dos atrasos, apresentados no Quadro 3 e Figura 2.

Quadro 3 – Frequência dos problemas relacionados a atrasos

Motivo	Fa.	Fa.AC	Fr (%)	Fr(%)AC
Sinalização inadequada	150	150	50%	50%
Sistema informatizado com falhas	90	240	30%	80%
Encaminhamentos errados	24	264	8%	88%
Consulta médica atrasada	17	281	6%	94%
Triagem com excesso de pacientes	13	294	4%	98%
Outros	6	300	2%	100%

Legenda: Fa: frequência absoluta; Fa.AC: frequência absoluta acumulada; Fr: frequência relativa; Fr.AC: frequência relativa acumulada.
Fonte: Autoria própria.

Para construir o gráfico de Pareto, Caio utilizou os valores de frequência absoluta (número de vezes que o valor aparece no conjunto de dados) e seus valores acumulados, assim como a frequência relativa (resultado obtido da divisão entre a frequência absoluta e o número total de observações) e seus valores acumulados.

Figura 2 – Diagrama de Pareto

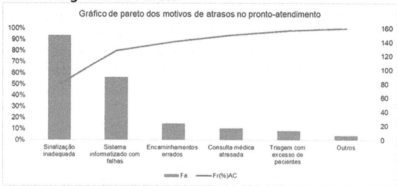

Legenda: Fa: frequência absoluta; Fr.AC: frequência relativa acumulada.
Fonte: Autoria própria.

MATRIZ DE PRIORIZAÇÃO GUT

Em algumas situações durante as ações de melhorias, encontram-se barreiras financeiras e prazos curtos para sua realização. Sendo assim, existe a necessidade da utilização de métodos de priorização como uma maneira de alocar esforços em problemas que têm maior impacto no processo. Nos casos em que não há dados quantitativos suficientes para realização de um gráfico de Pareto, a Matriz GUT é um método que pode ser utilizado como alternativa (FÁVERI; SILVA, 2016).

Dentre os métodos de priorização, a matriz GUT, sigla de Gravidade, Urgência e Tendência, desenvolvido por Kepner e Tregoe na década de 1980, tem como objetivo subsidiar a tomada de decisão durante as ações de melhoria, levando em consideração o escalonamento das variáveis listadas (FÁVERI; SILVA, 2016). Para realização desta matriz atribui-se valores que podem variar de 1 a 5 de acordo com a característica de cada problema (Quadro 4).

Quadro 4 – Pontuação da matriz GUT

Nota	Gravidade	Urgência	Tendência
5	Extremamente grave	Precisa de intervenção imediata	Irá piorar rapidamente
4	Muito grave	É urgente	Irá piorar em pouco tempo
3	Grave	O mais rápido possível	Irá piorar
2	Pouco grave	Pouco urgente	Irá piorar em longo prazo
1	Sem gravidade	Pode esperar	Não irá mudar

Fonte: FÁVERI; SILVA, 2016.

A variável gravidade relaciona-se com o impacto que o problema pode causar nas tarefas diárias, nos processos, nas pessoas ou nos resultados. A urgência refere-se ao prazo necessário para realização das ações de melhorias e a tendência relata o potencial risco para aumento do problema em questão. Assim, a multiplicação da pontuação atribuída a cada problema, irá gerar uma priorização sobre que ações agirem primeiro, conforme o exemplo sobre motivos de atrasos em um pronto atendimento.

Caso – exemplo do uso da ferramenta GUT

Para realizar a Matriz GUT, Caio reuniu o grupo e realizou novo *brainstorming* para entrar em um consenso sobre o valor de cada problema levantado com o objetivo de utilizar os esforços e investimentos nos itens que mais pontuam. (Quadro 5)

Quadro 5 – Matriz GUT

Problemas relacionados com atrasos no pronto atendimento	G Gravidade	U Urgência	T Tendência	Total
Sinalização inadequada	5	5	4	100
Sistema informatizado com falhas	4	3	5	60
Encaminhamentos errados	4	5	2	40
Consulta médica atrasada	3	3	3	27
Triagem com excesso de pacientes	3	3	2	18

Fonte: Autoria própria.

FLUXOGRAMA

Um fluxograma é uma ferramenta gráfica visual que separa as etapas de um processo em ordem sequencial de suas etapas. É uma ferramenta genérica que pode ser utilizada nos mais diversos tipos de processos (gerenciais, assistenciais, apoio), sua utilização facilita a identificação de problemas, assim como possibilita a visualização de oportunidades de melhorias no que se refere a redução de etapas e retrabalhos (ALMEIDA; SANTOS; SAMPAIO, 2020).

Quando se aplica um fluxograma é importante entender qual o resultado que se espera com a aplicação da ferramenta, pois esta apresenta diversas possibilidades. Dentre elas estão: entender o funcionamento dos processos, destacar como os processos devem acontecer, padronizar rotinas e procedimentos, descrever métodos administrativos, disseminar informação sobre o processo e planejar projetos.

Para construção do fluxograma utilizam-se símbolos específicos que representam etapas, documentos ou pessoas. Os mais comumente utilizados são:

Operação: refere-se a uma etapa do processo que deve ser registrada no interior da caixa.

Decisão: refere-se ao momento em que uma decisão deve ser tomada no qual o fluxo deve gerar duas respostas (usualmente utiliza-se sim ou não).

Direção: sentido de uma etapa ou decisão.

Limite: indica o início ou o fim do processo.

Para realização de um fluxograma pode-se utilizar ferramentas do Microsoft Word® na aba de formas, mas atualmente existem programas que facilitam a realização do desenho, como por exemplo, o Bizagi Modeler® e o Microsoft Visio®.

Caso – exemplo do uso do fluxograma

Com o objetivo de tentar entender as fragilidades da entrada do pronto-atendimento, o enfermeiro Caio realizou um fluxograma da entrada do paciente no pronto-atendimento, no qual observou uma fragilidade quanto a orientação de fluxo, destacado pelo excesso de decisões quanto ao seu caminho (Figura 3).

Figura 3 – Fluxograma de acesso ao pronto-atendimento

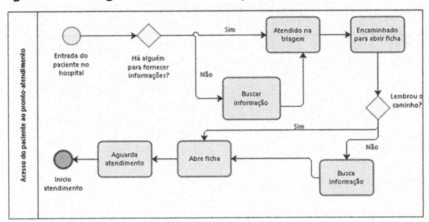

Fonte: Autoria própria – utilizado o software Bizagi Modeler®.

5W2H

O 5W2H trata-se de um acrônimo em inglês resultado das seguintes palavras: *What, Who, Where, When, Why, How e How Much*. É uma ferramenta de apoio para elaboração de planos de ação, no qual se organiza as atividades a serem desenvolvidas, contribuindo para maior clareza da equipe de melhoria. Além disso, esta também pode ser utilizada como um guia de acompanhamento das atividades, como prazos, orçamentos, responsáveis etc. O método é seguido das seguintes perguntas (Quadro 6):

Quadro 6 – 5W2H

What	O que?	Que tarefa será realizada?
Who	Quem?	Quem executará a tarefa?
Where	Onde?	Onde será executada?
When	Quando?	Quando será realizada?
Why	Por que?	Por que será realizada? Qual justificativa
How	Como?	Como ela será realizada?
How much	Quanto custa?	Quando a intervenção custará?

Fonte: Autoria própria.

Caso – exemplo do uso do 5W2H

Com todo o levantamento realizado por Caio e pela equipe do pronto-atendimento, um plano de melhorias foi construído para definição de estratégias e acompanhamento das atividades (Quadro 7):

Quadro 7 – Exemplo de um plano de ação 5W2H

What	Who	Where	When	Why	How	How much
Nova sinalização	Enfermeiros da manhã	Pronto-atendimento	Em um mês	Adequação da sinalização que contribuirá para redução das movimentações de pacientes e consequentemente atrasos no atendimento.	Mapeamento de pontos críticos e de sinalizações adequadas com apoio dos pacientes e familiares.	R$ 2.000
Mapeamento de falhas no sistema	Enfermeiros da tarde e equipe de tecnologia	Pronto-atendimento	Em dois meses	Destacar as principais falhas de sistema para correções da equipe de tecnologia poderá reduzir os atrasos nos atendimentos.	Será realizado mapeamento das principais falhas de tecnologia que causam atrasos no atendimento e correções pela equipe da tecnologia.	R$ 3.000

Fonte: Autoria própria.

CICLO DE PDCA

O ciclo de PDCA foi um método para gerenciamento de projetos idealizado por Shewart e Deming, na década de 1950, que contempla quatro fases: planejar (*Plan*), executar (*Do*), verificar (*Check*), atuar na correção (*Act*). Para cada fase deste ciclo existem atividades e ferramentas que podem ser utilizadas para atingir seu objetivo (QUI; DU, 2021).

Na fase de planejamento, busca-se a identificação do problema, avaliação ou levantamento histórico, análise das prováveis causas e estabelecimento de um plano de ação. Para a fase de execução realizam-se as tarefas elaboradas durante o planejamento, capacitam-se pessoas para o novo processo e realiza-se mensuração dos resultados. Durante a fase de verificação analisa-se se o planejado foi realmente realizado, assim como os desvios, para que na última fase (*Act*) seja padronizado ou iniciado novamente a fase de planejamento (Figura 4).

Figura 4 – Ciclo de PDCA

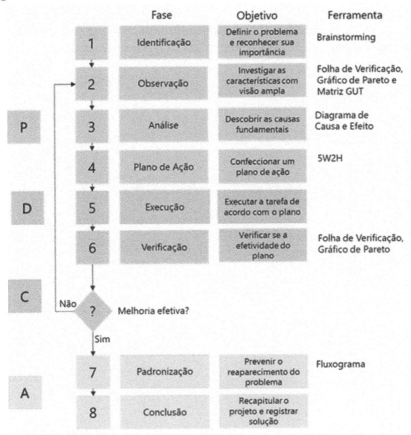

Fonte: Autoria própria.

CONSIDERAÇÕES FINAIS

A facilidade no uso das ferramentas no dia a dia da gestão dos serviços está relacionada ao conhecimento que se tem delas e à habilidade que se adquire em utilizá-las. Existem outras ferramentas mais avançadas e que podem ser utilizadas nas diversas fases de um ciclo de melhoria. Atualmente as organizações de saúde vêm buscando sua melhoria contínua e o conhecimento na aplicação dessas ferramentas torna-se um nicho de atuação do enfermeiro.

PARA REFLEXÃO

Pense em um problema em sua prática profissional e analise qual(is) ferramenta(s) de qualidade podem ser aplicada(s) para sua solução?

REFERÊNCIAS

ALMEIDA. H.O. C., SANTOS, N. F., SAMPAIO, W. K. S. Aplicabilidade das ferramentas de gestão da qualidade no âmbito hospitalar: revisão integrativa da literatura. RAHIS, vol. 17, n. 4, 2020. Disponível em: DOI: https://doi.org/10.21450/rahis.v17i4.6404. Acesso em 15 Abr. 2022.

ALVES, V.L.S. Gestão da qualidade: ferramentas que contribuem para o gerenciamento da qualidade e de riscos nos serviços de enfermagem. 3. ed. – São Paulo: Martinari, 2019. 194 p.

BRAZ, M.A. Ferramentas e gráficos básicos. In: ROTONDARO, R.G. Seis Sigma: estratégia gerencial para a melhoria de processos, produtos e serviços. 1ª ed – 12. Reimpr. – São Paulo: Atlas, 2015.

CARVALHO, R., et al. Analysis of root causes of problems affecting the quality of hospital administrative data: A systematic review and Ishikawa diagram. Int J Med Inform. Dec;156:104584, 2021. Disponível em doi: 10.1016/j.ijmedinf.2021.104584. Acesso em 19 mar. 2022.

FÁVERI, R., SILVA, A. Método GUT aplicado à gestão de risco de desastres: uma ferramenta de auxílio para hierarquização de riscos. Revista Ordem Pública. v. 9, n. 1, p. 93-107, 2016. Disponível em: https://rop.emnuvens.com.br/rop/article/view/112/105 Acesso em 07 nov. 2021.

LIMA, J. T. et al. Lista de verificação para gerenciamento do despertar diário de pacientes críticos. Rev Bras Ter Intensiva. v. 31, n. 3, pp. 318-325, 2019. Disponível em: https://doi.org/10.5935/0103-507X.20190057. Acesso em: 15 abr. 2022.

PAIXÃO, T. C. R., et al. Competências gerenciais relacionadas à segurança do paciente: uma revisão integrativa. Rev. SOBECC, [S. l.], v. 22, n. 4, p. 245–253, 2017. DOI: 10.5327/Z1414-4425201700040009. Disponível em: https://revista.sobecc.org.br/sobecc/article/view/323. Acesso em: 15 abr. 2022.

QIU, H., DU, W. Evaluation of the effect of PDCA in hospital health management. J Healthc Eng. 2021:6778045, 2021. Disponível em: DOI: 10.1155/2021/6778045. Acesso em 15 abr. 2022.

RISING, K.L., et al. The power of the group: comparison of interviews and group concept mapping for identifying patient-important outcomes of care. BMC Med Res Methodol v. 19, n. 7, 2019. Disponível em: https://doi.org/10.1186/s12874-018-0656-x. Acesso em 13 abr. 2022.

SHIREY, M.R. Brainstorming for breakthrough thinking. JONA. v. 41, n. 12, p. 497-500, 2011; Disponível em: doi: 10.1097/NNA.0b013e3182378a53. Acesso em: 13 dez. 2021.

SILVER, S.A., et al. How to begin a quality improvement project. Clin J Am Soc Nephrol. v. 11, n. 5, p. 893-900, 2016. Disponível em: DOI: 10.2215/CJN.11491015. Acesso em 13 mar. 2022.

WONG, K.C. Using an Ishikawa diagram as a tool to assist memory and retrieval of relevant medical cases from the medical literature. J Med Case Rep.; v. 5, n. 1, p. 1-3, 2011. Disponível em: doi: 10.1186/1752-1947-5-120. Acesso em: 13 dez. 2022.

CAPÍTULO 24
NÚCLEO DE SEGURANÇA DO PACIENTE

Elaine Cristina Salzedas Muniz
Elena Bohomol

OBJETIVOS
Após completar esse capítulo, você será capaz de:
- Apresentar a constituição, funções e implantação do Núcleo de Segurança do Paciente
- Discutir a operacionalização de ações e estratégias para notificação, investigação e análise de eventos adversos
- Refletir sobre a participação da equipe de enfermagem na gestão do Núcleo de Segurança do Paciente

INTRODUÇÃO

O pai da medicina, Hipócrates (460 a 370 a.C.), já tinha noção que o cuidado poderia causar algum dano para o paciente e postulava *Primum non nocere* (primeiro não cause o dano). Ao longo da história outras personalidades trouxeram conceitos de qualidade em saúde, apresentando conhecimentos como a importância de transmissão da infecção pelas mãos (Ignaz Semmelweis), organização do cuidado (Florence Nightingale), criação dos padrões de qualidade em saúde (Avedis Donabedian), avaliação dos estabelecimentos de saúde (Ernest Codman), variabilidade clínica (John E. Wennberg) e a medicina baseada em evidência (Archibald Leman Cochrane) (BRASIL, 2014).

No século XX, a publicação do relatório *"To Err Is Human: Building a Safer Health Care System"* (Errar é humano: construindo um sistema de saúde mais seguro) foi um grande marco para a segurança do paciente, esse relatório foi produzido pelo *Institute of Medicine* nos Estados Unidos da América onde é incorporada a "segurança do paciente" como um dos atributos da qualidade bem como os princípios relacionados a ele (KOHN et al., 2000).

Segurança do paciente é definida como "ações que minimizem os riscos associados às práticas de assistência à saúde, visando prevenir e reduzir ao máximo os resultados decorrentes dos erros relacionados ao cuidado" (BRANCO FILHO, 2014).

No cenário mundial, ao longo dos últimos anos, diversas iniciativas foram incorporadas para a promoção da segurança do paciente. Em 2004 a Organização Mundial de Saúde (OMS) lançou a Aliança Mundial para a Segurança do Paciente, com foco na formação dos Desafios Globais para a Segurança do Paciente, tendo como primeiro desafio a Prevenção de Infecção Relacionada à Assistência à Saúde (*Clean Car is Safe Care*, 2005), o segundo a Segurança na Assistência Cirúrgica – Cirurgia Segura Salva Vidas (*Safe Surgery Saves Lives*, 2008) e o terceiro a Medicação sem Dano (*Medication Without Harm*, 2017) (BRANCO FILHO, 2014; SOUZA; MENDES, 2019; INSTITUTO PARA PRÁTICAS SEGURAS DE MEDICAMENTOS, 2018).

No Brasil, além de assumir os desafios propostos pela OMS, existiram outras iniciativas e uma das mais importantes foi o Programa Nacional de Segurança do Paciente, lançado em 2013 pelo Ministério da Saúde e que propõe a "redução, a um mínimo aceitável, do risco de dano desnecessário associado à atenção à saúde" (BRASIL, 2013b).

Os eventos adversos no Brasil e no mundo causam impactos assistenciais e econômicos muito significativos e fica clara a importância de concentrar esforços para cumprir o Programa Nacional de Segurança do Paciente nas instituições de saúde brasileiras. Pretende-se, portanto, apresentar como pontos chave do Programa Nacional a implantação do Núcleo de Segurança do Paciente e destacar a importância da equipe de enfermagem neste processo.

NÚCLEO DE SEGURANÇA DO PACIENTE

O Programa Nacional de Segurança do Paciente brasileiro visa prevenir, monitorar e reduzir a incidência de evento adverso nos atendimentos prestados, promovendo melhorias relacionadas à segurança do paciente e a qualidade em serviços de saúde no país. Em 2013, a Agência Nacional de Vigilância Sanitária (ANVISA) publicou a Resolução da Diretoria Colegiada (RDC) 36 com diretrizes norteadoras para a implantação das ações de segurança do paciente para todo o país. Na RDC foram apontadas a obrigatoriedade da criação do Núcleo de Segurança do Paciente, Plano de Segurança do Paciente e a Vigilância e Notificação de Eventos Adversos. Essas estratégias visam mudar o cenário de insegurança e desperdício na assistência à saúde e danos ao paciente (PRATES, 2019).

IMPORTÂNCIA DO NÚCLEO DE SEGURANÇA DO PACIENTE

O Núcleo de Segurança do Paciente visa primordialmente integrar todas as áreas (assistencial, apoio e administrativa) das instituições de saúde para orientar, promover e apoiar as ações de segurança em todos os processos de trabalho que possam impactar em riscos ao paciente considerando-o sujeito e objeto do cuidado em saúde (BRASIL, 2016).

A nomeação e constituição do Núcleo de Segurança do Paciente deve ser feita pela direção do serviço de saúde, sendo conferido aos membros, autoridade, responsabilidade e poder para executar as ações do Plano de Segurança do Paciente.

Ao instituir o Núcleo de Segurança do Paciente, a direção do serviço vai encontrar uma importante instância consultiva na condução das ações de melhoria da qualidade e da segurança do paciente.

O Núcleo de Segurança do Paciente deve ser estruturado compulsoriamente nos serviços de saúde públicos, privados, filantrópicos, civis, militares, incluindo aqueles que exercem ações de ensino e pesquisa. Estão excluídos do escopo da RDC 36/2013 os laboratórios clínicos, serviços móveis e de atenção domiciliar, instituições de longa permanência de idosos e aquelas que prestam serviços de atenção a pessoas com transtornos decorrentes do uso, abuso ou dependência de substâncias psicoativas (BRASIL, 2016).

São princípios e diretrizes do Núcleo de Segurança do Paciente: a melhoria contínua dos processos de trabalho que impactam no cuidado em saúde, uso adequado e racional das tecnologias da saúde, disseminação da cultura de segurança de forma sistemática e organizada, articular e integrar os processos de gestão de riscos e garantir as boas práticas de funcionamento do serviço de saúde (BRASIL, 2016).

Em termos legais a não estruturação do Núcleo de Segurança do Paciente constitui uma infração sanitária (artigo 13 da RDC 36/2013) (BRASIL, 2016).

No entanto, a estruturação do Núcleo de Segurança do Paciente não deve ser apenas para atendimento às exigências regulatórias, mas sim como estratégia efetiva de implantação da cultura de segurança do paciente nos serviços de saúde (PRATES, 2019).

A composição do Núcleo de Segurança do Paciente pode variar de instituição para instituição, deve ser constituído por uma equipe multiprofissional, minimamente composta por médico, farmacêutico e enfermeiro, estes devem conhecer bem os processos de trabalho e terem perfil de liderança. É interessante que tenha representante ou trabalhe com profissionais vinculados à área de controle de infecção, gerência de risco, qualidade, farmácia hospitalar e serviço de enfermagem. Pode-se ainda ter outras instâncias relacionadas à segurança do paciente que podem atuar como membros consultivos, por exemplo: Núcleo de Saúde do Trabalhador, Comissão de Padronização de Materiais, Gerenciamento de Resíduos, Comissão de Proteção Radiológica, Comitê Transfusional, entre outros (BRASIL, 2016).

É bastante interessante que tenham no Núcleo de Segurança do Paciente representantes das áreas de apoio (p. ex.: lavanderia, higiene e limpeza, manutenção, engenharia clínica) e setores administrativos (p. ex.: suprimentos, faturamento, recepções) como importante estratégia para difundir a cultura de segurança do paciente como um objetivo institucional. Todas essas áreas estão envolvidas nos processos de trabalho que impactam diretamente no cuidado entregue ao paciente e seus familiares.

Implantação do Núcleo de Segurança do Paciente

O documento para Implantação do Núcleo de Segurança do Paciente em Serviços de Saúde prevê as seguintes etapas: decisão, planejamento e preparação (BRASIL, 2016).

- ▶ Decisão: deve ser da autoridade máxima dos serviços de saúde, é muito importante o empenho e comprometimento da alta direção da instituição para que se alcancem os objetivos do Plano de Segurança do Paciente. Os gestores devem estar empenhados na melhoria contínua dos processos de trabalho, no aumento do nível de satisfação do paciente e seus familiares, na definição e compartilhamento de responsabilidades, na capacitação e desenvolvimento de competências dos profissionais envolvidos (PRATES, 2019).
- ▶ Planejamento e Preparação: para desenvolvimento destas etapas é necessário considerar os seguintes aspectos:
- • Administrativos: a instituição deverá nomear o Núcleo de Segurança do Paciente, por meio de documentação de nomeação, indicar os integrantes e definir o Coordenador, sendo que este será responsável pelo Núcleo de Segurança do Paciente com participação nas instâncias deliberativas do serviço de saúde, bem como ser o principal contato com a equipe do Sistema Nacional de Vigilância Sanitária.
- • Técnicos: a equipe do Núcleo de Segurança do Paciente deve ter representatividade e articulação dentro do serviço de saúde. As reuniões são necessárias para discutir as ações estratégicas para o Plano de Segurança do Paciente e devem estar devidamente documentadas (atas, lista de presença). O envolvimento do Núcleo de Segurança do

Paciente com os usuários dos serviços de saúde também é esperado e as ações devem estar indicadas no Plano de Segurança do Paciente.
- Formação dos membros: a capacitação dos membros deve ocorrer dentro da jornada de trabalho, necessitando constar a comprovação em documento comprobatório, com data, carga horária, conteúdo programático, nome e formação do instrutor e nome e assinatura dos profissionais capacitados. Os seguintes assuntos devem estar contemplados, minimamente, no conteúdo programático: qualidade e segurança do paciente; regulamentações sobre qualidade e segurança do paciente; princípios básicos em segurança do paciente; tipos de eventos adversos relacionados à assistência à saúde; protocolos de segurança do paciente; indicadores de segurança do paciente; estratégias para a melhoria da qualidade e segurança do paciente; plano de segurança do paciente; cultura da segurança, núcleo de segurança do paciente; gestão de riscos; sistema de notificação de incidentes; investigação do incidente; análise de causa-raiz; análise dos modos de falha.
- Logísticos: previsão de materiais e equipamentos de escritório e produtos e equipamentos para a saúde (sistema de código de barras, pulseira de identificação, sistema de dose única, entre outros) devem ser previstos pela direção e pelo Núcleo de Segurança do Paciente. Estabelecer uma agenda de reunião com representantes das demais instâncias do serviço de saúde é crucial para a implantação do Núcleo de Segurança do Paciente. Diversas formas e métodos de comunicação com os integrantes do Núcleo de Segurança do Paciente e divulgação do Plano de Segurança do Paciente devem ser estabelecidas (comunicação verbal, eletrônica, boletins, cartazes, entre outros), todas essas recomendações estão de acordo com o Art. 5º da RDC 36/2013 (BRASIL, 2013c).

As principais atividades a serem desenvolvidas, se referem a:
- Implantar os Protocolos de Segurança do Paciente e realizar monitoramento de seus indicadores: higienização das mãos, cirurgia segura, prevenção de lesão por pressão (aprovados na Portaria 1.377 de 9 de julho de 2013), segurança na prescrição, uso e administração de medicamentos, prevenção de quedas, identificação do paciente (aprovados na Portaria 2.095 de 24 de setembro de 2013), segurança na prescrição, uso e administração de sangue e hemocomponentes, segurança no uso de equipamentos e materiais, prevenção e controle

de eventos adversos em serviços de saúde, incluindo as infecções relacionadas à assistência à saúde, segurança nas terapias nutricionais enteral e parenteral, comunicação efetiva entre os profissionais dos serviços de saúde e entre serviços de saúde (BRASIL, 2013d; 2013e).
- Desenvolver ações para a integração e a articulação multiprofissional no serviço de saúde.
- Elaborar, implantar, divulgar e manter atualizado o Plano de Segurança do Paciente.
- Promover ações para a gestão de risco nos serviços de saúde.
- Promover mecanismos para identificar e avaliar a existência de não conformidades nos processos e procedimentos realizados, incluindo aqueles envolvidos na utilização de equipamentos, medicamentos e insumos e propor ações corretivas e preventivas.
- Acompanhar as ações vinculadas ao Plano de Segurança do Paciente; estabelecer barreiras para prevenção de incidentes nos serviços de saúde (Modelo do Queijo Suíço – Figura 1).
- Desenvolver, implantar e acompanhar os programas de capacitação em segurança do paciente e qualidade em serviços de saúde.
- Analisar e avaliar os dados sobre incidentes decorrentes da prestação do serviço de saúde.
- Compartilhar e divulgar à direção e aos profissionais do serviço de saúde os resultados da análise e avaliação dos dados sobre incidentes relacionados à assistência à saúde decorrentes da prestação do serviço de saúde.
- Notificar ao Sistema Nacional de Vigilância Sanitária os eventos adversos decorrentes da prestação do serviço de saúde.
- Acompanhar os alertas sanitários e outras comunicações de risco divulgadas pelas autoridades sanitárias.

Figura 1 – Modelo do queijo suíço de acidentes organizacionais de James Reason

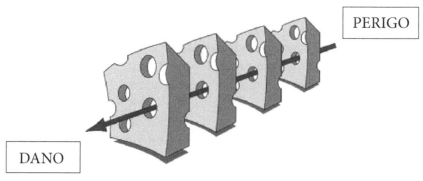

Fonte: Human error: models and management (REASON, 2000).

NOTIFICAÇÃO DE INCIDENTES RELACIONADOS À ASSISTÊNCIA À SAÚDE

- O que notificar

Os incidentes elegíveis para notificação podem ser definidos pela instituição (queda, flebite, lesão por pressão, erro relacionado a medicamento, perda de sonda nasoenteral, extubação acidental, queimadura por placa de bisturi, extravasamento de quimioterápico, dentre outros), de forma estratégica, conforme o Plano de Segurança do Paciente e de acordo com o perfil da instituição.

- Como notificar

É importante que o serviço de saúde tenha descrito através de procedimentos operacionais a forma como deverá ser feita a notificação de cada incidente, de forma manual (com impressos disponibilizados para toda a equipe em local de fácil acesso) ou informatizada (com acesso liberado ao sistema de notificação para toda a equipe). A notificação deve ser voluntária, não punitiva, confidencial, independente, orientada para solução dos problemas notificados, ou seja, todas elas deverão ser investigadas para melhoria dos processos de trabalho (BRASIL, 2014). Estudos apontam que a notificação em sistema eletrônico é mais vantajosa, aumenta entre 58,7% e 62% a qualidade dos relatos (SIMAN et al., 2017).

- Quem notifica.

Em uma instituição de saúde, a notificação do evento adverso, tanto de forma manual ou eletrônica deve ser feita por todos os profissionais das equipes assistenciais que podem estar envolvidos ou não no evento adverso a ser notificado.

- Porque notificar.

Existe um aspecto legal contemplado na RDC 36/2013 quanto à exigência de notificações dos eventos adversos de forma de acompanhamento, monitorização e investigação dos incidentes relacionados à assistência à saúde. No entanto, o sistema de notificação voluntário é a base para um programa de segurança do paciente como estratégia para garantir a qualidade e identificar melhorias no desenvolvimento de uma cultura de segurança (SIMAN et al., 2017).

SISTEMA NACIONAL DE VIGILÂNCIA SANITÁRIA

Uma importante atribuição do Núcleo de Segurança do Paciente é a notificação de eventos adversos relacionados à assistência à saúde no Sistema Nacional de Vigilância Sanitária. Esse registro deve ser realizado no módulo específico do Sistema de Notificações em Vigilância Sanitária (NOTIVISA), denominado "ASSISTÊNCIA À SAÚDE" (BRASIL, 2015).

O NOTIVISA tem por objetivo o registro e processamento de dados sobre eventos adversos e queixas técnicas em todo o território nacional. Ele não deve ser confundido somente com um sistema de informação, pois é mais complexo e realiza processamento de dados e análise quanto-qualitativa e o envolvimento dos interessados, que são responsáveis pela sua interpretação (BRASIL, 2015).

O módulo de notificação de eventos adversos ao Sistema Nacional de Vigilância Sanitária do NOTIVISA apresenta possibilidades de notificação pelos Núcleos de Segurança do Paciente e por cidadãos (pacientes, familiares, acompanhantes e cuidadores) (BRASIL, 2015).

Para que o Núcleo de Segurança do Paciente notifique os eventos adversos pelo sistema NOTIVISA é imprescindível realizar o cadastro da Instituição de Saúde na ANVISA no endereço http://www20.anvisa.gov.br/segurancadopaciente/index.php/como-cadastrar/cadastrar-de-instituicao – e de um gestor (com permissão de envio de notificações pelo sistema e monitoramento de todas as notificações de seu serviço de saúde – http://www20.anvisa.gov.br/segurancadopaciente/index.php/como-cadastrar/cadastrar-usuarios). Para acessar o sistema NOTIVISA 2.0, basta entrar no site www.anvisa.gov.br e clicar no *banner* "SEGURANÇA DO PACIENTE". Lembrando que o cadastro é obrigatório para todos os serviços de saúde e está sujeito à aprovação da ANVISA (BRASIL, 2015). O Gestor de Segurança é o responsável dentro da instituição de saúde por cadastrar e atribuir perfil de acesso aos demais profissionais que vão utilizar o sistema da Anvisa, incluído o NOTIVISA 2.0 (módulo Assistência à Saúde). O Núcleo de Segurança do Paciente deve realizar a notificação completa (10 etapas) para todos os eventos adversos ocorridos no serviço, sendo que de acordo com a RDC 36/2013 os *"never events"* (Quadro 1) e os óbitos relacionados a eventos adversos devem ser notificados em 72 horas e preenchidos todas as 10 etapas da notificação.

Quadro 1 – Lista de *"never events"* que podem ser notificados no sistema de informação da ANVISA.

Óbito ou lesão grave de paciente associados a choque elétrico durante a assistência dentro do serviço de saúde.
Procedimento cirúrgico realizado em local errado
Procedimento cirúrgico realizado no lado errado do corpo
Procedimento cirúrgico realizado no paciente errado
Realização de cirurgia errada em um paciente
Retenção não intencional de corpo estranho em um paciente após a cirurgia
Óbito intra-operatório ou imediatamente pós-operatório / pós-procedimento em paciente ASA Classe 1
Óbito ou lesão grave de paciente resultante de perda irrecuperável de amostra biológica insubstituível
Gás errado na administração de O2 ou gases medicinais
Contaminação na administração de O2 ou gases medicinais
Alta ou liberação de paciente de qualquer idade que seja incapaz de tomar decisões, para outra pessoa não autorizada
Óbito ou lesão grave de paciente associado à fuga do paciente
Suicídio de paciente, tentativa de suicídio ou dano auto infligido que resulte em lesão séria durante a assistência dentro do serviço de saúde
Óbito ou lesão grave de paciente associados ao uso de contenção física ou grades da cama durante a assistência dentro do serviço de saúde
Inseminação artificial com o esperma do doador errado ou com o óvulo errado
Óbito ou lesão grave materna associado ao trabalho de parto ou parto em gestação de baixo risco
Óbito ou lesão grave de paciente resultante de falha no seguimento ou na comunicação de resultados de exame de radiologia
Óbito ou lesão grave de paciente ou colaborador associado à introdução de objeto metálico em área de Ressonância Magnética
Óbito ou lesão grave de paciente associados à queimadura decorrente de qualquer fonte durante a assistência dentro do serviço de saúde
Úlcera por pressão estágio III (perda total de espessura tecidual – tecido adiposo subcutâneo pode ser visível, sem exposição dos ossos, tendões ou músculos)
Úlcera por pressão estágio IV (perda total de espessura dos tecidos com exposição dos ossos, tendões ou músculos)

Fonte: Nota técnica GVIMS/GGTES/ANVISA 01/2015 (BRASIL, 2015).

INVESTIGAÇÃO DE INCIDENTES

A investigação de incidentes relacionados à assistência à saúde, incluindo eventos adversos, erros, quase-erros (ou *near miss*) deve ser realizada visando a melhoria dos processos de trabalho, mitigando a chance de uma nova ocorrência, por meio da aprendizagem contínua.

Nesse processo de investigação é importante considerarmos a auditoria como instrumento que tem a finalidade de aferir o padrão de assistência prestada e apontar as não conformidades que precisam ser corrigidas, para melhorar a qualidade do processo assistencial (RODRIGUES et al, 2011).

A auditoria pode se desenvolver em três segmentos:
- Auditoria operacional: focada principalmente no controle da utilização dos serviços, na padronização de processos, na adequação de procedimentos e na solução de conflitos. O foco é no controle e na execução da assistência. Pode ser: prospectiva (avalia a pertinência ou não, do ponto de vista técnico e contratual, de determinada solicitação de atendimento); concorrente (ocorre durante a assistência propriamente dita) e retrospectiva (ocorre após os eventos de assistência e procura analisar a adequação do cuidado oferecido).
- Auditoria analítica: busca sistematizar os processos e resultados, olhando para os dados relativos à assistência, os transforma em conhecimento e indicadores para subsidiar o desempenho adequado da auditoria operacional e apoiar as tomadas de decisão. O foco é nos indicadores de processos da assistência e da própria auditoria.
- Auditoria clínica: é a análise sistemática da qualidade dos cuidados de saúde, incluindo os procedimentos usados para diagnóstico, tratamento e atenção, o uso de recursos, o resultado da atenção e a qualidade de vida dos pacientes. O foco é na melhoria da qualidade e resultados dos cuidados (BURMESTER; MORAIS, 2014).

Toda a atividade da auditoria vai estar embasada em documentos regulatórios, tais como: resoluções, portarias, protocolos, prontuário do paciente, diretrizes, práticas baseadas em evidências, códigos de ética das profissões, entre outros.

Ao se tratar da investigação de eventos adversos em serviços de saúde utiliza-se a auditoria analítica com uma avaliação retrospectiva para se identificar de forma mais profunda (análise da causa raiz) os erros e eventos com ou sem dano.

Para análise da causa raiz faz-se necessário considerar as seguintes etapas (ALVES, 2019):
- Identificação e notificação do incidente;
- Encaminhamento da notificação para o setor que gerencia os riscos e os incidentes;
- Seleção da equipe para realizar a análise de causa raiz;

- Análise da causa raiz: investigação e descrição do evento, descrição dos elementos; desenho dos fatores causais, identificação das causas raízes;
- Elaboração do plano e seleção da equipe que irá implantar as estratégias.

A Aliança Mundial para a Segurança do Paciente destaca a necessidade de desenvolver diferentes tipos de investigação em um ciclo que compreende (BRASIL, 2013a):

- Determinar a magnitude do dano, o número e tipos de EA que prejudicam os pacientes;
- Entender as causas fundamentais dos danos ocasionados aos pacientes;
- Identificar soluções para alcançar uma atenção à saúde mais segura; e,
- Avaliar o impacto das soluções em situações da vida real.

O ciclo da investigação em segurança do paciente pode ser visto na Figura 2 bem como as ferramentas da qualidade que podem ser utilizadas (vide capítulo 23 – Ferramentas da Qualidade).

Figura 2 – Ciclo de investigação em segurança do paciente

Indicadores

Notificações; Entrevistas
Evidências físicas
Registros da assistência
Declarações (envolvidos)
Compor o time de investigação

Avaliar o impacto

Determinar o dano

Identificar soluções

Compreender as causas

5W2H
Protocolo de Londres

Análise de causa raiz: diagrama de Ishikawa, 05 porquês, dentre outras

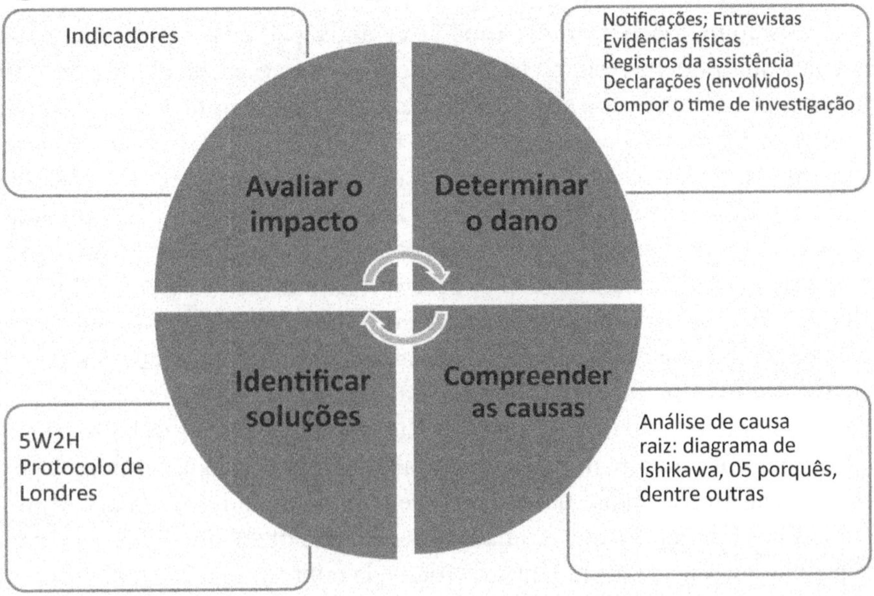

Fonte: adaptado ANVISA – Investigação de eventos adversos em saúde. (BRASIL, 2013a).

GESTÃO DE RISCOS

O Programa Nacional de Segurança do Paciente em relação ao Núcleo de Segurança do Paciente prevê, ainda, a Gestão de Riscos nos serviços de saúde, que é entendida como a aplicação sistêmica e contínua de políticas, procedimentos, condutas e recursos na avaliação e controle de riscos e eventos adversos que afetam a segurança, a saúde humana, a integridade profissional, o meio ambiente e a imagem institucional (SILVA et al. 2020).

A Associação Brasileira de Normas Técnicas disponibiliza a ISO 31000 que trata da Gestão de Risco nas instituições e define como um conjunto de atividades coordenadas para dirigir e controlar a organização no que se refere ao risco.

Ainda, os programas de avaliação externa ou de certificação de qualidade estabelecem como padrão a ser cumprido a Gestão de Risco nas instituições, com análise dos processos e indicadores de desempenho que comprovem sua atividade como ponto estratégico da gestão, considerando atividades clínicas e administrativas. São exemplos de riscos obrigatórios a serem analisados: "Administração de medicamentos de alta vigilância; acurácia da medicação nas transições de cuidado; Manipulação, o armazenamento, uso e descarte seguro de materiais radioativos e outros materiais controlados e resíduos perigosos; segurança contra incêndio; emergências, focando a resposta à epidemias e desastres dentre outros.

A Gestão de Risco promove uma visão antecipada das condições, ou situações, que podem resultar em um efeito negativo e objetiva incorporar medidas preventivas para a mitigação delas. Os objetivos de uma Gestão de Risco são: Desenvolver uma cultura de interdisciplinaridade e cooperação entre as áreas assistenciais e jurídica para construir resposta a demandas atuais e futuras; encorajar cultura para lidar com a realidade das medidas legais quanto a responsabilidade dos profissionais e instituição; manter programa de qualidade da instituição; desenvolver atitude individual e institucional no manejo das situações; Identificar necessidades de novas políticas e rotinas; analisar casos, estabelecer indicadores; Produzir prova pericial antecipada; produzir prova pericial em forma de contestação.

Para implementar uma Gestão de Risco é necessário o trabalho interdisciplinar com uma metodologia de trabalho a partir da identificação dos riscos e seus tipos, análise das falhas potenciais e implantação de ações para aumentar a confiabilidade. A análise das falhas potenciais se fez por meio da probabilidade de ocorrência, gravidade da falha e situação atual dos controles, com uso da ferramenta HFMEA – Healthcare Failure Mode And Effect Analysis, ou outras que podem ser adaptadas nas instituições (KERN et al, 2018).

PARTICIPAÇÃO DA EQUIPE DE ENFERMAGEM

A implantação do Núcleo de Segurança do Paciente nas instituições de saúde deve ter um enfoque multiprofissional, no entanto em um estudo de análise da estrutura organizacional dos Núcleos de Segurança do Paciente em hospitais da rede sentinela 50% eram coordenados por enfermeiros, apontando que o enfermeiro é um dos profissionais mais atuantes no setor (MACEDO; BOHOMOL, 2019).

Vale salientar também que a equipe de enfermagem está, na grande maioria dos casos, envolvida nos processos assistenciais dos quais se originam os principais incidentes com ou sem danos ao paciente, desta forma essa equipe precisa ser incentivada a realizar as notificações dos eventos adversos e terem clareza que essas notificações serão fundamentais para o processo de melhoria contínua, garantindo um cuidado seguro e de qualidade.

A notificação não pode ser centralizada no enfermeiro, deve-se sim facilitar para que os técnicos e auxiliares de enfermagem, bem como outros profissionais assumam esse compromisso, promovendo a ampla participação de todos. O profissional de enfermagem envolvido no evento adverso, bem como os seus pares devem participar da investigação do evento, compreendendo a causa e identificando as soluções.

Enquanto Núcleo de Segurança do Paciente os indicadores relacionados à segurança do paciente devem ser analisados mensalmente e nesse momento o enfermeiro deve sistematizar a coleta de dados para a construção do indicador que será analisado e como ele será apresentado. Entendendo que este é uma forma de tornar as ações do Núcleo de Segurança do Paciente alinhadas com a realidade e necessidades da instituição, tornando essa ação dinâmica e que retrata o verdadeiro cenário da segurança do paciente na instituição de saúde.

CONSIDERAÇÕES FINAIS

A implantação dos Núcleos de Segurança do Paciente deve ser vista não somente para atender as exigências regulatórias e sim a sua importância estratégica para construir uma cultura de segurança do paciente. O apoio da alta gestão e engajamento das lideranças são fundamentais e a segurança do paciente deve ser vista de modo sistêmico. Assim a equipe pode perceber os investimentos institucionais e a participação das lideranças para as discussões e investigação dos eventos adversos.

Nesse cenário as notificações voluntárias são o alicerce de um programa de segurança do paciente e elas que vão ajudar na identificação das melhorias necessárias para o desenvolvimento de uma cultura de segurança.

O aperfeiçoamento da cultura de segurança, o incentivo às notificações, a análise e discussão de suas causas são os grandes desafios a serem vencidos para a transformação do cenário de segurança do paciente nas instituições.

PARA REFLEXÃO

1. Como ocorrem as notificações de eventos adversos em sua instituição? Identifique as fragilidades e fortalezas neste processo.
2. Como está estruturado o Núcleo de Segurança do Paciente em sua instituição?
3. Qual o papel do enfermeiro na gestão do Núcleo de Segurança do Paciente?

REFERÊNCIAS

ALVES, V.L.S. Ferramentas Aplicadas à Gestão de Riscos. In: _____ Gestão da Qualidade - Ferramentas que contribuem para o gerenciamento da qualidade e de riscos nos serviços de saúde. 3. ed. São Paulo: Martinari, 2019, p. 143-160.

BRANCO FILHO, J.R.C. Segurança do Paciente no cenário mundial e no Brasil: uma breve revisão histórica. In: FONSECA, A.S., et al. Segurança do paciente. São Paulo (SP): Martinari, 2014.

BRASIL. Agência Nacional de Vigilância Sanitária. Gerência Geral de Tecnologia em Serviços de Saúde. Gerenciamento de Vigilância e Monitoramento em Serviços de Saúde. Nota Técnica GVIMS/GGTES/ANVISA número 01/2015. Orientações gerais para a notificação de eventos adversos relacionados à assistência à saúde. Brasília (DF); 2015. Disponível em: http://portal.anvisa.gov.br/documents/33852/271858/Nota+t%C3%A9cnica+N%C2%BA+01+de+2015+-GVIMS-GGTES-ANVISA/b98ec033-1676-4443-9603-24a4edae1505. Acesso em: 02 jun. 2020.

BRASIL. Ministério da Saúde. Agência Nacional de Vigilância Sanitária. Investigação de Eventos Adversos em Serviços de Saúde. Brasília (DF); 2013a. Disponível em: https://www20.anvisa.gov.br/segurancadopaciente/index.php/publicacoes/item/caderno-6. Acesso em: 07 maio 2020.

_____. Ministério da Saúde. Portaria 529 de 1 de abril de 2013. Institui o Programa Nacional de Segurança do Paciente (PNSP). Diário Oficial da União. Brasília (DF); 02 de abril 2013b. Disponível em: https:// bvsms.saude.gov.br/bvs/saudelegis/gm/2013/prt0529_01_04_2013.html. Acesso em: 26 abr. 2020.

_____. Ministério da Saúde. Agência Nacional de Vigilância Sanitária. Resolução de Diretoria Colegiada (RDC) 36 de 25 de julho de 2013c. Institui ações para a segurança do paciente em serviços de saúde e dá outras providências. Diário Oficial da União. Brasília (DF); 26 de julho 2013. Disponível em: https:// http://portal.anvisa.gov.br/documents/10181/2871504/RDC_36_2013_COMP.pdf/36d809a4-e5ed-4835-a375-3b3e93d74d5e. Acesso em: 26 abr.2020.

_____. Ministério da Saúde. Gabinete do Ministro. Portaria 1.377 de 09 de julho de 2013d. Aprova os protocolos de Segurança do Paciente. Brasília (DF). Disponível em: https://bvsms.saude.gov.br/bvs/saudelegis/gm/2013/prt1377_09_07_2013.html. Acesso em: 26 abr. 2020.

_____. Ministério da Saúde. Gabinete do Ministro. Portaria 2.095 de 24 de setembro de 2013e. Aprova os protocolos básicos de Segurança do Paciente. Brasília (DF); Disponível em: https://bvsms.saude.gov.br/bvs/saudelegis/gm/2013/prt2095_24_09_2013.html. Acesso em: 26 abr. 2020.

BRASIL. Ministério da Saúde. Fundação Oswaldo Cruz. Agência Nacional de Vigilância Sanitária. Documento de referência para o Programa Nacional de Segurança do Paciente. Brasília (DF); 2014. Disponível em: https:// bvsms.saude.gov.br/bvs/publicacoes/documento_referencia_programa_nacional_seguranca.pdf. Acesso em: 07 maio 2020.

BRASIL. Ministério da Saúde. Agência Nacional de Vigilância Sanitária. Implantação do Núcleo de Segurança do paciente em serviços de saúde. Brasília (DF); 2016. Disponível em: https://www20.anvisa.gov.br/segurancadopaciente/index.php/publicacoes/item/caderno-6-implantacao-do-nucleo-de-seguranca-do-paciente. Acesso em: 07 maio 2020.

BURMESTER, H.; MORAIS, M.V. Auditoria em Saúde. São Paulo: Saraiva, 2014. 172 p.

INSTITUTO PARA PRÁTICAS SEGURAS DE MEDICAMENTOS. Desafio global de segurança do paciente medicação sem danos. Boletim ISMP Brasil. v. 7, n. 1, 2018. Disponível em: https://ismp-brasil.org/site/wp-content/uploads/2018/02/ISMP_Brasil_Desafio_Global.pdf. Acesso em: 05 maio 2020.

KERN, A.E.; et al. Implantação do gerenciamento de risco num hospital público. Rev Paul Enferm. v. 29, n. (1-2-3), p. 127-35, 2018. Disponível em: https://repen.com.br/revista/wp-content/uploads/2018/11/Implanta%c3%a7%c3%a3o-do-gerenciamento-de-riscos-num-hospital-p%c3%bablico.pdf. Acesso em 18 abr. 2022.

KOHN, L.T.; et al. To err is human: building a safer health system. Washington (DC); National Academy of Sciences; 2000.

MACEDO, R.S.; BOHOMOL, E. Análise da estrutura organizacional do Núcleo de Segurança do Paciente dos hospitais da Rede Sentinela. Rev. Gaúcha Enferm. v. 40, n. esp:e20180264, 2019. Disponível em: DOI:https//doi.org/10.1590/1983-1447.2019.20180264. Acesso em 07 maio 2020.

PRATES, C.G.; et al. Núcleo de segurança do paciente: o caminho das pedras em um hospital geral. Rev. Gaúcha Enferm. v. 40, n. esp.:e20180150, 2019. Disponível em: DOI: https://doi.org/10.1590/1983-1447.2019.20180150. Acesso em: 26 abr. 2020.

REASON, J. Human error: models and management. BMJ. v. 320, n. 7.237, p. 768-70, 2000. Disponível em: https://doi.org/10.1136/bmj.320.7237.768. Acesso 18 abr. 2021.

RODRIGUES, M.V.; et. al. Qualidade e Acreditação em Saúde. Rio de Janeiro: Editora FGV, 2011. 152 p.

SILVA, R.P.; et al. O gerenciamento de risco no âmbito da saúde de profissionais de enfermagem no contexto hospitalar. Rev. Bras. Enferm. v. 73, n. 6, 2020. Disponível em: https://doi.org/10.1590/0034-7167-2019-0303 . Acesso em 18 abr. 2022.

SIMAN, A.G., et al. The Practice of reporting adverse events in a teaching hospital. Rev Esc Enferm USP. v. 51, n. e03243, 2017 Disponível em: DOI: https//dx.doi.org/10.1590/S1980-220X2016045503243. Acesso 18 abr. 2021.

SOUZA, P.; MENDES, W. Segurança do paciente – Conhecendo os riscos nas organizações de saúde. 2 ed. (revisada e ampliada). Rio de Janeiro (RJ) CDEAD, ENSP, Fiocruz, 2019.

SEÇÃO 7
DESENVOLVIMENTO DE PESSOAS

CAPÍTULO 25
EDUCAÇÃO PERMANENTE

Fernanda Ribeiro de Araujo Oliveira
Alexandre Pazetto Balsanelli
Patricia Bover Draganov

OBJETIVOS
Após completar esse capítulo, você será capaz de:
- Conhecer a atuação do serviço de Educação Permanente nas instituições de saúde
- Identificar os estilos de aprendizado para uma educação efetiva
- Compreender o papel da Educação Permanente no desenvolvimento de competências profissionais dos enfermeiros

INTRODUÇÃO

Existem vários termos utilizados para definição de educação em serviço e estratégias de aprendizado para os profissionais da saúde. Entretanto, há diferenças conceituais entre educação continuada e educação permanente em saúde.

Educação continuada e educação permanente são diferentes em seus processos de aplicação, mas as duas são viáveis para implantação na área de saúde e dependem do objetivo esperado do serviço. Estes conceitos serão esclarecidos abaixo.

A educação continuada, se refere às práticas formais de ensino, com a finalidade de melhorar o desempenho profissional, visando a aquisição de conhecimento, habilidade e atitudes (QUEIROZ, WEBER, MURANI, 2012), enquanto a educação permanente aparece como um princípio reorganizador de todo o processo educativo vivenciados pelos trabalhadores, valorizando as aprendizagens advindas das situações de trabalho, das reflexões do coletivo que discutem os programas e ações do sistema, incluindo os conselhos locais de controle social, espaços de participação popular e democrático e, portanto, de reflexão crítica (ARAÚJO, QUILICI, 2012).

A necessidade da Educação Permanente em Saúde (EPS) no Sistema Único de Saúde (SUS) e as diretrizes para implementação da Política foi fortalecida pela publicação da Portaria nº 1.996, de 20 de agosto de 2007 e reforça que é uma ferramenta que pode viabilizar a interação aprendizagem-trabalho e desenvolvida no cotidiano dos profissionais e dos serviços (CASTINHOS, 2016).

Por este motivo, a educação permanente em saúde é usualmente implementada nos serviços de saúde e tem sido descrita como uma estratégia para ampliar a continuidade da formação dos profissionais de saúde, fortalecendo as competências para o trabalho, possibilitando o acesso aos conhecimentos, desenvolvimento de habilidades para a prática e atualização de processos (MINISTÉRIO DA SAÚDE, 2009).

Neste contexto, é importante ressaltar que a cada ano que se passa, surgem novas estratégias de ensino-aprendizagem, consequentemente, aumenta o desafio da área de Educação Permanente para organizar ações de treinamentos e desenvolvimento de pessoas de forma efetiva.

Diante destas inquietações questiona-se: você conhece as atividades e objetivos da área de Educação Permanente? Os profissionais entendem que a busca pelo conhecimento é contínua? Estas inquietações nos levaram a redigir este capítulo com o objetivo de promover o desenvolvimento contínuo de pessoas no contexto organizacional.

DESENVOLVIMENTO

A Educação Permanente tem como objetivo capacitar profissionais para as práticas aplicadas no trabalho, implementadas com base nas dificuldades e nos problemas enfrentados e considerando saberes anteriores. Assim, possibilita a interligação entre o trabalho, a saúde e a educação, contribuindo com a qualificação dos profissionais e desenvolvimento de novas competências para a excelência nos serviços (MINISTÉRIO DA SAÚDE, 2009).

Autores consideram que a EPS está interligada com a qualidade da assistência, pois promove o desenvolvimento de competências e da autonomia para o trabalho pelo conhecimento e traz uma possibilidade de abertura para novos saberes e modos de fazer em enfermagem (DÍAZ et al., 2017).

As capacitações são fundamentais para a realidade do trabalho e ajuda o profissional prestar uma assistência mais qualificada e segura, por meio de atualizações, esclarecendo dúvidas do dia a dia, compartilhamento de experiências e novas relações, bem como adotar um novo jeito de trabalhar (LIMA, RIBEIRO, 2016). Também estimula o envolvimento da equipe de saúde, permite a consolidação dos seus conhecimentos, desenvolve o senso crítico e autonomia, promovendo possíveis mudanças no comportamento e na prática que será aplicada (JESUS et al., 2019).

Acredita-se que o alinhamento entre a teoria e a prática pode servir como motivação para o trabalho e repercutir positivamente na qualidade da assistência.

Nessa perspectiva, pesquisas desenvolvidas no país retratam a importância da educação permanente como agente qualificador da prática profissional e está pautada na aprendizagem significativa, em que aprender e ensinar devem integrar a prática diária dos profissionais de saúde, para que os mesmos reflitam sobre as diversas realidades, com o intuito de identificar as situações-problema, atuar como barreiras para impedir o surgimento de eventos adversos graves e promover maior segurança ao paciente (NACSL STANDARDS COMMITTEE, 2019).

Além disso, a gestão utiliza a Educação Permanente como estratégia potente para a promoção de mudanças no cotidiano do trabalho em saúde e na melhoria do desempenho profissional. Por este motivo, há necessidade de alinhar as expectativas do profissional/aluno e instituição, referente à entrega de trabalho e aprendizado, seja ele no âmbito educacional ou hospitalar (PORTO et al. 2019).

É importante ressaltar que as metodologias e teorias utilizadas nas aulas constituem elementos facilitadores para o processo de ensino e aprendizagem (JESUS et al., 2019).

Quando se trata de educação do adulto, o processo do seu aprendizado, é por meio de uma necessidade. Lembramos que a diferença da criança e do adulto neste processo, é que o adulto já tem a experiência e por este motivo, o que irá aprender tem que fazer sentido na sua vida pessoal ou profissional, ter sua aplicabilidade imediata e num curto prazo de tempo, ou seja, avaliar um problema, identificar uma necessidade de melhoria no aprendizado e buscar de forma proativa ou imediata o conhecimento para ser aplicado no seu dia a dia (MOTA et al., 2018).

A formação do profissional de saúde, historicamente, tem sido baseada em métodos de ensino tradicionais, fundamentados na formação conteudista e tecnicista, onde o processo de ensino-aprendizagem tem o detentor e o retentor do conhecimento. Para que haja o desenvolvimento de competência, habilidades e atitudes, é necessário implementar metodologias inovadoras que possibilitem a interação entre aluno e educador. Por este motivo, a metodologia ativa tem sido um desafio nas instituições de ensino (MOTA et al., 2018).

Paulo Freire afirma que para aplicar a educação do adulto, a aprendizagem tem que ser superada por desafios, resoluções de problemas e construção de conhecimento novo a partir de experiências vividas. Era um grande defensor da metodologia ativa (ROSSETTI et al., 2019).

A metodologia ativa compreendida como um modelo de formação profissional, também é citado pelo Conselho Nacional de Saúde, pois define como competências e habilidades para os profissionais de saúde a resolução de problemas individuais e coletivos, tomada de decisão, liderança, administração e gerenciamento (COLARES, OLIVEIRA, 2019).

Importante lembrar que a metodologia ativa desenvolve o aluno na autonomia, melhora o engajamento e a relação entre o aluno e o professor (FREIRE, 1999).

Pensando neste resultado questiona-se: Qual metodologia atualmente você tem aplicado em suas atividades de ensino-aprendizagem? Este tema é de grande relevância, visto que este comportamento de esperar o conteúdo e a orientação do professor é mais cômodo e o esforço é menor. E para atuar neste modelo ativo, ele independe do modelo instituído nas escolas, lógico que se houver um modelo ativo instituído nas escolas, facilitará a sua adaptação e a busca constante do conhecimento. Vale ressaltar que, o uso de metodologias inovadoras não exclui a metodologia tradicional, ambas podem ser combinadas no processo ensino-aprendizagem (MINISTÉRIO DA SAÚDE, 2001).

Precisamos transformar os nossos estudos em algo instigante a reflexão, a criatividade, a criticidade, a autonomia e a responsabilidade, para que haja o processo de formação com conhecimento e uma aprendizagem contínua (MOTA et al. 2018).

Colocar, de fato, o aluno como agente ativo no processo de educação permanente e na construção de novas mudanças.

Existem vários métodos de estilos de aprendizagem e muitos deles se limitam à sala de aula, mas nenhuma pode captar toda riqueza do estilo de aprendizagem. Outro ponto interessante, é compreender no seu processo de aprendizado, como você de fato aprende, considerando o seu estilo e a partir deste contexto, entendemos o porquê precisamos ter repertórios de abordagens de aprendizagem para atender todos os estilos e alunos. Mas faz necessário, a autonomia do aluno para a busca do aprendizado, concomitante com a escola.

Uma das estratégias que têm demonstrado alta eficácia é a simulação em saúde. Vejamos como essa metodologia é realizada.

SIMULAÇÃO EM SAÚDE

A simulação em saúde é uma estratégia de ensino-aprendizagem inovadora que, a partir de uma experiência em ambiente seguro para o profissional, permite recriar situações da vida real, promovendo a reflexão, desenvolvimento de competências essenciais para o cuidado ao paciente (MESQUITA, MENESES, RAMOS, 2016; SCHMITT, DOMINGUES, 2016).

Esta ferramenta tem sido cada vez mais utilizada para a formação e aprimoramento dos profissionais no desenvolvimento de habilidades técnicas e não técnicas. Sua aplicação tem despertado maior interesse por parte dos profissionais no desenvolvimento do raciocínio clínico, aumento da autoconfiança, da integração teórico-prática, do trabalho em equipe e da melhoria da comunicação.

Durante a simulação, os profissionais aplicam na prática os conceitos que aprenderam na realidade diária da assistência, assim como, abordam lacunas de conhecimento.

O treino em simulação realística compreende etapas gradativas de inclusão de desafios que são desenvolvidos de modo que o aprendiz adquira habilidades crescentes até que realize a tarefa com competência. Desta forma, o programa inclui, inicialmente, o Treino de habilidades e habilidades integradas (que pode incluir a Simulação Virtual), a seguir a simulação complexa e, por fim, a Simulação Interprofissional incluindo o paciente estandardizado. Para avaliar a competência desenvolvida aplica-se o *Objective Structured Practical Examination* ou habilidade clínica (OSPE) como instrumento de avaliação de habilidades ou *Objective Structured Clinical Examination*, também conhecido na literatura de saúde como exame clínico estruturado por estações (OSCE). (ARAÚJO, QUILICI, 2012; NACSL STANDARDS COMMITTEE, 2019).

O treino de habilidades envolve uma determinada prática simulada, que deve ser repetida exaustivamente, com base em um *checklist* detalhado da habilidade desejada. É, geralmente, organizada em estações, em que todos os estudantes praticam as habilidades propostas. Já o treino de habilidades integradas envolve a prática simulada de uma sequência de habilidades já treinadas previamente e isoladamente, agora integradas em um determinado contexto profissional (ARAÚJO, QUILICI, 2012; NACSL STANDARDS COMMITTEE, 2019).

A Simulação Complexa, por sua vez, envolve a prática que reproduz uma situação profissional da vida real na qual o estudante deve articular capacidades técnicas (conhecimentos e habilidades previamente desenvolvidos) e comportamentais (atitude, comunicação, tomada de decisão, trabalho em equipe) objetivando atender a requisitos previamente definidos de conexão de teoria e prática de habilidades. De acordo com os objetivos de aprendizagem, pode-se utilizar diferentes recursos: paciente/ator estandardizado, manequim/simulador ou realidade virtual (ARAÚJO, QUILICI, 2012; NACSL STANDARDS COMMITTEE, 2019).

Por fim, a simulação interprofissional se refere a prática que reproduz uma situação interprofissional de forma simulada, na qual os participantes desenvolvem aspectos atitudinais como, por exemplo, a liderança, a comunicação, a tomada de decisão e o trabalho em equipe ou a interação interprofissional, a ética, entre outros, sempre em uma atuação conjunta com outros profissionais (ARAÚJO, QUILICI, 2012; NACSL STANDARDS COMMITTEE, 2019).

Para avaliar os cenários simulados utiliza-se o OSPE ou o OSCE que são ferramentas aplicadas em ambiente clínico simulado. Avalia-se a competência, com base no desempenho em testes objetivos, por meio de observação direta de um ou mais avaliadores. É composto por várias "estações" nas quais se espera que os estudantes atendam os objetivos propostos. Para tal, utiliza-se um formulário de itens a serem checados à medida que o aluno atinge o objetivo do respectivo item durante a avaliação (ARAÚJO, QUILICI, 2012; NACSL STANDARDS COMMITTEE, 2019).

Para que os cenários ocorram de maneira controlada e atendam aos objetivos propostos utilizam-se o *briefing* e o *debriefing*, que envolvem orientações e informações disponibilizadas aos participantes antecedendo a simulação, de forma a preparar a todos para o desenvolvimento da experiência da simulação. O objetivo do *briefing* é esclarecer os participantes sobre os objetivos do cenário, incluindo orientações para o uso dos equipamentos, desenvolvimento, sobre os manequins, os papéis, o tempo da cena e a situação do paciente. É um momento de contextualizar a situação clínica que será vivenciada. Já o *Debriefing* é uma atividade que ocorre posteriormente a experiência da simulação; realizada pelo professor facilitador em que os participantes têm a oportunidade de refletir e discutir, encorajar-se e ter retorno da experiência, de sua performance, considerando vários aspectos que ocorreram na simulação, incluindo a exploração de emoções e questões que precisam ser revistas. O objetivo do *debriefing* é promover um ambiente para a assimilação e consolidação do conhecimento para a aprendizagem e o conhecimento para futuras situações em sua profissão (ARAÚJO, QUILICI, 2012; NACSL STANDARDS COMMITTEE, 2019).

No âmbito da comunicação efetiva, a simulação tem sido aplicada para alunos e profissionais da área da saúde, mostrando-se efetiva e garantindo aos indivíduos segurança para se comunicarem de forma adequada na sua rotina laboral, reduzindo danos aos pacientes e aumentando a satisfação de familiares e equipe.

O SERVIÇO DE EDUCAÇÃO PERMANENTE EM SAÚDE

A Educação Permanente é essencial para o funcionamento das instituições de saúde. Ela é responsável por vários processos e está inserida desde a seleção dos profissionais para atuar na enfermagem até o momento onde se analisa um evento ou não conformidade que envolve as práticas assistenciais. Descrevem-se abaixo algumas atividades realizadas pelo Serviço de Educação Permanente:

Seleção e recrutamento: Este processo é realizado duas vezes por semana e em média são entrevistados 200 candidatos por mês e destes somente 6% são admitidos na instituição. A educação é elaborada em conjunto com a gerente de enfermagem e líderes de áreas, a descrição de cargo para cada cargo e suas competências essenciais para trabalhar numa determinada área.

Utiliza-se a descrição como direcionador na seleção e para recrutar os profissionais de enfermagem.

Movimentações de profissionais entre áreas: é realizada para garantir que todos os profissionais de enfermagem que são movimentados de um setor para outro, tenham a competência exigida do cargo e a capacitação específica da área que atuará. Caso não tenha e haja interesse do profissional em se atualizar, o mesmo receberá pela educação, a capacitação específica antes de sua atuação.

Levantamento de necessidade de treinamentos, programa anual de capacitação e treinamentos por demanda: este processo é o carro chefe da área. Começa-se pelo levantamento de necessidade onde há o mapeamento anual com as lideranças e validação com os gerentes de áreas, o programa que será executado no período. Utiliza-se para evidenciar a necessidade das normas, regimentos, legislações, indicadores de qualidade, notificações, comitês de risco e outras regulamentações exigidas para o funcionamento do setor e melhoria contínua do processo assistencial e a capacitação da equipe. O programa é por competência, por cargo e por tipo (obrigatório ou nova demanda). Existem treinamentos que são realizados periodicamente e que garantem o funcionamento da área solicitante. Por este motivo, a gestão adequada da demanda e a participação efetiva do profissional da assistência nos treinamentos, são essenciais para o cumprimento preciso do cronograma. A responsabilidade da execução e prazos de realização dos treinamentos é da Educação, mas a participação efetiva do profissional é da equipe e das lideranças. Por isso, precisa-se entender onde começa a responsabilidade de cada um, pois quanto mais capacitado você está, mais seguro e preparado se tornará.

Treinamento admissional: Fornecer conhecimento teórico-prático para a equipe de enfermagem admitida a fim de proporcionar segurança em suas atividades, exercendo o trabalho dentro dos preceitos éticos e legais da profissão, garantindo a segurança ao paciente e iniciar os conhecimentos específicos em oncologia pediátrica. Ele é aplicado para recém-admitidos, retorno de licença, médica após 1 ano, residentes de enfermagem, estagiários de enfermagem e participantes do Programa de Aproveitamento Interno (PAI) – mudança de cargo. Acontece mensalmente no período da manhã. O programa contempla 15 dias de aulas para os técnicos de enfermagem e 21 dias para o enfermeiro com carga horária de 6 horas diárias e uma média de 50 temas de aulas. Após a teoria, o profissional é encaminhado ao setor de contratação para o desenvolvimento prático e envolve-se os líderes no acompanhamento das atividades/procedimentos. Para seguimento desta atividade, utiliza-se uma ferramenta importante que é a avaliação formal do período de experiência que são realizadas em dois momentos, sendo uma em 45 dias e outra em 90 dias. Este processo é transparente e individualizado, garantindo que todos os pontos de necessidades de melhorias do profissional, sejam trabalhados nos primeiros 45 dias para que o mesmo tenha a oportunidade de reconhecer e fazer um plano de desenvolvimento e no final, haja uma aprovação/efetivação. Caso isso não ocorra, a reprovação acontecerá neste momento. O intuito é que todos que entrem, tenham alinhamento do perfil esperado, das competências necessárias para atuação e gerem segurança na sua atuação profissional.

Acompanhar PDI com coordenador: o plano de desenvolvimento não termina no momento em que se conclui a capacitação. O processo é contínuo e por isso o enfermeiro de educação auxilia o líder no *feedback* de desenvolvimento técnico e comportamental. Somos acionados sempre que necessário.

Elaboração e revisão dos POPS essenciais: todos os documentos da equipe de enfermagem são inicialmente elaborados pelo enfermeiro da educação, porque se buscam atualizações científicas, novas práticas, experiências de outras instituições e centralizam-se todas as informações para facilitar a elaboração. Após conclusão, são encaminhados para validação do gerente e líderes de áreas. Este processo somente se encerra após inclusão do documento no sistema específico para acesso de todos os profissionais.

Estágios: acompanhamos todos os profissionais que fazem estágio na instituição. Antes de iniciar as observações na assistência, eles recebem treinamentos para conhecer a instituição e possibilidades de aprendizados. Neste momento estão alinhadas às expectativas do aluno com a realidade da instituição.

Semana da enfermagem: todas as atividades da semana da enfermagem são conduzidas e elaboradas em conjunto com a gerente e líderes da área. Sempre se atualiza com o tema central divulgado pelo Conselho Federal de Enfermagem – COFEN e a partir deste, inicia-se a construção de atividades que são divididas em programas lúdicos, palestras científicas e no último dia fazemos algo focado no cuidado do profissional.

Plantão de Dúvidas para Técnicos de Enfermagem e Enfermeiros que participaram do programa de promoção interna: após divulgação das vagas para a promoção interna, realizam-se três encontros para os profissionais inscritos para que no momento do estudo, tenham a oportunidade de tirar dúvidas antes de participar do processo. Lembrando que o objetivo desta atividade é estimular o estudo, dar a oportunidade de busca do conhecimento em especial, principalmente nos casos de profissionais formados há algum tempo que ficam sem as referências para tirarem as dúvidas e se preparem.

Participamos ativamente em vários grupos, comitês e comissões que são:
- Comissão de padronização de materiais e medicamentos: no momento de testes de produtos ou padronização, a educação organiza todos os processos para entrar um material novo, seja pela elaboração da orientação, descrição do procedimento e o próprio treinamento.
- Comitês de riscos (queda, lesão de pele, erros de medicamentos e complicações de acessos): avaliamos em conjunto com a área, se todos os procedimentos estão sendo realizados conforme implementado, podemos identificar uma nova oportunidade de melhoria do processo ou uma nova necessidade de atualização do existente.
- Comitê de ética de enfermagem: auxiliamos nas ações educacionais e na divulgação do código de ética de enfermagem.
- Auditoria com o setor de Qualidade: somos auditores efetivos em conjunto com a qualidade e temos um foco educacional diante da não conformidade. Observamos também a possibilidade de atuar em algum processo que durante as auditorias identificamos que não está integralmente implementado.
- Grupo de cateter Central de Inserção Periférica (PICC): auxiliar os membros do Grupo de PICC na divulgação dos protocolos de passagem, manutenção e retirada do PICC. Todos os dados de produção do time, são acompanhados para ampliar a atuação do enfermeiro nos cuidados com os acessos venosos centrais.
- Programa de Gerenciamento de Resíduos Sólidos de Saúde (PGRSS): neste comitê auxiliamos na disseminação de todos os conteúdos para melhorar os descartes de resíduos produzidos na instituição e participamos ativamente de estratégias para disseminar o conhecimento.
- Atendimento de Emergência (Código Azul): temos um enfermeiro da educação habilitado pelo Suporte Avançado de Vida em Pediatria (PALS) para capacitar todos os profissionais no atendimento de emergência da instituição. Esta atividade realizamos bianualmente com a atualização de 100% da equipe e são treinados na simulação realística.
- Comitê de acreditação hospitalar: Participamos como membros efetivos no capítulo de qualificação profissional, tanto na elaboração dos programas, acompanhamento profissional e nas capacitações obrigatórias.

Viram quantos momentos ricos para o nosso desenvolvimento? Fica uma reflexão para todos: "temos várias oportunidades para proporcionar o conhecimento em conjunto com a Educação Permanente. Aproveitem o tempo, sejam proativos, empenhados e visionários. Todos temos as mesmas oportunidades, basta acreditar e aproveitar!"

CONSIDERAÇÕES FINAIS

A educação permanente é uma ferramenta importante no processo de aprendizado do aluno/profissional, mas todo instrumento tem que ser utilizado na sua totalidade para que haja, de fato, o sucesso na formação.

A utilização de diversas estratégias, traz melhorias nas práticas profissionais, estimulam no aperfeiçoamento, qualificação, atualização de conceitos e ações práticas, contribuindo no desenvolvimento de competências por meio de reflexões críticas e trazendo mudanças comportamentais.

Existem várias atividades que envolvem o profissional em desenvolvimento que são: seleção e recrutamento, movimentações de profissionais entre áreas, levantamento de necessidade de treinamentos, programa anual de capacitação e treinamentos por demanda, treinamento admissional, avaliação de período de experiência, acompanhamento de plano de desenvolvimento individual com coordenador de área, elaboração e revisão dos procedimentos operacionais padrão (POPS) essenciais, acompanhamento dos estágios, Programação da semana da enfermagem, plantão de dúvidas para técnicos de enfermagem e enfermeiros que participaram do programa de promoção interna e participação ativa em vários grupos, comitês e comissões da instituição.

Estas estratégias favorecem também o crescimento pessoal e profissional e a interação com a equipe multiprofissional, com isso proporcionando a melhoria da qualidade da assistência.

Quando se trata de método de ensino-aprendizagem, a metodologia tradicional e ativa se complementa, mas referente a maneira criativa e dinâmica que alicerça o processo de aprendizagem, a metodologia ativa se destaca.

Por este motivo, cabe ao aluno a busca contínua e permanente de estratégias de aprendizado, de atualizações, de conhecimento crítico-reflexivo para expandir a sua forma de pensar e agir, consequentemente de fortalecer a sua base de conhecimento. Transformando o que era uma visão simplista para um conhecimento científico que contribuirá de forma efetiva na sua formação.

Cabe a cada um a construção do estilo de formação, e na minha vivência como educadora, os profissionais que estiveram com este olhar de buscar o conhecimento ou agregar o valor do conhecimento na formação, se destacaram de outros profissionais, pois a necessidade de se adaptar ao novo estilo de aprender, gera esforço e uma mudança de *mindset*.

Começando a agir desde agora, o seu futuro será de sucesso, criativo, dinâmico e com conhecimento científico embasado para aplicação da teoria e prática. Todas essas visões servirão para ampliar o desenvolvimento de competências que hoje podem até não fazer sentido, mas que serão um grande diferencial na sua formação.

PARA REFLEXÃO

1. Na sua percepção, como a Educação Permanente pode contribuir com a sua formação profissional e futuramente como profissional formado?
Resposta (conhecimento esperado):
Ela é uma ferramenta que contribui de forma efetiva na formação do aluno e na ampliação da formação dos profissionais de saúde. Garante o acesso a conhecimentos, desenvolvimento de habilidades para a prática, atualização e fortalecimento de competências relevantes para o trabalho.

2. Quando a instituição que você atua, seja ensino ou hospitalar, não tem um serviço de Educação Permanente estruturado, o que devo fazer para manter as minhas competências atualizadas e garantir uma entrega adequada do trabalho?
Resposta (conhecimento esperado):
A responsabilidade da educação permanente é ter processos estruturados e a minha responsabilidade é de colaborar de forma proativa com as necessidades encontradas para o meu desenvolvimento. Acompanhar as minhas avaliações e os meus resultados, e caso haja necessidade, solicitar aos professores/educadores que ajudem a esclarecer oportunidades de melhorias ou identificar conteúdos que possam agregar valor no desenvolvimento do meu conhecimento, habilidade e atitude. Lembre-se que se desenvolver, não compete ter conhecimento somente teórico e prático e sim, manter um comportamento ético e adequado. Este ponto é algo que merece atenção na construção da formação.

3. Quais são os tipos de estratégias de aprendizado que você mais utiliza e após leitura do capítulo do livro, quais você usaria na sua prática diária?
Resposta (conhecimento esperado):
Utilizar a metodologia ativa é uma forma de buscar o conhecimento de forma dinâmica e criativa, assim ultrapassa os limites impostos no processo de aprendizagem, ou seja, desenvolver a competência de análise crítica-reflexiva, busco o conhecimento científico, aproximar a teoria da prática e não espero somente ações educacionais desenvolvidas pela área.

REFERÊNCIAS

ARAÚJO, A. L.; QUILICI, A. P. O que é a simulação e por que simular. In. Simulação Clínica: do conceito à aplicabilidade. São Paulo: Editora Atheneu, 2012. p. 116.

BEZERRA, A.L.; QUEIROZ, E. S.; WEBER, J. MURANI, D. B. O processo de educação continuada na visão de enfermeiros de um hospital universitário. Revista Eletrônica de Enfermagem, Goiânia. v. 14, n. 3, p. 618-25, mai/jun. 2012.

BRASIL. Ministério da Educação. Conselho Nacional de Educação. Diretrizes Curriculares Nacionais do Curso de Graduação em Enfermagem. Resolução nº 3 de 7 de novembro de 2001. Brasília, DF, 2001.

BRASIL. Ministério da Saúde. Secretaria de Gestão no Trabalho e da Educação na Saúde. Departamento de Gestão da Educação em Saúde. Política Nacional de Educação Permanente em Saúde. Brasília, DF, 2009.

CASTINHOS, R. M. Educação Permanente e Políticas Sociais. Campinas: Papel Social, 2016.

COLARES, K. T.; OLIVEIRA, W. Metodologias Ativas na formação profissional em saúde: uma revisão. Revista Sustinere, São Luís. v. 6, n. 2, p. 300-20, mar/abr. 2019.

DÍAZ, V. B., et al. La superación continua de enfermeira y su contribución al desempeño de excelencia. Revista Cubana de Enfermería, Havana. v. 33, n. 2, p. 101-10, jan/fev. 2017.

FREIRE, P. Pedagogia da autonomia: saberes necessários à prática educativa. 11a. ed. Rio de Janeiro: Paz e Terra, 1999.

JESUS, M. C., et al. Nas repercussões da educação permanente práticas assistenciais dos profissionais de enfermagem. Revista Baiana de Enfermagem, Salvador. v. 33, e27555. 2019.

LIMA, L. P.; RIBEIRO M. R. A competência para Educação Permanente em Saúde: percepções de coordenadores de graduações da saúde. Physis: Revista de Saúde Coletiva, Rio de Janeiro. v. 26, n. 2, p. 483-501, abr/mai/jun. 2016.

MESQUITA, S. K.; MENESES, R. M.; RAMOS, D. K. Metodologias ativas de ensino/aprendizagem: dificuldades de docentes de um curso de enfermagem. Revista Trabalho, Educação e Saúde, Rio de Janeiro. v. 14, n. 2, p. 473-486. mar/abr. 2016.

MOTA, R. S., et al. Participation in continuing education activities and changes in nursing care practices. Revista Baiana de Enfermagem, Salvador. v. 32, e26485. 2018.

NACSL Standards Committe. Standards of Best Practice: Simulation Standard I: Terminology. Clinical Simulation in Nursing, Amsterdã. v. 9, n. 65, p. S3-S11. 2019.

PORTO, M. A., et al. Educação permanente em saúde: estratégia de prevenção e controle de infecção hospitalar. Revista Nursing, São Paulo. v. 22 n. 258. p. 3.363-70. 2019.

ROSSETTI, L. T., et al. Educação permanente e gestão em saúde: a concepção de enfermeiros. Revista de Pesquisa: Cuidado é Fundamental online, Rio de Janeiro. v. 11, n.1, p. 129-134, jan/fev. 2019.

SCHMITT, C. S.; DOMINGUES, M. J. Estilos de aprendizagem: um estudo comparativo. Avaliação (Campinas), Sorocaba. v. 21, n. 2, p. 361-386. mar/abr. 2016.

CAPÍTULO 26
GESTÃO DE CARREIRA EM ENFERMAGEM

Magaly Cecília Franchini Reichert
Patricia Bover Draganov
Vanessa Ribeiro Neves

OBJETIVOS

Ao terminar a leitura deste capítulo, você deverá ser capaz de:
- Compreender o marketing pessoal como uma ferramenta importante para a gestão de carreira em Enfermagem
- Utilizar ferramentas que facilitem a gestão da sua carreira

MARKETING E ENFERMAGEM

Pensar em marketing pessoal, possibilidades de atuação profissional e objetivos a serem alcançados a médio e longo prazo ainda não é uma prática comum entre os profissionais de enfermagem (GENTIL, 2009). À medida que avançamos e consolidamos nossos conhecimentos técnico-científicos, nos aproximamos da realidade de mundo competitivo com destaque para a importância do diferencial na atuação dos profissionais. Assim, para continuarmos progredindo precisamos também conhecer e analisar os locais e campos em que o enfermeiro pode exercer suas atividades e identificar novas oportunidades, para que a trajetória profissional de cada um seja marcada por reconhecimento e satisfação.

MARKETING

Na atualidade não se questiona a presença do marketing na gestão das organizações de saúde. Durante algum tempo os profissionais de saúde perceberam o marketing com desconfiança e associado, exclusivamente, à propaganda. Nos últimos dez anos, com o foco centrado no cliente e as mudanças no mercado da saúde, foram surgindo possibilidades de desenvolvimento do marketing como estratégia de negócio focada nas necessidades das pessoas, buscando atingir suas expectativas e proporcionando bem-estar, podendo trazer benefícios para as organizações e contribuições para o desenvolvimento da saúde (PEREIRA, 2022; TERRA, 2010).

Pode-se constatar a aplicabilidade do marketing nos hospitais privados ou naqueles sem fins lucrativos, seja para incremento nos serviços de emergência ou para desenvolvimento de linhas de produtos (MOURA, 2003).

Recentemente a utilização de conceitos do marketing vem ganhando destaque na gestão de recursos humanos de enfermagem, como estratégia para os gestores atraírem e reterem esses profissionais por meio do alinhamento com os objetivos das organizações, trazendo satisfação e motivação para eles, melhorando o desempenho organizacional e impactando na satisfação do paciente. (WENG et al, 2016; MENDES et al, 2020).

Mas qual o significado de marketing?

O marketing é uma atividade, um processo para criar, comunicar, entregar e trocar, oferecendo valor para os consumidores, clientes, parceiros e a sociedade em geral (AMERICAN MARKETING ASSOCIATION, 2017). Também se pode pensar no marketing como "o processo de tornar um produto mais atraente que outros para que uma pessoa possa escolher" (CILETTI, 2011). Assim, fazer marketing é pensar, planejar um produto ou serviço para um grupo de potenciais consumidores, que será vendido por um determinado preço, distribuído e comunicado a esse mercado específico (TERRA, 2010).

Vamos pensar na vida profissional, na carreira. Onde queremos chegar em cinco, 10 e 20 anos?

Vamos fazer o seguinte exercício: Imagine que ainda está na faculdade e precisa indicar um nome da turma para compor uma comissão que irá trabalhar assuntos relacionados às práticas esportivas dos estudantes do curso de graduação. Pense um pouco, com certeza se lembrou de um colega de turma que se destacava nessa modalidade e, portanto, seria um bom representante para essa comissão. Estamos falando de marketing pessoal, como somos lembrados e reconhecidos nos meios onde atuamos.

Pensando de forma estruturada, veremos algumas questões que podem ser feitas daqui para frente para sermos distinguidos por nossas competências e notados, aumentando nossas chances de sucesso e de estarmos onde planejamos. A visibilidade é fundamental para o desenvolvimento da carreira.

AUTOCONHECIMENTO

Esta é a primeira etapa a ser cumprida para estabelecer objetivos e metas na carreira: entender os diversos fatores que delineiam sua personalidade, facilitando o entendimento de seus interesses. Não é fácil nem tampouco simples responder "Quem é você?". É preciso ter clareza dos propósitos da sua vida, identificar o que o inspira a tornar sonho em realidade, quais atividades realiza com prazer, suas convicções e opiniões sobre os diversos assuntos que fazem parte da sua vida e da sua visão de mundo. Também é necessário entender os valores que são importantes para você, pois influenciam seu comportamento e suas escolhas (CILETTI, 2011; ZULZKE, 2011).

O autoconhecimento é um caminho a ser percorrido, uma meta a ser atingida que depende de análise e determinação e precisa ser exercitada sempre que possível nas mais diversas situações vivenciadas. O conhecimento de si próprio poderá ajudá-lo em diferentes áreas da vida, melhorando seus relacionamentos interpessoais, auxiliando nas escolhas que sejam compatíveis com sua personalidade e assim combinando suas qualidades com as necessidades das empresas (CILETTI, 2011). Esse é um aspecto fundamental para planejar seu futuro profissional, é necessário que sua escolha esteja alinhada com seus valores e com os desafios e oportunidades que você almeja encontrar no futuro.

CAPACIDADES E LIMITES

Esta é a segunda etapa que devemos cumprir que irá nos auxiliar a identificar onde queremos chegar e o que precisamos desenvolver.

Nesta segunda etapa, é necessário analisar seu conhecimento, habilidades e atitudes, suas competências. Identifique as competências básicas, exigidas na formação do enfermeiro e aquelas que são valorizadas pelos empregadores e, principalmente, para chegar onde deseja. Também não é uma tarefa fácil de ser realizada, mas vale um julgamento criterioso, identificando cada uma das competências que necessitam ser aprimoradas. Uma dica interessante é perguntar para aqueles que fazem parte do seu convívio: "Como você me descreve? Quais características são marcantes na minha personalidade? O autoconhecimento também é bastante útil nesta etapa.

As capacidades importantes para o desenvolvimento pessoal, entendo capacidades como competências e habilidades. As capacidades básicas são entendidas como aquelas importantes para a vida de uma maneira geral, e não apenas para o trabalho. Exemplos: saber ler, escrever, falar, resolver problemas, ter pensamento criativo e autogerir sua vida. As capacidades no trabalho são aquelas que os indivíduos eficientes possuem: trabalho em grupo, capacidade de comunicação oral, escrita e digital, conhecimentos gerais, saber liderar e negociar. As capacidades relacionadas com o trabalho são específicas de uma função, de uma ocupação, e estas serão ampliadas à medida que você for sendo treinado (CILETTI, 2011).

Para que sejam mapeadas suas forças, aquelas características marcantes e os pontos que precisam melhorar das suas competências e habilidades, as suas fraquezas. Para tanto indica a utilização de uma análise SWOT (*Strenghts* – Forças, *Weaknesses* – Fraquezas, *Opportunities* – Oportunidades e *Threats* – Ameaças), detalhadas adiante neste capítulo. Também é necessário considerar as oportunidades e as ameaças do ambiente externo, considerando a posição que planejou alcançar (ZULZKE, 2011).

Depois desse diagnóstico o próximo passo é buscar aprimoramento em instituições reconhecidas, a fim de minimizar as fragilidades e explorar as potencialidades identificadas no seu perfil. Esse processo também necessita ser planejado e envolve disciplina e determinação.

MARKETING PESSOAL

E qual a relação do marketing pessoal com tudo isso?

O marketing pessoal é a utilização dos fundamentos do marketing em benefício da carreira ou da vida pessoal e não obrigatoriamente por motivos financeiros (ZULZKE, 2011). Ao realizarmos um planejamento utilizando as estratégias de marketing teremos maiores chances de alcançarmos os objetivos que desejamos em nossas vidas.

O composto do marketing, ou as variáveis controláveis do marketing, é formado pelos quatro "P": *product* – produto, *price* – preço, *place* – praça e *promotion* – promoção (TERRA, 2010; RICHERS, 1961).

Sendo entendidos como (MOURA, 2004):
- **Produto**: é o bem que uma empresa oferece ao mercado, e envolve vários aspectos como: marca, design, embalagem, serviços e garantias. Sendo uma empresa de serviços, o produto representa o serviço ofertado.
- **Preço**: é referente à soma de dinheiro que o consumidor precisará desembolsar para ter o produto.
- **Praça**: é relacionada à distribuição, atividades necessárias para que o produto chegue até o consumidor alvo.
- **Promoção**: aspectos da comunicação, atividades desenvolvidas para que as informações sobre o produto chegue ao consumidor alvo.

Ao fazermos uma adaptação desses conceitos e princípios mercadológicos do marketing é importante destacar que pessoas não são produtos inanimados e os objetivos não são apenas de autopromoção. Trata-se de uma estratégia para o desenvolvimento individual com ações planejadas, para decidirmos o que podemos fazer de acordo com nossas prioridades e aspirações. Assim teremos as seguintes readequações:
- **Produto = Você**: seus valores, suas convicções, preferências, sua personalidade, seu aprimoramento, sua apresentação pessoal e tudo que

traz de conteúdo na sua história de vida. Suas competências têm um grande destaque na forma como é você é visto e lembrado;
- **Preço = Salário**: conhecer a média de remuneração da sua profissão. Esta questão é importante, pois pode ser o direcionador para o seu planejamento tornando-o viável e mostrando possíveis ajustes;
- **Praça = Mercado de trabalho**: conhecer as possibilidades de atuação, analisar possíveis oportunidades e tendências;
- **Promoção = Divulgação**: manter currículo atualizado e disponível em plataformas de interesse com o que almeja alcançar (para aqueles que têm interesse na vida acadêmica uma excelente maneira de divulgação é a utilização do currículo Lattes do CNPQ). Existem outras plataformas e as mídias digitais para divulgação (sempre bom lembrar dos aspectos éticos da profissão).

Assim, tendo o entendimento sobre si mesmo, seu mercado alvo, os benefícios que você tem a oferecer, analisando as tendências do mercado e seus competidores você poderá elaborar um plano de marketing pessoal. Sendo entendido como um plano de ação, uma lista detalhada de atividades e tarefas que descrevem como e quando serão realizadas e finalizadas. É aconselhável iniciar por atividades mais fáceis de serem realizadas, o que pode funcionar como uma motivação, mantendo-o próximo de objetivos menores e fazendo os demais parecerem menos devastadores (CILETTI, 2011).

Os objetivos de desenvolver um plano de marketing pessoal são (CILETTI, 2011):
- Servir como guia, ajudando-o a definir os próximos passos;
- Fornecer informações para tomada de decisões para o alcance de seus objetivos;
- Manter-se fortemente posicionado para aproveitar as oportunidades.

Diante do exposto, é preciso esforço, disciplina, determinação, planejamento e uma visão clara do que pretende conquistar. Para ter reconhecimento é preciso ter visibilidade e ser admirado, o que envolve empenho e atualização constantes, lembrando que não existe profissional bem sucedido que não gosta do que faz (ZULZKE, 2011).

Você tem paixão pelo que faz?

MARKETING PESSOAL E ENFERMAGEM

Existem poucas pesquisas sobre o marketing na enfermagem, evidenciado a possibilidade de novos estudos pelo reconhecimento da importância do assunto.

Uma revisão integrativa da literatura no período de 2000 a 2010 para identificar o uso do marketing na enfermagem encontrou oito artigos que preenchiam os critérios de inclusão, evidenciando poucas publicações sobre o tema (MENDES, 2011).

Estudo de 2009 destaca que para melhorar o marketing do enfermeiro e se obter o reconhecimento junto à sociedade seria necessário assumir uma postura humana e um comportamento profissional (GENTIL, 2009).

Outro estudo realizado em hospital privado de São Paulo mostrou que os enfermeiros destacaram como estratégias o marketing pessoal, imagem, aparência e postura ética para valorização de si próprio e da profissão (ANDRADE; CAVALCANTE; APOSTÓLICO, 2017).

Os resultados de um estudo com 100 enfermeiros no México mostrou que 65% têm conhecimentos sobre o tema, 57% aplicam o marketing na prática de enfermagem, 61% considerou o marketing necessário na enfermagem sendo considerada uma ferramenta de apoio para o aprimoramento da profissão (WONG; RUIZ; SILLER, 2018).

Estudo realizado em unidade hospitalar no Sul do Brasil teve como objetivo identificar as características do marketing pessoal no trabalho de enfermeiros segundo a percepção dos pacientes. Os resultados apontaram que a comunicação verbal e não verbal dos enfermeiros foi ineficaz, a gerência exercida por eles era invisível e a assistência quando prestada pelo enfermeiro foi fonte de identificação profissional. O estudo conclui que as estratégias de marketing pessoal na atuação do enfermeiro podem produzir uma imagem positiva junto aos pacientes (MARTINELLO et al, 2012).

Estudo realizado com enfermeiros pesquisadores do Brasil e Portugal com o objetivo de compreender a construção da identidade profissional na pesquisa identificou, mostrou entre outros resultados, que o maior marketing da profissão é o profissional satisfeito e que pela qualificação profissional será possível exercer a liderança e ocupar melhores cargos assim como desenvolver atitudes políticas (LINO et al, 2018).

Vamos começar a trabalhar nosso marketing pessoal?

GESTÃO DE CARREIRA

O Planejamento Aplicado à Gestão de Carreira

O planejamento é, de fato, o ponto de partida para atender um projeto idealizado, visto que torna possível conhecer e esquadrinhar o contexto em que você desempenha suas atividades profissionais, os objetivos viáveis, as prioridades, os recursos necessários, a estrutura, sua implementação e avaliação. O planejamento tem como propósito guiar o caminho para a concretização do projeto e será útil para vislumbrar novos horizontes diante das demandas relativas à dinâmica do mercado de trabalho em sua área.

Considere, para o planejamento de sua carreira, o desenvolvimento das etapas que contemplam o planejamento (CHIAVENATO, 2016), como demonstra a Figura 1.

Figura 1 – Etapas do planejamento.

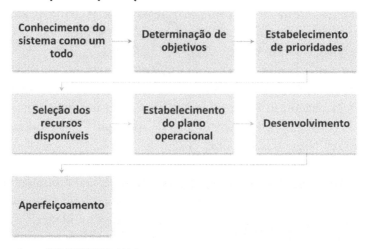

Fonte: Baseado em CHIAVENATO, 2016

Consideramos, para o desenvolvimento de sua carreira, o referencial de planejamento estratégico. Como é de seu conhecimento, o primeiro passo de qualquer Planejamento Estratégico é definir **Missão**, **Visão** e **Valores** (CHIAVENATO, 2016), e, nesse caso, você deverá descrever a missão, a visão e os valores tendo como referencial sua carreira. Para facilitar, adaptamos os conceitos a seguir para a gestão de carreira.

- **Missão**: envolve a declaração do seu propósito profissional, seu ideal e sua identidade;
- **Visão**: representa seu ideal futuro ou onde você deseja chegar ou alcançar. A visão pode mudar ao longo do tempo, de acordo com o momento que a organização se encontra;
- **Valores**: envolve seus princípios e crenças que subsidiam suas atitudes e decisões no exercício profissional e na busca dos seus objetivos. Aqui vale ressaltar a importância do autoconhecimento.

Após determinar missão, visão e valores, considera-se a etapa – **conhecimento do sistema como um todo**, em que se deve levantar aspectos externos e internos da sua carreira. Para tal, a ferramenta SWOT é oportuna. A Análise SWOT é uma ferramenta-conceito utilizada para fazer a análise de um cenário (ou de um ambiente), proporcionando a base para o planejamento estratégico e o gerenciamento de uma empresa. A matriz SWOT, que pode ser observada na Figura 2, é concebida graficamente por uma grade do tipo "2×2" (duas linhas e duas colunas) e divide o ambiente em duas classes: ambiente interno (Forças e Fraquezas) e ambiente externo (Oportunidades e Ameaças) (MARILYN; JUDY, 2010).

Figura 2. Matriz SWOT.

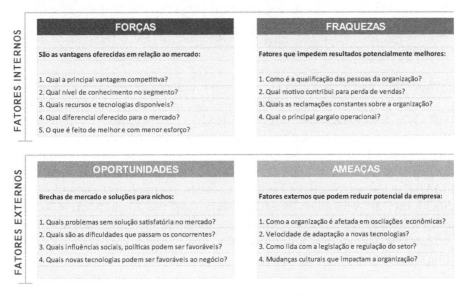

Fonte: excelsolucao.com.br

As forças e as fraquezas são determinadas pela sua identidade e se relacionam, quase sempre, a fatores internos. Já as oportunidades e ameaças são as antecipações do futuro e estão relacionadas a fatores externos (concorrência, mudanças econômicas). O ambiente interno pode ser controlado por você, a partir do autoconhecimento e assim, todo ponto forte deve ser incentivado ao máximo e quando for percebido um ponto fraco, esse deve ser controlado ou, pelo menos, minimizar os seus efeitos. Já o ambiente externo está fora de seu controle, porém você deve conhecê-lo e monitorá-lo com frequência, de forma a aproveitar as oportunidades e evitar as ameaças. Evitar as ameaças externas nem sempre é possível - uma nova política cambial, por exemplo, porém, pode-se fazer um planejamento de contingência para enfrentá-las, diminuindo seus efeitos (MARILYN; JUDY, 2010; MACÊDO; QUIRINO, 2019).

Leitura Recomendada
Macêdo, S., & Quirino, C. A. (2019). Aconselhamento de carreira com estudantes de psicologia do Vale do São Francisco. Revista de Educação da Universidade Federal do Vale do São Francisco, 9(19), 70-91. Disponível em: https://www.periodicos.univasf.edu.br/index.php/revasf/article/view/212

Após aplicar a matriz SWOT, chegou o momento de pensar nos **objetivos** e, para tal, você poderá dispor da ferramenta SMART. A ferramenta SMART (GRANT; GREENE, 2004; GOTTSCHALK; MONTEIRO; ANDRETTA, 2019) possui critérios específicos para facilitar a definição de ideais ou metas que se pretende atingir. Essa metodologia foi elaborada por George T. Doran, em 1981, para o alcance de metas. A tradução do inglês, do acrônimo SMART se refere a objetivos e suas qualidades, assim respectivamente: específicos, mensuráveis, alcançáveis, realistas e tangíveis, e sua função é facilitar a definição dos objetivos para sua clareza e alcance dos resultados desejados. A seguir, trabalharemos a definição das qualificações e exemplos de cada uma das letras.

- **Específico** ou único, ou seja, que apontar e detalhar um alvo. O exemplo a seguir, considera um indivíduo que deseja desenvolver-se na área de gerontologia:

"Desenvolver competências para assistir a população de idosos, que necessitem de institucionalização, em regime de moradia, garantindo assistência integral, equitativa, continua e de qualidade".

- **Mensurável** ou capaz de ser aferido. Considerando o exemplo anterior:

"Elencar e monitorar competências clínicas e gerenciais fundamentando-se na resolução COFEN nº 509/2016, ou a que sobrevir".

- **Atingível** ou acessível e que possa ser concretizado. Considerando o exemplo anterior:

> "Cursar e concluir a residência em gerontologia no próximo ano".

- **Relevante** ou que atenda às demandas do mercado e impulsione seu crescimento, definindo seu destino. Considerando o exemplo anterior:

> "Dentro de seis meses, realizar a curso sobre Política de atendimento a pessoa idosa e atualidades".

- **Temporal**: significa propor prazos para o alcance dos objetivos.

> "Dentro de um ano e meio aplicar competências para gestão e assistência integral em uma ILPI".

Compreendendo que o seu planejamento já possui objetivos SMART, a etapa seguinte será **estabelecer prioridades**, ou seja, definir o que se deseja mudar no seu perfil e selecionar ações propícias (CHIAVENATO, 2016). Para essa etapa será necessário realizar um estudo minucioso do contexto que você pretende se inserir profissionalmente. Considerando o exemplo que já havíamos desenvolvido anteriormente, uma breve pesquisa na área da gerontologia nos remete aos dados que podem ser observados na Figura 3.

Figura 3 – Planejamento e estabelecimento de prioridades

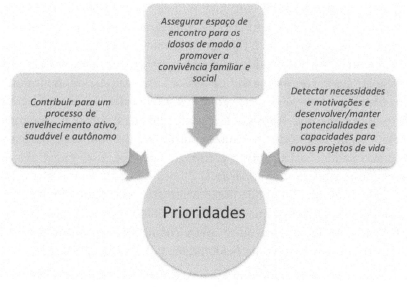

Fonte: Adaptado de resolução COFEN nº 509/2016.

Ciente das prioridades nessa área de exemplo, você poderá moldar o desenvolvimento de suas competências para atendê-las. Essa é a proposta desse item denominado "Estabelecer prioridades".

Feito isso, chegou o momento de elencar os **recursos** disponíveis e necessários para a concretização do seu projeto de carreira. Os recursos são meios ou ativos que você deve buscar para se desenvolver (CHIAVENATO, 2016; MAXIMIANO, 2014). Nessa área se reúne o espaço físico, os equipamentos, as finanças, os atributos pessoais e os relacionamentos ou *networking*, basicamente. Os recursos podem ser classificados em tangíveis, ou seja, aqueles que são identificados, vistos e tocados, como por exemplo os recursos financeiros, materiais e os físicos e os intangíveis, ou seja, aqueles com caráter predominantemente subjetivo. Neste último, pode-se destacar as questões políticas e ideológicas a seguir (MAXIMIANO, 2014):

- **Reputação** ou relação de confiança que se deseja construir com o contexto em que desenvolverá a carreira. Nessa relação determina-se o valor do serviço, garantindo a vantagem competitiva;
- **Tecnologia** que se refere à inovação, à visão e à prosperidade intelectual. Esse recurso deve, obrigatoriamente, despender investimento pessoal;
- **Cultura** ou identidade, que se refere a forma de trabalhar, de desempenhar os processos e rotinas incluindo o comportamento interpessoal e intergrupal. Deve se fundamentar em um código de conduta e ética e nos critérios mercadológicos de acordo com a área escolhida.

Após elencar os recursos chegou a hora de elaborar **planos de ação**, que são guias ordenados e temporais que orientarão a implementação do seu projeto pessoal. Nessa área, é fundamental estabelecer os programas, detalhando passo a passo as atividades a serem instituídas, como os programas de gestão de sua carreira e marketing pessoal. Para tanto, poderemos utilizar instrumentos bastante úteis nessa área, tais como: calendários, cronogramas, projetos e orçamentos. Após confecção dos planos de ação, é fundamental que esses sejam analisados por juízes ou indivíduos com *expertise* na área para então validar sua proposta e corrigir detalhes. Essa etapa chama-se **desenvolvimento** e, após validação já é hora de implementar sua proposta, considerando que fatos que não haviam sido planejados podem surgir, necessitando de ajustes, o que nos levará a última fase do planejamento ou aperfeiçoamento, lembrando que o aperfeiçoamento será contínuo, visto que o contexto é dinâmico e requer flexibilidade (CHIAVENATO, 2016).

CONSIDERAÇÕES FINAIS

As pessoas, assim como suas trajetórias, são únicas. Por esse motivo, as etapas e recomendações apresentadas neste capítulo não devem ser consideradas prescrições a serem cumpridas, mas ferramentas que podem auxiliar o leitor a refletir, traçar e percorrer os caminhos que escolher ou que, como muitas vezes acontece, lhe forem apresentados ao longo da vida. Esperamos que este conteúdo possa fundamentar a construção de trajetórias de sucesso e satisfação, segundo os valores e anseios de cada profissional que o acessar.

REFERÊNCIAS

AMERICAN MARKETING ASSOCIATION. Definitions of Marketing. Approved 2017. Disponível em: https://www.ama.org/the-definition-of-marketing-what-is-marketing/ Acesso em: 27 set 2020.

ANDRADE, J.B.; CAVALCANTE, M.B; APOSTÓLICO, M.R. Marketing pessoal e enfermagem: projeção para visibilidade social do enfermeiro. Enferm. Foco. 2017; 8 (1): 82-86.

CHIAVENATO, I. Fundamentos de administração: planejamento, organização, direção e controle para incrementar competitividade e sustentabilidade. Elsevier Brasil, 2016. 408 p.

CILETTI, D. Marketing pessoal. São Paulo: Cengage Learning; 2011. p 1-19.

doi: 10.19136/hs.a17n1.1880.

doi: http://dx.doi.org/10.1590/0104-07072018006550015

GENTIL, R.C. O enfermeiro não faz marketing pessoal: a história explica por quê?. Rev Bras Enferm. v. 62, n. 6, p. 916-8, 2009.

GOTTSCHALK, L.L.L.; MONTEIRO, J.K.; ANDRETTA, I. Coaching cognitivo-comportamental: relato de uma intervenção breve de carreira na transição universidade-trabalho. Psicol. estud., v. 24e39798, 2019.

GRANT, A.; GREENE, J. It's your life. What are you going to do with? 2004. London, UK: Momentum.

LINO, M.M.; et al. Pesquisa em enfermagem: Brasil e Portugal na construção da identidade profissional. Texto Contexto Enferm. v. 27, n. 1:e6550015, 2018.

MACÊDO, S.; QUIRINO, C.A. Aconselhamento de carreira com estudantes de psicologia do Vale do São Francisco. Revista de Educação da Universidade Federal do Vale do São Francisco. v. 9, n. 19, p. 70-91, 2019. Disponível em: https://www.periodicos.univasf.edu.br/index.php/revasf/article/view/212

MARILYN, M.H.; JUDY, N. "Exploring SWOT analysis – Where are we now? A review of academic research from the last decade", Journal of Strategy and Management. v. 3, n. 5, p. 215-51, 2010.

MARTINELLO, D.F.G., et al. Characterisstics of personal marketing in the job of nurses in a university hospital: client's perceptions. J Nurs UFPE. v. 6, n. 10, p. 2447-54, 2012.

MAXIMIANO, A.C.A. Recursos humanos: estratégia e gestão de pessoas na sociedade global. Rio de Janeiro: LTC, 2014.

MENDES, I.A.C., et al. Marketing profissional e visibilidade social na enfermagem: uma estratégia de valorização de recursos humanos. Texto Contexto Enferm. v. 20, n. 4, p. 788-95, 2011.

MENDES, R.N.C. et al. Significados de marketing interno para enfermeiros de um hospital universitário brasileiro. R. pesq. cuid. fundam.; v. 2, p. 1110-5, 2020. Disponível em: doi: http://dx.doi.org/0.9789/21755361.rpcfo.v12.8004.

MOURA, G.M.S.S. Enfermagem e marketing: uma introdução ao tema. Rev Gaúcha Enferm, v. 24, n. 2, p. 147-60, 2003.

PEREIRA, I. Marketing e saúde. In: VECINA NETO G.; MALIK, A. M., org. Gestão em saúde. Rio de Janeiro: Guanabara Koogan; 2011. p. 203-5.

RICHERS, R. Basic marketing, a managerial approach. Rev. adm. empres. v. 1, n. 1, p. 149-52, 1961. Disponível em: http://www.scielo.br/scielo.php?script=sci_arttext&pid=S0034-75901961000100013&lng=en&nrm=iso Acesso em: 26 set 2020.

TERRA, E.A.S. Marketing na saúde. In: ZUCCHI, P; FERRAZ, M.B, org. Guia de economia e gestão em saúde. São Paulo: Editora Manole; 2010. p. 213-22.

WENG, H.C., et al. Internal marketing and its moderating effects between service-oriented encounter and patient satisfaction. Acta Paul Enferm. v. 9, n. 5, p. 506-17, 2016.

WONG, A.M; RUIZ, E.R; SILLER, J.F.M. Marketing y su aplicabilidad en enfermeras de Saltillo, México. Horizonte sanitário. v. 17, n. 1, p. 51-8, 2018.

ZULZKE, F. Marketing pessoal. In: HARADA, J.C.S. (Org.). Gestão em enfermagem: ferramenta para a prática segura. São Caetano do Sul: Yendis; 2011. p. 477-82.

SEÇÃO 8
TENDÊNCIAS NA GESTÃO

CAPÍTULO 27
ASPECTOS ÉTICOS NA PRÁTICA GERENCIAL DA ENFERMAGEM

Geisa Colebrusco de Souza Gonçalves
Lúcia Giunta

OBJETIVOS

Após ler este capítulo o leitor deverá ser capaz de:
- Compreender ética como dimensão transversal da prática gerencial do enfermeiro
- Reconhecer os valores intrínsecos à diversidade e a inclusão na força de trabalho da enfermagem
- Refletir sobre o papel da gerência na formação de equipes mais diversas e inclusivas
- Reconhecer o assédio moral e o *bullying* como formas de violência no ambiente de trabalho
- Compreender a resolução de conflitos éticos na perspectiva da deliberação moral

INTRODUÇÃO

A área da saúde é caracterizada por uma prática interativa e configura-se por relações sociais intensas, seja entre profissionais e pacientes, ou dentro da própria equipe, o que demandará uma formação ética para o exercício profissional, compreendida para além da formação de bases deontológicas que se apresentam nos códigos de ética profissionais. Nessa perspectiva, o profissional de enfermagem precisa ser capaz de refletir sobre aspectos morais que extrapolam a ética do dever, da ética normativa e prescritiva determinada para o contingente de enfermagem (FINKLER; CAETANO; RAMOS, 2013), ou seja, é preciso ética para realizar julgamentos e escolhas. Ao fazer as melhores escolhas entre diferentes desfechos que uma ação pode tomar, é preciso refletir sobre o que lhe pareceu certo, justo, bom e prudente.

Outra particularidade nas relações em saúde é de que, por mais que haja um esforço dos profissionais de saúde, as relações nunca serão igualitárias se tomarmos em consideração o conhecimento como uma relação desigual de poder. Ao apresentar uma necessidade de saúde, pacientes e famílias encontram-se em posições desiguais com acometimentos ou doenças à mercê do conhecimento especializado que o profissional de saúde detém. Assim, ao tomar decisões, mínimas que sejam, o profissional de saúde irá recrutar a dimensão ética para direcionar suas escolhas.

A gestão do cuidado não aspecto presente apenas no cuidado direto do paciente nos serviços de saúde, a gestão do cuidado envolve outras decisões que estão nos níveis estratégicos e gerenciais das instituições. Nesse sentido, a implementação de políticas institucionais são ações que cruzam as diferentes instâncias dentro do serviço de saúde até a finalidade do processo assistencial. Assim, não existe um acordo universal normativo da melhor maneira de definir prioridades nas políticas em saúde, quem deve estar envolvido na tomada de decisão, ou quais os princípios éticos mais apropriados para avaliar o curso da tomada de decisão. Uma das razões para essa falta de acordo universal é a multiplicidade de níveis em que as prioridades de saúde são definidas (FINKLER; CAETANO; RAMOS, 2013).

Compreender que existem diferentes percepções, e, consequentemente prioridades, que ao se inverter a ordem do que se prioriza impacta a tomada de decisão do cuidado, da gestão dos recursos do serviço, e os desfechos que decorrem dessas escolhas é condição para o entendimento da ética em saúde, sobretudo no enfoque deste capítulo – o processo de trabalho administrar/gerenciar.

Para exemplificar como a ética se insere na prática gerencial e na gestão do cuidado de diferentes maneiras, a depender do nível gerencial, tomaremos como exemplo a relação custo-benefício, termo comumente utilizado na administração, que pode ser um dos critérios considerados aceitáveis ao se decidir sobre programas de saúde da macrogestão (governamental), e que pode ser considerado antiético e inaceitável caso seja ele priorizado na tomada de decisão clínica, por profissionais assistenciais, como médicos e enfermeiros. É ainda necessário reconhecer que há uma limitação de compreensão dos profissionais de saúde que nem sempre têm conhecimento das decisões gerenciais e dos processos que levaram a definição de prioridades daquele serviço ou instituição, visto que, de modo geral, essas decisões nem sempre são claramente disponíveis e publicadas (SKIRBEKK; HEM; NORTVEDT, 2018).

Diz-se que a ética é tema transversal do cuidado em saúde, e quando discutimos os aspectos éticos é comum tentar elaborar uma diferenciação clara e precisa entre a ética, a moral e a legislação. Partiremos da ideia de que embora coexistentes, existe diferenças bastante sutis na prática profissional em saúde (BARBER, 2016; PEQUENO, 2016).

Outro ponto é sermos direcionados a pensar aspectos éticos relacionados ao cuidado, mas esse, como aspecto transversal, perpassa todos os espaços de cuidado em saúde, inclusive os processos decisórios que antecederam ao cuidado propriamente dito. Além do mais, os gerentes de serviços e de equipes têm responsabilidades não apenas relacionadas à qualidade dos cuidados entregue aos pacientes, mas também relacionadas ao bem-estar, segurança e saúde dos trabalhadores, ou seja, a ética nas relações de trabalho. Dessa forma, a dimensão ética torna-se facilmente requerida no cotidiano dos serviços de saúde, para além dos momentos de cuidado direto (FINKLER; CAETANO; RAMOS, 2013).

Em muitas situações os conflitos éticos em saúde são velados, considerados tabus, porque expõem e explicitam, num contexto crítico, as diferenças culturais, de valores e de crenças na qual as ações podem desdobrar-se em diferentes interpretações. Conflito é o confronto, o choque, o embate entre duas ou mais coisas (GRACIA, 2014).

Esse capítulo apresenta-se como aquele de difícil trato, contudo, cada vez mais necessário, ao sinalizar que cabe aos enfermeiros e em especial, aos que estão em cargos gerenciais, entregar uma prática profissional ética, capaz de contribuir para o alcance de uma sociedade mais democrática, plural, justa e igualitária, seja porque se envolvem na gestão do cuidado seja porque gerenciam o maior contingente da força de trabalho da área da saúde.

A ÉTICA NA PRÁTICA GERENCIAL DA ENFERMAGEM

A palavra ética deriva do termo grego *ethos*, que no latim corresponde ao termo *mos* (mores), moral. O significado dos dois termos, originalmente, é semelhante, pois ambos dizem respeito ao modo como as pessoas devem agir em relação ao outro. Entretanto, hoje é possível estabelecer diferenciações entre os dois termos, constituindo-se a ética como ciência da moral e sua preocupação se volta para os aspectos teóricos, enquanto a moralidade diz respeito ao agir concreto de cada um. Em resumo: a ética apresenta-se como uma reflexão teórica e a moral diz respeito à ação, a práxis (PEQUENO, 2016).

Outra distinção diz respeito aos conflitos e dilemas éticos. Dilema refere-se a enfrentar uma situação com duas alternativas de escolha opostas entre si. No conflito ético, a essência não está necessariamente na sua conclusão, mas no seu procedimento de análise, focaliza mais a forma de condução, o processo. Assim, conflitos éticos não se restringem a duas possibilidades opostas como ocorre no dilema, e nem sempre são passíveis de serem resolvidos, mesmo que haja empenho e dedicação do profissional em resolvê-lo. Em suma, o dilema ético reduz-se a dois caminhos possíveis e divergentes entre si, enquanto no conflito ético a ação pode se desdobrar em vários caminhos possíveis. O dilema implica uma reflexão gradual sobre uma escolha entre duas ações, cada uma implicando uma perda clara, diante de um conflito os esforços se concentram em um processo de esclarecimento gradual da questão moral (NORA; ZOBOLI; VIEIRA, 2015; GRACIA, 2016).

A ética na prática da enfermagem em geral é bastante difundida e reconhecida na sua essência pela deontologia, entendida como fazer o bem, o correto e restrito à ação profissional, ou seja, àquilo que legalmente lhe é permitido. Ao obedecer ao código profissional estabelecido e adotar uma determinada postura profissional, os praticantes daquela profissão aceitam as normas e os padrões, previamente estabelecidos, para que haja uniformidade e entrega de uma conduta exemplar (FINKLER; CAETANO; RAMOS, 2013), ou ainda, como na ética clínica ou na bioética porque se relacionam imediatamente à ética aplicada à área de atuação, no caso das áreas da saúde às ciências da vida (MOTTA; VIDAL; SIQUEIRA-BATISTA, 2012).

Posto que não é fácil e nem automático tomar decisões clínicas, os profissionais têm bastante clareza que no encontro com o paciente e família, a dimensão ética será um dos pilares que fundamentará a sua prática assistencial, afinal, durante a formação, os princípios fundamentais, aspectos legais e deontológicos, expressos na legislação do exercício profissional, perpassam todos os processos assistenciais e consideram a ciência e a arte da Enfermagem em seu conjunto singular de saberes e práticas, determinando responsabilidades, autonomia, direitos, deveres e limites do exercício, além das sanções por eventual infração (CONSELHO FEDERAL DE ENFERMAGEM, 1986; 2017).

Contudo, a prática de enfermagem não se limita somente à assistência, visto que o processo de trabalho do enfermeiro se caracteriza por diferentes dimensões ou podem ser tomados isoladamente, além do processo de trabalho assistencial, existe o processo de trabalho administrar/gerenciar, pesquisar, ensinar e participar politicamente (SANNA, 2007). Esses processos de trabalho podem coexistir e compor a prática profissional do enfermeiro, sendo que a atividade gerencial deve se comprometer tanto em dar o suporte e apoio necessário para que a atividade fim (o cuidado) seja possível, como também cuidar eticamente dos trabalhadores e das relações estabelecidas por eles no ambiente de trabalho. Em outras palavras, a gerência tem por finalidade viabilizar que a atividade de cuidado seja realizada com qualidade e responsabilidade dentro dos serviços sem perder de vista a saúde e bem estar dos trabalhadores.

Cabe destacar o conceito de bioética, presente nas discussões e leituras no campo da saúde. A Bioética desenvolveu-se como uma ciência cuja preocupação era estabelecer os limites da intervenção na medicina e nas pesquisas da área. Uma das célebres frases que marca esse período é "Nem tudo que é cientificamente possível é eticamente aceitável". Desde 1979 Beauchamp e

Childress (2019) apresentaram os quatro pressupostos básicos para a tomada de decisão ética na área da medicina:
- **Respeito à autonomia** – reconhecer a liberdade do indivíduo, respeitar e apoiar decisões autônomas, segundo seus valores, prioridades e crenças.
- **Não-maleficência** – evitar causar dano.
- **Beneficência** – atuar em favor do bem-estar, aliviando, reduzindo ou prevenindo danos; equilíbrio entre benefícios, riscos e custos.
- **Justiça** – oportunidade de acesso equitativo aos cuidados de saúde e distribuição igualitária dos recursos disponíveis. Distribuição justa dos benefícios, riscos e custos.

Esses foram os quatro pilares fundantes para desencadear qualquer ação profissional no campo da saúde, seja com pacientes ou participantes de pesquisas e segue até hoje direcionando as tomadas de decisões em todos os espaços da saúde (BEAUCHAMP, CHILDRESS, 2019).

Esses conceitos, conforme apontado, se entrelaçam no cuidado e nas práticas de saúde: bioética, ética clínica e ética profissional são éticas aplicadas. Na dimensão gerencial em saúde ratifica-se que a ética é vital na estrutura organizacional, nos valores que permeiam a cultura organizacional, deve estar presente nas estratégias, nas políticas, no estilo de direção e de liderança, na ação dos profissionais das áreas fins, na execução dos procedimentos de cuidado (ANUNCIAÇÃO, ZOBOLI, 2008).

Especificamente na prática gerencial da enfermagem a ética, como saber reflexivo, da práxis moral, pretende oferecer diretrizes para o agir humano, não só na dimensão do cuidado, mas de nuances de uma atividade que extrapolam a prática da ética clínica, da ética profissional ou até mesmo da bioética. Na gerência, como parte dos processos decisórios de uma instituição de saúde, a ética pode ser infringida ao se manipular dados e informações, ao passar informações falsas, ou permitir acesso a informações que são confidenciais, ou, ao ignorar solenemente a explicitação de fatos que envolva terceiros, não esclarecer os fatos de um problema, ao definir de antemão os culpados, ao beneficiar ou dificultar contratações ou ascensão na carreira com métodos escusos, ou seja, a ética na prática gerencial extrapola a ética clínica e convoca à reflexão outras matizes da ética, com aspectos de dimensões social, econômica, jurídica e política.

DIVERSIDADE E INCLUSÃO NAS EQUIPES DE ENFERMAGEM

A diversidade e a inclusão na enfermagem são temas abordados aqui do ponto de vista da ética e do processo sócio-histórico de constituição da profissão, seja em relação às questões de gênero, de divisão técnica e social do trabalho, e mais recentemente as novas formas de organização das práticas com flexibilização e neoliberalismo econômico.

A enfermagem é reconhecida como uma profissão predominantemente feminina, com 85% de seu contingente formado por mulheres (MACHADO et al, 2015), e esse fato leva-nos a discutir aspectos discriminatórios relacionados às categorias profissionais que a compõe, seja porque as mulheres demoraram mais tempo para alcançar direitos na sociedade (como trabalho remunerado, voto) e quando se trata de posições de liderança dentro da própria profissão são preteridas, ou seja, porque sendo predominantemente composta por mulheres, há discriminação dos homens que estão na profissão, alegando ser um trabalho "para mulheres".

A diversidade e a inclusão na equipe de enfermagem carecem de discussão aprofundada e bastante prudente. Como se constitui por diferentes categorias, a divisão do trabalho – para além de técnica, é também social, reproduzindo os grupos sociais, que são mais presentes em determinada categoria do que em outras. Essa divisão técnica e social do trabalho acompanha a profissão desde a sua gênese que, historicamente, se conformou a partir de uma composição em diferentes categorias profissionais (não é exclusivo na enfermagem, ocorre na farmácia, nutrição, entre outras). Na formação das enfermeiras inglesas, as *ladies nurses* pertenciam a estratos sociais mais elevados e desenvolviam atividades de gerência, supervisão e ensino, inversamente as nurses vinham de estrato social inferior e realizavam atividades de cuidados diretos (ALMEIDA E ROCHA, 1986).

Essa configuração da divisão social do trabalho da enfermagem permanece atualmente na profissão. Pesquisa no contexto estadunidense identificou que embora a força de trabalho da saúde no geral esteja se tornando mais diversa ao longo do tempo, os negros e os pardos estão mais frequentemente presentes nas profissões de saúde com menor qualificação profissional (SNYDER et al, 2018).

No contexto brasileiro não é diferente, a enfermagem é composta em sua maioria por pretos e pardos (53%) e ao se analisar os dados entre as categorias profissionais, observa-se que entre os enfermeiros esse percentual cai para 37,9%, enquanto entre auxiliares e técnicos de enfermagem o percentual aumenta para 57,4% (MACHADO et al, 2015a).

Cabe salientar que a inclusão e a diversidade na força de trabalho na enfermagem é aspecto relevante para a prática clínica da profissão. Embora as competências da prática profissional sejam requeridas a todos os profissionais, independentemente de características fenotípicas e sociais, a presença de uma força de trabalho étnica e racialmente diversa favorece na redução das iniquidades em saúde, e se apresenta como estratégia significativa para alcance da equidade, tanto no que diz respeito ao acesso como à qualidade do atendimento em saúde (CARTER, 2020).

A diversidade e a inclusão devem estar *pari passu* no contexto de formação de profissionais que refletirá na presença de trabalhadores de saúde e enfermagem nas equipes e instituições. Nesse sentido, quando existe um movimento ativo para diversidade e inclusão dentro das profissões, como ocorre com a atual política de cotas para o ensino superior, é necessário lidar também com aspectos que decorrem dessas diferenciações, como a discriminação, e por consequência os assédios morais que podem decorrer por características fenotípicas de etnia, orientação sexual, padrões físicos excludentes como obesidade, pessoas com deficiência, entre outros.

A gerência precisa desenvolver um processo reflexivo ampliado para a discussão da pluralidade. Se por um lado é convocada a compor equipes cada vez mais diversas, por outro, deverá criar mecanismos que enfrente os desdobramentos da presença de pessoas diversas, como o manejo de conflitos em decorrência de atos discriminatórios, seja dos próprios trabalhadores, seja dos pacientes atendidos por essa equipe.

Essa perspectiva é corroborada ao expor dados da pesquisa do perfil nacional da enfermagem, na qual 18,1% do contingente da profissão respondeu ter sofrido algum tipo de discriminação no ambiente de trabalho. Essa discriminação foi relacionada ao gênero, à orientação sexual, às questões raciais/étnicas, ao peso/obesidade e também às deficiências (MACHADO et al, 2015b).

Cabe destacar que a área da saúde e as respectivas práticas profissionais não estão imunes, reproduzem estereótipos comuns e preconceitos que estão enraizados socialmente. Com muita frequência, parecem alimentar tratamentos injustos para com alguns profissionais considerados "menos merecedores de respeito" entre os trabalhadores da equipe (CHRYSAFI et al, 2017). Inclusive, as intervenções para adequar-se à diversidade racial e étnica nas equipes de saúde, mas não somente nessas, devem começar com ações bem anteriores, na formação desses profissionais, ou seja, nos cursos de graduação (COHEN et al, 2002).

As práticas de cuidado, prestadas a partir de uma equipe diversa, treinada, qualificada e culturalmente competente, devem estar relacionadas não só aos aspectos técnicos, mas que reflitam também a diversidade da população que atende. Os hospitais, e os serviços de saúde em geral, desempenham papel importante para aumentar a diversidade da força de trabalho, por meio de programas específicos com mecanismos para reduzir as disparidades de saúde entre minorias raciais e étnicas e aumentar a diversidade nas equipes (THE SULLIVAN COMMISSION, 2004). Defender esses objetivos sociais exige diálogo contínuo e esforço coordenado dos serviços de saúde e da gerência de recursos humanos. Perpassa as esferas da macro à microgestão.

Uma estratégia-chave para os hospitais aumentarem a diversidade da força de trabalho e reduzirem as disparidades é fortalecer os vínculos entre o treinamento das profissões da saúde e programas de benefícios, sem ignorar que a sub-representação de alguns grupos sociais na força de trabalho em saúde advém de um problema social mais amplo (SNYDER; FROGNER; SKILLMAN, 2018). Posto que ao se analisar a diversidade presentes nas equipes de saúde e de enfermagem, que pode ser medida pela representação de grupos em relação ao padrão social nacional, percebe-se baixa representação de grupos raciais e étnicos, de pessoas com deficiências, comparativamente ao que se encontra na população em geral (U.S. DEPARTMENT OF HEALTH AND HUMAN SERVICES, 2017). Dito de outro modo, se nos serviços de saúde, a força de trabalho destoa das características gerais de sua população, no contexto macro, isso pode significar sub-representatividade e pouca diversidade racial e étnica.

Essa questão deve ser pensada como sistêmica, visto que os serviços de saúde não têm governabilidade para controlar o acesso aos cursos de graduação na área de saúde e enfermagem. E, nos últimos anos, com a implementação de políticas afirmativas nas universidades públicas, desencadeadas por legislações específicas (BRASIL, 2012; BRASIL, 2016) com o intuito de reduzir ou minimizar as desigualdades consolidadas na sociedade brasileira, ampliou-se o acesso de grupos sociais que historicamente não conseguiam admissão nas universidades públicas. Pesquisa no curso de medicina demonstrou que as ações afirmativas têm se mostrado efetivas na democratização do acesso, favorecendo maior pluralidade demográfica, social, econômica e étnica, bem como aspirações e variações na escolha da especialidade médica e no local de atuação (SILVA et al, 2018).

O papel das instituições formadoras em relação à diversidade na força de trabalho da enfermagem é multidimensional, dessa forma, ao se desejar como horizonte a diversidade e a inclusão na profissão é preciso que desde a formação o ambiente seja inclusivo. É preciso eliminar as barreiras que limitam a admissão, matrícula e permanência de estudantes sub-representados, seja por meio de intervenções de apoio acadêmico, financeiro e acompanhamento ao longo do percurso do estudante até sua graduação, inclusive com estímulo ao engajamento em papéis de liderança estudantil, destacando a importância de uma universidade com diversidade racial e étnica inclusive entre pesquisadores, professores e na pós-graduação (CARTER, 2020).

Nesse sentido, os serviços de saúde, a gerência e os setores responsáveis pela admissão de pessoal podem e devem exercer alguma influência sobre as decisões de admissão dos profissionais de saúde para compor uma equipe diversificada, reconhecendo que a equipe diversa atende melhor a clientela que também é diversa. Além disso, cabe aos gerentes criarem um ambiente de apoio organizacional e eticamente sensível às causas decorrentes da diversidade e da inclusão, que reconheça e não tolere casos de assédio moral e *bullying* no ambiente de trabalho, ou violência motivada por discriminação de qualquer ordem.

ASSÉDIO MORAL E BULLYING NO AMBIENTE DE TRABALHO

As relações estabelecidas no ambiente de trabalho são heterogêneas, algumas têm inclusive potencial para que se estabeleçam vínculos fortes, de amizade e companheirismo que podem extrapolar o lugar de sua origem. Assim, os trabalhadores ao dividir o mesmo ambiente de trabalho, turno, plantão, partilham interesses, valores e afinidades, o que imprime, no âmbito da própria enfermagem, possibilidade de fortalecimento nas relações durante o trabalho.

Apesar de ser um dos ambientes que tem potencial para desenvolver vínculos fortes e duradouros de amizade, as relações de trabalho podem ao contrário, serem permeadas por abusos, conflitos, desrespeitos e hostilidade, consequentemente, potenciais para causarem sofrimento para os trabalhadores que as vivenciam.

Em apenas algumas décadas, o assédio moral no local de trabalho mudou de um tema considerado tabu e velado para tema de interesse científico e social (NIELSEN; EINARSEN, 2018). O assédio moral e o *bullying* são conceitos que remetem à ideia de relações hostis. Com pouca diferença conceitual entre si – podem ser tratados sob o mesmo aspecto, os dois partem de uma base de comportamento agressivo, ofensivo e de exclusão, direcionado a uma pessoa ou grupo no local de trabalho. Referem-se a acontecimentos que ocorrem repetidas vezes praticada por outro trabalhador da instituição, que tem cunho ofensivo e de intensidade crescente (pioram com o passar do tempo), há uma intencionalidade, embora velada, de prejudicar ou ridicularizar aquele que sofre o assédio (NIELSEN; EINARSEN, 2018).

Nos últimos anos o número de publicações sobre essa temática na Enfermagem cresceu consideravelmente (LUCENA et al, 2018). Falar de assédio moral implica considerarmos as mudanças ocorridas nos espaços e nas relações de trabalho, contextualizadas na saúde e na enfermagem. O trabalho em saúde é considerado a partir de sua dupla relação: produção e interação social (PEDUZZI et al., 2020). Inserido na produção de serviços, o trabalho em saúde detém muitas características que foram influenciadas pela administração clássica e pela cobrança exponencial da produtividade. Embora se reconheça que assédio moral e *bullying* possam ocorrer em qualquer relação, dos funcionários para chefia (ascendente), entre colegas da mesma categoria (horizontal) ou de chefia para funcionários (vertical) (NIELSEN; EINARSEN, 2018), é mais comum ocorrerem nas relações hierárquicas decrescentes, ou seja, perpetrado por aqueles que estão em posição de gerência e liderança (BARRETO E HELOANI, 2015).

O assédio moral no trabalho tem sido referenciado com base na cultura da intolerância e estimulado pelas formas de organização do trabalho na contemporaneidade. Se expressa por meio de atitudes violentas, seja por ações discriminatórias, de ironia, nocivas e que são recorrentes. Essa intolerância, em geral, é fomentada por questões étnicas/raciais, gênero e classe, se apoia e valoriza na diferenciação biológica, fenotípica e social para segregar grupos e/ou pessoas (BARRETO E HELOANI, 2015).

Especificamente na enfermagem, os dados da pesquisa nacional do perfil da profissão acendem-nos um alerta ao se considerar que 30% da equipe entrevistada relatou ter sofrido algum tipo de violência, que foram categorizadas pelos entrevistados como violência psicológica (66,5%), violência institucional (17,1%), violência física (15,6%) e até violência sexual (0,9%) (MACHADO et al, 2015b). Significa que embora seja considerado como aspecto contido no âmbito individual e restrito a um problema para aquele que sofre o assédio, trata-se de um problema mais amplo, bastante comum a esse grupo profissional e ganha dimensões coletivas.

O assédio moral ou *bullying* pode assumir inúmeras configurações, apresentam contornos nem sempre claros que muitas vezes faz com que aquele que sofre o assédio moral, pense, repense e rumine para identificar, se, de fato, aqueles inúmeros "casos isolados" ocorridos cotidianamente foram mal-intencionados, perversos ou se foram acontecimentos despretensiosos e sem intencionalidade. Embora o assédio moral, na aparência, se apresenta de formas distintas, na sua essência trata-se de um mesmo fenômeno – são ações diretas ou indiretas, explícitas ou tênues, que se agravam à medida que elas se tornam repetitivas e mais intensas, e, dessa forma, perpetuam-se (BARRETO; HELOANI, 2015):

> Seu pressuposto é a repetição sistemática dos atos que humilham, constrangem e desqualificam, evidenciando um conflito entre o agente do poder e seus subordinados. Terror que se inicia com um ato de intolerância, racismo ou discriminação, que se transforma em perseguição, isolamento, negação de comunicação, sobrecarga ou esvaziamento de responsabilidades e grande dose de sofrimento (BARRETO; HELOANI, 2015, p. 555).

Na enfermagem o assédio moral também apresenta variadas configurações, tais como: manipulação de outras pessoas para assumir opinião contrária; obstrução de crescimento profissional; contestação das decisões tomadas; restrições ou empecilhos nas escalas de folga e férias; delegação de atividades em excesso ou de complexidade incompatível à categoria profissional; fornecer informações confusas, imprecisas ou incompletas que seriam úteis para entrega da atividade/trabalho; pedidos de urgência acerca de tarefas pouco urgentes; compelir para o pedido de demissão ou lembrar a todo tempo que a demissão pode ocorrer de imediato e que o vínculo empregatício é instável (CAHÚ et al, 2014). Com o passar do tempo, o assediado tem a impressão de ser frequentemente perseguido no seu ambiente de trabalho, com situações muitas vezes sutis e que podem suscitar dúvidas a um terceiro colega, que observe apenas um dos inúmeros episódios vividos.

A ocorrência de assédio moral ganhou ênfase com as novas formas de trabalho contemporâneas, sendo a adoção de medidas puramente quantitativas de avaliação desencadeadoras de grande parte desses acontecimentos. Ao classificar os trabalhadores em grupos e pessoas – improdutivos, adoecidos, mais velhos, mais críticos, sindicalizados, entre outras, e atribuir-lhes a identificação de "trabalhador problema" ou "não confiável" com base em produtividade, o assédio moral ganha nova roupagem. Nessa perspectiva o que se apresenta como "otimização dos resultados" e "produtividade", pode ser a fonte geradora de violência ao promover maior pressão moral, competições, jornadas prolongadas em ritmo intenso, precarização das condições de trabalho, necessidade de tolerar as pressões sem demonstrar qualquer fragilidade, aceitando dificuldades/adversidades como sinônimo de resiliência (BARRETO; HELOANI, 2015).

O assédio moral irá repercutir em sofrimentos, adoecimentos osteomusculares, mentais, desequilibrando o bem-estar dos trabalhadores. As consequências negativas são de ordem social, psicológica e psicossomática e os prejuízos não se restringem apenas ao assediado. Para a instituição há aumento da intenção de abandono do trabalho, diminuição do comprometimento, da satisfação e maiores taxas de absenteísmo (NIELSEN E EINARSEN, 2018; BACKSTOCK et al, 2015).

Em pesquisa canadense com enfermeiras que apresentavam o mesmo vínculo empregatício dentro da instituição (relações horizontais entre si) os fatores organizacionais denominados como alianças informais (relações sociais) e os processos/procedimentos formais (quando o *bullying* é praticado por meio de procedimentos formais da instituição, como, por exemplo: ter a sensação de ser excessivamente avaliado/julgado ou sensação de desempenhar o trabalho de forma não adequada), foram considerados preditivos de assédio moral e fortemente correlacionados a intenção de abandono do trabalho (BACKSTOCK et al, 2015).

Para diminuir a possibilidade de ocorrer assédio moral no ambiente do trabalho é necessário pensar em medidas preventivas, antever os riscos de acontecimentos, sejam aqueles facilmente identificáveis, ou aqueles nem sempre explícitos. As ações institucionais para evitar que ocorram vão desde a sensibilização do coletivo de trabalhadores e esclarecimento dos direitos individuais, tais como reorganização do processo de trabalho e adoção de políticas de "tolerância zero", ou seja, não tolerar e ou naturalizar a ocorrência de qualquer tipo de violência praticada com e entre os trabalhadores

(BARRETO E HELOANI, 2015). A instituição deve prezar por valores como autonomia, amizade, respeito, reciprocidade, generosidade e reconhecimento (BARRETO E HELOANI, 2015).

Dessa forma, cabe à instituição criar novas formas de organização que permitam um espaço mais acolhedor, sem humilhações, sem abuso de poder e autoritarismos e sem punições por adoecimentos, mas que não se mostrem tolerantes ao assédio ou *bullying*. Assim, em relação ao ambiente de trabalho o:

> assédio laboral – deve ser compreendido como um risco não visível derivado dos modos de organizar e administrar o trabalho; das condições laborais estabelecidas e vetores psicossociais assumidos; da cultura organizacional que induz a reproduzir as fofocas e boatos pelo "ouvir dizer" do senso comum, contando com total tolerância dos gestores a essa nefasta cultura do "disse que disse". (BARRETO E HELOANI, 2015, p. 559)

Em suma, coibir a ocorrência do assédio moral deve ser responsabilidade da instituição e dos gestores/gerentes, nesse sentido, várias ações podem ser realizadas para acompanhar qualquer forma de violência, sendo a percepção do clima organizacional um dos indicativos de como os trabalhadores têm vivenciado as relações de trabalho, postura de escuta e acolhimento dos gerentes para as queixas que os trabalhadores apresentam, além de adotar mecanismos justos para investigar e responsabilizar os trabalhadores que o praticam (BARRETO E HELOANI, 2015).

RESOLUÇÃO DE CONFLITOS ÉTICOS (MODELO DE DELIBERAÇÃO MORAL)

Ao longo deste capítulo vimos que a ocorrência de conflitos no cotidiano de trabalho da enfermagem pode ser comum. O conflito pode ser de diferentes ordens, a ética pode ser relacionada ao cuidado clínico, às relações sociais que se estabelecem entre profissionais ou entre esses e os pacientes. A primeira etapa para reconhecer um conflito ético é perceber uma situação no qual os valores pessoais são conflitantes com os de outras pessoas ou grupos. Diante disso, será exigido que os enfermeiros cumpram seu papel profissional com competência e responsabilidade, e nesse sentido, irá necessariamente lidar com conflitos, no processo de trabalho assistencial ou gerencial.

Nem sempre está claro para todos os profissionais as estratégias possíveis para manejar um conflito ético, os conflitos sempre envolvem diferenças e juízos de valores e os limites e fronteiras entre ética, legislação e moral nem sempre são claros. Conhecer estratégias para manejo de conflitos éticos será necessário para os trabalhadores da enfermagem, principalmente quando envolver a equipe sob sua responsabilidade.

Uma das formas de se resolver o conflito ético é por meio da deliberação moral, um tipo específico de manejo que, diante de uma experiência concreta, pressupõe que o bom atendimento não é determinado previamente por princípios teóricos, mas que emerge de um processo dialógico no qual os participantes examinam e trocam seus pontos de vista com base em experiências anteriores (ABMA et al, 2009). O objetivo da deliberação moral não é atender a certos requisitos formais da instituição ou do cargo, mas procurar tomar a decisão mais apropriada, mais sábia e mais razoável, a mais prudente, aquela decisão que alcança mais valores, de todos os valores que estão em jogo, ou que os prejudique menos (GRACIA, 2016).

Assim, a aprendizagem do processo de deliberação moral ocorre não apenas por apresentação de teorias, mas por meio de troca de experiências, de diálogo e experiências práticas (STOLPER et al, 2015). Aos estudantes deve-se oferecer momentos em que possam aprender conjuntamente, com foco no processo deliberativo, estimulando a qualidade da autorreflexão, ao invés de ensinar teoricamente o que isso significa, é preciso uma abordagem dialógica em torno de aspectos qualitativos (STOLPER et al, 2020).

Há diferenças entre gerentes e profissionais acerca de prioridades que elencam ao tomar decisões. Em pesquisa sobre o tema destaca-se que, em geral, gerentes enfatizam mais o volume de produção, enquanto os profissionais enfatizam a qualidade (SKIRBEKK et al, 2018). Esse é o ponto de partida ao se adotar a deliberação moral como metodologia para manejar conflitos éticos, tendo previamente clareza que há diferenças nos valores que são priorizados ao tomar decisões, inclusive na área da saúde.

Para lidar com conflitos ético-morais é necessário adquirir experiências durante a formação cujos princípios centrais são: aprender fazendo, por meio de um processo reflexivo e de muito diálogo. Embora o conceito ainda esteja se desenvolvendo, a deliberação moral tem ganhado destaque nas instituições de saúde, na qual as questões morais são frequentes e espera-se o alcance das melhores respostas ou soluções (STOLPER et al, 2016).

O que vem a ser a deliberação moral? Durante uma reunião de deliberação moral (em inglês *Moral Case Deliberation* – MCD), os profissionais de saúde refletem sobre uma questão moral específica a partir de um caso real ocorrido. Essas questões podem estar relacionadas a:

- Questões clínicas que envolvem situações de cuidado:
"devo aceitar o pedido de um paciente terminal que gostaria de ir para casa, mesmo sabendo que não há instalações adequadas disponíveis que possam adiantar seu processo de morte?"
- Que se referem à interação da equipe, entre colegas de trabalho:
"devo abordar um outro profissional que sei que não está fazendo seu trabalho corretamente?"
- Que envolvem decisões de gestão do ambiente de cuidado:

"é correto aceitar que minha equipe trabalhe com o quantitativo de pessoal menor do que o necessário?"

"é correto que realizem o procedimento de cuidado necessário sem equipamentos de proteção individual porque não houve fornecimento em quantidade suficiente?"

- Relativas a decisões de níveis gerenciais:

"é correto transferir os lucros de um setor lucrativo para outro que gera prejuízos?"

A partir de um caso apresentado ao grupo, que diz respeito a uma situação concreta vivenciada por pelo menos um dos participantes, as possibilidades de condução da situação serão definidas coletivamente, por meio de diálogo entre profissionais de diferentes formações e de diferentes trajetórias. O diálogo concentra-se em torno da questão moral, e ao dialogarem, os participantes, profissionais de saúde, conseguem avaliar o que consideram moralmente bom e como agir assertivamente caso vivenciam uma situação semelhante (STOLPER et al, 2015).

A reunião é moderada por um facilitador (profissional de saúde, que pode ou não ser o gerente da equipe), usando uma comunicação específica, que estrutura a investigação moral e apoia os participantes no processo reflexivo. O facilitador promove o diálogo "entre" os profissionais de saúde, mas não traz sua opinião normativa sobre ele. Estimula a conscientização dos participantes, seu processo de raciocínio e sua sensibilidade para questões morais em geral (STOLPER et al, 2015). Ou seja, o facilitador não deve influenciar o conteúdo do diálogo, mas sim criar um espaço seguro e aberto para a exploração da questão moral apresentada. Embora seja papel do gerente da equipe e do líder, essa condição pode ser difícil de conciliar quando o próprio facilitador está inserido no conflito ético, ao se considerar sua posição hierárquica e seu cargo na instituição. Uma sugestão é que pessoas externas à equipe possam exercer o papel de facilitador, quando o gerente de enfermagem não puder - o hospital pode destacar o gerente de enfermagem de outras equipes como facilitadores de uma sessão de deliberação moral, por exemplo.

A fundamentação teórica do processo de deliberação moral baseia se em três pontos fundamentais (STOLPER et al, 2015):

- **Hermenêutica Pragmática** – enfatiza que o conhecimento moral está relacionado à experiência prática. Prática que pode ser vista como uma fonte de conhecimento (STOLPER et al, 2015);
- **Ética Dialógica** – pressupõe que perspectivas morais possam ser enriquecidas no diálogo, como um processo conjunto, de visão compartilhada da situação; (STOLPER et al, 2015), e
- **Epistemologia Socrática** – enfatiza a atitude prévia do não-saber/conhecer verdadeiramente sobre algo, e a partir desse não-saber ver-

dadeiramente, procede-se a perguntas sinceras, esse é o núcleo do diálogo (STOLPER et al, 2015).

A deliberação moral não deve ser compreendida como técnica de análise de casos, pois se difere dela. Na deliberação moral prevê-se alcançar a solução ideal, a mais valorosa, apenas essa pode ser considerada aceitável e correta, e tenta se afastar das decisões que não são ótimas, ou seja, afastar-se daquelas que são justificadas apenas por critérios meramente formais (GRACIA, 2016). Cabe salientar que essa forma de conduzir conflitos éticos é originada da ética clínica, da bioética, mas a tomaremos emprestada como possibilidade de aplicá-la em conflitos éticos ocorridos para além da prática clínica de saúde, como nas situações do processo de trabalho gerencial.

Posto que a deliberação moral é um processo deliberativo da prática clínica, e a tomaremos de forma adaptada, a decisão que se toma diante de um conflito ético não pode ser considerada a "verdadeira", embora seja a "razoável". Essa razoabilidade consiste sempre na ponderação criteriosa dos principais aspectos que intervém no conflito ético, a fim de reduzir ao máximo as incertezas, ou seja, exige análise cuidadosa e reflexiva dos principais aspectos envolvidos, essa é o que tecnicamente se conhece como "deliberação" (GRACIA, 2014).

A deliberação moral é uma análise multinível, primeiro é preciso deliberar sobre os fatos, depois sobre os valores e, por último, sobre os deveres. No nível dos fatos é preciso conhecer e analisar o caso-problema, no segundo, ao se deliberar sobre "valores" é preciso identificar os problemas éticos e os valores envolvidos, e no terceiro nível, na deliberação sobre "deveres" é necessário identificar os possíveis cursos de ação, identificar os cursos extremos, os intermediários e o(s) curso(s) ideal(is).

Ao eleger os cursos de ação é preciso submetê-los às provas de consistência da decisão na tríade apresentada abaixo, e responder às seguintes questões:
- É uma decisão legal?
- Se tivesse que tornar pública a sua decisão, seria a mesma?
- Se tivesse mais tempo para decidir, tomaria a mesma decisão?

E só então, o processo deliberativo se desfecha, com a tomada de decisão (GRACIA, 2014). Por esse motivo, é conveniente que, nos casos complexos de conflitos éticos, os mesmos sejam resolvidos coletivamente. A diversificação de experiências vai enriquecer o processo e permitirá expandir a visualização de cursos intermediários que tenham maior qualidade (GRACIA, 2014).

O processo deliberativo moral requer uma maturidade psicológica que se afasta de decisões precipitadas, tomadas pelo "calor do momento" ou sentimentos aflorados, procura analisar todos os problemas, em sua completude. Isso significa que na análise é preciso considerar todos os princípios e valores envolvidos, quais foram as circunstâncias em que ocorreram e as consequências que podem acontecer ou já aconteceram no decorrer do caso analisado. Nessa perspectiva de análise é possível identificar todos ou, ao menos a maioria dos cursos possíveis de ação (GRACIA, 2014). Além disso, o curso ideal de ação geralmente não se localiza nos extremos, mas no meio ou perto dele, o que diferencia o processo deliberativo dos procedimentos dilemáticos (GRACIA, 2014).

CONSIDERAÇÕES FINAIS

É fundamental que os enfermeiros, particularmente as lideranças, reconheçam sua responsabilidade em empreender esforços e implementar ações para promoção de uma cultura ética que garanta um ambiente de trabalho seguro e diverso, em que os profissionais de enfermagem, de todas as categorias, possam se desenvolver e proporcionar cuidados de qualidade aos pacientes sob seus cuidados.

A responsabilidade dos gestores de enfermagem, incluindo o enfermeiro como gestor do cuidado, compreende assumir responsabilidades éticas frente à instituição, os pacientes e suas famílias e também sobre suas equipes.

As ações, escolhas e decisões dos gerentes influenciam e oferecem um modelo para toda a equipe. Na medida em que o enfermeiro intermedia as ocorrências, considerando os valores institucionais, profissionais e dos pacientes, com respeito à dignidade humana, sendo sensíveis ao diálogo e à reflexão, atuando com honestidade, integridade e aberto ao seu próprio desenvolvimento e aprendizado (autodesenvolvimento), ao favorecer oportunidades de discussões éticas dialógicas no ambiente de trabalho, passa a ser um exemplo de atuação para sua equipe.

PARA REFLEXÃO

1. Quais aspectos presentes no cotidiano das práticas de enfermagem você destacaria que poderiam facilitar ou inibir a ocorrência de assédio moral no ambiente de trabalho?
2. Qual a relação da cultura organizacional, a diversidade e a inclusão nas equipes de enfermagem?
3. Se você fosse o responsável pela enfermagem de um serviço de saúde, quais ações priorizaria para criação de um ambiente de trabalho inclusivo e não violento?

REFERÊNCIAS

ABMA, Tineke A.; MOLEWIJK, Bert; WIDDERSHOVEN Guy A. Good Care in Ongoing Dialogue. Improving the Quality of Care Through Moral Deliberation and Responsive Evaluation. Health Care Anal. v. 17, n. 3, p. 217-235. 2009. doi:10.1007/s10728-008-0102-z.

ALMEIDA, Maria Cecília Puntel; ROCHA, Juan Stuardo Yazlle. O saber de enfermagem e sua dimensão prática. São Paulo: Cortez; 1986.

ANUNCIAÇÃO, Alan Lira; ZOBOLI, Elma. Hospital: valores éticos que expressam sua missão. Rev Assoc Med Bras. v. 54, n. 6, p. 522-28. 2008. doi:10.1590/S0104-42302008000600017.

BARBER, Chris. Healthcare law and ethics, 2: meanings, differences and similarities. Br J Healthcare Assist. v. 10, n. 4, p. 176-9. 2016. doi:10.12968/bjha.2016.10.4.176.

BARRETO, Margarida; HELOANI, Roberto. Violência, saúde e trabalho: a intolerância e o assédio moral nas relações laborais. Serv Soc Soc. v. 3, n. 123, p. 544-61. 2015. doi:10.1590/0101-6628.036.

BEAUCHAMP, Tom; CHILDRESS, James. Principles of Biomedical Ethics: Marking Its Fortieth Anniversary, Am J Bioethics. v. 19, n. 11, p. 9-12. 2019. doi:10.1080/15265161.2019.1665402.

BLACKSTOCK, Sheila; HARLOS, Karen; MACLEOD, Martha L. P.; HARDY, Cindy L. The impact of organisational factors on horizontal bullying and turnover intentions in the nursing workplace. J Nurs Manag. v. 23, n. 8, p. 1.106-1.114. 2015. doi:10.1111/jonm.12260.

BRASIL. Presidência da República, Casa Civil [BR]. Lei Nº 12.711, de 12 de agosto de 2012. Dispõe sobre o ingresso nas universidades federais e nas instituições federais de ensino técnico de nível médio e dá outras providências [Internet]. Brasília (DF): Diário Oficial da União; 2012. Sec. 1; p. 1-2. Disponível em: http://www.planalto.gov.br/ccivil_03/_ato2011-2014/2012/lei/l12711.htm. Acesso em: 20 abr. 2012.

BRASIL. Presidência da República, Casa Civil [BR]. Lei Nº 13.409, de 28 de dezembro de 2016. Altera a Lei no 12.711, de 29 de agosto de 2012, para dispor sobre a reserva de vagas para pessoas com deficiência nos cursos técnico de nível médio e superior das instituições federais de ensino. Brasília (DF): Diário Oficial da União; 2012. Sec. 1, p. 3. Disponível em: http://www.planalto.gov.br/ccivil_03/_ato2015-2018/2016/lei/l13409.htm. Acesso em: 20 abr. 2012.

CAHÚ, Graziela Ribeiro Pontes; COSTA, Solange Fátima Geraldo da; COSTA, Isabelle Cristinne Pinto; BATISTA, Patrícia Serpa de Souza; BATISTA, Jaqueline Brito Vidal. Situações de assédio moral vivenciadas por enfermeiros no ambiente de trabalho. Acta Paul Enferm. v. 27, n. 2, p. 151-6. 2014. doi:10.1590/1982-0194201400027.

CARTER, Brigit. Alcançando diversidade, inclusão e equidade entre os trabalhadores da enfermagem. Rev Latino-Am Enferm. v. 28, p. e3254. 2020. doi:10.1590/1518-8345.0000-3254.

CHRYSAFI, Pavlina; SIMOU, Effie; MAKRIS, Marinos; MALIETZIS, George; MAKRIS, Gregory C. Bullying and Sexual Discrimination in the Greek Health Care System. J Surg Educ. v. 74, n. 4, p. 690-697. 2017. doi: 10.1016/j.jsurg.2016.12.005.

COFEN. CONSELHO FEDERAL DE ENFERMAGEM [BR]. Resolução nº 0564/2017. Aprova o novo Código de Ética dos Profissionais de Enfermagem. Brasília (DF): COFEN; 2017. Disponível em: http://www.cofen.gov.br/resolucao-cofen-no-5642017_59145.html. Acesso em: 20 abr. 2012.

COFEN. CONSELHO FEDERAL DE ENFERMAGEM [BR]. Lei nº 7.498, de 25 de junho de 1986, Dispõe sobre a regulamentação do exercício da Enfermagem e dá outras providências. Brasília (DF): COFEN; 1986 Disponível em: http://www.cofen.gov.br/lei-n-749886-de-25-de-junho-de-1986_4161.html. Acesso em: 20 abr. 2012.

COHEN, Jordan J.; GABRIEL, Barbara A.; TERRELL, Charles. The case for diversity in the health care workforce. Health Aff (Millwood). v. 21, n. 5, p. 90-102. Sep-Oct 2002. doi: 10.1377/hlthaff.21.5.90.

FINKLER Mirelle; CAETANO, João Carlos; RAMOS, Flávia Regina Souza. Ética e valores na formação profissional em saúde: um estudo de caso. Cien Saude Colet. v. 18, n. 10, p. 3.033-42. Out 2013. doi: 10.1590/s1413-81232013001000028.

GRACIA, Diego. La deliberación como método de la bioética. In: Porto D, Schlemper Jr B, Martins GZ, Cunha T, Hellmann F. editors. Bioética: saúde, pesquisa, educação. Brasília: Conselho Federal de Medicina, Sociedade Brasileira de Bioética; 2014. p. 223-59. v. 2.

GRACIA Diego. Tomar decisiones morales: Del casuismo a la deliberación. Dilemata. v. 8, n. 20, p. 15-31. 2016.

LUCENA Pablo Leonid Carneiro; COSTA Solange Fátima Geraldo; BATISTA Jaqueline Brito Vidal; LUCENA Carla Mousinho Ferreira; MORAIS Gilvânia Smith da Nóbrega; COSTA, Brunna Hellen Saraiva. Scientific production on workplace bullying and nursing: a bibliometric study. Rev Esc Enferm USP. v. 52, p. e03354. 2018. doi:10.1590/S1980-220X2017029103354.

MACHADO, Maria Helena; AGUIAR FILHO, Wilson; LACERDA. Wagner Ferraz de; OLIVEIRA, Eliane; LEMOS, Waldirlando; WERMELINGER, Mônica et al., Características gerais da enfermagem: o perfil sócio demográfico. Enferm. Foco. v. 7, n. esp, p. 11-7. 2015. https://doi.org/10.21675/2357-707X.2016.v7.nESP.686.

MACHADO, Maria Helena; SANTOS, Maria Ruth; OLIVEIRA, Eliane; WERMELINGER Mônica; VIEIRA, Mônica, LEMOS Waldirlando et al., Condições de trabalho da enfermagem. Enferm Foco. v. 7, n. esp., p. 79-90. 2015. DOI: https://doi.org/10.21675/2357-707X.2016.v7.nESP.695

MOTTA, Luis Cláudio de Souza; VIDAL, Selma Vaz; SIQUEIRA-BATISTA Rodrigo. Bioética: afinal o que é isto? Rev Bras Clin Med. v. 10, n. 5, p. 431-9. 2012.

NIELSEN, Morten Birkeland; EINARSEN, Ståle. What we know, what we do not know, and what we should and could have known about workplace bullying: An overview of the literature and agenda for future research. Aggression and Violent Behavior. v. 42, p. 71-83. Jul. 2018. doi:10.1016/j.avb.2018.06.007.

NORA, Carlise Rigon Dalla; ZOBOLI, Elma Lourdes Campos Pavone; VIEIRA, Margarida M. Ethical deliberation in health: an integrative literature review. Rev Bioét. 2015;23(1):114-23. doi:10.1590/1983-80422015231052.

PEDUZZI, Marina, AGRELI, Heloise Lima Fernandes, SILVA, Jaqueline Alcântara Marcelino da, SOUZA, Helton Saragor. Trabalho em equipe: uma revisita ao conceito e a seus desdobramentos no trabalho interprofissional. Trab. educ. saúde. v. 18. N. suppl. p. 1-20. Mar. 2020.

PEQUENO, Marconi. Ética, educação e cidadania. In: Guerra Ferreira LF, Zenaide MNT, Náder AAG, organizadores. Educando em direitos humanos: fundamentos histórico-filosóficos e político-jurídicos. João Pessoa: UFPB; 2016. p. 41-9.

SANNA, Maria Cristina. Os processos de trabalho em Enfermagem. Rev. bras. enferm. v. 60. n. 2. p. 221-224. Abr. 2007. doi:10.1590/S0034-71672007000200018.

SILVA, Maria Laura Alves de Melo; AMARAL, Eliana; MACHADO, Helymar da Costa; PASSERI, Silvia Maria Riceto Ronchim; BRAGANÇA, Joana Froes. Influência de Políticas de Ação Afirmativa no Perfil Sociodemográfico de Estudantes de Medicina de Universidade Brasileira. Rev Bras Educ Med. v. 42, n. 3, p. 36-48. 2018. doi:10.1590/1981-52712015v42n3rb20170090r2.

SKIRBEKK, Helge; HEM, Marit Helene; NORTVEDT, Per. Prioritising patient care: The different views of clinicians and managers. Nurs Ethics. v. 25, n. 6, p. 746-759. 2018. doi: 10.1177/0969733016664977.

SNYDER Cyndy R.; FROGNER, Bianca K.; SKILLMAN Susan M. Facilitating Racial and Ethnic Diversity in the Health Workforce. J Allied Health. v. 47, n. 1, p. 58-65. 2018. PMID: 29504021

STOLPER, Margreet; MOLEWIJK, Bert; WIDDERSHOVEN Guy. Learning by doing. Training health care professionals to become facilitator of moral case deliberétion. HEC Forum. v. 27, n. 1, p. 47- 59. 2015. doi:10.1007/s10730-014-9251-7.

STOLPER, Margreet; PEDERSEN, Reidar; MOLEWIJK, Bert. Examining the Doing of Ethics Support Staff. A Dialogical Approach Toward Assessing the Quality of

Facilitators of Moral Case Deliberation. Am J Bioeth. v. 20, n. 3, p. 42-4. 2020. doi:10.1080/15265161.2020.1714805.

STOLPER, Margreet; MOLEWIJK, Bert; WIDDERSHOVEN Guy. Bioethics education in clinical settings: theory and practice of the dilemma method of moral case deliberation. BMC Med Ethics. v. 17, n. 45, p. 1-10. 2016. doi:10.1186/s12910-016-0125-1.

THE SULLIVAN COMMISSION. The Sullivan Commission on Diversity in the Healthcare Workforce. Missing persons: minorities in the health professions a report of the Sullivan Commission on diversity in the healthcare workforce [Internet]. Texas: MD Anderson Cancer Center; 2004. Disponível em: https://drum.lib.umd.edu/bitstream/handle/1903/22267/Sullivan_Final_Report_000.pdf?sequence=1&isAllowed=y. Acesso em: 20 abr. 2012.

U.S. DEPARTMENT OF HEALTH AND HUMAN SERVICES, Health Resources and Services Administration, Bureau Of Health Workforce, National Center for Health Workforce Analysis. Sex, Race, and Ethnic Diversity of U.S, Health Occupations (2011-2015), Rockville (ML): National Center for Health Workforce; 2017. Disponível em: https://bhw.hrsa.gov/sites/default/files/bhw/nchwa/diversityushealthoccupations.pdf. Acesso em: 20 abr. 2012.

CAPÍTULO 28
COMPETÊNCIAS SOCIOEMOCIONAIS

Camila Azevedo
Luiza Hiromi Tanaka
Alexandre Pazetto Balsanelli

OBJETIVOS
Após completar esse capítulo, você será capaz de:
- Definir as competências socioemocionais
- Refletir sobre a relação das competências socioemocionais com o trabalho do enfermeiro

INTRODUÇÃO

As competências socioemocionais são necessárias para o desenvolvimento do Enfermeiro, da Enfermagem e dos profissionais de saúde de modo geral. No entanto, se observa que, mesmo frente a essa temática, expressivamente essencial, a assistência prestada, muitas vezes, não demonstra e não contempla essa necessidade e, ainda, os profissionais parecem não deter as respectivas competências. De fato, se trata aqui de um assunto essencial ao cuidado da vida e da saúde da população, ou seja, muitas vezes, são as competências socioemocionais que corroboram para fortalecer o elo entre quem cuida e quem é cuidado, e é justamente isso que contribui expressivamente para o sucesso dessa relação e da assistência (INSTITUTO AYRTON SENNA, 2021).

O referencial teórico sobre competências socioemocionais do Instituto Ayrton Senna, que tem como embasamento em seus estudos, grande parte da literatura científica internacional norte-americana, (INSTITUTO AYRTON SENNA, 2018; 2019; 2021; 2022), traz pesquisas multicêntricas em vários estados do Brasil, em sua grande maioria com crianças e adolescentes, estudantes da rede pública municipal e estadual (PRIMI et al, 2019). Segundo o Instituto, a definição resumida das competências socioemocionais pode ser assim explicitada (INSTITUTO AYRTON SENNA, 2019; 2022):

"Competências socioemocionais são capacidades individuais, que se manifestam nos modos de pensar, sentir e nos comportamentos ou atitudes para se relacionar consigo mesmo e com os outros, estabelecer objetivos, tomar decisões e enfrentar situações adversas ou novas" (INSTITUTO AYRTON SENNA, 2019).

Elas podem ser observadas em um padrão costumeiro de ação e reação frente a estímulos de ordem pessoal e social em que se observam a persistência, a assertividade, a empatia, a autoconfiança e a curiosidade para aprender.

DESENVOLVIMENTO

As competências socioemocionais, segundo o referencial citado anteriormente, formam um constructo de cinco macrocompetências, que são desdobradas em 17 competências, conforme pode ser observado na Figura 1 (INSTITUTO AYRTON SENNA, 2021).

Figura 1 – As cinco macrocompetências e as 17 competências socioemocionais.

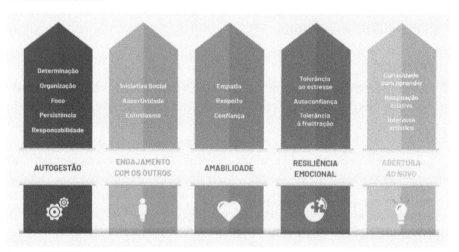

Fonte: INSTITUTO AYRTON SENNA. Construindo um currículo de educação integral. As cinco macrocompetências e as 17 competências socioemocionais, 2021. Disponível em: <https://institutoayrtonsenna.org.br/pt-br/BNCC/desenvolvimento.html>. Acesso em: 26 de abr. de 2022.

Uma série de critérios deve ser considerada para a aprendizagem efetiva das competências descritas em um ambiente de aprendizagem, sendo fundamental conectá-las ao contexto social, político e econômico do entorno, ou seja, considerar que o ambiente de aprendizagem deve obter suporte de políticas públicas e, ao mesmo tempo, influenciá-las. Outra questão importante, que transcende o conteúdo envolve a prática de ensino dessas competências, ou seja, tão importante quanto o conteúdo é a metodologia que será utilizada para a aprendizagem (INSTITUTO AYRTON SENNA, 2021).

Para que isso seja possível, é essencial inicialmente buscar a compreensão detalhada das competências socioemocionais e, respectivamente, como podem ser desenvolvidas.

Assim, a *Autogestão* indica a capacidade de ser organizado, esforçado, ter objetivos claros e saber como alcançá-los de maneira ética. Relaciona-se à habilidade de fazer escolhas na vida profissional, pessoal ou social, estimulando a liberdade e a autonomia. Nesse quesito, o indivíduo que desenvolve essa habilidade é disciplinado, perseverante, eficiente e orientado para suas metas, ou seja, têm facilidade em estruturar e gerenciar, planejar e monitorar processos obtendo sucesso em seus projetos individuais e coletivos. A macrocompetência socioemocional autogestão é composta pelas competências: foco, responsabilidade, organização, determinação e persistência. Indica a capacidade de se concentrar na atividade que deseja realizar e de evitar distrações, mesmo em tarefas repetitivas. Envolve a responsabilidade de assumir os compromissos, de realizar as tarefas planejadas, mesmo diante de dificuldades. Significa prever as consequências dos próprios atos em função do bem-estar coletivo. Está relacionada à organização do tempo e das atividades, também para planejar as etapas necessárias para se atingir uma meta e gerenciar compromissos futuros (INSTITUTO AYRTON SENNA, 2019; 2021; 2022).

O *engajamento com os outros* diz respeito à motivação e à abertura para interações sociais e ao direcionamento de interesses e energias para o ambiente externo e interno. Essa macrocompetência corrobora com atitude receptiva que favorece conhecer e dialogar com pessoas, a manifestar-se de maneira afirmativa e assumir a liderança, quando cabível. A pessoa que apresenta essa macrocompetência bem desenvolvida, busca ativamente o contato social, é amigável, segura, energética e entusiasmada. Observam-se competências do tipo de iniciativa social, assertividade e entusiasmo. Trata-se da habilidade para relacionar-se, apreciar e sentir-se confortável com o contato social, seja com pessoas que vemos pela primeira vez ou já conhecidas, em pequenos ou grandes grupos. Diz respeito a expressar e a defender as próprias ideias, opiniões, necessidades e sentimentos, sendo capaz de se comunicar de modo claro e eficiente, além de exercer liderança e mobilizar pessoas, quando necessário. Significa envolver-se ativamente com a vida e com outras pessoas de uma forma positiva, alegre e afirmativa, isto é, ter empolgação e paixão pelas atividades diárias, e empregar energia para executá-las (INSTITUTO AYRTON SENNA, 2021; 2022).

A terceira macrocompetência é denominada *Amabilidade*, que indica o grau com que uma pessoa é capaz de agir baseada em princípios e sentimentos de compaixão, justiça, acolhimento; o quanto consegue conectar-se com os sentimentos das pessoas e se colocar no lugar do outro. Refere-se à tendência a agir de modo cooperativo e não egoísta, preocupando-se em ajudar os demais e ser solidário, amável, bondoso, leal, tolerante e justo. Essa competência envolve a empatia, o respeito e a confiança (INSTITUTO AYRTON SENNA, 2018; 2021).

A *Resiliência emocional* está relacionada à capacidade de lidar com as próprias emoções, demonstrando equilíbrio e controle sobre as reações emocionais, como, por exemplo, raiva, insegurança e ansiedade, sem apresentar mudanças bruscas. Pessoas com maior nível dessa competência confiam mais em suas capacidades para desenvolver tarefas e regular suas emoções. Já aquelas com níveis mais baixos, tendem a ser emocionalmente mais instáveis, afetando-se facilmente pelas situações cotidianas. Indivíduos que desenvolvem resiliência emocional conseguem lidar com situações adversas com tranquilidade e positividade. Quando confiam em si mesmos e são capazes de gerenciar suas emoções, são menos propensos a se desestabilizar frente à opinião dos outros, a críticas, a situações desafiadoras ou àquelas que não estão sob seu controle. A macrocompetência resiliência emocional é composta por três competências socioemocionais: tolerância ao estresse, tolerância à frustração e autoconfiança, ligadas a comportamentos que podem favorecer melhor adaptação ao ambiente (INSTITUTO AYRTON SENNA, 2019).

Está ligada à capacidade de desenvolver estratégias eficazes para regular a raiva ou a irritação, e manter a tranquilidade, o equilíbrio e a serenidade diante das situações que podem trazer frustrações (INSTITUTO AYRTON SENNA, 2021).

É importante ressaltar que ser resiliente não é aceitar toda e qualquer situação que se apresenta, abdicando de necessidades e direitos. Também não quer dizer que não se deve sentir raiva, ansiedade ou insegurança. Essas emoções são importantes para nosso dia a dia e nos ajudam a compreender situações que causam incômodo. O ponto-chave na resiliência emocional é compreender em que medida essas emoções nos ajudam, ou apenas atrapalham, no desenvolvimento de nossas tarefas e relacionamento interpessoal. Sentidas de forma desproporcional, a ansiedade, a raiva e a frustração podem dificultar a resolução de nossos desafios, nos desgastando significativamente. Quando nos equilibramos emocionalmente e desenvolvemos a resiliência, somos capazes de ver as situações com clareza, o que nos apoia para sermos assertivos, expormos nossas opiniões e tentarmos modificar aquilo que nos desagrada (INSTITUTO AYRTON SENNA, 2021).

A Abertura ao novo é a tendência a ser aberto a novas experiências estéticas, culturais e intelectuais. O indivíduo aberto ao novo tem atitude investigativa, é curioso sobre o mundo, flexível e receptivo a novas ideias. Além disso, aprecia manifestações artísticas e estéticas diversas, busca entender o funcionamento das coisas em profundidade, pensa de forma a desenvolver ideias criativas e não convencionais. Pessoas com alta abertura ao novo são mais hábeis em inovar e ter novas percepções sobre o mundo, aprender com erros e mostrar empolgação em criar.

A macrocompetência abertura ao novo é composta por três competências socioemocionais: curiosidade para aprender, imaginação criativa e interesse artístico. É a paixão pela aprendizagem e exploração intelectual, relacionada também à investigação, à pesquisa, ao pensamento crítico e à resolução de problemas. É o "pensar fora da caixa", gerar ideias novas e interessantes, criando formas de fazer e pensar sobre as coisas por meio da tentativa e erro, fazendo ajustes quando necessário, aprendendo com as falhas, combinando conhecimentos e ideias. Diz sobre valorizar e apreciar manifestações artísticas e desenvolver sensibilidade para ver beleza em suas diversas formas e linguagens. Favorece o desenvolvimento de formas de expressar ideias, pensamentos e emoções (INSTITUTO AYRTON SENNA, 2021).

Estas competências, quando desenvolvidas, convidam o indivíduo a buscar alternativas para desafios propostos, realizar investigações sobre temas de interesse e/ou expressar-nos considerando princípios estéticos e sonoros. Esta visão valoriza o repertório para o autoconhecimento, a exploração do mundo e a expressão de suas identidades e interesses (INSTITUTO AYRTON SENNA, 2021).

Estudos realizados sobre o assunto, (MOREIRA et al., 2013; SMOLKA et al, 2015; CARVALHO E SILVA, 2017; DAMÁSIO E GRUPO SEMENTE EDUCAÇÃO, 2017; SANTOS et al., 2018; PRIMI et al, 2019; INSTITUTO AYRTON SENNA, 2020), ou seja, que abordam as competências socioemocionais mostram a relevância da temática e o efeito no processo ensino-aprendizagem desde as idades mais tenras. Também apresentam a possibilidade de mensurar a subjetividade das competências, com os instrumentos, até agora, existentes. Em relação ao público investigado, os autores Coelho et al. 2016; Damásio e Grupo Anunciação, 2017 e Anunciação et al. 2019 voltaram seus olhares para o desenvolvimento socioemocional em pré-escolares, escolares e adolescentes. Os dados obtidos nesses estudos demonstraram que, desde a infância, já é possível avaliar as características socioemocionais e desenvolvê-las o que pode trazer resultados mais favoráveis para o indivíduo na fase adulta e, consequentemente na vida profissional (GONDIM, MORAIS E BRANTES, 2014).

Há evidências científicas que demonstram resultados relevantes para a vida e prática profissional, principalmente do professor, como maior autoeficácia, desempenho no trabalho e avaliações em relação às interações individuais ou em grupo. Também se observou qualidades instrucionais do professor, capacidade de ensino de alta qualidade e resultados importantes para os estudantes, no que diz respeito ao: aprendizado, motivação, desempenho escolar, coesão e competência para trabalharem em grupo e para resolver conflitos (INSTITUTO AYRTON SENNA, 2021).

Além disso, se observou também que desenvolver as tais competências socioemocionais proporciona engajamento positivo com os outros, faz aflorar o senso de humor, a felicidade, a saúde, proporciona experiências afetivas positivas, bem-estar psicológico próprio e menores níveis de *Burnout* (INSTITUTO AYRTON SENNA, 2021).

As competências socioemocionais, de acordo com todas essas análises, são as mais promissoras no processo ensino-aprendizagem, conforme a literatura menciona (COELHO et al., 2016; INSTITUTO AYRTON SENNA, 2018; 2019; PRIMI et al., 2019).

Considerando indivíduos adultos, o estudo de Jain e Anjuman, 2013, afirma que, para as empresas, é necessário investir muito tempo e esforço na elaboração de programas de treinamento voltados para o aprimoramento de competências socioemocionais, porém os resultados são promissores, pois, de fato, desenvolve lideranças com melhor desempenho (LUCCHESE E BARROS, 2009).

O artigo de Jain e Anjuman, 2013, oferece *insights* sobre a capacidade de avaliar com precisão a eficácia do treinamento na área de competências socioemocionais. Este artigo chama a atenção para as sessões de treinamento para promover as competências socioemocionais necessárias para ser um gerente competente, requisito considerado atributo essencial nos dias de hoje (JAIN E ANJUMAN, 2013).

Enfim, comparando as habilidades básicas e sociais, observou-se que as habilidades físicas contribuem para apenas 15% do sucesso de alguém, enquanto os 85% restantes são compostos por competências socioemocionais (JAIN E ANJUMAN, 2013).

Isso explica por que o reconhecimento da importância das competências socioemocionais na força de trabalho de hoje ganhou cada vez mais ênfase com educadores e órgãos da indústria, acreditando que as habilidades genéricas são de vital importância para o sucesso dos negócios (JAIN E ANJUMAN, 2013).

COMPETÊNCIAS SOCIOEMOCIONAIS E A ENFERMAGEM

Na Enfermagem e na Saúde as competências socioemocionais ainda carecem de maior investigação e aplicabilidade. Quanto à necessidade de treinar estudantes de Enfermagem em competências socioemocionais, quase todos os entrevistados (92%) de um estudo (JAIN E ANJUMAN, 2013) concordaram fortemente que isto é necessário para ajudá-los a adquirir as habilidades atitudinais necessárias para o melhor desempenho do trabalho (JAIN E ANJUMAN, 2013).

Para os profissionais da área da saúde, o treinamento em competências socioemocionais é imperativo, porque, além da heterogeneidade comum a população brasileira, observam-se movimentos de expansão da imigração, o aumento da globalização e o aumento do crescimento populacional, o que torna necessário desenvolver competências no manejo da diversidade, especialmente para assistir com competência às necessidades de nossa sociedade em mudança (MORTON-MILLHER, 2013).

O ensino de competências socioemocionais em sala de aula contribui expressivamente para aprimorar o atendimento prestado aos clientes, sendo afirmado por 90% dos entrevistados, que além de concordar com essa afirmativa, acrescentou que possibilitará à equipe de Enfermagem disponibilizar ambientes de cuidado mais sadios (MORTON-MILLHER, 2013).

Morton-Millher, 2013, afirma que as competências socioemocionais aumentam a confiança, o profissionalismo, a coordenação, a simpatia e o otimismo em um indivíduo e que esses atributos são significativos na profissão de Enfermagem. Também enfatiza que uma combinação de conhecimento técnico e competências socioemocionais é muito importante para o gerenciamento de pacientes.

Além disso, há necessidade de fornecer treinamento em competências socioemocionais está sendo seriamente considerada hoje na maioria dos setores; eles argumentam que as '*soft skills*' refletem a habilidade de se comunicar e interagir com os outros. Essas habilidades são únicas porque enfatizam a ação e, portanto, tornaram-se indispensáveis para todas as pessoas no contexto atual (KENG, 2020).

O estudo revelou que existe a necessidade de os estudantes de Enfermagem serem formados nas competências socioemocionais, que isso irá melhorar o seu desempenho profissional no ambiente clínico e melhorar a forma como se comunicam com os seus clientes, segundo também os autores mencionados anteriormente (LAARI E DUBE, 2017; KENG, 2020).

Diante destes resultados, concluiu-se, que é possível desenvolver um programa de competências socioemocionais em serviço, entendendo a competência, não só como um atributo individual de aquisição e construção de conhecimentos dos sujeitos, mas sim contextualizada com base nas demandas das situações concretas do trabalho que envolve a construção pautada em bases socioculturais e históricas (KOBAYASHI, FRIAS E LEITE, 2001; CARNEIRO, CRAWFORD E GOODMAN, 2010; KOBAYASHI E LEITE, 2010; DURLAK et al., 2011; THUNGJAROENKUL, CUMMINGS E TATE, 2016; SILVA et al., 2019).

Para finalizar, as cinco competências socioemocionais devem ser priorizadas nos treinamentos atitudinais do pessoal de Enfermagem e da saúde no geral, ou seja, é essencial que sejam desenvolvidos e implementados programas de desenvolvimento das competências socioemocionais em cursos de formação e educação permanente.

PARA REFLEXÃO

1. Na sua percepção, como as Competências Socioemocionais podem contribuir com a sua formação profissional e futuramente como profissional formado?

Resposta (conhecimento esperado):

As competências socioemocionais fornecem uma base sólida para o relacionamento interpessoal tão necessário para a gestão em Enfermagem ocorrer de forma eficiente e eficaz.

2. Como desenvolver as competências socioemocionais nas instituições de saúde e ensino?

Resposta (conhecimento esperado):

Ainda há carência de estudos que forneçam evidências das melhores práticas para a resposta dessa questão. Estimulamos você a investir nesta temática investigativa propondo questões de pesquisa que proporcionem à comunidade robustez para tomada de decisão.

REFERÊNCIAS

ANUNCIAÇÃO, L.; et al. Factor Structure of a Social-Emotional Screening Instrument for Preschool Children. Psico-USF, Bragança Paulista. v. 24, n. 3, p. 449-61, jul/set. 2019.

CARNEIRO, P.; CRAWFORD, C.; GOODMAN, A. The Impact of Early Cognitive and Non-Cognitive Skills on Later Outcomes. Thesis – 2010 – University of Chicago, Chicago, 2010.

CARVALHO, R. S.; SILVA, R. R. Currículos socioemocionais, habilidades do século XXI e o investimento econômico na educação: as novas políticas curriculares em exame. Educar em Revista, Curitiba. n. 63, p. 173-90, jan/mar. 2017.

COELHO, V.A., et al. Programas de intervenção para o desenvolvimento de competências socioemocionais em idade escolar: Uma revisão crítica dos enquadramentos SEL e SEAL. Análise Psicológica, Lisboa. v. 34, n. 1, p. 61-72. 2016.

DAMÁSIO, B. F.; GRUPO SEMENTE EDUCAÇÃO. Mensurando Habilidades Socioemocionais de Crianças e Adolescentes: Desenvolvimento e Validação de uma Bateria (Nota Técnica). Temas em Psicologia, Ribeirão Preto. v. 25, n. 4, p. 2.043-50, dez. 2017.

DEEPA, S.; MANISHA, S. Do Soft Skills Matter? - Implications for Educators Based on Recruiters' Perspective. IUP JOURNAL OF SOFT SKILLS, Hyderabad. v. 7, n. 1, p. 7-20, mar. 2013.

DURLAK, J.; et al. The Impact of Enhancing Students' Social and Emotional Learning: A Meta-Analysis of School-Based Universal Interventions. Child Development. v. 82, n. 1, p. 405-32, jan/feb. 2011.

GONDIM, S. M.; MORAIS, F. A.; BRANTES, C. A. Competências socioemocionais: fator-chave no desenvolvimento de competências para o trabalho. Revista Psicologia Organizações e Trabalho, Florianópolis. v. 14, n. 4, p. 394-406, out/dez. 2014.

INSTITUTO AYRTON SENNA. Competências e habilidades socioemocionais, 2018. Disponível em: <https://institutoayrtonsenna.org.br/pt-br/guia-educacao-integral-na-alfabetizacao/guia-educacao-integral-na-alfabetizacao-socioemocionais.html>. Acesso em: 26 de abr. de 2022.

INSTITUTO AYRTON SENNA. Competências Socioemocionais, metacognição e tecnologia educacional (políticas públicas), 2019. Disponível em: <http://institutoayrtonsenna.org.br/content/dam/institutoayrtonsenna/atua%C3%A7%-C3%A3o/iniciativas/rede-nacional-de-ci%C3%AAncia-para-educa%C3%A7%-C3%A3o/documents/Compet%C3%AAncias%20socioemocionais,%20metacog-

ni%C3%A7%C3%A3o%20e%20tecnologia%20educacional.pdf>. Acesso em: 26 de abr. de 2022.

INSTITUTO AYRTON SENNA. Construindo um currículo de educação integral. As cinco macrocompetências e as 17 competências socioemocionais, 2021. Disponível em: <https://institutoayrtonsenna.org.br/pt-br/BNCC/desenvolvimento.html>. Acesso em: 26 de abr. de 2022.

INSTITUTO AYRTON SENNA. Fique por Dentro! O que os Educadores pensam sobre o Socioemocional na escola?, 2020. Disponível em: <https://www.insper.edu.br/wp-content/uploads/2020/07/IAS_IN1.pdf>. Acesso em: 26 de abr. de 2022.

INSTITUTO AYRTON SENNA. Tomando Nota! Sobre o desenvolvimento das Competências Socioemocionais nas escolas, 2022. Disponível em: <http://institutoayrtonsenna.org.br/content/dam/institutoayrtonsenna/atua%C3%A7%-C3%A3o/iniciativas/rede-nacional-de-ci%C3%AAncia-paraeduca%C3%A7%-C3%A3o/documents/Compet%C3%AAncias%20socioemocionais,%20metacogni%C3%A7%C3%A3o%20e%20tecnologia%20educacional.pdf>. Acesso em: 26 de abr. de 2022.

JAIN, S. A.; ANJUMAN, A. S. Facilitating the Acquisition of Soft Skills Through Training (October 28, 2013). The IUP Journal of Soft Skills, Rochester. v. VII, n. 2, p. 32-9, june. 2013.

KENG, L. The perceived importance of soft (service) skills in nursing care: a research study. Nurse Education Today, Singapore. v. 85, p. 1-6, feb. 2020.

KOBAYASHI, R. M.; FRIAS, M. A.; LEITE, M. M. Caracterização das publicações sobre a educação profissional de enfermagem no Brasil. Revista da Escola de Enfermagem da USP, São Paulo. v. 35, n. 1, p. 72-9, mar. 2001.

KOBAYASHI, R. M.; LEITE, M. M. Desenvolvendo competências profissionais dos enfermeiros em serviço. Revista Brasileira de Enfermagem, Brasília. v. 63, n. 2, p. 243-9, mar/abr. 2010.

LAARI, L.; DUBE, B. M. Nursing students' perceptions of soft skills training in Ghana. Curationis, Western Cape Province. v. 40, n. 1, p. 1-5, jan-dez. 2017.

LUCCHESE, R.; BARROS, S. A constituição de competências na formação e na prática do enfermeiro em saúde mental. Revista da Escola de Enfermagem da USP, São Paulo. v. 43, n. 1, p. 152-60, jan-mar. 2009.

MOREIRA, P. A.; et al. Development and Evaluation of Psychometric Properties of an Inventory of Teachers' Perceptions on Socio-Emotional Needs. Psicologia: Reflexão e Crítica, Porto Alegre. v. 26, n. 1, p. 67-76, jan/mar. 2013.

MORTON-MILLHER, A. R. Cultural competence in nursing education: practicing what we preach. Teaching and Learning in Nursing, Grayslake. v. 8, n. 3, p. 91-5. 2013.

PRIMI, R., et al. Mapping self-report questionnaires for socio-emotional characteristics: What do they measure?. Estudos de Psicologia, Campinas. v. 36, e180138. 2019.

SANTOS, M. V.; et al. Competências socioemocionais: análise da produção científica nacional e internacional. Gerais: Revista Interinstitucional de Psicologia, Belo Horizonte. v. 11, n. 1, p. 4-10, jan/jun. 2018.

SILVA, D. I.; et al. Dysfunctions in the socio emotional development of infants and its related factors: an integrative review. Texto & Contexto – Enfermagem, Florianópolis. v. 28, e20170370. 2019.

SMOLKA, A. L.; et al. O problema da avaliação das habilidades socioemocionais como política pública: explicitando controvérsias e argumentos. Educação & Sociedade, Campinas. v. 36, n. 130, p. 219-42, jan/mar. 2015.

THUNGJAROENKUL, P.; CUMMINGS, G. G.; TATE, K. Testing the social cognitive career theory in Thai nurses' interest to become nurse educators: A structural equation modeling analysis. Nurse Education Today, Singapore. v. 44, p. 151-6, sep. 2016.

CAPÍTULO 29
INTELIGÊNCIA ARTIFICIAL E SERVIÇOS DE SAÚDE

Lúcia Giunta
Rosana Rodrigues Figueira Fogliano
Patricia Bover Draganov

OBJETIVOS
Após completar esse capítulo, você será capaz de:
- Definir Inteligência Artificial
- Conhecer os principais conceitos relacionados à Inteligência Artificial
- Reconhecer as possíveis áreas de aplicação da Inteligência Artificial nos Serviços de Saúde
- Entender como a inteligência artificial transformará os Serviços de Saúde e a Enfermagem
- Compreender a importância da aquisição de Competências Digitais

INTRODUÇÃO

Historicamente o desenvolvimento tecnológico se relacionou com transformações do mercado de trabalho e características do emprego, que se refletem em como a sociedade compartilha os ganhos obtidos. Na chamada "Era Industrial" o advento do motor a vapor, da energia elétrica, das manufaturas mecanizadas e das linhas de montagem provocaram uma profunda alteração na demanda da força de trabalho, com a substituição da produção artesanal para a produção de massa, com a consequente substituição da mão de obra laboral e atividades mais especializadas por trabalhadores menos qualificados em atividades simplificadas, na medida em que grandes fábricas e seus métodos de produção e transporte de produtos substituíram as tradicionais oficinas artesanais de abrangência local, permitindo uma economia e produtividade de escala, ao subdividir as etapas de produção em operações menores e expandir o mercado de seus produtos. Da mesma forma a redução do custo e consequente expansão do uso dos computadores e da informatização de inúmeros processos e atividades, provocaram a extinção de muitas posições de trabalho, dentre as quais as telefonistas, tipógrafos, datilógrafos e caixas bancários, são alguns exemplos (FREY E OSBORNE, 2017; DIRICAN, 2015).

Atualmente, outra grande transformação tecnológica está em curso – a "Era Digital", observa-se o avanço dos dispositivos móveis, internet, ambientes e mercados virtuais, inteligência artificial e seus correlatos – algoritmos construídos sobre *big data*, aprendizado de máquina, robótica, em todas as áreas, inclusive nas que tradicionalmente são intensamente constituídas pela interação humana, como a educação e os serviços de saúde (FREY E OSBORNE, 2017; DIRICAN, 2015).

Estas transformações, apesar do efeito destrutivo sobre inúmeras ocupações, ocasionado pela substituição do homem pela máquina, também criam outras oportunidades de realocação do trabalhador, em geral, sustentadas pela melhoria da qualificação mediada pela educação (FREY E OSBORNE, 2017). Entretanto, ainda há incertezas sobre como, de fato, o mercado de trabalho futuro e a sociedade serão impactados, o que é demonstrado pelos estudos de estimativa da probabilidade de automação das ocupações, que sugerem que grande parte das atividades cognitivas não rotineiras, particularmente as que requerem menor qualificação, poderá ser substituída pela automatização (FREY E OSBORNE, 2017; DIRICAN, 2015; ALBUQUERQUE, 2019; LIMA et al, 2019) e que as atividades mais protegidas deste efeito seriam as que requerem criatividade, habilidades e inteligência sociais (FREY E OSBORNE, 2017).

Assim, este capítulo se propõe a discorrer sobre inteligência artificial e seus potenciais usos e influências nos serviços de saúde e na enfermagem.

DEFINIÇÕES

O termo Inteligência Artificial é utilizado para se referir a um conceito amplo, que abrange diversas tecnologias e vários campos de estudos como computação, matemática, lógica, neurociências e biologia (TAULLI, 2020; TRAN et al, 2019) e consiste na:

> *"teoria e desenvolvimento de sistemas computacionais capazes de realizar tarefas que normalmente requerem inteligência humana, tais como percepção visual, reconhecimento de fala, tomada de decisão e tradução de idiomas".* (BUCHANAN et al, 2020:2). *"IA compreende técnicas usadas para ensinar computadores a aprender, raciocinar, perceber, inferir, comunicar-se e tomar decisões similares ou melhores que as humanas"* (ROBERT, 2019:32). *"IA se refere às tecnologias computacionais que imitam ou simulam processos suportados pela inteligência humana, tais como o raciocínio, aprendizado profundo, adaptação, interação e compreensão sensorial"* (TRAN et al, 2019:2).

Os principais termos e conceitos relacionados à IA são:

- ***Machine Learning (ML)*** – Aprendizado/Aprendizagem de Máquina é um subconjunto da IA e um de seus pilares, consiste em sistemas de algoritmos de computador usados para processar informações e capazes de aprender, raciocinar e se autocorrigir sem programação explícita, ou seja, atuam de forma inteligente em uma tarefa ou problema específico, modificando seu comportamento de forma autônoma a partir de suas experiências prévias, ou seja, por meio de regras lógicas baseadas no reconhecimento de padrões nos dados analisados (TRAN et al, 2019; BUCHANAN et al, 2020; BEM-ISRAEL et al, 2020).

- ***Deep Learning (DL)*** – Aprendizagem Profunda, subconjunto do ML que simula o funcionamento do cérebro humano. Constitui-se de redes neurais artificiais compostas por múltiplas camadas de algoritmos – a rede neural artificial, inspirados nas conexões estabelecidas pelos neurônios humanos, para gerar previsões automatizadas, tendo por base conjuntos de dados de treinamento (NOORBAKHSH-SABET et al, 2019; WALCH, 2021). Sistemas de aprendizagem profunda podem incorporar bilhões de nós entremeados em inúmeras camadas, de forma que

  "um conjunto de instruções matemáticas como um algoritmo, denominado de nó, funciona como um neurônio para disparar o algoritmo, processá-lo conforme as instruções e passar suas informações para outro nó no computador. Esse algoritmo é então utilizado como entrada por outro nó na rede neural. Os dados se movem pelos nós na direção especificada pelo algoritmo" (ROBERT, 2019:33).

- **Artificial Neural Networks (ANN)** – Rede Neural Artificial
  "A rede neural artificial é uma conexão multicamadas entre a entrada e a saída que é muito semelhante ao trabalho do cérebro humano." (TEKKESIN, 2019:8).

  "O neurônio artificial dentro das redes neurais usa certos recursos/variáveis de entrada para encontrar e atribuir pesos matemáticos apropriados que são capazes de prever algum alvo de saída. Uma rede neural profunda geralmente se refere a uma rede neural com um grande número de conexões nodais dentro de sua camada oculta, e as CNNs (Convolutional Neural Network) são normalmente as redes neurais profundas mais adequadas para análises de dados mais complexas, como imagens e reconhecimento facial." (RASHIDI et al, 2019:13).

- **Cognitive Computing** (Computação Cognitiva) que são sistemas computadorizados que simulam o processo de pensamento humano, sintetizando dados de múltiplas fontes de informação e que, simultaneamente, avaliam o contexto e as evidências conflitantes a fim de resolver problemas e oferecer as melhores respostas possíveis, utilizando metodologias de mineração de dados e autoaprendizagem, além de reconhecimento de padrões e processamento de linguagem natural – PLN (NOORBAKHSH-SABET, 2019).

> *"computação cognitiva é a "capacidade dos computadores de simular o comportamento humano de compreensão, raciocínio e processamento de pensamentos"* (ROBERT, 2019:33).

- **Natural Language Processing (NLL)** Linguagem de Processamento Natural, em que o foco é a análise de textos e fala, de modo a depreender o significado das palavras, tendo como produtos a tradução automática, produção de texto e legendas em imagens (ESTEVA et al, 2019:25). É o

> *"processo de aprendizado de máquina que permite que os computadores aprendam e analisem dados de linguagem humana (natural). Isso pode incluir vários aspectos da fala, sintaxe, semântica e discurso (oral e escrito)."* (RASHIDI et al, 2019:5).

- **INTERNET of THINGS (IoT)** – Internet das Coisas (objetos) refere-se aos inúmeros objetos que, com diferentes finalidades, que por meio de protocolos padronizados se conectam à Internet formando uma complexa rede, sendo capazes de reconhecerem outros objetos, comunicarem-se e interagirem. (ALKHABBAS et al, 2019).

> Para Bassi et al (2008:4), *"as coisas têm representação física ou virtual no mundo digital [...] identidades e personalidades virtuais operando em espaços inteligentes usando interfaces inteligentes para conectar e comunicar em contextos sociais, ambientais e de usuário."*

A IoT *"é uma estrutura conceitual que aproveita a disponibilidade de dispositivos heterogêneos e soluções de interconexão, bem como objetos físicos aumentados que fornecem uma base de informações compartilhada em escala global, para apoiar o design de aplicativos envolvendo no mesmo nível virtual pessoas e representações de objetos.* (ATZORI et al, 2017:137).

- ***Big Data*** – termo utilizado para descrever
    "ativos de informação de alto volume, alta velocidade e alta variedade que exigem formas inovadoras e econômicas de processamento de informações para melhor percepção e tomada de decisão". "É um termo que descreve grandes volumes de dados de alta velocidade, complexos e variáveis que requerem técnicas e tecnologias avançadas para permitir a captura, armazenamento, distribuição, gerenciamento e análise das informações" [...] "É uma combinação de dados estruturados, semiestruturados e não estruturados coletados por organizações que podem ser extraídos para obter informações e usados em projetos de aprendizado de máquina, modelagem preditiva e outros aplicativos analíticos avançados (GANDOMI, 2015:138).

Pode ser caracterizado pelos chamados '3Vs' – volume; variedade e velocidade. Volume, ou a quantidade de dados armazenados em diferentes ambientes; Variedade de tipos de dados, que podem ser estruturados – tabelas e planilhas, por exemplo; não estruturados – fotos, vídeos, textos ou áudio e, ainda, semiestruturados que não atendem padrões estritos. (GANDOMI, 2015).

BLOCKCHAIN

"é um sistema de informação para transações em um registro seguro, verificável e imutável que não pode ser alterado. As informações são armazenadas em uma cadeia de blocos de dados, permitindo que as entidades recuperem, validem, rastreiem e verifiquem todas as transações, sequências e tempo de ações realizadas em um ecossistema, fornecendo transparência, confiança e capacidade de resposta. Todos os blockchains visam fornecer prova irrefutável de que um conjunto de transações ocorridas entre participantes e a transferência de ativos foi concluída." (DANIELS et al, 2018:17).

INTELIGÊNCIA ARTIFICIAL

O interesse pela Inteligência Artificial (IA) não é recente, de fato remonta à metade do século XX. Em 1950, em seu célebre artigo *Computing Machinery and Intelligence* (TURING, 1950), Alan Turing propôs a questão "As máquinas podem pensar?" em que discorre sobre o conceito do que é inteligência para máquinas a partir do chamado "Teste de Turing" – um jogo de imitação, em que um interlocutor faz perguntas a dois outros participantes – um humano e um computador, cujo objetivo é determinar qual dos dois respondentes é o humano. Caso a diferença não possa ser estabelecida, assume-se que o computador seja inteligente. O pressuposto do teste é que a máquina tem capacidade de processar um grande volume de informações, interpretar a fala e estabelecer comunicação com seres humanos (TAULI, 2020).

Russel e Norvig (2013) argumentam que para passar no Teste de Turing o computador deveria apresentar as seguintes habilidades:

- **Processamento de linguagem natural:** ter sucesso em se comunicar em um idioma nativo do ser humano (como o português, espanhol, inglês etc.);
- **Representação de conhecimento:** ser capaz de armazenar o que sabe ou ouve;
- **Raciocínio automatizado:** armazenar informações, com a finalidade de responder às perguntas e obter novas conclusões;
- **Aprendizado de máquina:** se adaptar às circunstâncias, detectar e extrapolar padrões;
- Tenha **visão computacional** para perceber objetos.

Em 1956 estudiosos do tema conceberam o termo e estabeleceram o conceito de Inteligência Artificial pela primeira vez, em um projeto de pesquisa apresentado no *Dartmouth College, US*. Para os pesquisadores deste projeto IA é a propriedade das máquinas compreender, raciocinar e aprender de forma análoga aos seres humanos, sugerindo o potencial dos computadores simularem a inteligência humana (TAULI, 2020).

A IA fundamenta-se no processamento de grande quantidade de dados a partir de diferentes fontes e em diversos formatos, que possibilitam a construção e treinamento de algoritmos, por meio de *machine learning e deep learning*, a partir dos quais podem ser estabelecidos padrões e relacionamentos que poderiam não ser percebidos pelo ser humano (TAULI, 2020; TEKKESIN, 2019). A tipologia dos dados relacione-se às suas origens e podem ser (TAULI, 2020):

Estruturados – com formato definido e comumente registrados em planilhas ou bancos de dados, tais como: números de prontuários; endereços; telefones; financeiros; tipos de produtos etc.

Não estruturados – ou que não tenham formatação definida, tais como arquivos de áudio, imagem, textos, vídeos, postagens em redes sociais etc.

Semiestruturados – resultam tanto de fontes estruturadas como não estruturadas, entretanto possuem marcações internas que auxiliam na sua categorização.

Um grande volume de dados, de qualquer um dos três tipos citados, também podem ser obtidos a partir das interações e buscas realizadas por um usuário em sites e aplicativos, ou quando preenchem formulários ou cadastros, por exemplo. Entretanto, além da quantidade, a qualidade, confiabilidade, as questões éticas, de confidencialidade e segurança dos dados são críticas para projetos de IA (TAULI, 2020).

Ao longo de décadas as pesquisas em IA, com avanços e retrocessos, estabeleceram as bases do que temos hoje, com contribuições de diferentes áreas de conhecimento, tais como a matemática, computação, economia, neurociência, psicologia, linguística, engenharia, filosofia, entre outras. E embora ainda não se tenha alcançado a chamada IA Forte em que os computadores se tornariam autoconscientes, a expansão do uso de computadores, da conexão em redes por meio da internet e o aumento da capacidade de processar grandes quantidades de dados já possibilita algumas aplicações da chamada IA Fraca, na qual os sistemas computacionais estão focados em tarefas específicas, realizando correspondências entre padrões, tais como a Siri da Apple, ou Alexa da Amazon (TAULI, 2020; PAN, 2016).

APLICAÇÕES DA INTELIGÊNCIA ARTIFICIAL NOS SERVIÇOS DE SAÚDE

A IA na área da saúde avançou nos últimos anos com o desenvolvimento da ciência e da tecnologia, tornou-se um componente indispensável do avanço e da inovação dos cuidados de saúde e do diagnóstico médico (TRAN et al, 2019; GOU et al, 2020). Sua implementação promove benefícios para os pacientes e profissionais da saúde no campo da epidemiologia, rastreamento de surtos de doenças infecciosas, previsão, detecção, diagnóstico e o tratamento de doenças raras e crônicas (ZANDI et al, 2019).

Observa-se um crescimento de estudos relacionados a tecnologia e os principais problemas de saúde apontados nas pesquisas são câncer, depressão, doença de Alzheimer, insuficiência cardíaca e diabetes. Além disso, as principais tecnologias utilizadas auxiliam os profissionais da saúde nos domínios de aprendizado de máquina (*machine learning*), redes neurais artificiais (*artificial neural networks*), rede neurais de aprendizado profundo (*deep learning*), registro eletrônico de saúde e máquinas de vetores de suporte. Seu maior domínio está na classificação médica e na qualidade do atendimento no sistema de saúde (GUO et al, 2020). No entanto, o desenvolvimento e a implantação da tecnologia de IA são desafiadores e de alto custo em razão da falta de compreensão das ações da tecnologia, falta de treinamento da equipe de trabalho, incompatibilidade de infraestrutura, falta de acesso aos dados (CHEN E DECARY, 2020).

A IA utiliza algoritmos de software capazes de executar tarefas que apoiam decisões, que processam e indicam a melhor conduta terapêutica fundamentada na integralidade e individualidade do paciente, apontam fragilidades e sucessos do sistema e favorecem monitoramentos diversos em saúde. Nesse segmento, boa parte dos dados são provenientes de sistemas de gerenciamento de documentos, de prontuários eletrônicos integrados, e de processos que geram indicadores para análise de performance de produção de bens e prestação de serviços.

Nesse contexto, destacam-se também máquinas ou agentes virtuais (robôs que automatizam, aumentam ou auxiliam atividades humanas aplicadas a saúde, como, por exemplo, os dispositivos para compressão cardíaca (CHAVERRA et al, 2020), que selecionam acesso vascular e coletam sangue (HARRIS et al, 2012), e que facilitam cirurgias variadas (NOGAROLI E KFOURI NETO, 2020). Há também sistemas de monitoramento remoto de paciente, como o IoT já mencionado anteriormente, que envolve uma rede de objetos conectados que coletam e trocam dados com o propósito de conectar equipamentos médicos para a troca e a coleta de informações com pacientes ou outros profissionais (ARZORI et al, 2017; CELESTRINI JR et al, 2019).

Outros exemplos significativos e contemporâneos são os *wearables* – objetos eletrônicos que podem ser usados como parte (ou complemento) do vestuário e conectados ao corpo, utilizados para monitoramento remoto ou por meio de aplicativo de mensagens para pacientes crônicos, como o sistema de monitoramento HelpCare (OLIVEIRA et al, 2019).

Há que se considerar também a inclusão da realidade aumentada (AR) que propõe inclusões virtuais ao mundo físico para alterar a experiência do usuário e pode ser amplamente utilizada para a educação permanente em conjunto com a Realidade virtual (VR) que propõe simulação interativa de uma imagem tridimensional ou de um ambiente inteiro. Pode ser muito útil também para distrair o paciente, para alívio do estresse e para educação em saúde (SANTOS E LIMA, 2019).

E ainda, nesse universo de tecnologia e inovação há duas tendências com contribuições relevantes para o cenário de saúde, que são as biotecnologias e as nanotecnologias (SANTOS E VECHIO, 2020). Para desenvolver e detalhar esse contexto partir-se-á da temática – gestão do conhecimento.

GESTÃO DO CONHECIMENTO – SISTEMAS DE INFORMAÇÃO EM SAÚDE

A Gestão do Conhecimento (GC) constitui o conjunto integrado de ações que visam identificar, capturar, gerenciar e compartilhar todo o ativo de informações que podem estar sob a forma de banco de dados, documentos impressos e outros meios, articulando pessoas, conteúdos e comunicação a fim de organizar a expertise da instituição para a tomada de decisões. A GC se fundamenta na aprendizagem compartilhada, colaborativa para produzir e comunicar informações de bases analíticas de dados, ou seja, os dados são coletados, sistematizados, estruturados, armazenados, combinados, distribuídos e fornecem informações valiosas. No Brasil os Sistemas de Informação em Saúde (SIS) fornecem subsídio para a tomada de decisões baseadas em evidências na área da saúde (BRASIL, 2017).

Na Figura 1 observa-se como esse sistema se articula para que a grande quantidade de dados e informações possam fornecer mecanismos de *feedback* (retroalimentação), indispensáveis para o planejamento e a avaliação das decisões de saúde. A tomada de decisão baseada em evidências é modulada por indicadores de saúde produzidos pelo SIS.

Figura 1 – SIS e processamento da informação

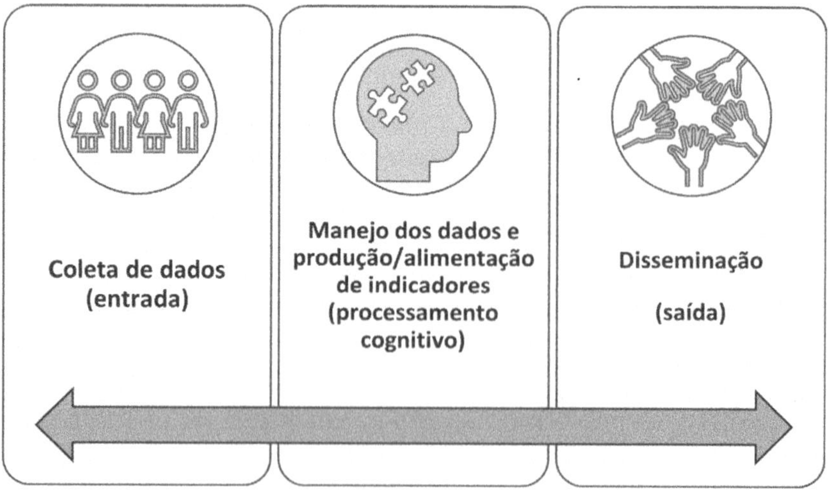

Coleta de dados (entrada)	Manejo dos dados e produção/alimentação de indicadores (processamento cognitivo)	Disseminação (saída)

Fonte: Autoria própria.

O SUS tem seus próprios SIS, conforme demonstra a Figura 2.

Figura 2 – SIS/SUS

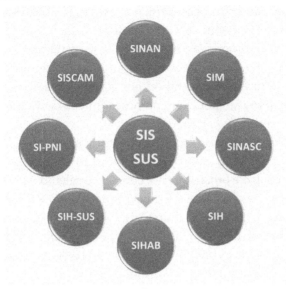

Fonte: Autoria própria. Adaptado de Brasil. Ministério da Saúde, Estratégia e-Saude para o Brasil, Comitê Gestor da Estratégia e-Saúde, Brasília. [Internet]. 2017

De acordo com a Estratégia e-Saude para o Brasil os sistemas de informação em saúde são classificados e conceituados a seguir (BRASIL, 2017):
- O Sistema de Informações de Agravos de Notificação (SINAN) objetiva a coleta e transferência de dados relacionados às doenças e agravos de notificação compulsória.
- O Sistema de Informação de Mortalidade (SIM) fornece informações para a definição de prioridades nos programas de prevenção e controle de doenças, a partir das declarações de óbito (DO) coletadas pelas Secretarias Estaduais de Saúde. Os dados coletados são de grande importância para a vigilância sanitária e análise epidemiológica, além de estatísticas de saúde e demografia.
- O Sistema de Nascidos Vivos (SINASC) fornece dados sobre sexo, local onde ocorreu o nascimento, tipo de parto e peso ao nascer, entre outras. Os indicadores produzidos por esse sistema são a proporção de nascidos vivos de baixo peso, proporção de prematuridade, proporção de partos hospitalares, proporção de nascidos vivos por faixa etária da mãe, taxa bruta de natalidade e taxa de fecundidade.
- O Sistemas de Informações Hospitalares (SIH/SUS) é a fonte de informação das internações hospitalares realizadas no Brasil e gera diversos indicadores: mortalidade hospitalar geral (segundo alguma

causa ou segundo algum procedimento específico); taxa de utilização por faixa etária e/ou sexo, geral ou por causa; índice de hospitalização por faixa etária e/ou sexo, geral ou por causa; índice de gasto com hospitalização por faixa etária e/ou sexo, geral ou por causa; tempo médio de permanência geral ou por alguma causa específica; valor médio da internação, geral ou por alguma causa específica; proporção de internação por causa ou procedimento selecionado; utilização de UTI e outros.

- O Sistemas de Informações Ambulatoriais do SUS (SIA/SUS) fornece instrumentos para a operacionalização das funções de cadastramento, controle orçamentário, controle e cálculo da produção, assim como para a geração de informações relativas à Rede Ambulatorial e à Produção Ambulatorial do SUS. Esse sistema fornece indicadores sobre número de consultas médicas por habitante ao ano, número de consultas médicas por consultório, número de exames/terapias realizados pelo quantitativo de consultas médicas.
- O Sistema de Informação da Atenção Básica (SIAB) gera informações sobre cadastros de famílias, condições de moradia e saneamento, situação de saúde, produção e composição das equipes de saúde.
- O Sistema de Informações do Programa Nacional de Imunização (SI-PNI) avalia o risco quanto à ocorrência de surtos ou epidemias, a partir do registro dos imunobiológicos aplicados e quantitativo populacional vacinado, que são agregados por faixa etária, em determinado período de tempo, em uma área geográfica.
- O Sistema de Informação do Câncer da Mulher (SISCAM), em parceria com o INCA, tem dados sobre laudos dos exames citopatológicos e histopatológicos e é um dos principais instrumentos na consolidação do Viva Mulher – Programa Nacional de Controle do Câncer do Colo do Útero e de Mama.

As informações manejadas podem ser gerenciais e operacionais, o que determina a classificação dos SIS em Sistemas de Processamento de Transação (SPT) – foco nas transações, Sistemas de Informação Gerenciais (SIG) e Sistemas de Apoio à Decisão (SAD). Além dessas categorias, destacam-se os Sistemas Especialistas (SE) e Inteligência Artificial (IA), voltados computadores inteligentes que visam à reprodução do pensamento humano. O sistema de redes como Intranet e Internet também é considerado um sistema de informação, de armazenamento e de acesso a informações (CELESTRINI et al, 2019).

Outra atividade em estreita relação com a inteligência artificial em saúde é a assistência remota, descrito a seguir.

ASSISTÊNCIA REMOTA

Na área da assistência remota, destaca-se a telemedicina que pode ser definida como o uso das tecnologias de informação e comunicação na saúde, viabilizando a oferta de serviços ligados à assistência em saúde, neste caso, de modo remoto. Há ainda outras terminologias nessa área, que podem ser consultadas na Figura 3.

Figura 3 – Termos em assistência remota

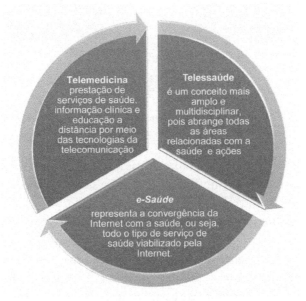

Fonte: Adaptado de Brasil. Ministério da Saúde, Estratégia e-Saude para o Brasil, Comitê Gestor da Estratégia e-Saúde, Brasília. [Internet]. 2017

A Telessaúde amplia o acesso à saúde a Atenção Primária à Saúde (APS), e sua interação com os demais níveis de atenção, fortalecendo as Redes de Atenção à Saúde (RAS). A telessaúde estabeleceu as diretrizes por meio do Decreto nº 9.795, de 17 maio de 2019 (BRASIL, 2019), do Ministério da Saúde e, subsidiada pelas Tecnologias de Informação e Comunicação (TICs), incluindo a Inteligência artificial, ampliou a assistência à saúde por meio de serviços diversos, conforme pode ser visualizado na Figura 4.

Figura 4 – Opções de serviços em Telessaúde

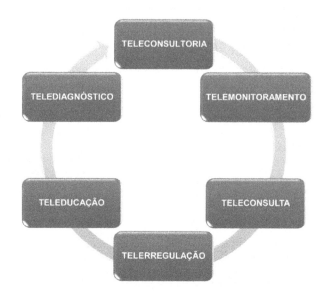

Fonte: Adaptado de Brasil. Ministério da Saúde, Estratégia e-Saude para o Brasil, Comitê Gestor da Estratégia e-Saúde, Brasília. [Internet]. 2017

Na Estratégia e-Saude para o Brasil a assistência em saúde ofertada remotamente é classificada e conceituada conforme segue (BRASIL, 2019):

A **teleconsultoria** ou consultoria remota ou ainda segunda opinião envolve a troca de informações entre profissionais que atuam na área da saúde para discutir e esclarecer dúvidas sobre procedimentos clínicos (segunda opinião), ações de saúde e questões relativas ao processo de trabalho em saúde, podendo ser síncronas ou assíncronas.

O **telediagnóstico** é um serviço de apoio ao diagnóstico que facilita o acesso a serviços especializados por meio da avaliação de exames remotamente. Este serviço acelera o diagnóstico e o tratamento. Um exemplo de sucesso é o serviço denominado por "telecardio" em que a realização e envio de um eletrocardiograma (ECG) remotamente permite o diagnóstico e tratamento imediato.

O **telemonitoramento** envolve o monitoramento a distância de parâmetros de saúde e/ou doença de pacientes envolvendo a coleta de dados clínicos, a transmissão, o processamento e o manejo ou tratamento precoce ou de manutenção por um profissional de saúde.

A **teleregulação** envolve conexões entre processos, métodos, ações e educação permanente por meio de sistemas de regulação para equacionar respostas adequadas às demandas existentes, promovendo acesso, equidade e qualidade da assistência à saúde.

A **teledução** viabiliza ações de ensino e aprendizagem de profissionais que atuam na área da saúde, de forma interativa e remota. Nessa área há opções variadas de videoaulas, teleconferência, videoconferência que podem ocorrer de forma síncrona e assíncrona e com uso de mídias digitais e sociais. Com a pandemia COVID-19 observou-se o crescimento do desenvolvimento e da oferta de opções variadas de metodologias ativas de ensino e aprendizagem.

A **Teleconsulta** é a consulta remota que conecta profissionais de saúde aos seus respectivos clientes ou pacientes. Com a Pandemia COVID-19 o Conselho Federal de Medicina (CFM) finalmente viabilizou a teleconsulta para médicos(as).

COMPETÊNCIAS DIGITAIS

A saúde digital ou *e-Health* é um fenômeno de transformação nos sistemas de saúde modernos devido aos seus benefícios nos níveis individual, populacional e organizacional. Seu desenvolvimento está direcionado ao profissional da saúde, diagnóstico e tratamento de doenças, para coletar, armazenar e analisar toda informação relacionada aos pacientes (TIC SAÚDE, 2015).

O uso da tecnologia de informação e comunicação (TIC) na saúde mudou a forma em lidar com grande quantidade de informação, desenvolvendo mecanismos rápidos e organizados. Para tanto, novas competências digitais são exigidas dos enfermeiros e profissionais da saúde para atender de forma resolutiva as futuras demandas de um mundo cada vez mais informatizado, nos aspectos éticos e de valores que fortaleçam o vínculo com os usuários dos serviços de saúde. A criação de serviços de saúde digitais, como sistemas que auxiliam o fluxo de trabalho de enfermagem e oferecem atendimento personalizado aos pacientes, permitirá uma melhor resposta ao cuidado de saúde (LAPÃO, 2020).

Outros exemplos são avatares de enfermagem virtuais utilizados para fornecer instruções de alta, treinamento e avaliação dos pacientes a partir de um local remoto. No campo da geriatria dispositivos tecnológicos inteligentes para apoiar os idosos em suas atividades diárias. Exemplos como sistemas de alerta precoce e sistemas de apoio a decisão clínica (BUCHANAN et al, 2020).

Competência digital pode ser definida como:

> "conjunto de conhecimentos, habilidades, atitudes, capacidades de decisão, e estratégias necessários para utilizar as TIC e os meios de comunicação digi-

tais para executar tarefas, resolver problemas, comunicar, gerir informações, colaborar, criar e partilhar conteúdo, e construir conhecimento de forma eficaz, eficiente, adequada, crítica, criativa, autônoma, flexível, ética e reflexiva, para o trabalho, o lazer, a participação, a aprendizagem e a socialização" (FERRARI, 2012:3-4).

Dessa forma a competência digital é considerada uma competência transversal. Segundo a European Recommendation on Key Competences, a competência digital é considerada uma das oito competências essenciais para a aprendizagem ao longo da vida. É uma competência transversal que permite adquirir competências de linguagem, matemática, aprender a aprender e consciência cultural (PUNIE, BRECKO E FERRARI, 2013).

Torna-se fundamental que os enfermeiros e profissionais da saúde entendam como essas tecnologias podem ser usadas de forma positiva, como uma parceria entre homem e máquina, para melhorar a eficiência, segurança e o acesso ao serviço de saúde (CHEN E DECARY, 2020).

Aqui cabe sublinhar a necessidade de se fomentar, não apenas a importância da compreensão técnica, como também a ponderação sobre os desafios e as implicações éticas do uso de IA aplicada à saúde. Nesse sentido, múltiplos documentos apontam para a necessidade de se qualificar os agentes envolvidos, de maneira a reforçar a compreensão quanto aos desafios impostos pelas inovações tecnológicas (OMS, OPAS E UIT, 2020; MATSUMOTO, 2019).

A Estratégia de Saúde Digital (DigiSUS), possui quatro pilares que podem ser conhecidos observando a Figura 5.

Figura 5 – Estratégia de Saúde Digital (DigiSUS)

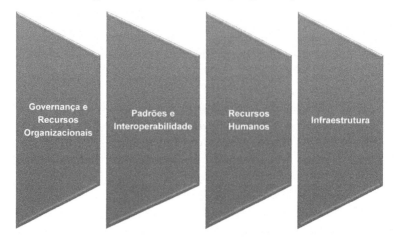

Fonte: Autoria própria. Adaptado de referência TIC-SAÚDE (2015)

Os recursos humanos são considerados essenciais para a implantação de estratégias da saúde digital. E para promover o desenvolvimento de força de trabalho qualificada em informática elencou-se um rol de competências em informática em saúde, subsidiadas pelos aspectos ou pilares descritos a seguir (HÜBNER et al, 2019):

- **Comunicação e Colaboração:** O papel dos recursos de comunicação e colaboração entre enfermeiros, profissionais de outras disciplinas e pacientes é crítico para o sucesso. Inclui, mas não é limitado a técnicas de comunicação e metodologias, cuidado interdisciplinar e tecnologia e relacionamento terapêutico.
- **Ensino:** Preparar os enfermeiros do século 21 com habilidades em tecnologia da informação, possibilitando a integração da arte e ciência da enfermagem com novas ferramentas que fornecem o mais inteligente e seguro cuidado de enfermagem possível. É uma condição crítica de sucesso que inclui a integração da tecnologia de informação e ensino, o escopo de competências em informática e o preparo de docentes.
- **Design em Informática:** Lições recentes no campo de conhecimento demonstram a importância do design adequado do projeto para apoiar a essência de enfermagem e a prestação do cuidado. Neste pilar, inclui-se a consideração sobre o desenho e arquitetura do sistema e a consideração da importância de ferramentas que proporcionem facilidade de uso no fluxo de trabalho profissional de forma a melhorar a adoção dos recursos.
- **Tecnologia da informação:** Registro de Pessoal de Saúde, interoperabilidade, padrões e estruturas e parceria tecnológica.
- **Cultura:** construir a cultura da tecnologia da informação para a prática e o ensino. A discussão deve incluir a transformação da cultura, os marcos culturais, teoria de mudança e gerenciamento.
- **Gerenciamento e Liderança:** O papel do gerenciamento e liderança, defendendo e apoiando o chamado para integrar a informática na prática diária dos enfermeiros e estudantes de enfermagem são críticos para o sucesso. A discussão inclui a criação de visão compartilhada, encorajar lideranças e compartilhar claramente a direção e apoio.
- **Políticas:** Políticas globais e locais são essenciais para incrementar e atingir os objetivos de desenvolvimento de competências digitais. A discussão deve incluir: políticas organizacionais e governamentais.

Com base nesses aspectos ou pilares, a iniciativa *Technology Informatics Guiding Education Reform* ou Reforma Educacional Orientada pela Tecnologia da Informação (TIGER) desenvolveu uma pesquisa robusta que culminou com o elenco de competências digitais aplicada a profissionais da saúde apresentadas a seguir (SBIS, 2016):

A. COMPETÊNCIAS EM TECNOLOGIA DA INFORMAÇÃO

A1. Gestão da Informação: Contribui e defende a gestão dos sistemas de informação como um recurso estratégico fundamental para a área de saúde; aplica princípios e padrões profissionais atualizados de gestão da informação e de suas melhores práticas; avalia os principais atributos de dados e informações; determina as fontes adequadas de dados e as lacunas nos conjuntos de dados em relação às necessidades do negócio; demonstra compreensão das inter-relações e interdependências de dados entre os vários sistemas de informação em saúde, e de como elas podem ser utilizadas na construção de sistemas racionais e integrados, demonstra uma compreensão das implicações para o desenvolvimento, implementação, qualidade, eficácia jurídica e gestão da legislação, regulamentação e normatização; aplica e promove a continuidade e a qualidade da adoção das políticas, princípios e diretrizes definidos para a coleta, armazenamento, guarda, uso, divulgação, acesso, proteção e destruição da informação em saúde; demonstra conhecimento teórico e prático sobre aspectos de implementação, gestão e operação relativos aos padrões de informação relevantes em saúde e seu uso adequado, como, por exemplo, o que se aplica a classificações, vocabulários, taxonomias, ontologias, padrões de comunicação e interoperacionalidade, padrões de estrutura e conteúdo de documentos clínicos, bem como conhecimento sobre os padrões adotados oficialmente ou de uso compulsório no Brasil (SBIS, 2016).

A2. O profissional de Informática em Saúde: compreende os conceitos-chaves de tecnologia da informação e seus componentes e suas inter-relações, padrões usados correntemente no mercado, harmonização e interconversão de padrões, conectividade e conceitos semelhantes; identifica todos os participantes e seus respectivos papéis e áreas de competência ao longo do ciclo de vida de desenvolvimento dos sistemas, demonstrando conhecimento de como podem ser recrutados, selecionados e ter suas funções atribuídas no processo de implementação e gestão dos sistemas de informação em saúde; aplica métodos adequados para identificação de características, fontes e usos de dados, informações, regras de negócios e dos requisitos técnicos para atender toda a gama de necessidades das partes interessadas, participa da especificação, seleção e utilização de ferramentas de tecnologia de informação apropriadas para localizar, armazenar, recuperar, analisar e apresentar dados e informações, incluindo hardware, software e serviços; aplica o conhecimento de arquitetura de sistemas de informação, dos diferentes padrões e modelos organizacionais, de negócios e de inter-relação entre sistemas distintos, de modo a facilitar a interoperabilidade e a importação, exportação e incorporação de dados e informações de fontes diversas. Aplica, ainda, o conhecimento das tecnologias de compatibilização e Inter conversão de dados, quando necessárias, aplica o conhecimento dos modelos de representação de dados e de informações, bem como do fluxo de informação, nas soluções de tecnologia da informação em saúde, demonstra conhecimento do ciclo de vida do desenvolvimento de sistemas através da aplicação de métodos adequados para desenvolver, testar, implantar, avaliar, manter e gerenciar a tecnologia da informação, demonstra conhecimento das melhores práticas e soluções necessárias para gerir a segurança dos dados, sistemas, dispositivos e redes; identifica, previne e elimina os riscos de segurança associados com a informação, a implementação, a utilização e a manutenção dos sistemas de informação em saúde, aplica as melhores práticas na operação e manutenção de sistemas de informação e tecnologia (por exemplo, acordos de nível de serviço, contingenciamento e recuperação de desastres, continuidade de negócios e gestão de incidentes); demonstra conhecimento das metodologias de gestão de inovação na empresa e as aplica para o desenvolvimento e aperfeiçoamento constante de soluções de TI na organização, pessoalmente e através de sua equipe (SBIS, 2016).

B. COMPETÊNCIAS EM SAÚDE

B1. **Serviços Clínicos e de Saúde:** demonstra e aplica o conhecimento de conceitos das especialidades da saúde nos aspectos básicos clínicos e biomédicos, de processos de diagnóstico e tratamento clínico e cirúrgico, de tecnologias e métodos utilizados, e de fluxos de trabalho nas várias áreas de serviços curativos e preventivos de saúde, para fins de análise, modelagem, projeto, desenvolvimento, implementação e gestão/operação de sistemas de informação em saúde e suas aplicações; conhece as terminologias básicas, abreviaturas comuns e siglas normalmente utilizadas nos serviços de saúde; demonstra conhecimento dos formatos, estruturas e métodos geralmente utilizados para registro e comunicação de dados de saúde, da forma como eles são incorporados ao sistema de bases de dados e software, e suas aplicações; promove o reconhecimento da importância, dos benefícios e do uso eficaz e seguro dos sistemas de informação aplicados à área de saúde e outra; conhece estratégias e táticas e desenvolve ações constantes para facilitar a adoção e utilização dos sistemas de informação em saúde no cenário clínico; conhece estratégias e táticas e desenvolve ações constantes para facilitar a utilização adequada pelos usuários dos serviços de saúde; exerce um papel educacional constante com relação a todos os usuários dos sistemas de informação em saúde, sejam gestores ou profissionais de saúde, bem como aos membros da sua equipe técnica, quando for o caso (SBIS, 2016).

B2. Sistema Público de Saúde: demonstra o conhecimento de como estão organizados e funcionam os diversos subsistemas de saúde no Brasil, e aplica adequadamente esta informação para desenvolvimento, implementação e gestão de produtos e serviços para os setores; compreende como as tecnologias de informação e comunicação podem contribuir para o direcionamento estratégico das organizações e como se articulam com os demais protagonistas do sistema de saúde, em nível nacional, regional e internacional; conhece e compreende a importância e os benefícios da Informática em Saúde e auxilia a promover a sua especificação, implementação e uso adequado, em nível sistêmico, ou seja, de articulação da organização onde atua com os demais componentes do sistema de saúde. Esta atividade inclui, por exemplo, iniciativas obrigatórias e opcionais de adequação a padrões locais e intercâmbio de informações; demonstra conhecimento das principais características dos diferentes tipos de organizações de prestação de serviços de saúde em geral, bem como da comunidade em que atua; demonstra conhecimento de como as pessoas, os recursos e a informação fluem através do sistema de saúde e seus vários componentes, identifica os seus vários facilitadores e obstáculos, e conhece as táticas que podem ser usadas para facilitar, agilizar e racionalizar esses fluxos; compreende e utiliza na prática o conhecimento sobre as funções e relações dos profissionais de saúde e gestores, sua relação com a estrutura organizacional e regulamentar em que trabalham, seus níveis de conhecimento e competências, atribuições e campos de atuação mais comuns, responsabilidades e riscos de atuação; compreende os desafios e dificuldades comumente relacionados à adoção e ao uso de sistemas de informação no setor da saúde, e sabe abordar, enfrentar e propor soluções para eles. Estas situações incluem fatores comportamentais relacionados aos usuários, cultura organizacional, fatores de resistência, disponibilidade de tecnologias, regulamentação, questões de financiamento, de continuidade operacional e outras semelhantes; compreende a necessidade de equilibrar a privacidade das informações de saúde com a melhora da atenção e da gestão do sistema de saúde, e é capaz de lidar com o inter-relacionamento entre os códigos de ética das várias profissões de saúde e o código de ética da Informática em Saúde na prevenção, respeito, prevenção e solução de problemas que surgem no dia a dia (SBIS, 2016).

C: COMPETÊNCIAS EM GESTÃO

C1. **Gestão Organizacional e Comportamental:** entende e aplica as teorias básicas, conceitos e práticas de gestão incluindo: comportamento e cultura organizacional; recursos humanos; gestão financeira e gestão de orçamento, contribui para os planos e estratégias organizacionais de modo a garantir que as informações e os sistemas existentes estejam alinhados com os objetivos da organização; promove uma cultura de informação, incentivando e facilitando o uso apropriado de informações e conhecimentos; facilita a aprendizagem individual, organizacional e em equipes, e promove o seu desenvolvimento por meio do uso de tecnologias apropriadas, usando habilidades de comunicação, recursos organizacionais, *coaching* e outros recursos semelhantes; compreende, aplica e promove a aplicação das disposições e normas legais e a regulamentação de padrões e políticas; utiliza linguagem de comunicação adequada para apresentar a informação e transmitir conceitos (SBIS, 2016).

C2. **Gestão de Projetos:** compreende os princípios e práticas de gestão de projetos e os aplica de forma adequada, em especial no que diz respeito a projetos próprios da área de Informática em Saúde na organização; trabalha de forma colaborativa com o restante da equipe e contribui para o planejamento, execução, monitoração e avaliação do projeto, antecipa questões e oportunidades, toma medidas preventivas contra ameaças e reduz os riscos associados aos projetos (SBIS, 2016).

C3. **Avaliação e Monitoração:** identifica, sistematiza e qualifica os requisitos de análise da informação coletada e gerada pelos sistemas de informação, em colaboração com as partes interessadas, de modo a satisfazer as suas necessidades rotineiras ou sob demanda, demonstra capacidade de identificar e localizar as fontes relevantes de dados e informações dos sistemas, com a finalidade de utilizá-las nas análises e avaliações, usando as ferramentas adequadas, e capacidade e habilidade de derivar evidencias, interpretação e comunicação das conclusões, demonstra conhecimento básico de técnicas de análise de dados adequadas e de conceitos de avaliação, incluindo o uso prático e a autônomo de ferramentas de software para coleta e análise de dados, como planilhas eletrônicas, software de análise estatística, Balanced Score Card (BSC) e de Business Intelligence (BI) para a saúde; contribui para a qualidade das análises e avaliações, organizando e transformando dados em informações confiáveis e significativas para os diversos públicos; apresenta dados e comunica informações e conhecimentos de uma forma que seja clara e precisa para quem os recebe (SBIS, 2016).

CONSIDERAÇÕES FINAIS

A IA tem avançado no Brasil no contexto crescente de novas tecnologias na área da saúde para melhorar a gestão, a eficiência, os serviços e otimizar os recursos do SUS. Na Administração Pública e na saúde pública brasileiras, além dos SIS e telessaúde, tem-se o Conecte SUS[1], o e-SUS APS[2], o TIC Saúde/ Cetic.br[3] e, na área militar, com o EB S@úde[4], todos com resultados comprovadamente efetivos. Contudo, há que se considerar que o manejo dos dados nesses sistemas e por meio da IA ainda é desafiador, pois impactam no atendimento das diretrizes e princípios do SUS. Nesse aspecto torna-se relevante considerar que além de apropriar-se do entendimento conceitual das novas tecnologias, suas aplicações e monitoramento, o profissional deve desenvolver competências do tipo digitais.

---

1 Aplicativo, reestruturado a partir do Meu DigiSUS, que permite ao cidadão visualizar os atendimentos realizados nos pontos da Rede de Atenção à Saúde, favorecendo o acesso seu histórico, para continuidade do cuidado nos setores público e privado. Fonte: https://www.gov.br/pt-br/apps/meu-digisus

2 O e-SUS Atenção Primária (e-SUS APS) é uma estratégia do Departamento de Saúde da Família para reestruturar as informações da Atenção Primária em nível nacional. Esta ação está alinhada com a proposta mais geral de reestruturação dos Sistemas de Informação em Saúde do Ministério da Saúde, entendendo que a qualificação da gestão da informação é fundamental para ampliar a qualidade no atendimento à população. A estratégia e-SUS APS, faz referência ao processo de informatização qualificada do SUS em busca de um SUS eletrônico. Fonte: https://aps.saude.gov.br/ape/esus

3 O Centro Regional de Estudos para o Desenvolvimento da Sociedade da Informação (Cetic.br) tem a missão de monitorar a adoção das tecnologias de informação e comunicação (TIC) no Brasil. Criado em 2005, o Cetic.br é um departamento do Núcleo de Informação e Coordenação do Ponto BR (NIC.br), ligado ao Comitê Gestor da Internet do Brasil (CGI.br). Fonte: https://cetic.br/pt/sobre/

4 EB S@úde foi criado com o objetivo de implantar e aprimorar os softwares de gestão da saúde das Organizações Militares de Saúde (OMS), das UG FuSEx e demais UG do Exército Brasileiro; e dar suporte às decisões estratégicas, táticas e operacionais relativas à saúde assistencial; ao cadastro de beneficiários; e à gestão dos recursos orçamentários, financeiros, patrimoniais e humanos, do Sistema de Saúde do Exército (SSEx). Fonte: https://ebsaude.dgp.eb.mil.br/index.php/portaria-sih-3

Leitura Recomendada

Para saber mais:
- Taulli, T. Introdução à Inteligência Artificial: uma abordagem não técnica. São Paulo: Novatec Editora Ltda. 2020.
- Topol E. Deep Medicine: how artificial intelligence can make healthcare human again. New Yourk: Basic Books. 2019.

REFERÊNCIAS

ALBUQUERQUE, P.H.M. Na era das máquinas, o emprego é de quem? Estimação da probabilidade de automação de ocupações no Brasil. Texto Para Discussão Inst Pesqui Econômica Apl – Brasília Rio Jan Ipea 1990 – [Internet]. 2019;40. Disponível em: http://repositorio.ipea.gov.br/bitstream/11058/9116/1/td_2457.pdf

ALKHABBAS, F.; SPALAZZESE, R.; DAVIDSSON P. Characterizing Internet of Things Systems through Taxonomies: A Systematic Mapping Study. Internet Things . 7:100084, 2019. Disponível em: https://linkinghub.elsevier.com/retrieve/pii/S2542660519300307. Acesso em 06 outubro 2020.

ATZORI, L.; IERA, A.; MORABITO, G. Understanding the Internet of Things: definition, potentials, and societal role of a fast evolving paradigm. Ad Hoc Netw v. 56, p. 122-40, 2017. Disponível em: https://linkinghub.elsevier.com/retrieve/pii/S1570870516303316. Acesso em 06 outrubro 2020.

BASSI, A. Internet of things in 2020: a Roadmap for the future. [Internet] Eur. Comm. (2008). Version 1.1 – 27 May, 2008. (Citado 15 Janeiro 2021). Disponível em: https://docbox.etsi.org/erm/Open/CERP%2020080609-10/Internet-of--Things_in_2020_EC-EPoSS_Workshop_Report_2008_v1-1.pdf

BEN-ISRAEL, D., et al. The impact of machine learning on patient care: A systematic review. Artif Intell Med v. 103: 101785, 2020. Disponível em: https://linkinghub.elsevier.com/retrieve/pii/S0933365719303951. Acesso em 04 outubro 2020;

BRASIL. Ministério da Saúde, Estratégia e-Saude para o Brasil, Comitê Gestor da Estratégia e-Saúde, CONASEMS. Brasília. 2017 [Internet] [Internet]. 2017 [citado 7 de deze. Disponível em: https://www.conasems.org.br/orientacao_ao_gestor/documento-estrategia-e-saude-para-o-brasil/. Acesso em 07 dezembro

BRASIL. Ministério da Saúde. Decreto no 9.795, de 17 maio de 2019. Disponível em: http://www.planalto.gov.br/ccivil_03/_ato2019-2022/2019/decreto/D9795.htm.

BUCHANAN , C., et al. Nursing in the Age of Artificial Intelligence: Protocol for a Scoping Review. JMIR Res Protoc v. 9, n. 4, 2020. Disponível em: https://www.ncbi.nlm.nih.gov/pmc/articles/PMC7193433/ Acesso 04 outubro 2020.

CELESTRINI. J.R., et al. HealthDash: Monitoramento remoto de pacientes utilizando programação baseada em fluxo de dados. An Simpósio Bras Comput Apl À Saúde SBCAS p. 222-33. 2019. Disponível em: https://sol.sbc.org.br/index.php/sbcas/article/view/6256. Acesso 7 dezembro 2020.

CHAVERRA OSSA, C.D.; LOAIZA TAPASCO, N.; SIERRA ALVAREZ, S. Viabilidad de las compresiones torácicas mecánicas realizadas por el dispositivo LUCAS en el sistema de emergencias en salud. Viabilidad Las Compresiones Torácicas Mecánicas Realizadas Por El Dispos LUCAS En El Sist Emerg En Salud . v. 34, 2020. Disponível em: http://hdl.handle.net/10946/4591. Acesso em 07 dezembro 2020.

CHEN, M.; DECARY, M.. Artificial intelligence in healthcare: An essential guide for health leaders. Health Manage Forum. v. 33, n. 1, p. 10-8, 2020. Disponível em: https://pubmed.ncbi.nlm.nih.gov/31550922/. Acesso em 07 dezembro 2020.

DANIELS, J. et al.. The Internet of Things, Artificial Intelligence, Blockchain, and Professionalism. IT Prof. v. 20, n. 6, p. 15-19, 2018. Disponível em: DOI: 10.1109/MITP.2018.2875770.

DIRICAN, C. The Impacts of Robotics, Artificial Intelligence On Business and Economics. Procedia – Soc Behav Sci. v. 195, p. 564-73, 2015. Disponível em: http://www.sciencedirect.com/science/article/pii/S1877042815036137. Acesso em 06 outubro 2020.

ESTEVA, A., et al. A guide to deep learning in healthcare. Nat Med v. 25, n. 1, p. 24–9, 2019. DOI: https://doi-org.ez69.periodicos.capes.gov.br/10.1038/s41591-018-0316-z. Disponível em: https://rdcu.be/cK1cD. Acesso em 07 outubro 2020.

GANDOMI, A. Beyond the hype: Big data concepts, methods, and analytics. Int J Inf Manag. v. 35, n. 2, p. 137-44, 2015. Disponível em: DOI: https://doi.org/10.1016/j.ijinfomgt.2014.1

GILLIS, A.S.; BOTELHO, B. (Edit.) Cognitive computing. What is cognitive computing?– Definition from WhatIs.com. [s.d.]. [Internet]. TechTarget. SearchEnterpriseAI. Disponível em: https://searchenterpriseai.techtarget.com/definition/cognitive-computing .

GUO, Y. et al. Artificial Intelligence in Health Care: Bibliometric Analysis. J Med Internet Res. v. 22, n. 7:e18228, 2020. Disponível em: http://www.jmir.org/2020/7/e18228/. Acesso em 04 outubro 2020.

FERRARI, A. Digital Competence in Practice: an analysis of frameworks. JRC TECHNICAL REPORTS. [Internet] 2012. Disponível em: https://ifap.ru/library/book522.pdf JRC83167.Disponível em: https://publications.jrc. Acesso em 07 dezembro 2021.

FREY, C.B.; OSBORNE, M.A.The future of employment: How susceptible are jobs to computerisation? Technol Forecast Soc Change. v. 114, p. 254-80, 2017. Disponível em: https://linkinghub.elsevier.com/retrieve/pii/S0040162516302244. Acesso em 05 outubro 2020.

HARRIS, R.J.; MYGATT, J.B.; HARRIS, S.I. Systems and methods for autonomous intravenous needle insertion [Internet]. US20120190981A1, 2012. Disponível em: https://patents.google.com/patent/US20120190981A1/en. Acesso em 7 dezembro 2020.

HÜBNER, U., et al. Towards the TIGER International Framework for Recommendations of Core Competencies in Health Informatics 2.0: Extending the Scope and the Roles. Stud Health Technol Inform [Internet]. v. 264, p. 1218-22, 2019. Disponível em: https://pubmed.ncbi.nlm.nih.gov/31438119/

LAPÃO, L.V. The Nursing of the Future: combining Digital Health and the Leadership of Nurses. Rev Lat Am Enfermagem [Internet]. v. 28, 2020. Disponível em: DOI: https://doi.org/10.1590/1518-8345.0000.3338. Acesso em 7 dezembro de 2020.

LIMA, Y., et al. O Futuro do Emprego no Brasil: Estimando o Impacto da Automação. Laboratório do Futuro – UFRJ, Rio de Janeiro. [Internet]. 2019. Disponível em: http://labfuturo.cos.ufrj.br/wp-content/uploads/2019/08/O-impacto-da-automa%C3%A7%C3%A3o-no-Brasil.pdf. Acesso em 12 janeiro 2021.

MATSUMOTO, M. Centro de Pesquisa em Ciência, Tecnologia e Sociedade [Internet]. IPEA Centro de Pesquisa em Ciência, Tecnologia e Sociedade. 2019. Disponível em: http://www.ipea.gov.br/cts/pt/central-de-conteudo/artigos/artigos/105-seus-dados-medicos-estao-mais-expostos-do-que-voce--imagina . Acesso em 7 dezembro 2020.

NAÇÕES UNIDAS (BR). OMS, OPAS e UIT discutem uso de inteligência artificial na saúde | As Nações Unidas no Brasil [Internet]. 2020. Disponível em: https://brasil.un.org/pt-br/85044-oms-opas-e-uit-discutem-uso-de-inteligencia-artificial-na-saude . Acesso em 7 dezembro 2020.

NOGAROLI, R.; KEFOURI NETO, M. Procedimentos cirúrgicos assistidos pelo robô Da Vinci: benefícios, riscos e responsabilidade civil. Cad IBERO-Am DIREITO SANITÁRIO [Internet] v. 9, n. 3, p. 200-9, 2020. Disponível em: https://www.cadernos.prodisa.fiocruz.br/index.php/cadernos/article/view/615 . Acesso em 7 dezembro 2020.

NOORBAKHSH-SABET, N. et al.. Artificial Intelligence Transforms the Future of Health Care. Am J Med. v. 132, n. 7, p. 795–801, 2019. Disponível em: https://linkinghub.elsevier.com/retrieve/pii/S0002934319301202. Acesso em 04 outubro de 2020.

NORVIG, P.; RUSSEL, S. Inteligência Artificial. 3a edição. Rio de Janeiro: Elsevier; 2013.

OLIVEIRA, N. et al. HelpCare: Um Protótipo de ChatBot para o Auxílio do Tratamento de Doenças Crônicas. An Simpósio Bras Comput Apl À Saúde SBCAS. p. 282-7, 2019. Disponível em: https://sol.sbc.org.br/index.php/sbcas/article/view/6263. Acesso em 07 dezembro 2020

PAN,Y. Heading toward Artificial Intelligence 2.0. Engineering [Internet].v. 2, n. 4, p. 409-13, 2016. Disponível em: http://www.sciencedirect.com/science/article/pii/S2095809917300772. Acesso em 10 novembro 2020.

PUNIE, Y. AND BRECKO, B. editor(s); FERRARI, A. DIGCOMP: A Framework for Developing and Understanding Digital Competence in Europe, EUR 26035, Publications Office of the European Union, Luxembourg, 2013, ISBN 978-92-79-31465-0, doi:10.2788/52966.

RASHIDI, H.H. et al. Artificial Intelligence and Machine Learning in Pathology: The Present Landscape of Supervised Methods. Acad Pathol v. 6, 2019. Disponível em: https://www.ncbi.nlm.nih.gov/pmc/articles/PMC6727099/. Acesso em 07 outubro 2020.

ROBERT, N. How artificial intelligence is changing nursing. Nurs Manag (Harrow) v. 50, n. 9, p. 30-39, 2019. Disponível em: https://journals.lww.com/nursingmanagement/Fulltext/2019/09000/How_artificial_intelligence_is_changing_nursing.8.aspx Acesso em 06 outubro 2020.

SANTOS, A.M.J. dos; VECHIO, G.H.D. Inteligência artificial, definições e aplicações: o uso de sistemas inteligentes em benefício da medicina. Rev Interface Tecnológica. v. 17, n. 1, p. 129-39, 2020. Disponível em: https://revista.fatectq.edu.br/index.php/interfacetecnologica/article/view/782. Acesso em 07 dezembro 2020.

SBIS. Sociedade Brasileira de Informática em Saúde proTICS. Competências Essenciais do Profissional de Informática em Saúde. maio de 2016;(Versão 2.0):18. Disponível em: http://www.sbis.org.br/documentos-cptics

SOUZA, A.T. dos S.; LIMA, A.A. Utilização de realidade virtual em sala de vacinação pelo profissional de enfermagem: amenizando medos e ansiedades. REVISE – Rev Integrativa Em Inovações Tecnológicas Nas Ciênc Saúde. v. 4, n. 00, 2019. Disponível em: https://www3.ufrb.edu.br/seer/index.php/revise/article/view/1413. Acesso em 7 dezembro 2020.

TAULLI, T. Introdução à Inteligência Artificial. 1a. Novatec Editora; 2020.232 p.

TEKKEŞIN, A.İ. Artificial Intelligence in Healthcare: Past, Present and Future. Anatol J Cardiol. v. 22, n. Supplement , p. 8-9, 2019. Disponível em: DOI: 10.14744/AnatolJCardiol.2019.28661. Acesso em: 04 outubro 2020.

TRAN, B., et al. Global Evolution of Research in Artificial Intelligence in Health and Medicine: A Bibliometric Study. J Clin Med [Internet]. v. 8, n. 3, p. 360, 2019. Disponível em: https://www.mdpi.com/2077-0383/8/3/360. Acesso em 04 outubro 2020.

TURING, A. Computing machinery and intelligence. [Internet]. 1950. Disponível em: http://cogprints.org/499/1/turing.html. Acesso em 1 novembro 2020.

TIC SAÚDE. Pesquisa sobre o uso das tecnologias de informação e comunicação nos estabelecimentos de saúde brasileiros [livro eletrônico]: TIC Saúde 2015 =

Survey on the use of information and communication technologies in brazilian health care facilities: ICT in health 2015 / [coordenação/coordination Alexandre F. Barbosa]. São Paulo: Comitê Gestor da Internet no Brasil, 2016. [Internet]. Cetic.br – Centro Regional para o Desenvolvimento da Sociedade da Informação. Disponível em: https://cetic.br/media/docs/publicacoes/2/tic_saude_2015_livro_eletronico.pdf. Acesso em 7 dezembro 20020.

WALCH, K. How neural network training methods are modeled after the human brain. 2021 [Internet]. TechTarget. SearchEnterpriseAI. Disponível em: https://searchenterpriseai.techtarget.com/feature/How-neural-network-training-methods-are-modeled-after-the-human-brain. Acesso em 06 outubro 2020.

ZANDI, D., et al. New ethical challenges of digital technologies, machine learning and artificial intelligence in public health: a call for papers. Bull World Health Organ v. 97, n. 1, p. 2-2, 2019. Disponível em: http://www.who.int/entity/bulletin/volumes/97/1/18-227686.pdf. Acesso em 7 dezembro 2020.

GLOSSÁRIO

TERMO	CONCEITO
Acreditação	Processo formal (por uma autoridade acreditada) acerca da competência de uma instituição para desenvolver procedimentos específicos, de acordo com padrões predefinidos. Os padrões de acreditação normalmente considerados ótimos e possíveis são elaborados para estimular esforços para a melhoria contínua das instituições acreditadas. Uma decisão de acreditação de uma instituição de saúde específica é feita após uma avaliação periódica *in loco* por uma equipe de avaliadores composta por pares, geralmente realizada a cada dois ou três anos. A acreditação é geralmente um processo voluntário no qual instituições decidem participar, em vez de ser decorrente de imposição legal ou regulamentar.
Administração	Ação de administrar, de dirigir os negócios públicos ou privados, de gerir bens; Maneira de governar, de gerir um negócio (público ou particular); direção, gerência; Setor de direção de uma instituição, de um estabelecimento: administração da empresa. Sinônimos de Administração: gestão, governo, gerência, governação, diretoria.
Certificação	Procedimento realizado por meio do qual um organismo imparcial de notório reconhecimento público atesta por escrito que os produtos, processos ou sistemas de qualidade de uma instituição estão de acordo com requisitos especificados.
Circunstância Notificável	Incidente com potencial dano ou lesão.
Cultura de Segurança	Conjunto de valores, atitudes, competências e comportamentos que determinam o comprometimento com a gestão da saúde e da segurança, substituindo a culpa e a punição pela oportunidade de aprender com as falhas e melhorar a atenção à saúde.

TERMO	CONCEITO
Dano	Comprometimento da estrutura ou função do corpo e/ou qualquer efeito dele oriundo, incluindo-se doenças, lesão, sofrimento, morte, incapacidade ou disfunção, podendo, assim, ser físico, social ou psicológico.
Eficiência	Entendida como a relação entre o benefício oferecido pelo sistema de saúde e seu custo, e a otimização de recursos o ponto de equilíbrio relativo, em que o benefício é elevado ao máximo em relação ao seu custo. Uso racional dos meios para alcançar um objetivo predeterminado, isto é, cumprir um objetivo com o mínimo de recursos disponíveis.
Eficácia	Qualidade daquilo que alcança os resultados planejados; capacidade de alcançar os efeitos esperados ou desejados por meio de uma ação.
Erro	Um erro é a falha na execução de uma ação planeada de acordo com o desejado ou o desenvolvimento incorreto de um plano.
Evento Adverso	Incidente que resulta em dano ao paciente.
Gerência	Função ou exercício da pessoa responsável pela administração. Sinônimos de Gestão: administração, governo.
Gerenciamento	Ato de administrar, dirigir uma organização ou uma empresa. Sinônimos de Gerenciamento: manutenção, gestão, direção. Ação de gerir. Gestão, administração. Funções de gerente. Escritório onde o gerente exerce suas funções.
Gestão	Administração; ação de gerir, de administrar, de governar ou de dirigir negócios públicos ou particulares.
Glosa	Cancelamento ou recusa, parcial ou total, de orçamento, conta, verba por serem considerados ilegais ou indevidos, ou seja, refere-se aos itens que o auditor da operadora (plano de saúde) não considera cabível para pagamento.
Incidente	Evento ou circunstância que podia ter resultado, ou resultou, em dano desnecessário ao paciente.

TERMO	CONCEITO
Incidente sem dano	Incidente que atingiu o paciente, mas não causou dano.
Near miss	Incidente que não atingiu o paciente.
Processo de Tomada de Decisão	É a sequência de ações para decidir sobre algo importante, que envolve selecionar uma entre várias alternativas possíveis, especialmente em um grupo de pessoas ou em uma organização.
Operadoras de plano de saúde	São entidades que administram uma carteira de risco sanitário de seus assegurados, através de planos individuais ou coletivos. Os planos individuais se financiam pelo pagamento de uma tarifa mensal associada à cobertura de um conjunto de procedimentos pactuados e calculados com base em riscos atuariais, associados a uma população (indivíduos e famílias) que contratam, de forma voluntária sua adesão a estes planos e os financia integralmente. Os planos coletivos se referem geralmente a uma entidade que financia, parcial ou totalmente o risco de saúde do conjunto da população filiada a esta entidade.
Organizações de Alta Confiabilidade	São organizações que apesar de ter características como processos complexos, forte interdependência com outras organizações ou entre unidades da mesma organização, uso de tecnologias sofisticadas, necessidade de agir constantemente sob pressão e em ambientes sujeito a alto risco de acidentes de dimensões catastróficas experimentam poucas ocorrências negativas e possui estratégias consistentes para mitigar fracassos operacionais se caso acontecer.